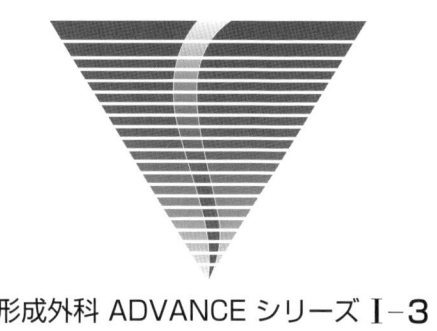

形成外科 ADVANCE シリーズ I-3

創傷の治療 最近の進歩 第2版

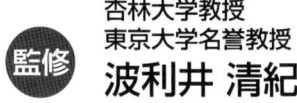

監修 杏林大学教授
東京大学名誉教授
波利井 清紀

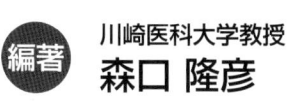

編著 川崎医科大学教授
森口 隆彦

克誠堂出版

執筆者一覧
(五十音順)

朝村　真一	近畿大学医学部形成外科
井坂　建	愛知医科大学形成外科
石倉　直敬	金沢医科大学機能再建外科学
磯貝　典孝	近畿大学医学部形成外科
市岡　滋	埼玉医科大学形成外科
井上　邦雄	浜松労災病院形成外科
岩森　正男	近畿大学理工学部生命科学科
小野　一郎	札幌医科大学皮膚科
河合　勝也	北野病院形成外科
川上　重彦	金沢医科大学機能再建外科学
貴志　和生	慶應義塾大学医学部形成外科
久保美代子	川崎医科大学形成外科
熊谷　憲夫	聖マリアンナ医科大学形成外科
倉田荘太郎	くらた医院
光嶋　勲	東京大学医学部形成外科
鈴木　茂彦	京都大学大学院医学研究科形成外科学
高見　佳宏	杏林大学医学部形成外科
館　正弘	帝京大学医学部形成外科
寺師　浩人	神戸大学医学部形成外科
冨田奈留也	大阪大学大学院医学系研究科臨床遺伝子治療学
長瀬　敬	東京大学医学部形成外科
宮下　哲	自衛隊岐阜病院
森口　隆彦	川崎医科大学形成外科
森下　竜一	大阪大学大学院医学系研究科臨床遺伝子治療学
森本　尚樹	京都大学大学院医学研究科形成外科学
矢永　博子	矢永クリニック・皮膚再生研究所

ADVANCE

第2版　序

　この10年間で創傷治癒の分野は大きく様変わりいたしました。本書は1993年9月に初版が刊行され，2002年には表紙装丁も一新した第2刷が発行されましたが，評判が良く，このたび改訂第2版を作成する運びとなりました。医育機関での基礎研究の進歩に伴い，特に総論の部で大幅な加筆，修正を行いましたが，今回はあくまでも「改訂」ということなので，その内容は第1版を大きく逸脱することは避けました。

　改訂版の特徴は，7名の執筆者が加わり，9項目が新しく追加されたところにあります。仔牛の創傷治癒，肥満細胞，慢性創傷，血管，創傷被覆材，同種移植の現況，毛包と毛髪，軟骨，骨の創傷治癒がその項目にあたります。特に「創傷の治療」の項において骨，軟骨，毛などの創傷治癒を加えたことは特筆すべき事項で，ご承知の通り最近では，この分野での培養を含めた研究や臨床応用の新知見が数多く発表されています。頁が増加したぶん初版より多少厚い本にはなりましたが，充実した内容になったと思います。

　執筆者諸氏はこの分野でのエキスパートであります。各執筆者におかれましては誠にご多忙のところを，簡潔に，かつ深みのあるご記述をいただき感謝しております。また最近では形成外科専門医試験がこの範疇から出題される傾向があり，受験書としての価値も加味されているのではないかと考えております。

　基礎研究は進歩の度合いが大きい分野のため，これから先もますます変化してゆくことが予想されます。私たちは今後も，これらをタイムリーに評価し，時代に即した書物にしてゆく所存です。読者の方々が本書を十分にご活用頂ければ幸いです。

2005年4月

川崎医科大学形成外科

森口　隆彦

初版　序

　外科学の歴史は創傷治癒の歴史であり，それは身体表層の外科学を認じている形成外科学の歴史そのものである。私たちにとって，創傷治癒や組織移植に関する研究は，切っても切れない課題である。創傷治癒のメカニズムが解明され，もっとも理想的な治療が行なわれれば，外科医の夢である傷跡のない，あるいは傷跡の目立たない手術が可能になり，患者の機能的，精神的な社会復帰に大いに寄与することができる。

　最近の細胞生物学や生化学分野の発達や形態学，生理学などの進歩，あるいは電子顕微鏡やあらゆる研究手段の開発により，創傷治癒に対する基礎的研究が分子レベルで比較的詳しく報告されるようになってきたが，残念ながら現在のところ，創傷治癒過程が正確に分析され，明らかにされたとは言い難い。

　本書のテーマは2つに分けられている。「創傷治癒の基礎」では，創傷治癒のメカニズムに始まって，胎児期の創傷治癒，線維芽細胞や肥満細胞，増殖因子，SODに関するトピックスや，血管，神経の創傷治癒について，最近の知見を交えて解説している。また，「創傷の治療」では，実際に創傷部を治癒させるために用いる医薬品，軟膏類，創傷被覆材，人工皮膚，培養皮膚や皮膚移植に関する最近の発展に焦点を合わせ，基礎的研究を加味して記述されている。

　最近，全国の大学に「形成外科」の講座や診療科が設置されるにつれ，学問としての体系が整い，基礎医学，とくに創傷治癒に関する基礎的研究が急速に発展し，さらに日本形成外科学会に基礎学術集会が新設されるに及んで，この方面に活況が見られてきた。従来，形成外科医は治療医学としてその真価を誇ってきたため，基礎的研究に対する関心は低かったが，外傷や手術創を取り扱う者として，生体のもつ創傷治癒の特性を知るべきであるし，その知識を治療に反映すべきである。この時期に，基礎・臨床両面にわたり現在活躍中の精鋭により著わされた本書は，実にタイムリーなものと言える。

　形成外科のADVANCEシリーズということで，内容的に高度なものも含まれているが，臨床に直結した諸問題の解説も随所に見られ，今後の創傷部の治療に必ず役立つものと考えている。

1993年7月末日

川崎医科大学形成外科
森口　隆彦

目　次

巻頭　略語一覧

I　創傷治癒の基礎

1．創傷治癒のメカニズムと影響因子 …………………………………………………1
（森口隆彦）

　　はじめに　*1*
　　A　創傷治癒　*1*
　　B　正常皮膚の細胞外マトリックス　*2*
　　C　創傷治癒のメカニズム　*2*
　　D　創傷治癒に影響を及ぼす因子　*9*

2．胎仔の創傷治癒 ……………………………………………………………………*14*
（貴志和生）

　　はじめに　*14*
　　A　胎仔創傷治癒の特徴と成獣創傷治癒との相違点　*15*
　　B　再生のkey factorを見つけるために―変換点へのこだわり　*19*

3．創傷治癒と線維芽細胞 ……………………………………………………………*23*
（井上邦雄）

　　はじめに　*23*
　　A　線維芽細胞の形態　*24*
　　B　創傷部の認識と運動（移動）　*24*
　　C　創収縮について　*25*
　　D　細胞外マトリックスの合成とその役割　*26*
　　E　線維芽細胞の増殖と機能の制御　*29*

4．創傷治癒と肥満細胞 ………………………………………………………………*32*
（井坂　建，宮下　哲）

　　A　肥満細胞について　*32*
　　B　皮膚と肥満細胞　*33*
　　C　皮膚肥満細胞の形態機能的特徴　*33*
　　D　肥満細胞の皮膚修復機能　*36*
　　まとめ　*37*

5．サイトカインと創傷治癒 …………………………………………………………*39*
（石倉直敬，川上重彦）

　　はじめに　*39*
　　A　細胞の情報伝達　*36*
　　B　サイトカインファミリーの分類と特徴　*40*
　　C　創傷治癒に関与するサイトカイン　*41*
　　D　Matrikine　*46*
　　E　創傷治癒過程における主要なサイトカインの働き　*46*
　　F　サイトカインの臨床応用　*47*

6. 肥厚性瘢痕およびケロイド由来線維芽細胞の動態 ……………………51
〈館　正弘，岩森正男〉

　　はじめに　51
　　A　培養線維芽細胞を用いたケロイド研究の変遷　52
　　B　初代培養法　52
　　C　実験結果　52
　　D　考察　54
　　E　問題点および将来の展望　58

7. 慢性創傷の創傷治癒 ……………………61
〈久保美代子，森口隆彦〉

　　はじめに　61
　　A　慢性創傷の定義　61
　　B　慢性創傷の創傷治癒過程　62
　　C　慢性創傷治療のための基礎知識　63
　　D　褥瘡の病因と病理組織学　63
　　E　褥瘡における再上皮化遅延の機序解明に関する研究　65
　　おわりに　69

8. 血管と創傷治癒 ……………………70
〈冨田奈留也，森下竜一〉

　　はじめに　70
　　A　閉塞性動脈硬化症　71
　　B　血管新生と再生医療　71
　　C　HGFによる治療的血管新生療法　73
　　D　プロスタサイクリンによる治療的血管新生療法　77
　　E　転写因子と血管新生療法　80
　　おわりに　83

9. 神経の創傷治癒 ……………………85
〈光嶋　勲，長瀬　敬〉

　　はじめに　85
　　A　末梢神経の生化学　86
　　B　末梢神経の変性と再生　88
　　C　神経再建術　90

II　創傷の治療

10. 創傷部における外用剤の現況 ……97
(小野一郎)

　はじめに　*97*
　A　外用療法の目的と概念　*100*
　B　外用剤の種類と特徴　*101*
　C　潰瘍の治療に用いられる外用剤　*102*
　D　創傷の治癒機転と治療の考え方　*104*
　E　外用療法の実際　*107*
　F　創の状況による外用療法の実際　*108*
　まとめ　*112*

11. 創傷被覆材 ……116
(市岡　滋)

　はじめに　*116*
　A　湿潤環境創傷治癒の概念　*116*
　B　創傷被覆材（ドレッシング材）の開発　*117*
　C　湿潤環境創傷治癒のメカニズム　*117*
　D　急性創傷と慢性創傷・難治性潰瘍　*119*
　E　各種創傷被覆材　*120*
　F　現在および今後の動向　*124*

12. 人工皮膚 ……127
(鈴木茂彦，河合勝也，森本尚樹)

　はじめに　*127*
　A　人工真皮　*127*
　B　抗菌剤徐放型人工真皮　*132*
　C　bFGF徐放性人工真皮　*133*
　D　ハイブリット型人工皮膚　*137*
　E　考察　*140*
　おわりに　*142*

13. 培養皮膚の移植 ……144
(熊谷憲夫)

　はじめに　*144*
　A　培養表皮の作製　*144*
　B　自家培養表皮移植　*148*
　C　自家培養表皮移植の臨床成績　*149*
　D　同種培養表皮移植の臨床成績　*154*
　E　考察　*156*

14. 同種移植の現況 ·· 162
(高見佳宏)

　　はじめに　*162*
　　A　生細胞を有する同種皮膚移植　*163*
　　B　生細胞を有しない同種皮膚移植　*163*
　　C　無細胞化した同種皮膚移植　*164*
　　D　その他の同種組織移植　*171*
　　E　細胞の利用　*172*
　　F　同種移植の問題点と今後の展望　*172*

15. 毛包と毛髪の創傷治癒 ·· 175
(寺師浩人，倉田荘太郎)

　　はじめに　*175*
　　A　毛包の創傷治癒　*175*
　　B　毛髪の創傷治癒　*183*

16. 軟骨の創傷治癒と移植 ·· 190
(矢永博子)

　　はじめに　*190*
　　A　概念　*191*
　　B　軟骨の修復機転　*194*
　　C　ヒト軟骨細胞の培養方法　*194*
　　D　動物実験　*195*
　　E　臨床応用　*195*
　　F　考察　*195*

17. 骨の創傷治癒 ·· 200
(朝村真一，磯貝典孝)

　　はじめに　*200*
　　A　骨の形態学的構造　*201*
　　B　骨の創傷治癒　*204*
　　C　骨損傷に対する治療　*205*
　　D　新しい研究の展開　*206*

略語一覧

略語	正式名称	日本語
aFGF	acidic fibroblast growth factor	酸性線維芽細胞成長因子
Ang	Angiopoietin	アンギオポエチン
AR	amphiregulin	アンフィレギュリン
bFGF	basic fibroblast growth factor	塩基性線維芽細胞成長因子
BMP	bone morphogenetic protein	骨形成タンパク質
CTGF	connective tissue growth factor	結合組織成長因子
DDR	discoidin domain receptor	
ECM	extracellular matrix	細胞外基質
EGF (R)	epidermal growth factor (receptor)	表皮細胞成長因子
Eph	erythropoietin producing human hepatocellular carcinoma	
Ephrin	Eph-receptor-interacting protein	エフリン
EPO	erythropoietin	エリトロポエチン
ET	endothelin	エンドセリン
FGF (R)	fibroblast growth factor (receptor)	線維芽細胞成長因子
G-CSF	granulocyte colony-stimulating factor	顆粒球コロニー刺激因子
GM-CSF	granulocyte-macrophage colony-stimulating factor	顆粒球・マクロファージコロニー刺激因子
HB-EGF	heparin-binding epidermal growth factor	
HGF/SF	hepatocyte growth factor/scatter factor	肝細胞成長因子
ICAM	intercellular adhesion molecule	
IFN	interferon	インターフェロン
IGF-1	insulin-like growth factor-1	
IL	interleukin	インターロイキン
IP-10	interferon-induced protein-10	
KGF	keratinocyte growth factor	ケラチサイト成長因子
Mad	Mothers against decapentaplegic	
MCP	monocyte chemoattractant protein	
MIP	macrophage inflammatory protein	マクロファージ刺激タンパク
MMP	matrix metaloproteinase	マトリックスメタロプロテアーゼ
NF-κB	nuclear factor-kappaB	
NGF	nerve growth factor	神経成長因子
NO	nitric oxide	一酸化窒素
PD-ECGF	platelet-derived endothelial cell growth factor	血小板由来内皮細胞成長因子
PDGF	platelet-derived growth factor	血小板由来成長因子
RANTES	regulated upon activation, normal T cell expressed and secreted	
Smad	Sma reduced body size (Sma)+Mad	
TGF-α	transforming growth factor-α	形質転換成長因子α
TGF-β	transforming growth factor-β	形質転換成長因子β
Tie 2	tyrosine kinase with IgG and EGF homology domain 2	
TNF-α	tumor necrosis factor-α	形質転換成長因子α
TPO	thrombopoietin	トロンボポエチン
VCAM	vascular cell adhesion molecule	
VEGF (R)	vascular endothelial growth factor (receptor)	血管内皮細胞成長因子

I 創傷治癒の基礎

1　創傷治癒のメカニズムと影響因子
2　胎仔の創傷治癒
3　創傷治癒と線維芽細胞
4　創傷治癒と肥満細胞
5　サイトカインと創傷治癒
6　肥厚性瘢痕およびケロイド由来線維芽細胞の動態
7　慢性創傷の創傷治癒
8　血管と創傷治癒
9　神経の創傷治癒

I 創傷治癒の基礎

1 創傷治癒のメカニズムと影響因子

SUMMARY

創傷治癒のメカニズムは出血，凝固という組織の傷害とともに開始し，各種細胞が創内の異変に反応する炎症期を経て組織増殖期へと向かう。その過程には血管新生，コラーゲンの代謝亢進，創面の拘縮，細胞外マトリックスの再構築などの現象が多少オーバーラップしながら上皮形成へと秩序正しく進行する。しかし，この一連の修復機構の流れが何らかの原因で阻害された時，創傷治癒は遷延し，さらに個体のもつあらゆる内的因子，外的因子により正常な治癒形態をはずれ，肥厚性瘢痕などを生ずる。ここでは組織修復の生物学的過程や，創傷治癒に影響を与える因子につき，今までの教科書的記述に，最近の発表ならびに文献的考察を加えて述べる。

はじめに

組織が傷害された場合，円滑な創傷治癒過程が営まれれば，それだけ瘢痕や拘縮の程度は軽くなる。正常な創傷治癒過程とこれを阻害する局所的・全身的因子を理解することは，外傷や熱傷を取り扱う臨床医にとり大切なことだと考えられる。

外界からの刺激，外力により生体が損傷を受けた結果，創傷を生ずるが，その原因は千差万別であり，また創傷の部位，程度もさまざまである。損傷を受けた組織では，それらの解剖学的な不連続性や破壊された細胞などに対し，修復反応が起こってくる。創傷治癒には再生と修復という異なった反応が見られる。治癒形態でみれば一次治癒，二次治癒といった区分があり，さらに創傷の治癒過程からは急性創傷と慢性創傷とに分けられる。

A 創傷治癒

1．再生と修復

切断されたトカゲの尻尾が元通りに生えてくるのは「再生」と呼ばれている。ヒトでも，表皮細胞や肝臓の一部は，一度傷害されても再生能力がある。これは損傷部を正常に機能する細胞に置き換えようとする反応で，成長を調節する因子が組織を刺激する結果として起こる現象である。胎児の創傷治癒は再生によってなされている[1]。一方，「修復」は炎症反応を伴い，傷害された組織が瘢痕組織に置き換わる現象である。この過程がスムーズに進行すると創痕は目立たないものとなるが，そうでない場合には過剰なコラーゲンが蓄積し，肥厚性瘢痕となる[2]。ヒトでは創傷治癒が遅延すると瘢痕組織は肥厚性となるが，小動物においては肥厚性瘢痕は生じないし，ケロイドも存在しないと考えられている。ヒトの皮膚の方がより多くの細胞からなり，形態的にも機能的にも複雑かつ精密な働きをしているためと考えられる。最近，ラットに肥厚性瘢痕モデルを作製したとの報告も見られるが，それは真皮コラーゲン線維の蓄積であり，肥厚性瘢痕形成の現象を再現しているものの，肥厚性瘢痕そのものと呼ぶにはまだ無理がありそうである。

2．一次治癒と二次治癒

「一次治癒」とは，閉鎖でき得る創の治癒形態である。創面同士が接合し合っており，創傷治癒のメカニズムは生体内で行われる。切創などが代表的である。これに対して「二次治癒」は，熱傷，褥瘡や採皮創のような治癒形態に代表される形態で，創面は

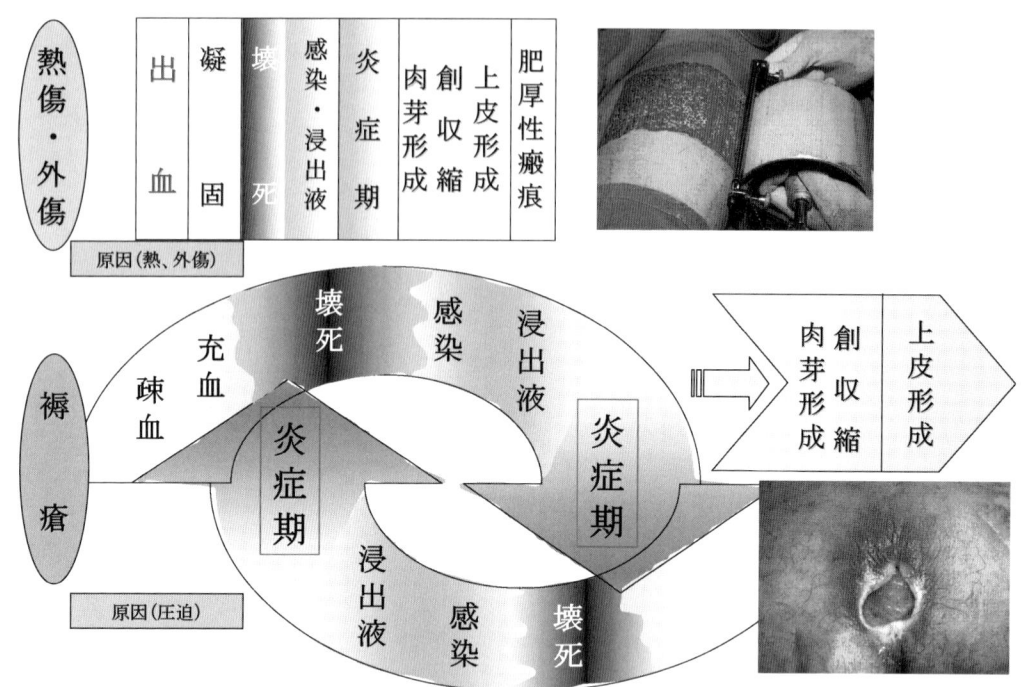

図 1・1　急性創傷と慢性創傷の治癒過程の違い

外気に曝され，表皮細胞が創面を覆うことによって修復され，開放創と呼ばれている。

3．急性創傷と慢性創傷

外傷，熱傷，採皮創などは「急性創傷」と呼び，下腿潰瘍，褥瘡などの潰瘍は「慢性創傷」と呼ぶ。治療に抵抗し難渋する創面は局所症状ばかりでなく全身的に創傷治癒を遷延させる因子が含まれていることが多い。一般的に急性創傷は，出血，凝固，壊死，感染，浸出液の漏出，炎症，肉芽組織形成，創収縮，上皮形成という典型的な創傷治癒のメカニズムに沿った治癒形態が見られる。一方，慢性創傷では原因となる血管障害や圧迫が繰り返し生ずるため，炎症期から再び壊死，感染，浸出液の漏出というサイクルを繰り返し難治性となりやすい（図1・1）。

B 正常皮膚の細胞外マトリックス

正常皮膚の創傷治癒過程を理解するうえで欠かすことのできないのは，細胞外マトリックスである。損傷が引き起こされると，これらの成分のバランスが壊される。正常皮膚と外傷後の細胞外マトリックスとの成分比較によって，創傷治癒のメカニズムが論じられている。

正常皮膚の細胞外マトリックスは，水（全体の64％），有機物（35％），その他の無機物（1％）からなっている。さらに，細胞外マトリックスを線維成分，細胞成分，基質に分類すると，線維成分にはコラーゲン（23％），エラスチン（0.6％），レチクリンが，細胞成分には線維芽細胞，肥満細胞，平滑筋細胞，形質細胞，網内系細胞が，基質には水，電解質，プロテオグリカン，その他の血漿蛋白が含まれている。

プロテオグリカンはグリコサミノグリカンが生体内で蛋白質と共有結合したものである。グリコサミノグリカンはアミノ糖を含む複合多糖で，酸性基の有無により酸性ムコ多糖と中性ムコ多糖に分けられ，さらに酸性ムコ多糖は硫酸基の有無により区分される。非硫酸化ムコ多糖としてヒアルロン酸，コンドロイチン，硫酸化ムコ多糖としてコンドロイチン-4硫酸，コンドロイチン-6硫酸，デルマタン硫酸，ケラタン硫酸，ヘパラン硫酸，ヘパリンなどがある。

C 創傷治癒のメカニズム

組織が傷害されると，修復のための反応が始まる。これらは出血，凝固のための生活反応期，炎症に代

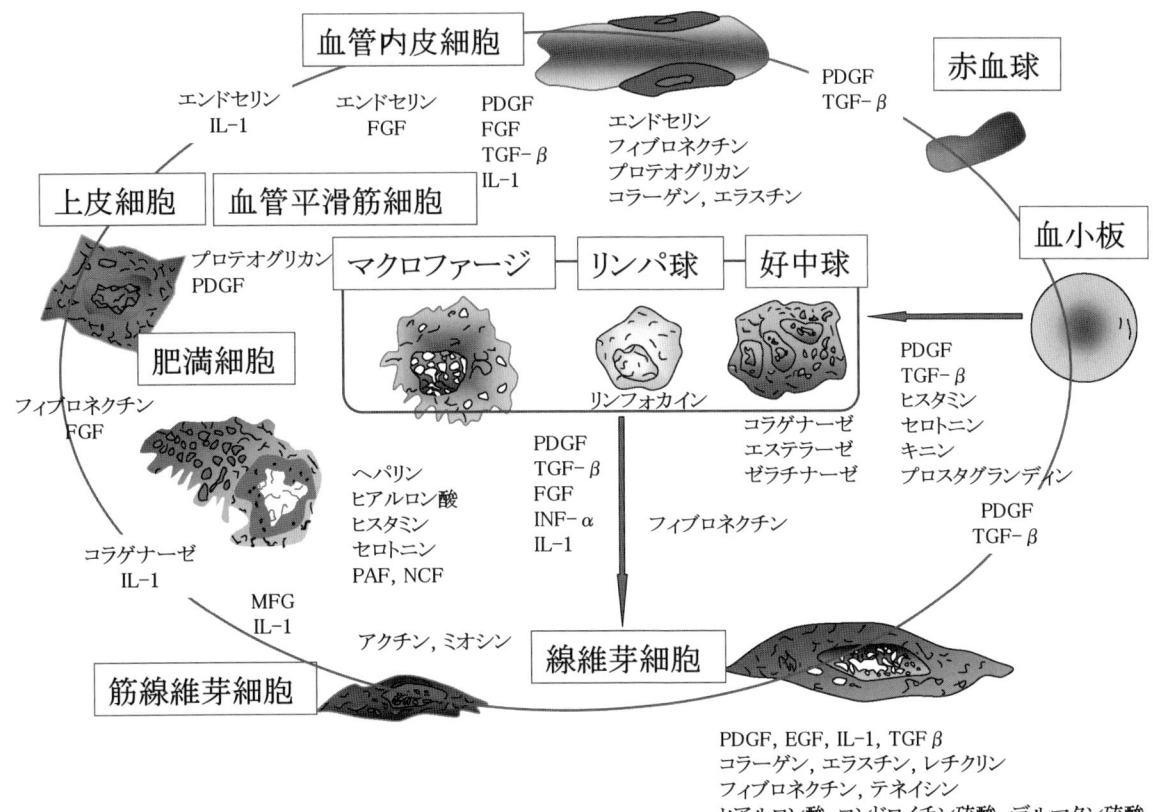

図 1・2　創傷治癒にかかわる各種細胞

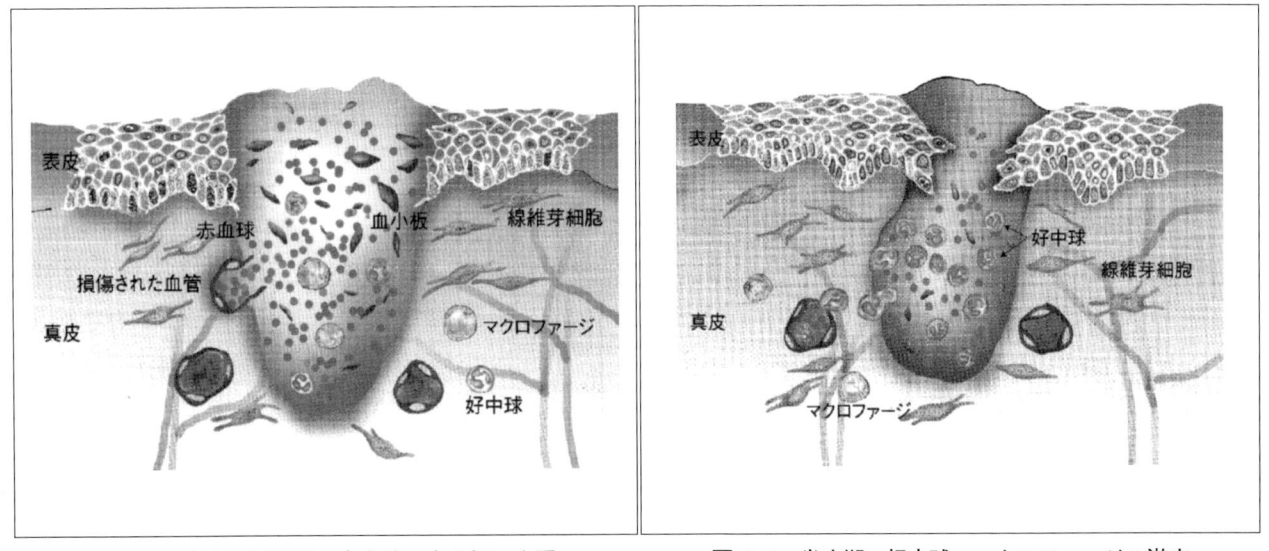

図 1・3　出血・凝固期：赤血球，血小板の出現
　　　　図 1・4　炎症期：好中球，マクロファージの遊走

表される創内浄化の時期，肉芽形成，血管新生，創収縮，上皮形成を主とした修復期，コラーゲンなどの合成，増殖，再構築の時期に区分でき，これらの過程は多少オーバーラップしながら進行する。この過程にはさまざまな細胞が関わっている（図1・2）。

1．出血，凝固期（図1・3）

受傷直後より5〜6時間の間に生ずる反応を，「出血・凝固期」と呼んでいる。皮膚が傷害を受けると受傷部位の血管をはじめとする組織が破壊され，細胞成分やフィブリノーゲンなどの血漿成分を含んだ血液が体外あるいは組織内に流出する。この間の主

役は赤血球と血小板である。受傷直後の一時的な血管収縮の後，毛細血管は拡張し，透過性の亢進や新生血管の増殖が見られる。受傷部に限局性の漿液性浸潤が出現し浮腫となる。血小板の主たる働きは2つある。1つは破壊された血管壁からの出血に対処するための凝集・凝固作用である。創内へ流入する血液から血栓が形成され，放出された血小板因子が血液を凝固し，フィブリン塊は一時的なマトリックスとなる[3]。他の1つは，コラーゲンや他の物質に粘着する顆粒を放出することである。顆粒中にはPDGF，TGF-β，ヒスタミン，キニン，プロスタグランディンなどが含まれており[4]，局所の細胞や線維芽細胞の増殖を促進している。創傷治癒の反応は血小板からの成長因子の放出から開始される。血液が凝固すると創部は乾燥し，痂皮を形成する。痂皮は創表面を機械的刺激や乾燥，出血，感染などから保護するが，その下ではすでに炎症細胞が出現し，創の浄化が始まっている。血清の流出物中には，アルブミン，グロブリン，その他の抗体があり，細菌感染に対処しており，この血液成分からなる浸出液は，のちに出現する白血球の良き環境地盤を形成する。

2．炎症期（図1・4）

損傷により傷害された組織あるいは細胞による一次的な炎症反応のみならず，浸潤した炎症細胞によって生ずる二次的傷害，さらにその後に生ずる三次的傷害も，生体にとっては重要な創傷治癒過程である[5]。

受傷後5～6時間して，損傷組織の浄化のための反応が始まる。この時期を「炎症期」または「白血球期」と呼んでいる。炎症を惹起する起炎物質として多くのものが挙げられている。損傷により破壊された細胞から，各種のサイトカイン，ヒスタミン，セロトニン，キニン，プロスタグランディンなどの組織刺激物質が放出される。キニン類（ブラディキニン，カリジン）は毛細血管の透過性を亢進させ，血管壁に停滞している好中球を組織内に誘導したり，局所細胞を刺激してプロスタグランディンの生合成を促進する。プロスタグランディンは急性炎症の伝達物質として働き，細胞内のcyclic AMPの量を調節している[6]。このように，炎症のごく初期には好中球が出現し，これに引き続き単球（マクロファージ），リンパ球など他の白血球が出現してくる。おのおのの白血球の特徴を述べる。

1）好中球（図1・5）

好中球は炎症部に集合する白血球のうちで一番早く見られるが，実際には単球も時を同じくして移動し始めている[7]。これらは走化性chemotaxisと呼ばれる機序により，創内に引き寄せられてくる。

好中球の大きな働きは遊走能，殺菌作用，貪食作用である。好中球は血管壁に並ぶ内皮細胞間に細胞質の一部を挿入し，血流中から周辺組織内へ滑り出る。このように好中球には遊走能はあるが，蛋白合成能や分裂増殖能はなく，そのため生存期間は数日である。

好中球の殺菌作用の主役は細胞内に含まれる50～200個の顆粒である。その顆粒中にはコラゲナーゼ，エラスターゼ，ゼラチナーゼなどの好中球プロテアーゼをはじめとする酵素群が含まれ，創内の線維成分や細胞小片を分解し，死滅した雑菌や赤血球の亡骸は貪食作用により取り込まれる。好中球が枯渇すると創部にはフィブリン，フィブロネクチン，変性コラーゲンなどからなる異常な線維増多が見られ，肉芽組織の形成に影響を及ぼし，結果的に創傷治癒の遅延を来たす[8]。異物の取り込みは解糖エネルギーに依存するため，グルコースの代謝は亢進し，また異物を取り込んだ後は酸素消費が亢進する。好中球の浸潤は細菌感染などがなければ数日で終了するが，炎症が長引くと酸素や活性酸素の分泌により組織障害が増強する[9]（詳細は「創傷治癒と活性酸素」の項を参照）。

2）マクロファージ

体の中には，異物を食べることを役目とした細胞がいたるところに潜んでおり，「マクロファージ」とか「組織球」と呼ばれている[10]。マクロファージは創傷治癒を左右する重要な細胞であり，好中球同様，傷害部組織を分解し，破壊した産物，死滅した雑菌や好中球を貪食し，荒れ果てた損傷部を修復する。

マクロファージは受傷後1日から出現し，3日から6日でピークとなる。マクロファージは当初，単球として血管内を循環し，損傷部があると血管内皮細胞の間を抜け創内に侵入し（図1・6），単球からマクロファージへと変化し[11]，血小板，リンパ球，血管内皮細胞その他の基質により活性化される（図1・7）。活性化されたマクロファージは①清掃作用，②

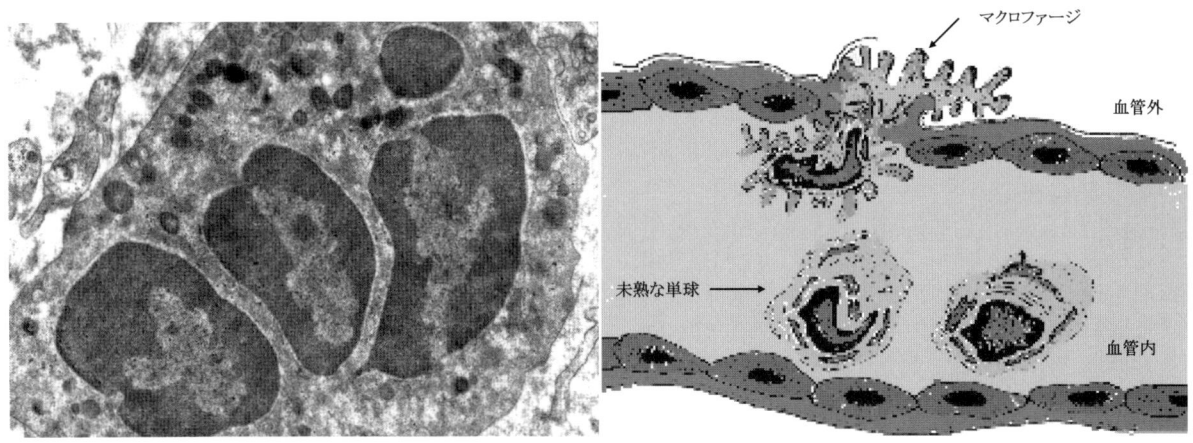

図1・5 好中球の電子顕微鏡所見　　　　　図1・6 好中球，マクロファージの遊走

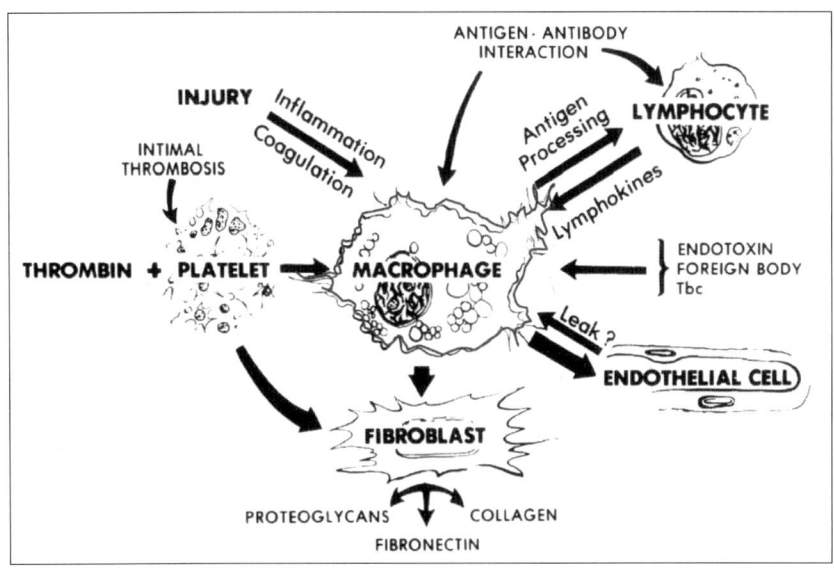

図1・7 マクロファージの働き

(Hunt TK, et al：Inflammation in wound；From "Laudable pus" to primary repair and beyond. Wound healing and wound infection, edited by Hunt TK, pp 281-293, Appleton-Century-Crofts, New York, 1980 より引用)

病原菌，③組織残屑，④生理活性物質の分泌（血管活性物質，遊走因子，成長因子，蛋白酵素）などの働きをし，周辺基質を刺激し，基質は他の炎症細胞の働きを促進する。このようにしてマクロファージが線維芽細胞の増殖を促進し，その働きを活性化することによって肉芽が形成され，さらに組織の修復，合成期へと進む。マクロファージは蛋白質を合成し，分裂増殖することができるため，好中球よりはるかに長く生存できる。

3）リンパ球

リンパ球はマクロファージよりやや遅れて創内に出現してくる。従来，リンパ球は慢性炎症，たとえば結核性病変や慢性潰瘍などに特異的に存在すると言われていたが，免疫組織化学的手法の改良や細胞培養，その他の生化学的手法により，今では創傷治癒のごく初期から瘢痕形成の時期にわたり重要な役割を演じていることがわかっている[12]。ヒトの創傷治癒過程におけるリンパ球をモノクローナル抗体染色法により検索すると，受傷後1日にはT-リンパ球は傷害されていない正常組織の血管周辺に集合しているが，徐々に増加し，3日目には活発に分裂し，かなりの数が創内に見られるようになる。そして，8日目から14日目までがピークとなる。4週目でもまだ増殖したT-リンパ球は瘢痕組織の中に相当数見られるが，初期のような数ではない[12]。

活性化リンパ球は活性物質を遊離するが，これらはリンフォカイン（lymphokine）と総称され，マクロファージや線維芽細胞などに強力な影響を及ぼしている。

リンパ球は主として免疫応答（移植片拒絶反応，

移植片対宿主反応）の中心的役割を果たす。破壊された細胞，細菌，その他の異物が除去されると，創内には新しい合成反応としての肉芽組織の形成が見られる。

4）細胞増殖因子

細胞増殖因子は血小板，好中球，マクロファージ，リンパ球，血管内皮細胞，線維芽細胞などに含まれ，分子量が数万以下の蛋白質である。種々の刺激を受けた細胞から分泌される活性物質をサイトカインと呼び，免疫グロブリンを除く蛋白質の総称である。創傷治癒に関わるおもなサイトカインとしては，PDGF，TGF-β，FGF，TNF-α，EGF，エンドセリンなどがあり（表），創傷部での各種細胞の増殖を司っている（詳細は「創傷治癒と細胞増殖因子」の項を参照）。細胞増殖因子のうちのFGFに関しては，10数年前から製薬としての開発が進められ[13)14)]，遺伝子組換えヒト型bFGFとして最近国内で承認され，その臨床的意義が報告されている[15)]。

5）Nitric Oxide（NO）

NOは炎症期にマクロファージに刺激されて発生し，線維芽細胞に対してはコラーゲンの合成と分解のバランスに関与している[16)]。低濃度のNOはコラーゲンの合成を促進し，高濃度では活性酸素と反応して血管弛緩作用，血小板粘着・凝集の抑制，平滑筋細胞の増殖抑制，血管内皮細胞の遊走抑制など細胞傷害因子として働いている[17)18)]。

3．肉芽形成と血管新生

炎症期の後半から肉芽が形成される。この時，血管の新生が活発に行われなければ良好な創傷治癒が得られず，この期間が長ければ，治癒後の肥厚性瘢痕の発生が著明となる。肉芽組織は，線維成分，細胞成分と基質からなり，粗なコラーゲン線維やフィブロネクチン，ヒアルロン酸中にマクロファージ，リンパ球，線維芽細胞，肥満細胞および新生血管などが集まって形成される。肉芽組織上に人工真皮を貼付すると，真皮様肉芽組織に置き換わり，創面の収縮は比較的少なくなる[19)]。何らかの創傷治癒阻害因子が存在すると浮腫状の病的肉芽となり，いわゆる無菌性肉芽腫，不良肉芽と呼ばれる。これには阻害因子を除去し，創部の外科的または化学的デブリードマンを必要とする。

損傷を受けた組織の血管断端より，血管内皮細胞

表　創傷治癒にかかわる細胞増殖因子

1．	PDGF	血小板由来細胞増殖因子
2．	TGF-β	トランスフォーミング成長因子
3．	EGF	上皮成長因子
4．	FGF	線維芽細胞成長因子
5．	TNF-α	腫瘍壊死因子
6．	IL-1	インターロイキン1
7．	GM-CSF	顆粒球/マクロファージコロニー刺激ホルモン
8．	IFN	インターフェロン
9．	ET	エンドセリン

の分裂増殖，毛細血管萌芽が起こる。増殖した新生血管は細胞外マトリックスの形成に関与し，増殖細胞や周辺組織に必要な栄養や酸素の供給を行う。組織修復に主要な役割を演じている血管系の細胞種は平滑筋細胞であり，血管が傷害された時には線維芽細胞に類似した形態となり，コラーゲン，エラスチン，プロテオグリカンなどを合成，分泌するようになる[5)]。

4．創収縮

受傷後2〜3日して肉芽組織が収縮という活動を開始し，創傷治癒を促進させる。この創の収縮は，臨床的に周辺組織の支持性と皮膚張力によってその程度が異なる。すなわち，小児期においてはこの収縮力が支持組織の力よりも強いため，成人では起こり得ないような拘縮変形を生ずることがある（図1・8）。一方，この収縮は潰瘍の保存的治療の際に重要な現象で，周囲の皮膚に伸展性がある場合には非常に早く創が閉鎖される[20)]。しかし，ある種のサイトカインは線維芽細胞のゲル収縮を非常に促進させているため，大量のサイトカインを用いた治療はかえって肥厚性瘢痕を来たす恐れがある。そのため治療には欠乏した必要なサイトカインだけを充填するのがよい[21)]。この収縮の現象に筋線維芽細胞が関わっていることはよく知られている。

筋線維芽細胞

1971年Gabbianiら[22)]は，肉芽組織中に非定型的線維芽細胞を発見した。この線維芽細胞は，アクチンやミオシンを含むマイクロフィラメントを有しており，線維芽細胞と平滑筋細胞の両方の特性を合わせ持っていることから，筋線維芽細胞と名づけられた。その後，筋線維芽細胞は多くの小動物やヒト拘縮組織より見出され，種々の実験報告がなされた。

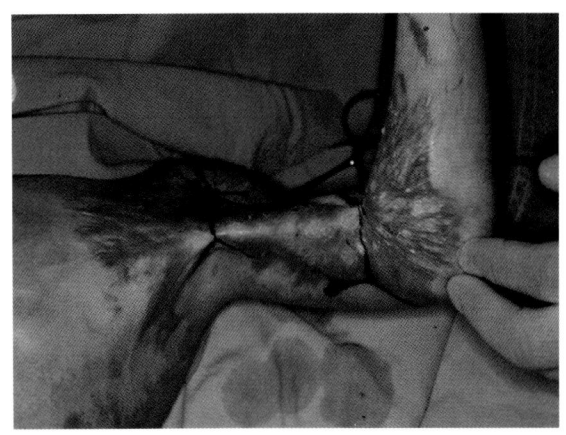

図 1・8　熱傷後の関節部における瘢痕拘縮（6歳，男）

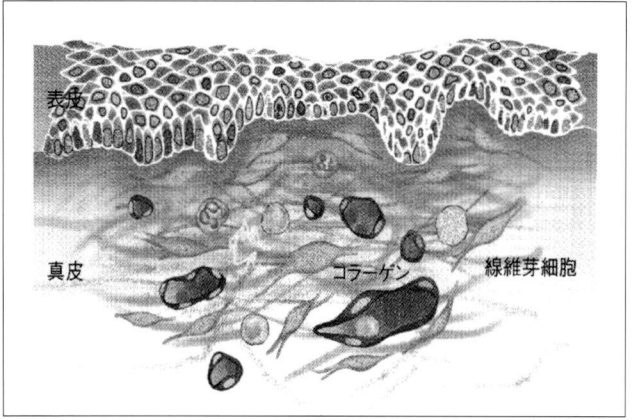

図 1・9　合成・増殖期：線維芽細胞がコラーゲンを分泌する

収縮過程にある肉芽組織を調べると子宮と同じ程度のアクトミオシンを含み，肉芽組織の小片に平滑筋刺激剤を作用させると収縮し，開放肉芽創に平滑筋弛緩剤を作用させると収縮は起こらなかった[6]。開放創における筋線維芽細胞を数えてみると，11日目に最も多く，臨床的に創の収縮の一番著明な時期と一致しており，15日目には減少傾向にあった。また，線維芽細胞が主としてI型コラーゲンを産生するのに対し，筋線維芽細胞は主としてIII型コラーゲンを合成する割合が多いとの報告もある[23]。ストレスファイバーは筋線維に類似した収縮機能を有し，正常皮膚には見られないが，ヒトの肉芽組織や肥厚性瘢痕には存在している[24)25]。

5．合成，増殖（図1・9）

間質を形成し再構築するための期間で，合成期とも呼ばれる。この時期は炎症期の後期とやや重複する形で始まり，上皮が形成されるとともに，真皮では線維芽細胞が主役となる。その他，肥満細胞，形質細胞，網内系細胞が出現する。

1）線維芽細胞

線維芽細胞はもともと線維を作り出す幼若細胞として名づけられた。受傷後2～3日して主として血管周囲，毛囊周囲，創底部などから遊走してくる。線維芽細胞のおもな働きは2つあり，コラーゲン，エラスチン，レチクリン，ヒアルロン酸，コンドロイチン硫酸，フィブロネクチンなどの細胞外マトリックスを合成，分泌することと，細胞増殖因子を分泌することである。細胞外マトリックスは互いに緊密な連絡をとりながら，創傷部の修復の主役を演じることとなる。ここでは簡単に線維芽細胞で合成される細胞外マトリックスにつき述べる（詳細は「創傷治癒と線維芽細胞」の項を参照）。

コラーゲン

コラーゲンは，皮膚の結合組織の諸成分の20～30％を占め，水についで多く含まれている。コラーゲン線維は，受傷後1週には細い原線維として見られ，徐々に成熟し，太く密になっていく。通常，間質がコラーゲン線維で満たされると線維芽細胞からのコラーゲン分泌は減少し，細胞自身もいわゆる静止期の線維細胞となる。この時，何らかの原因でコラーゲン線維が異常に蓄積すると，ムコ多糖の増大と相まって，肥厚性瘢痕の病態を呈してくる。

遺伝的に異なるコラーゲン分子種の数は年々追加報告されており[26)27]，現在少なくとも27番目の分子種が存在している[28]。コラーゲンの生理学的意義も明らかになり，創傷治癒過程に関しては古くから，I型コラーゲン，III型コラーゲンの動向が比較的よくわかっている[29]。Baileyら[30]は創傷治癒過程の肉芽組織においてIII型コラーゲンが高濃度に存在していることを述べている。また，Gayら[31]はその初期（24～48時間後）にはIII型コラーゲンが間葉細胞から作られ，その後，成熟した線維芽細胞が出現し，I型コラーゲンを産生すると述べている。このIII型コラーゲンは，血小板凝集能が優れ，血管壁や幼弱な真皮に多く含まれている。創傷部にまずIII型コラーゲンが産生，蓄積され，やがてI型コラーゲンに置き換えられてゆくとされており，この時，動物性コラゲナーゼがコラーゲン量の調節に大きく関与していると考えられている。コラーゲン代謝につい

て，創部のコラーゲン蓄積はコラーゲン合成の増加ばかりでなく，分解能の低下，すなわちコラゲナーゼの作用が何らかの原因で低下することによっても起こり得る[32]。このことは，コラゲナーゼのインヒビターである α-グロブリンが肥厚性瘢痕やケロイドにおいて非常に多く存在していることからも理解できる。

コラゲナーゼ産生機序にはプロスタグランディン，リンパ球，マクロファージなどが関与し，その機能をコントロールしている可能性がある。創傷部では特に炎症系細胞に由来するサイトカイン（インターロイキンなど）によるコラゲナーゼ合成の促進がよく知られているし，表皮と真皮の相互作用もまたコラゲナーゼ合成の制御に重要であると報告されている[33]。

線維芽細胞から分泌されたコラーゲンは，最初は弱い結合であるが，しだいに強い共有結合の架橋が形成され，分子内・分子間架橋が生じ，線維が安定し，コラーゲンの不溶化が起こってくる。創傷治癒過程に見られるコラーゲン架橋は，肉芽組織においてはヒドロキシリジノノルロイシンよりもジヒドロキシリジノノルロイシンが多く，肥厚性瘢痕の初期にはジヒドロキシリジノノルロイシンの比率が高いが徐々に逆転し，成熟瘢痕においてはヒドロキシリジノノルロイシンとヒスチジノヒドロキシメロデスモシンが主体となってくる[34]。コラーゲン非還元性架橋ピリジノリンは正常皮膚には存在せず，肥厚性瘢痕に異常に増大している[35]。コラーゲンの量が多くなり創部に蓄積すると線維芽細胞は増殖を停止し，コラーゲン合成能は低下する[36]。

グリコサミノグリカン

グリコサミノグリカンの中で，ヒアルロン酸は受傷初期より増加し，2週間前後で減少するが，コンドロイチン-4硫酸，コンドロイチン-6硫酸はそれよりやや遅れて出現し，デルマタン硫酸がそれに続いて増加し始める。これらは生体内で蛋白複合体と結合しプロテオグリカンとなり，動物の結合組織の基質として働く。

フィブロネクチン

線維芽細胞などより分泌されるフィブロネクチンには血漿性と細胞性があり，血漿中に存在するものは創傷治癒の過程で損傷部に集積し，細胞性フィブロネクチンはコラーゲン・ゲル収縮に深く関与している[37]。フィブロネクチンは多様な接着性をもち，コラーゲン，フィブリン，ヘパリン，グリコサミノグリカンなどと接合し，血小板の増殖，拡散，周囲の好中球，単球，線維芽細胞の肉芽組織への移動に役立っている[38]。

蛍光抗体法でフィブロネクチンの局在を見ると，正常皮膚の基底膜部には線状，真皮乳頭層には網目状にわずかに存在している。また，コラーゲン合成のさかんな時期に特異蛍光が強い傾向があり[39]，肥厚性瘢痕においては真皮全層に著明な蛍光が見られた[40]（図1・10）。フィブロネクチンは正常の創傷治癒過程では初期に多量に分泌され，コラーゲンの成熟に伴って局所から徐々に減少することから，コラーゲンの蓄積に何らかの影響を及ぼしていることが推察される。

2) 肥満細胞

正常皮膚の肥満細胞は，思春期までしだいに増殖し，以後加齢とともに減少する。また，血管壁や皮膚付属器周辺に多く存在しており，抗原抗体反応や化学的・物理的刺激を受けて脱顆粒を生じ，ケミカルメディエーターを組織内に分泌することにより創傷治癒と深い関わりあいをもっている[41]～[43]（4. 創傷治癒と肥満細胞の項を参照）。

6. 上皮形成

皮膚が損傷を受けると，上皮の創縁と付属器の残存物中の表皮細胞が活動を始め，数時間のうちに破壊された表皮細胞の再構築が始まる。

基底膜が壊されていると，表皮細胞はフィブロネクチンやフィブリンなどを臨時のマトリックスとして移動し，徐々に基底膜を形成してゆく[7]。表皮細胞は有糸分裂を開始し，上皮形成が完了するまで持続する。創面が良好で，湿潤傾向にある方が，表皮細胞の新生は早い[44]。仮に創面に異物や他の不要な組織があると，表皮細胞はその下を伸びてゆく。表皮細胞の増殖を促進するものにEGF，cyclic AMP，cyclic GMP，インテグリンなどがある（図1・11）。表皮細胞は，遊走，増殖，成熟という過程を経るが，新生表皮の成長を方向づけるものにコラーゲン，プロテオグリカン，フィブロネクチン，フィブリン，線維芽細胞などが挙げられる。インテグリンは急性創傷の創面では発現が強く，褥瘡などの慢性創傷では弱いか見られない[45]（図1・12）。

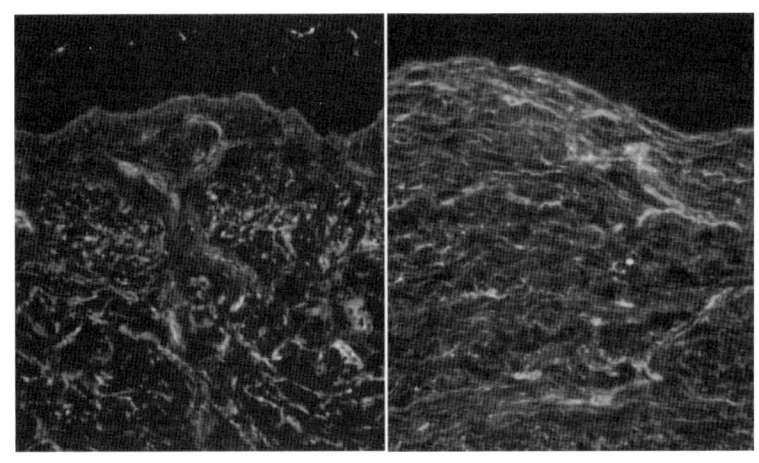

（a）正常皮膚
基底膜部に線状の，真皮乳頭層に網目状のわずかな蛍光が見られる。

（b）肥厚性瘢痕
真皮全層に著明な蛍光が見られる。

図 1・10　フィブロネクチンの局在
（奥本和生：肥厚性瘢痕，ケロイドにおけるテネイシンの発現，局在についての検討．川崎医学会誌 21：175-184，1995 より引用）

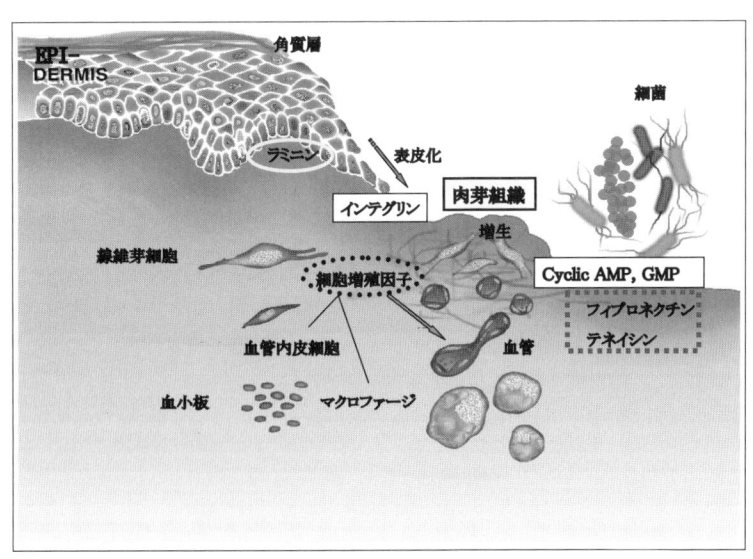

図 1・11　上皮の再生

培養表皮細胞の実験から，表皮細胞の移動にはタイプⅤ型コラーゲンの合成が必要であるとの報告がある[29]。また，上皮細胞はコラゲナーゼを分泌し，コラーゲン量の調節をしていると考えられている。新生表皮の成長を停止するものに表皮細胞，デスモゾームなどがあり，増殖の速さや表皮細胞の成長の方向づけは，種や全身状態，部位，創面の形状により異なってくる。

D 創傷治癒に影響を及ぼす因子

創傷は生体自身がもっている生物学的機能によって自然に治癒するのが本来の過程であり，その自然治癒には種々の細胞が関与し，それらの細胞の活動を高めたり阻害したりする因子がある。創傷治癒を促進させる因子を増大し，阻害する因子を減少させると，理想的な創傷治癒の完了を見ることができる。

創傷治癒に影響を与える因子として，人種，性別，年齢，肥満，体温，環境温度，安静，体内水分分布

の異常，各種臓器よりの抽出物質（胎盤，胎児，ウシ気管軟骨粉末，血液，骨髄，フィブリノーゲン，創浸出液，コラーゲン，グリコサミノグリカン），キレート（Zn, Cu），ヒスタミン，蛋白，アミノ酸，ビタミン，ホルモン，酸素濃度，代謝異常，各種疾患，創部の形・大きさ・深さ，周辺の疾患，血流量，圧迫，感染，異物，手術手技，術後処置などが挙げられる[46]。これらの因子を全身的因子と局所的因子に区分して解説する。

1. 全身的因子

1）酸 素

コラーゲン合成，コラーゲン架橋，血管の新生，上皮形成をはじめ，損傷部に起こる各種の代謝反応では，酸素の供給が不可欠であり，創傷治癒時の組織は通常の3〜4倍の酸素を必要とする。これは実験室で，治癒しにくい創に対し，酸素分圧を高めることにより創傷治癒を促進したという報告からも実証されているし，虚血状態の創面は血行のよい創面に比較し，はるかに感染しやすく，治りにくいという臨床経験からもよく理解できる。循環血液量の低下とそれに伴う末梢血管収縮，血液粘稠度の上昇などによる低酸素症の条件下では，線維芽細胞の分裂能もコラーゲン産生能も低下する。貧血患者の創の治癒が悪いのもこのためである。

2）栄 養（蛋白質，アミノ酸）

栄養状態が悪いと（低蛋白血症，低栄養）創傷治癒は遅延する。動物実験では15％以上の体重減少があると創の癒合不全が多くなり，特殊なアミノ酸（メチオニン，シスチンなど）を投与すると創傷治癒率が増大するとの報告がある[6]。メチオニンはコラーゲン合成に関与しているとされている。低蛋白血症では線維芽細胞の増殖も阻害されるため，コラーゲンやグリコサミノグリカンの合成も低下し，血管新生も障害される。栄養状態の良否は血中蛋白質量が指標となり，血漿蛋白値が$6.0\,g/dl$以下，血漿アルブミン値が$3.0\,g/dl$以下になると問題で，創離開や縫合不全などの術後合併症の率が高くなる。重症熱傷や外傷，大手術後などに栄養状態が悪化することがあるため，注意を要する。

3）ビタミン

ビタミンC（L-アスコルビン酸）はコラーゲンの合成，特にプロリン，リジンが線維芽細胞内で水酸化されヒドロキシプロリン，ヒドロキシリジンになる際の補酵素として働き，またコラーゲンの分子内架橋，分子間架橋の形成にも関与している。ビタミンCが欠乏すると創傷治癒の遷延や創の離開など，壊血病の症状を呈することはよく知られている。培養系で安定的なアスコルビン酸2-リン酸を用いた研究では，アスコルビン酸2-リン酸はヒト線維芽細胞の増殖を促進するとともに，コラーゲン合成，特にI型コラーゲンの合成を活性化するとの報告がなされている[29]。ビタミンAを全身的または局所的に投与すると，阻止された炎症反応，線維形成および上皮化が刺激されると言われている[6]。ビタミンKは出血傾向による血腫の形成，感染，創離開を予防する[47]。

4）ホルモン

ホルモンは，創傷治癒のメカニズムにおいて，炎症，血管内皮細胞やコラーゲンの増殖，肉芽組織の成熟時などに影響を及ぼしているが，実際には数種類のホルモンがこれらに関与していると言われている。主たるものはインシュリン，成長ホルモン，グルココルチコイド，甲状腺刺激ホルモン，女性ホルモンなどである。グルココルチコイドは炎症反応を抑えるため，肥厚性瘢痕やケロイドの臨床でも応用されている。

5）微量元素

コラーゲン合成，コラーゲン架橋，上皮形成時に，鉄，銅，亜鉛，マグネシウム，カルシウムなどが必要である。特に線維芽細胞内のプロリン，リジンの水酸化時に，オキシゲナーゼ機構の補酵素として鉄が，ヒドロキシリジン残基にガラクトースを転移する酵素（ガラクトシルトランスフェラーゼ）がマンガンイオンを必要とし，またコラーゲン架橋形成時，コラーゲンのリジンあるいはヒドロキシリジンがリジルオキシダーゼにより酸化的脱アミノされる際にも銅が必要となる[48]。これらのトータルバランスが壊れると，創傷治癒に悪影響を及ぼす。

6）各種疾患

悪性腫瘍，先天性代謝異常，白血球減少症，糖尿病，肝硬変，閉塞性黄疸，肝炎，尿毒症，貧血などで創傷治癒は遷延する。緩徐に起こった貧血で，循環血液量が著明に減少していない場合は，それほどでもない。

糖尿病においては，機械的損傷と代謝機構不全の

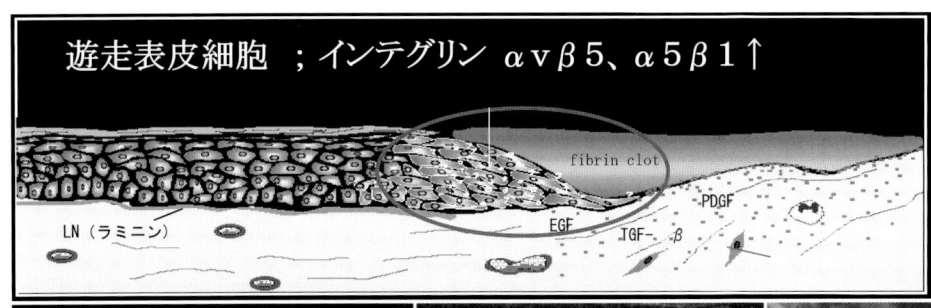

(a) インテグリンは表皮細胞が遊走する時に活性化され，ラミニンは基底層ができあがると形成される。

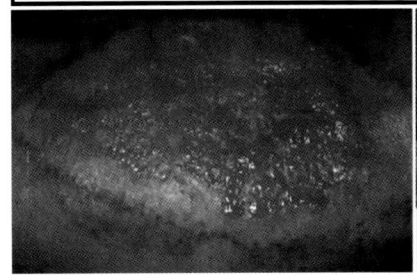

(b) 急性創傷
遊走上皮はインテグリンの発現を促進する。

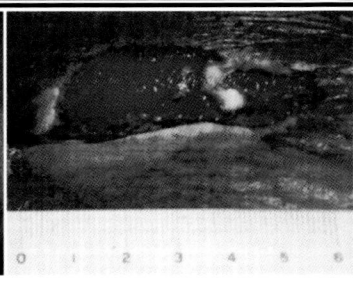

(c) 再上皮化傾向にある褥瘡
わずかにインテグリンの発現が見られる。

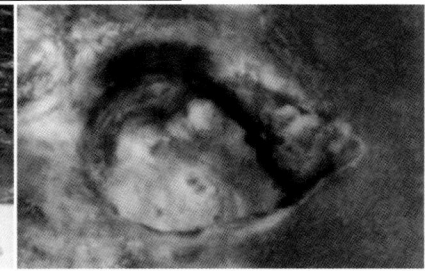

(d) 再上皮化の遅延している褥瘡
インテグリンの発現は見られない。

図 1・12 創傷部の再上皮化過程

両面からの原因が見られる。微細血管に始まり大きな動脈に至る閉塞が血流の低下を来たし，低酸素病変を助長する。高血糖は好中球機能に障害を与え，感染の危険性を高め，糖尿病性潰瘍の治癒を遷延している[49]。肝硬変では出血傾向が増し，創傷治癒によい影響を与えない。長期間ステロイドホルモンの服用を余儀なくされる疾患も，創の治癒が長引く。短期間の大量療法では，比較的影響は少ない。

2．局所的因子

おもな局所的因子として受傷部位，創傷局所の循環障害を含めた基礎疾患，創内の異物，壊死組織，死腔，手術手技，感染などが挙げられる。

1）部 位

よく動く部位や張力のかかる部位は創傷治癒も遅いし，治癒後肥厚性瘢痕や拘縮を生じやすい。また，同じ深さの損傷であっても，真皮層の厚さにより変わってくる。顔面と頸部に同じ程度の熱傷を受けても，頸部の治癒は遅い。頭部は血行に富み毛包が多く，表皮細胞も比較的深くまで存在するため，創傷治癒は早い。逆に下肢は静脈の還流が悪く，潰瘍を生じやすい。

2）創部の疾患

血行障害（Buerger病など），栄養神経の障害により，創傷治癒は遷延される。

3）感 染

感染が起こると，感染菌が蛋白分解酵素や赤血球を溶解するため炎症反応が持続し，創傷治癒が遅延する。炎症細胞が長期間存在するためコラーゲン線維も増大し，その結果上皮形成後の肥厚性瘢痕の原因となる。

4）異 物

真皮内に残された小さな砂やガーゼの切れ端，切断された毛嚢などは，創内の異物反応の原因となり，その結果，創傷治癒を遅延させる。

5）手術手技

太い糸で強く引き寄せたり，緊張がかかりすぎた創，拙劣な手術手技や繰り返された手術創は治癒が遅い。これは主として循環障害や組織の新たな損傷を作り出しているからである。

6）術後処置

術後の安静度によっても創傷治癒の良否が見られる。出血を防止するための軽い圧迫，創部の動きを制限する安静，固定などは，良好な治癒過程を促進する。

（森口隆彦）

文 献

1) Adzick NS, Lorenz HP : Cells, matrix, growth factors, and the surgeon. The biology of scarless fetal wound repair. Ann Surg 220 : 10-18, 1994
2) 森口隆彦：創傷の治癒過程．創傷処置のファーストエイド，星　秀逸編，pp 9-14，南江堂，東京，1987
3) 斉藤英彦：止血機序，血液凝固，繊維素溶解，血小板の生理．NIM血液病学（第4版），溝口秀昭ほか編，pp 246-259，医学書院，東京，1996
4) 松田道生：創傷治癒と接着蛋白質．Biomed Perspect 2 : 27-39, 1993
5) 細田泰弘：炎症における修復過程の一側面．炎症 11 : 115-116, 1991
6) 亀谷　忍：創傷治療の総論（新しい考え方）．外科MOOK（43）創傷処置，鬼塚卓弥編，pp 34-42，金原出版，東京，1985
7) Clark RA : Cutaneous tissue repair ; basic biologic considerations. I. J Am Acad Dermatol 13 : 701-725, 1985
8) 石川美帆，藤島真美子，渡辺　皓：好中球を枯渇させたマウス皮膚の創傷治癒過程．褥瘡会誌 5 : 525-533, 2003
9) Clark RA : Wound repair ; Overview and general considerations. The molecular and cellular biology of wound repair (2 nd ed), edited by Clark RAF, pp 3-50, Plenum Press, New York and London, 1996
10) 牛木辰男，藤田恒夫：清掃を専業にするマクロファージ．新薬と治療 39 : 19-21, 1989
11) Diegelmann RF, Cohen IK, Kaplan AM : The role of macrophages in wound repair ; a review. Plast Reconstr Surg 68 : 107-113, 1981
12) Martin CW, Muir IF : The role of lymphocytes in wound healing. Br J Plast Surg 43 : 655-662, 1990
13) 石橋康正，新村真人，西川武二ほか：遺伝子組換えヒト型bFGF（KCB-1）の各種皮膚潰瘍に対する臨床的有用性の検討．臨床医薬 9 : 2553-2570, 1993
14) 添田周吾，大浦武彦，塩谷信幸ほか：bFGF（KCB-1）の各種皮膚潰瘍に対する有用性の検討 0.05％溶液を用いた前期第2相試験．臨床と研究 70 : 2660-2674, 1993
15) 大浦武彦：新しい塩基性線維芽細胞増殖因子（bFGF）製剤の臨床的意義．医薬ジャーナル 37 : 2111-2119, 2001
16) Arakawa M, Hatamochi A, Moriguchi T, et al : Reduced collagenase gene expression in fibroblasts from hypertrophic scar tissue. Br J Dermatol 134 : 863-868, 1996
17) 大槻真澄：一酸化窒素（NO）のヒト皮膚線維芽細胞におけるコラーゲン代謝への影響．川崎医学会誌 23 : 135-142, 1997
18) 井上信孝，横山光宏：血管作動物質と血管壁細胞機能の制御；血管機能制御物質としてのNO．医学のあゆみ 182 : 355-359, 1997
19) 鈴木茂彦，森本尚樹，河合勝也ほか：熱傷潰瘍・瘢痕治療における人工真皮の有用性と展望．熱傷 30 : 11-17, 2004
20) 大浦武彦，吉田哲憲：形成外科における線維化の問題点．最新医学 42 : 2132-2139, 1987
21) Robson MC : The role of growth factors in the healing of chronic wounds. Wound Rep Reg 5 : 12-17, 1997
22) Gabbiani G, Ryan GB, Majne G : Presence of modified fibroblasts in granulation tissue and their possible role in wound contraction. Experientia 27 : 549-550, 1971
23) 細田泰弘：Fibroblast．皮膚病診療 7 : 599-606, 1985
24) Eddy RJ, Petro JA, Tomasek JJ : Evidence for the nonmuscle nature of the "myofibroblast" of granulation tissue and hypertrophic scar. Am J Pathol 130 : 252-260, 1988
25) 吉田　純，石倉直敬，川上重彦ほか：皮膚創傷治癒過程におけるストレスファイバーの発現変化について．日形会誌 23 : 677-683, 2003
26) Okazaki I, Yonezawa T, Watanabe T, et al : New Insights into the Extracellular Matrix. Extracellular Matrix and the Liver ; Approach to gene therapy edited by Okazaki I, et al, pp 3-22, Academic Press, New York, 2003
27) Sato K, Yomogida K, Wada T, et al : Type XXVI collagen, a new member of the collagen family, is specifically expressed in the testis and ovary. J Biol Chem 277 : 37678-37684, 2002
28) Boot-Handford RP, Tuckwell DS, Plumb DA, et al : A novel and highly conserved collagen (pro-(alpha) 1 (XXVII)) with a unique expression pattern and unusual molecular characteristics establishes a new clade within the vertebrate fibrillar collagen family. J Biol Chem 278 : 31067-31077, 2003
29) 畑隆一郎：創傷治癒とコラーゲン合成制御．細胞 22 : 163-166, 1990
30) Bailey AJ, Bazin S, Sims TJ, et al : Characterization of the collagen of human hypertrophic and normal scars. Biochim Biophys Acta 405 : 412-421, 1975
31) Gay S, Vijanto J, Raekallio J, et al : Collagen types in early phases of wound healing in children. Acta Chir Scand 144 : 205-211, 1978
32) 森　康二：肥厚性瘢痕におけるマトリックス関連酵素，特にコラゲナーゼの遺伝子発現の解析．川崎医学会誌 21 : 89-98, 1995
33) 牧野綾子，吉里勝利：組織再構築．細胞 22 : 178-181, 1990
34) 早川太郎：創傷治癒とコラーゲン代謝．コラーゲン代謝と疾患，永井　裕ほか編，pp 206-213, 講談社サイエンティフィック，東京，1982
35) 藤本大三郎：コラーゲン架橋とエイジング．コラーゲン代謝と疾患，永井　裕ほか編，pp 69-85, 講談社サイエンティフィック，東京，1982

36) Clark RA, Nielsen LD, Welch MP, et al : Collagen matrices attenuate the collagen-synthetic response of cultured fibroblasts to TGF-β. J Cell Sci 108 : 1251-1261, 1995

37) 小原政信, 吉里勝利：創収縮. 興和医報 40：14-18, 1997

38) Grinnell F : Fibronectin and wound healing. J Cell Biochem 26 : 107-116, 1984

39) 長田浩行, 植木宏明, 森口隆彦ほか：肉芽組織, 肥厚性瘢痕および成熟瘢痕におけるフィブロネクチンの局在. 日形会誌 4：151-158, 1984

40) 奥本和生：肥厚性瘢痕, ケロイドにおけるテネイシンの発現, 局在についての検討. 川崎医学会誌 21：175-184, 1996

41) 森口隆彦：創傷治癒における肥満細胞およびコラーゲン架橋の変化. 形成外科 26：286-294, 1983

42) 森口隆彦, 井上邦雄, 小川 豊：肥厚性瘢痕組織における肥満細胞の動向について. 日形会誌 1：19-28, 1981

43) 森口隆彦, 山本正樹, 奈良 卓ほか：創傷治癒研究の現況と展望. 日形会誌 2：825-837, 1982

44) Rovee RT, Kurowky LA, Labun J : Effect of local wound environment on epidermal healing ; Epidermal wound healing. edited by Maiback HI, et al, pp 159-181, Year Book Med Publ, Chicago, 1972

45) 久保美代子, 森口隆彦：きれいな傷あと形成のための創傷治癒の促進機序. 形成外科 42：S 5-S 13, 1999

46) Chvapil M : Zinc and other factors of the pharmacology of wound healing. Wound Healing and Wound Infection, edited by Hunt TK, pp 135-152, Appleton-Century-Crofts, New York, 1980

47) 亀谷 忍：創傷治癒. 損傷・創傷治癒, 和田達雄監修, pp 21-52, 中山書店, 東京, 1990

48) 新海 法：コラーゲンの生合成とその異常. コラーゲン代謝と疾患, 永井 裕ほか編, pp 50-68, 講談社サイエンティフィック, 東京, 1982

49) 藤田寛子, 小島 至：創傷治癒と成長因子. 細胞工学 9：896-900, 1990

I 創傷治癒の基礎

2 胎仔の創傷治癒

SUMMARY

哺乳類の成獣の皮膚の創傷治癒は，炎症反応に引き続き創部が肉芽組織で充填され，そののち瘢痕組織となり，もとの皮膚の構造は再生しない。それに対してある発生段階までの哺乳類の胎仔の皮膚に創傷を加えても，傷はすばやくそして瘢痕を残すことなく治癒し，皮膚は完全に再生する。この胎仔創傷治癒過程では，成獣で観察される炎症反応，肉芽増殖，瘢痕形成はいずれも観察されないとされている。

この胎仔の瘢痕を残さない皮膚再生の原因として，TGF-β_1の発現が少ないことや細胞外マトリックスとしてヒアルロン酸が多いことなどを含め，分子生物学的，細胞生物学的側面から数多くの研究がなされているが，いまだそのメカニズムは完全に解明されてはいない。さまざまな瘢痕を抑制する物質や細胞の研究が行われているが，現在のところ成獣の体幹の皮膚で，完全に瘢痕をなくして皮膚を再生させることは不可能で，皮膚全層の創傷後の完全な再生は特殊な動物を除いて胎生期でしか起こり得ない。

しかし，近年の遺伝子，蛋白解析技術の進歩により，また，皮膚が再生する時期から瘢痕を残す時期へ変わる変換点の前後を厳密に比較することで，そのメカニズムに迫ることができる可能性がある。

はじめに

通常，哺乳類の成獣では肝臓など限られた臓器を除いて，組織に生じた欠損を元通りの状態に再生する能力は備わっていない。一度損傷を受けた臓器は，元の組織を再生させることなく，瘢痕を伴って治癒する。皮膚の場合も同様で真皮に至る傷をつけると，傷をつけた部分の真皮の構造が乱れて瘢痕組織となり，外から見ると傷跡として認識できるようになる。皮膚の瘢痕組織は，正常の皮膚とは違い，膠原線維の乱れ，真皮の過剰な線維化，弾性線維の消失，付属器の消失，皮溝，皮丘の消失などを特徴とする。通常，成獣で見られるこのような瘢痕を伴った創傷治癒は「再生」に対して「修復」である。

ところが哺乳類においても胎生期のある時期までは胎仔の皮膚に実験的に傷をつけても，傷はすばやくそして瘢痕を残すことなく治癒し，皮膚は完全に正常な状態に「再生」する（図2・1）。Scarless wound healing という言葉はさまざまな使われ方で用いられているが，「完全に瘢痕を残さない＝再生」という観点から考えると，正確には皮膚が完全に再生する状態のことを指すと思われる。通常の哺乳類の皮膚の場合は，原理的にはこの現象は胎仔でしか認められない。

胎仔は子宮の中にいるので通常傷がつくことはない。最初にこの胎仔の皮膚の再生能を報告したのは，1954年，Hess[1]で，彼はモルモットの胎仔を用いて胎仔創傷治癒の迅速さを報告している。

このような胎仔の皮膚再生能の着目から，出産前にあらかじめ診断可能な先天異常に対して胎仔手術を施そうという研究がなされている。しかし，現時点では手術自体が胎仔に及ぼすリスクが大きいので，対象となる症例はごく限られて行われている。

胎仔の創傷治癒を研究する方向性は，胎仔と成獣の創傷治癒の相違を比較し，胎仔の皮膚の再生のメカニズムを知り，さらにそのメカニズムを応用することで成獣に傷をつけても皮膚を元通りに再生させ

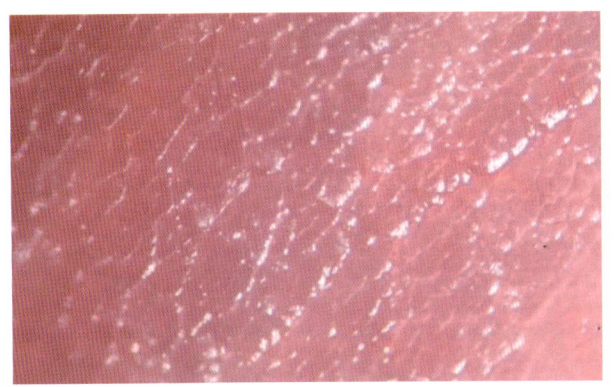

図 2·1 マウス胎生 13 日の皮膚に全層切開創を加え，72 時間後のマクロ像
皮溝，皮丘を含め完全に再生している。

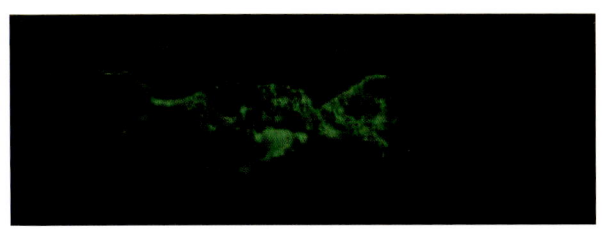

図 2·3 胎仔創傷治癒での tenascin の発現
胎生 14 日，24 時間後の創。

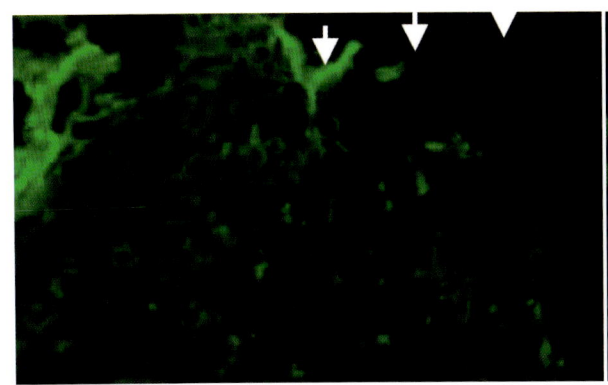 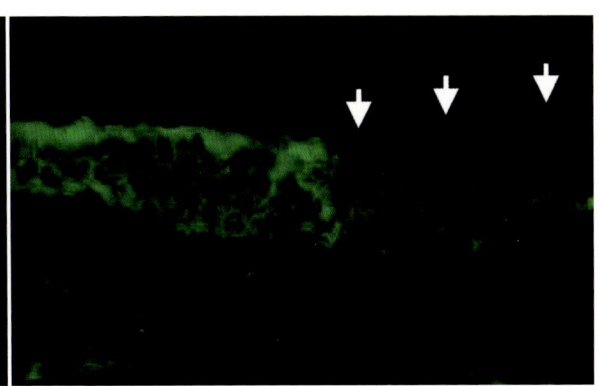

　　（a）マウス胎生 17 日　　　　　　　　　　（b）マウス胎生 13 日
　　　　　　　　　　　　　胎生 13 日では，創縁での TGF-β_1 の発現細胞が少ない。
図 2·2　創作製後 18 時間の TGF-β_1 の発現（⇨は創）

る方法を見出そうとすることが，おもな目的となっている。

　ヤモリなどの有尾両性類やプラナリアなどを用いての組織再生のメカニズムを探ろうという研究は，生物学の分野で昔から行われているが，胎仔の創傷治癒研究の魅力は，通常再生が起こらない哺乳類で再生現象が観察できることで，再生の原因因子が発見された時には，ヒトに応用できる可能性が他の下等動物に比べて高いことであろう。

　一方，胎仔創傷治癒の解析は，創傷治癒が進行しながら発生が進行するので，複雑である。発生それ自体が，細胞遊走，細胞増殖，細胞分化，アポトーシスなどがさかんに行われているうえに，複雑な創傷治癒の要因が加わるので，胎仔創傷治癒の解析は，常に同じ発生段階の皮膚と比較しながら研究することが重要である。

　しかしこのような複雑に見える胎仔創傷治癒であるが，ポストゲノムの時代を迎え，近年マイクロアレイ，プロテオーム解析などの発現遺伝子，蛋白の解析技術のめざましい進歩により，完全に再生する胎仔の皮膚を解析することで，今後皮膚を再生させるメカニズムが明らかにされる可能性がある。

　本稿ではこれまで，分子生物学的に，細胞生物学的に，または形態学的にさまざまな角度から行われてきた胎仔創傷治癒の研究を紹介するとともに，今後の胎仔創傷治癒の展望について述べる。

A 胎仔創傷治癒の特徴と成獣創傷治癒との相違点

1．胎仔環境と成獣環境の違い

　従来，胎仔の皮膚再生の原因とされたものには，胎仔周囲をとりまく環境と胎仔組織そのものが再生能を有しているという説があった。

　前者は胎仔皮膚が羊水に接しているということ

と，低酸素状態が瘢痕抑制に有利に働くのではないかということをおもな原因と考えた。その根拠となる研究は，羊水は炎症を抑制する因子を含んでいること[2]，羊水内に細菌感染を起こさせると胎仔の傷も瘢痕を伴って治癒すること[3]，清潔で成長因子に富んでいることなどである。

これらも確かに一理あり，瘢痕を抑制する補佐的な役割はしていると思われるが，現在では胎仔組織そのものが再生能を有していて，これが胎仔の皮膚再生のおもな原因であるとする考え方が一般的である。これを証明するために，カリフォルニア大学のLongakerやAdzickのグループは，以下の研究を行った。1つは，ヒトの胎仔皮膚をヌードマウス皮下に移植し傷を作るとヒトの線維芽細胞のみによって層が閉鎖され瘢痕を残すことなく再生したという研究[4][5]で，もう1つは成獣のヒツジの皮膚を胎仔羊背部に移植し生着した後に移植皮膚に傷をつけると瘢痕を伴って治癒した[6]という研究である。これらの結果からは胎仔環境下でも成獣の皮膚は瘢痕を伴って治癒し，逆に成獣環境下において胎仔皮膚は瘢痕を残すことなく再生するということを示している。しかし，不思議なことにヌードマウスの皮下ではなく，皮膚欠損創に植皮した皮膚では瘢痕を伴って治癒したと報告している。空気に接触していることで分化が進行したことが考えられる。

いずれにせよその後，胎仔の環境面からの研究は少なくなり，現在では，おもに胎仔組織そのものの再生メカニズムを探る研究が主流である。

炎症反応

胎仔の創傷治癒には炎症反応がないと報告されている。しかし瘢痕を残さない時期の胎仔でも炎症励起物質を投与すると貪食細胞は注入部に集積すると報告されている[7][8]。しかし，妊娠後期になるとこの炎症反応は多核球を中心とした細胞により反応が進むとされている。また，マウスにおいて組織学的な皮膚再生が起きるとされている胎生16日の胎仔では，F 4/80を主体とした貪食細胞が創面に集積してくるが，Mac-1が陽性の活性化貪食細胞は少ないと報告されている[9]。

神経依存性

有尾両生類の四肢の再生は神経依存性で，除神経をした四肢は再生しない。このことから神経由来の因子が，有尾両生類の四肢の再生に関連している[10]。

胎仔の創傷治癒においても，神経依存性が報告されている。ヒツジの胎仔の四肢を除神経することによって瘢痕が残存したと報告されている[11]。しかし，胎仔の創傷治癒において，神経のどの因子が関係しているかは明らかにされていない。

大きさと場所，創傷の方法に依存

胎仔の創傷治癒が発生とともに進行することを考えると，傷が大きくなれば，傷が治癒するまでに時間がかかり瘢痕を形成する確率は高くなる[12]。このことから，胎仔の創傷治癒は傷の大きさに依存する。また，胎仔の皮膚は一様に分化していくわけではなく，皮膚のバリヤー機構を指標にした研究では，背部から分化が進行し腹側に進行して行く[13]。このように同じ発生段階の胎仔でも皮膚の上では分化の段階に差異が生じる。さらに皮膚全層切開層か，皮膚を切除するか，ひっかき傷かでも上皮の再生のメカニズムは異なるとされていて[14]，胎仔の創傷治癒の研究を行う場合は，創をどこに作製するか，大きさをどのようにするか，切除層か切開層かを厳密に決めて一定の傷を作り解析することが非常に大切である。

以下にこれまでに報告されている胎仔と成獣の創傷治癒のメカニズムの差異について，分子のレベルからと細胞の観点からとに分けて述べる。

2．分子に着目した研究

1）成長因子

TGF-βスーパーファミリーは線維化との関係で数多くの研究がなされている。そのなかでTGF-β_1は胎仔の皮膚再生を阻害する物質ではないかと考えられている。TGF-β_1はさまざまな臓器に線維化を引き起こし，成獣の皮膚にrecombinant human (rh) TGF-β_1蛋白を投与すると線維化を引き起こす。また成獣の創傷治癒過程ではおもにマクロファージによって分泌されたTGF-β_1が創内に過剰発現している[15][16]。さらに，rhTGF-β_1蛋白をラット創に投与すると瘢痕の線維化が強くなること，TGF-β_1，β_2の中和抗体を用いてラット創周囲に発現されているTGF-β_1，β_2の活性を中和すると瘢痕が軽減されたことが報告されている[17][18]。胎仔の創傷治癒過程でのTGF-β_1の発現がごく早期の一過性のものか，あるいは全く発現していないかは意見の統一を見ていない。Fergusonら[15][16][19][20]は胎仔創傷

治癒の全過程でTGF-β_1は過剰発現していないとしているが，Martinら[21]は胎仔の創傷治癒過程のごく早期にわずかな間発現しその後すぐに消失すると報告している。いずれにせよ胎仔創傷治癒においては皮膚再生のほとんどの過程でTGF-β_1は発現されていないことになる（図2・2）。また胎仔の創にrhTGF-β_1を投与すると線維化を起こし，また創収縮が強くなると報告されている[15)20)22)23)]。このような結果をまとめると，瘢痕を線維化という局面から考えると，現在のところTGF-β_1が中心的な役割を担っていると考えるべきであろう。

TGF-βスーパーファミリーの中のその他のメンバーについては，TGF-β_3がTGF-β_1と逆の効果を有していて"anti-scarring"であると報告されていて[24]，rh TGF-β_3を成獣の傷に投与すると瘢痕が軽減すると報告されている。またTGF-β_3（$-/-$）のマウス胎仔に傷をつけると瘢痕を伴って治癒したと報告されている。さらにBMP-2やOP-1/BMP-7と創傷治癒との関係が報告されていて，ともに線維化を促進する[25]。しかし，これらは成獣と胎仔創傷治癒過程で発現に大きな違いは見つかっていない。

その他，TGF-βスーパーファミリー以外の成長因子では，PDGFやbFGFが瘢痕抑制効果があるという報告もある。またPDGFを胎仔に投与すると炎症を引き起こし，線維化を起こしたという報告もある[26]。

2）細胞外マトリックス

胎仔皮膚のおもな細胞外マトリックスはヒアルロン酸であり[27)28)]，胎仔の傷では成獣の創に比べて周囲皮膚より，創内のヒアルロン酸の増加率が高いと報告されている[28)~30)]。Streptomyces hyaluronidaseを用いて胎仔創からヒアルロン酸を分解するような操作を行うと線維化が進み瘢痕を残したと報告されている[31]。胎生後期の瘢痕を残す時期のマウス胎仔の四肢の組織培養モデルを用いた in vitro の創傷治癒実験で，培養液中のヒアルロン酸濃度を上げると瘢痕が少なく治癒したと報告されている[32]。またヒアルロン酸は胎仔線維芽細胞の分裂を抑制し，遊走を促進する[33)34)]。さらに胎仔血小板の凝集と血小板からのサイトカインの放出を抑制し[35]，胎仔リンパ球の接着を抑制することが報告されている[36]。

このようにヒアルロン酸は細胞遊走に有利に働き，炎症を抑制し，胎仔皮膚の再生に有利な微小環境を整えているようである。しかし，ヒアルロン酸のレセプターであるCD 44とRHAMM（Receptor for HA-Mediated Motility）の発現細胞の多寡については意見の一致を見ない[37]。またヒアルロン酸は分子量によってその生理活性が変化することが知られていて，一概に議論することはできないという意見もある。

成獣皮膚の中心的な細胞外マトリックスであるコラーゲンは，成獣に比べて胎仔皮膚の中での割合は少ないが，胎仔創傷治癒過程では成獣に比べ，創内へすばやく沈着する。また，胎仔創傷治癒においては創の中のコラーゲン配列は正常な皮膚と同様である[38]。胎仔皮膚は成獣の皮膚に比べてコラーゲン量は少ないが，創傷治癒過程で周囲皮膚に比べて創内のI型およびIII型コラーゲン含有量は上昇している[39)~43)]。このコラーゲン量の上昇は細胞がコラーゲンを多く合成するというよりは創内に細胞が多く遊走してくるのがおもな理由であると思われる。I型とIII型の比では胎仔では成獣と違ってIII型の比が多い[33]。

その他syndecan-1と4，テネイシンと胎仔創傷治癒との関係が報告されている（図2・3）。syndecan-1と4は成獣の創傷治癒過程で多く発現するが，胎仔創傷治癒では全く発現しない[44]。Tenascinの発現は細胞が遊走する場所に多い。成獣でも胎仔でも創周囲に発現するが，胎仔では創傷治癒早期に発現が見られ早く消失するが，成獣では遅い時期に発現する。テネイシン-C（$-/-$）マウスは成獣では通常の創傷治癒過程をたどるが，これまでのところ同マウスの胎仔創傷治癒については報告されていない[45)~47)]。

3）その他の物質

PRX-2とHOXB 13はともにhomeobox geneであるが，分裂している胎仔の線維芽細胞と，胎仔の分化しつつある皮膚で発現が増強している。また胎仔創傷治癒ではPRX-2は正常の皮膚に比べて発現が増強している。逆にHOXB 13は胎仔の傷で発現が減弱している[48]。他のhomeobox geneであるMSX-1，MSX-2はマウスの指先に発現していて，胎仔マウスの指尖は完全再生し，出生後のマウス指尖も不完全ながら再生するが，この際，MSX-1，MSX-2ともに発現される。しかし，指尖が再生されないほど中枢側で切断した場合は，これらは発現さ

れないことから，再生との関係が注目されている[49]。

3．細胞面からの研究

組織を実際に再生させるのは局所の細胞であるので，胎仔の細胞と成獣の細胞を in vitro で比較し，その違いから胎仔の皮膚再生のメカニズムに迫ろうとしている研究も数多く認められる。

1）線維芽細胞

線維芽細胞が胎仔の皮膚再生の中心的な役割を果たす細胞であると考えられている。胎仔と成獣の皮膚由来線維芽細胞は TGF-β_1 による遊走能，TGF-β_1 によるコラーゲン合成[50]，ヒアルロン酸合成[51]など多くの点で異なっている。胎仔と成獣の皮膚由来線維芽細胞は 3-D コラーゲン上で MSF（migration stimulating factor）に対する遊走能に差がある[52]，成獣線維芽細胞は胎仔線維芽細胞に比べて FGF-1，FGF-2，TGF-β_1 の発現が高い[53]，IL-1β 刺激によるコラーゲンゲル収縮は胎仔線維芽細胞で有意に少ない[54]，胎仔線維芽細胞はコラーゲンゲル収縮が少なく，TGF-β_1，プラスミンの産生が少ない，など胎仔線維芽細胞は再生に都合のいい性質を有している。

チロシンキナーゼの 1 つである Shc は胎仔線維芽細胞に発現されているが，成獣線維芽細胞には発現されていない[55〜57]など，胎仔線維芽細胞は炎症や創収縮を抑制し，線維化を抑制するのに有利な性質を有している。胎仔細胞を用いた実験ではないが，歯肉は成獣においても瘢痕が少なく治癒する臓器の 1 つである。このことから歯肉由来の線維芽細胞と胎仔皮膚由来線維芽細胞を比較した研究もなされていて，歯肉由来線維芽細胞と胎仔由来線維芽細胞はサイトカインに対する遊走能など多くの共通点を有し，瘢痕が抑制される現象と胎仔由来線維芽細胞の特徴が相関しているという報告[52)58)59)]もある。

2）筋線維芽細胞

筋線維芽細胞は創の収縮に中心的な役割を果たす細胞と考えられているが，胎生中期までに作製した創に筋線維芽細胞は出現せず，胎生後期以降の創に出現してくる[60]。また胎仔創傷治癒は創を作製した時期と創の大きさに依存する。筋線維芽細胞は創が大きくなるにしたがって，胎仔創傷治癒においても出現してくるなど，瘢痕形成との関係が示唆されている[61]。

3）炎症細胞

前述のように胎生早期の胎仔の創傷治癒には炎症反応がないとされている。マウスでは胎生 14.5 日以降の傷は単球由来細胞である F 4/80 陽性細胞が創に出現するが，胎生 14.5 日までの傷には出現しないと報告されている[62]。活性化したマクロファージのマーカーである Mac-1 陽性細胞は胎生 16 日までに作成した創には出現しないが胎生後期になると出現し始める[9]。成獣の創傷治癒ではおもに活性化マクロファージが瘢痕形成にかかわる多くのサイトカインや成長因子を分泌していることを考えると，活性化マクロファージの存在が瘢痕形成に大きくかかわっている可能性がある。

その他，胎仔の創には T リンパ球の出現が少なく，また胎仔由来リンパ球はファイブロネクチン，ビトロネクチン，Ⅰ型，Ⅲ型コラーゲンに対して強い接着能を有するが，ヒアルロン酸には接着しない。そしてこの接着性は IL-1，IFN-γ，phorbol dibutyrate などの刺激によっても変化しない[63]。

4）血小板

成獣の皮膚に傷ができるとまず血小板が創面の露出したコラーゲンと接触し，活性化され，凝集する。さらに脱顆粒を起こし，多くのサイトカインや成長因子を放出し創傷治癒を開始する。胎仔の血小板は凝集はするが，コラーゲンに対しては十分に凝集しない[64]。それにもかかわらず，コラーゲンに接触すると実際にサイトカインを放出する[65]。凝集が少ないことは胎仔創傷治癒において炎症が少ないことの説明にはならないが，胎仔血小板が TGF-β_1，β_2，PDGF-AB を放出する量は成獣に比べて少ない[66]。また胎仔組織の中心的な細胞外マトリックスであるヒアルロン酸が胎仔血小板の凝集を抑制するという報告[67]もある。

5）骨髄間葉系幹細胞

胎仔由来という点からは話は少しそれるが，胎仔の細胞が幹細胞を多く含んでいるであろうという観点から，筆者らの研究室では成獣骨髄由来の間葉系幹細胞を培養しラットの背部皮膚全層切開創に移植した。その結果，完全な皮膚の再生は得られなかったが，細胞数依存的に瘢痕形成が抑制されることを報告した[68]。この際，おもしろいことに，分化能の高いクローニングした細胞では瘢痕抑制効果は少なかったが，ポリクローナルな細胞に瘢痕抑制効果は

大きかった。

B 再生のkey factorを見つけるために—変換点へのこだわり

　上記の因子が相互に作用していることは十分に考えられるが，それではこれらのうち，どの因子が中心的に働き，再生を引き起こしているのであろうか？　これを知るためには，胎仔が発生してゆく段階の中で，いつ胎仔型の皮膚再生から成獣型の瘢痕を残す創傷治癒に変化するかを見つけ，その直前直後で変化している現象を見つけることが必要である。しかしこれまでの多くの胎仔創傷治癒の研究は，胎仔期のある一点の創傷治癒過程と成獣の創傷治癒過程との比較から，再生のメカニズムを探ろうとしている。胎仔と成獣では細胞，組織の分化など多くの差異があり，その中の一因子を再生の直接的原因と同定することは困難である。そこで胎仔の再生を起こす創傷治癒が成獣の瘢痕を残す創傷治癒に変化する変換点を明らかにして，その直前直後で変化している現象を見つけようという研究がなされている。

　これまでにいくつかの動物種で胎生期のどの時期に胎仔型の創傷治癒が成獣型の創傷治癒に変化するかが報告されている。ラット（妊娠期間21日）では胎生16日の傷は組織学的に再生したが胎生18日の傷は瘢痕が残存した[69]。アカゲザル（妊娠期間165日）の口唇では妊娠75日に作製した傷は完全に再生した。しかし一方，妊娠85〜100日の胎仔は，真皮のコラーゲン配列は再生したが，毛根，脂腺は再生しなかった。そして妊娠107日には組織学的な瘢痕が残存した[70]，など多くの動物で妊娠中期ごろに変換点がある。特殊な動物として*Monodelphis domestica*があり，これは十分に成長する前に出生し，母親の袋の中で成育する。そこで出生後のさまざまな発生段階の*Monodelphis domestica*に傷を作製し，いつ再生する時期から再生しない時期に変化するかを調べると，出生後9日頃に変化することが示された。そして，同じ時期に創作製の炎症反応が著明になった[71,72]。

　これらの研究から，胎生期の早い時期に創を作製すると皮膚は付属器，肉様筋を含めて完全に再生するが，もう少し遅い時期に創を作製すると毛根や皮紋が再生されなくなり，外から見てわかる傷跡（visible mark）が残り，さらに遅い時期に創を作製すると組織学的な瘢痕が残ることがわかった。これまでの研究から，これら一連の変化を含めて胎仔型の創傷治癒から成獣型の創傷治癒へは徐々に変化すると報告されている。しかし，これらは表皮，真皮，さらに皮膚肉様筋という骨格筋の再生を総合的に観察している。これらをそれぞれ個別に観察することで異なった変換点を見つけることができると思われる。

　著者らはマウスにおいて，皮丘，皮溝の再生，真皮構造の再生，皮膚肉様筋の再生の時期を観察することで，それらの変換点を明らかにした。その結果，表皮皮紋の再生の変換点は胎生13日と14日の間，真皮の再生の変換点は胎生16日と17日の間，また肉様筋の再生の変換点は胎生13日と14日の間にあることを示した。今後，変換点直前・直後の創傷治癒の比較から，変換点の前後で急速に変化している物質的・細胞的特徴を調査することで，再生の原因に迫ることができるものと考えている。

〈貴志和生〉

文　献

1) Hess A：Reactions of mammalian fetal tissues to injury II. Skin Anat Rec 119：435-447, 1954
2) Morykwas MJ, Ledbetter MS, Ditesheim JA, et al：Cellular inflammation of fetal excisional wounds；Effects of amniotic fluid exclusion. Inflammation 15：173-180, 1991
3) Frantz FW, Bettinger DA, Haynes JH, et al：Biology of fetal repair；The presence of bacteria in fetal wounds induces an adult-like healing response. J Pediatr Surg 28：428-433, 1993
4) Lin RY, Adzick NS：The role of the fetal fibroblast and transforming growth factor-beta in a model of human fetal wound repair. Semin Pediatr Surg 5：165-174, 1996
5) Lorenz HP, Longaker MT, Perkocha LA, et al：Scarless wound repair；A human fetal skin model. Development 114：253-259, 1992
6) Longaker MT, Whitby DJ, Ferguson MW, et al：Adult skin wounds in the fetal environment heal with scar formation. Ann Surg 219：65-72, 1994
7) Kumta S, Ritz M, Hurley JV, et al：Acute inflammation in foetal and adult sheep；The response to subcutaneous injection of turpentine and carrageenan. Br J Plast Surg 47：360-368, 1994
8) Hurley JV：Inflammation and repair in the mam-

9) Cowin AJ, Brosnan MP, Holmes TM, et al : Endogenous inflammatory response to dermal wound healing in the fetal and adult mouse. Dev Dyn 212 : 385-393, 1998
10) Cannata SM, Bagni C, Bernardini S, et al : Nerve-independence of limb regeneration in larval Xenopus laevis is correlated to the level of fgf-2 mRNA expression in limb tissues. Dev Biol 231 : 436-446, 2001
11) Stelnicki EJ, Doolabh V, Lee S, et al : Nerve dependency in scarless fetal wound healing. Plast Reconstr Surg 105 : 140-147, 2000
12) Cass DL, Bullard KM, Sylvester KG, et al : Wound size and gestational age modulate scar formation in fetal wound repair. J Pediatr Surg 32 : 411-415, 1997
13) Hardman MJ, Sisi P, Banbury DN, et al : Patterned acquisition of skin barrier function during development. Development 125 : 1541-1552, 1998
14) Brock J, Midwinter K, Lewis J, et al : Healing of incisional wounds in the embryonic chick wing bud ; Characterization of the actin purse-string and demonstration of a requirement for Rho activation. J Cell Biol 135 : 1097-1107, 1996
15) Nath RK, LaRegina M, Markham H, et al : The expression of transforming growth factor type beta in fetal and adult rabbit skin wounds. J Pediatr Surg 29 : 416-421, 1994
16) Whitby DJ, Ferguson MW : Immunohistochemical localization of growth factors in fetal wound healing. Dev Biol 147 : 207-215, 1991
17) Choi BM, Kwak HJ, Jun CD, et al : Control of scarring in adult wounds using antisense transforming growth factor-beta 1 oligodeoxynucleotides. Immunol Cell Biol 74 : 144-150, 1996
18) Shah M, Foreman DM, Ferguson MW : Control of scarring in adult wounds by neutralising antibody to transforming growth factor beta. Lancet 339 : 213-214, 1992
19) Lin RY, Sullivan KM, Argenta PA, et al : Exogenous transforming growth factor-beta amplifies its own expression and induces scar formation in a model of human fetal skin repair. Ann Surg 222 : 146-154, 1995
20) Sullivan KM, Lorenz HP, Meuli M, et al : A model of scarless human fetal wound repair is deficient in transforming growth factor beta. J Pediatr Surg 30 : 198-202, 1995
21) Martin P, Dickson MC, Millan FA, et al : Rapid induction and clearance of TGF beta 1 is an early response to wounding in the mouse embryo. Dev Genet 14 : 225-238, 1993
22) Lanning DA, Nwomeh BC, Montante SJ, et al : TGF-beta 1 alters the healing of cutaneous fetal excisional wounds. J Pediatr Surg 34 : 695-700, 1999
23) Krummel TM, Michna BA, Thomas BL, et al : Transforming growth factor beta (TGF-beta) induces fibrosis in a fetal wound model. J Pediatr Surg 23 : 647-652, 1988
24) Kohama K, Nonaka K, Hosokawa R, et al : TGF-beta-3 promotes scarless repair of cleft lip in mouse fetuses. J Dent Res 81 : 688-694, 2002
25) Stelnicki EJ, Longaker MT, Holmes D, et al : Bone morphogenetic protein-2 induces scar formation and skin maturation in the second trimester fetus. Plast Reconstr Surg 101 : 12-19, 1998
26) Haynes JH, Johnson DE, Mast BA, et al : Platelet-derived growth factor induces fetal wound fibrosis. J Pediatr Surg 29 : 1405-1408, 1994
27) Freund RM, Siebert JW, Cabrera RC, et al : Serial quantitation of hyaluronan and sulfated glycosaminoglycans in fetal sheep skin. Biochem Mol Biol Int 29 : 773-783, 1993
28) Mast BA, Flood LC, Haynes JH, et al : Hyaluronic acid is a major component of the matrix of fetal rabbit skin and wounds ; Implications for healing by regeneration. Matrix 11 : 63-68, 1991
29) Sawai T, Usui N, Sando K, et al : Hyaluronic acid of wound fluid in adult and fetal rabbits. J Pediatr Surg 32 : 41-43, 1997
30) Krummel TM, Nelson JM, Diegelmann RF, et al : Fetal response to injury in the rabbit. J Pediatr Surg 22 : 640-644, 1987
31) Mast BA, Haynes JH, Krummel TM, et al : In vivo degradation of fetal wound hyaluronic acid results in increased fibroplasia, collagen deposition, and neovascularization. Plast Reconstr Surg 89 : 503-509, 1992
32) Iocono JA, Ehrlich HP, Keefer KA, et al : Hyaluronan induces scarless repair in mouse limb organ culture. J Pediatr Surg 33 : 564-567, 1998
33) Mast BA, Diegelmann RF, Krummel TM, et al : Hyaluronic acid modulates proliferation, collagen and protein synthesis of cultured fetal fibroblasts. Matrix 13 : 441-446, 1993
34) Shepard S, Becker H, Hartmann JX : Using hyaluronic acid to create a fetal-like environment in vitro. Ann Plast Surg 36 : 65-69, 1996
35) Olutoye OO, Barone EJ, Yager DR, et al : Hyaluronic acid inhibits fetal platelet function ; Implications in scarless healing. J Pediatr Surg 32 : 1037-1040, 1997
36) Dillon PW, Keefer K, Blackburn JH, et al : The extracellular matrix of the fetal wound ; Hyaluronic acid controls lymphocyte adhesion. J Surg Res 57 : 170-173, 1994
37) Lovvorn HN 3 rd, Cass DL, Sylvester KG, et al :

Hyaluronan receptor expression increases in fetal excisional skin wounds and correlates with fibroplasia. J Pediatr Surg 33 : 1062-1069, 1998
38) Longaker MT, Whitby DJ, Adzick NS, et al : Studies in fetal wound healing, VI ; Second and early third trimester fetal wounds demonstrate rapid collagen deposition without scar formation. J Pediatr Surg 25 : 63-68, 1990
39) Nath RK, Parks WC, Mackinnon SE, et al : The regulation of collagen in fetal skin wounds ; mRNA localization and analysis. J Pediatr Surg 29 : 855-862, 1994
40) Knight KR, Lepore DA, Horne RS, et al : Collagen content of uninjured skin and scar tissue in foetal and adult sheep. Int J Exp Pathol 74 : 583-591, 1993
41) Frantz FW, Diegelmann RF, Mast BA, et al : Biology of fetal wound healing ; Collagen biosynthesis during dermal repair. J Pediatr Surg 27 : 945-948, 1992
42) Hallock GG, Rice DC, Merkel JR, et al : Analysis of collagen content in the fetal wound. Ann Plast Surg 21 : 310-315, 1988
43) Merkel JR, DiPaolo BR, Hallock GG, et al : Type I and type III collagen content of healing wounds in fetal and adult rats. Proc Soc Exp Biol Med 187 : 493-497, 1988
44) Gallo R, Kim C, Kokenyesi R, et al : Syndecans-1 and-4 are induced during wound repair of neonatal but not fetal skin. J Invest Dermatol 107 : 676-683, 1996
45) Whitby DJ, Longaker MT, Harrison MR, et al : Rapid epithelialisation of fetal wounds is associated with the early deposition of tenascin. J Cell Sci 99 : 583-586, 1991
46) Whitby DJ, Ferguson MW : The extracellular matrix of lip wounds in fetal, neonatal and adult mice. Development 112 : 651-668, 1991
47) DePalma RL, Krummel TM, Durham LA 3 rd, et al : Characterization and quantitation of wound matrix in the fetal rabbit. Matrix 9 : 224-231, 1989
48) Stelnicki EJ, Arbeit J, Cass DL, et al : Modulation of the human homeobox genes PRX-2 and HOXB 13 in scarless fetal wounds. J Invest Dermatol 111 : 57-63, 1998
49) Reginelli AD, Wang YQ, Sassoon D, et al : Digit tip regeneration correlates with regions of Msx 1 (Hox 7) expression in fetal and newborn mice. Development 121 : 1065-1076, 1995
50) Kishi K, Nakajima H, Tajima S : Differential responses of collagen and glycosaminoglycan syntheses and cell proliferation to exogenous transforming growth factor beta 1 in the developing mouse skin fibroblasts in culture. Br J Plast Surg 52 : 579-582, 1999
51) Ellis IR, Schor SL : Differential motogenic and biosynthetic response of fetal and adult skin fibroblasts to TGF-beta isoforms. Cytokine 10 : 281-289, 1998
52) Irwin CR, Picardo M, Ellis I, et al : Inter-and intra-site heterogeneity in the expression of fetal-like phenotypic characteristics by gingival fibroblasts ; Potential significance for wound healing. J Cell Sci 107 : 1333-1346, 1994
53) Broker BJ, Chakrabarti R, Blynman T, et al : Comparison of growth factor expression in fetal and adult fibroblasts ; A preliminary report. Arch Otolaryngol Head Neck Surg 125 : 676-680, 1999
54) Irwin CR, Myrillas T, Smyth M, et al : Regulation of fibroblast-induced collagen gel contraction by interleukin-1 beta. J Oral Pathol Med 27 : 255-259, 1998
55) Chin GS, Kim WJ, Lee TY, et al : Differential expression of receptor tyrosine kinases and Shc in fetal and adult rat fibroblasts ; Toward defining scarless versus scarring fibroblast phenotypes. Plast Reconstr Surg 105 : 972-979, 2000
56) Coleman C, Tuan TL, Buckley S, et al : Contractility, transforming growth factor-beta, and plasmin in fetal skin fibroblasts ; Role in scarless wound healing. Pediatr Res 43 : 403-409, 1998
57) Piscatelli SJ, Michaels BM, Gregory P, et al : Fetal fibroblast contraction of collagen matrices in vitro ; The effects of epidermal growth factor and transforming growth factor-beta. Ann Plast Surg 33 : 38-45, 1994
58) Schor SL, Ellis I, Irwin CR, et al : Subpopulations of fetal-like gingival fibroblasts ; Characterisation and potential significance for wound healing and the progression of periodontal disease. Oral Dis 2 : 155-166, 1996
59) Schor SL, Grey AM, Ellis I, et al : Fetal-like fibroblasts ; Their production of migration-stimulating factor and role in tumor progression. Cancer Treat Res 71 : 277-298, 1994
60) Estes JM, Vande Berg JS, Adzick NS, et al : Phenotypic and functional features of myofibroblasts in sheep fetal wounds. Differentiation 56 : 173-181, 1994
61) Cass DL, Sylvester KG, Yang EY, et al : Myofibroblast persistence in fetal sheep wounds is associated with scar formation. J Pediatr Surg 32 : 1017-1021, 1997
62) Hopkinson-Woolley J, Hughes D, Gordon S, et al : Macrophage recruitment during limb development and wound healing in the embryonic and foetal mouse. J Cell Sci 107 : 1159-1167, 1994
63) Dillon PW, Keefer K, Blackburn JH, et al : The extracellular matrix of the fetal wound ; Hyalur-

onic acid controls lymphocyte adhesion. J Surg Res 57：170-173, 1994
64) Olutoye OO, Alaish SM, Carr ME Jr, et al：Aggregatory characteristics and expression of the collagen adhesion receptor in fetal porcine platelets. J Pediatr Surg 30：1649-1653, 1995
65) Olutoye OO, Barone EJ, Yager DR, et al：Collagen induces cytokine release by fetal platelets；Implications in scarless healing. J Pediatr Surg 32：827-830, 1997
66) Olutoye OO, Yager DR, Cohen IK, et al：Lower cytokine release by fetal porcine platelets；A possible explanation for reduced inflammation after fetal wounding. J Pediatr Surg 31：91-95, 1996
67) Olutoye OO, Barone EJ, Yager DR, et al：Hyaluronic acid inhibits fetal platelet function；Implications in scarless healing. J Pediatr Surg 32：1037-1040, 1997
68) Satoh H, Kishi K, Tanaka T, et al：Transplanted mesenchymal stem cells are effective for skin regeneration in acute cutaneous wounds. Cell Transplant 13：405-412, 2004
69) Ihara S, Motobayashi Y, Nagao E, et al：Ontogenetic transition of wound healing pattern in rat skin occurring at the fetal stage. Development 110：671-680, 1990
70) Lorenz HP, Whitby DJ, Longaker MT, et al：Fetal wound healing. The ontogeny of scar formation in the non-human primate. Ann Surg 217：391-396, 1993
71) Armstrong JR, Ferguson MW：Ontogeny of the skin and the transition from scar-free to scarring phenotype during wound healing in the pouch young of a marsupial, Monodelphis domestica. Dev Biol 169：242-260, 1995
72) Morykwas MJ, Ditesheim JA, Ledbetter MS, et al：Monodelphis domesticus；A model for early developmental wound healing. Ann Plast Surg 27：327-331, 1991

I 創傷治癒の基礎

3 創傷治癒と線維芽細胞

SUMMARY

　線維芽細胞は間葉組織由来の細胞で，もともと結合組織中の膠原線維や弾性線維を産生する細胞と規定されてきた。しかし，研究の発展に伴って，線維成分ばかりでなく，プロテオグリカンやフィブロネクチンなどの細胞間基質も合成することがわかってきた。線維芽細胞はさらに，コラゲナーゼなどの分解酵素を分泌することによって，自ら産生した細胞外マトリックスを常に更新し，再構築している。

　創傷治癒過程における線維芽細胞の最も重要な役割は，線維成分や基質などの細胞外マトリックスを合成・分泌して，損傷を受けた組織を修復することであるが，そのためには線維芽細胞がまず創傷部を認識し，ついで創傷部に移動するという段階を経なければならない。これについては，創傷治癒過程の初期に創傷部に浸潤してくる炎症細胞や，創傷部で損傷を受けた細胞外マトリックスの分解産物が線維芽細胞を遊走させる因子になることが明らかになっているし，細胞移動のメカニズムもしだいに解明されようとしている。また，線維芽細胞の移動や運動に伴って起こる創収縮も，創傷治癒を考える時に避けて通れない問題である。

　一方で，種々の炎症細胞は，線維芽細胞自らが分泌する細胞外マトリックスと反応することによって，線維芽細胞の増殖や機能発現をコントロールする物質を放出する。

　このように，線維芽細胞は創傷治癒のあらゆる段階で，炎症細胞や細胞外マトリックスと複雑な相互作用を営みながら，創傷治癒過程の主役を演じている。決して「線維を作るだけの細胞」ではないのである。

はじめに

　線維芽細胞 fibroblast は発生学的には間葉組織に由来し，個体においては全身に広汎に存在し，結合組織の主体をなす細胞である。

　線維芽細胞は元来，結合組織の線維成分である膠原線維や弾性線維を産生する細胞と規定されてきたが，研究の発展に伴い，線維成分ばかりでなく，プロテオグリカン，フィブロネクチンを含む種々の細胞外マトリックスを合成することが明らかになってきた。これらの細胞外マトリックスは，線維芽細胞が自ら分泌する分解酵素（コラゲナーゼなど）の作用によって常に更新され，再構築されているし，また，炎症期には線維芽細胞が創傷部に移動し，他の炎症細胞や細胞外マトリックスと相互作用を営むことも明らかにされてきている。

　前章で詳しく述べられているように，創傷治癒過程は，急性炎症期（滲出期）と修復期（増殖期）に分けられるが，線維芽細胞は滲出期の終わり頃になると受傷部に集まり，新生血管や炎症細胞とともに修復期（増殖期）の主役となり，欠損部の修復に当たる。しかし，これ以外にも創傷治癒過程には極めて多彩な生物学的現象が存在し，それらが複雑にからみ合っている。本稿では，まず線維芽細胞の形態について簡単に述べたのち，創傷治癒過程に存在する種々の生物学的現象のうち線維芽細胞が関与する現象として，以下の順に述べていきたい。

　①線維芽細胞が創傷部をどのように認識して移動していくのか
　②創の収縮における線維芽細胞および筋線維芽細胞の役割

表 1　おもな線維芽細胞遊走因子

細胞外マトリックス	コラーゲンおよびその分解産物
	フィブロネクチン
T細胞由来のもの	lymphocyte-derived chemotactic factor (LDCF-F)
補体系由来のもの	serum (C5)-derived chemotactic factor
血小板由来のもの	platelet-derived growth factor (PDGF)
	transforming growth factor β (TGF-β)*

*TGF-β は血小板以外にも，T細胞，マクロファージなどで作られる。

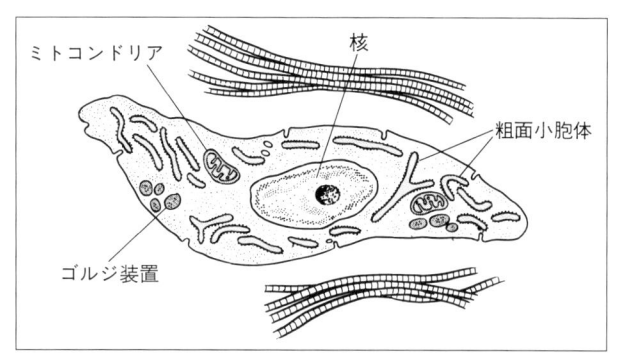

図 3・1　線維芽細胞の模式図
ミトコンドリア，粗面小胞体，ゴルジ装置がよく発達している。

③線維芽細胞が合成するおもな細胞外マトリックスの性質とその役割
④線維芽細胞の増殖および機能がどのように調節されているか

A 線維芽細胞の形態

正常真皮における線維芽細胞は，卵円形の比較的大きな核と紡錘形の胞体を有する細胞である。創傷治癒過程のように細胞外マトリックスの合成が要求される場合には，線維芽細胞は活発な細胞分裂によって増殖し，長い突起を持つ大型細胞になる[1]。

電顕的には粗面小胞体とゴルジ装置がよく発達しているのが特徴で，これは線維芽細胞がポリゾームにおいてコラーゲンなどの細胞外マトリックスを活発に合成し，ゴルジ装置を通じて細胞外に分泌しているのを反映していると考えられている[1]。逆に，滑面小胞体とライソゾームの発育は悪く，線維芽細胞の貪食能が低いことを示している[1]（図 3・1）。

なお，創傷治癒過程に見られる大型の線維芽細胞は，正常真皮内に通常見られる静止状態の線維芽細胞（これを線維細胞と呼ぶべきである，という人もいる）が，刺激によって活性化し，分裂能力を有するようになる，という説が有力である[2]。

B 創傷部の認識と運動（移動）

創傷部には受傷後 48～72 時間頃から，多くの線維芽細胞が集合してくる。これらの細胞はいったいどこから集まってくるのだろうか。また，どのように創傷部を認識し，どのようなメカニズムで移動するのか，興味深いところである。

創傷治療過程は，まず炎症細胞によって創傷部が認識されることから始まり，ついで結合組織の細胞が創傷部を認識し，移動する過程へと進む。

創傷部に現われる線維芽細胞は，もともと創傷近傍の正常真皮に存在する静止状態の線維芽細胞に由来するものであるが[3]，この線維芽細胞が創傷部に引き寄せられるメカニズムのおもなものは走化性（chemotaxis）と呼ばれる機序である[4]。現在までに，線維芽細胞に対する種々の遊走因子が発見されてきている[4]（表 1）。

たとえば，T細胞が抗原によって刺激を受けると，線維芽細胞を誘引する特異的な物質 lymphocyte-derived chemotactic factor（LDCF-F）が作られるし[4,5]，外傷による分解産物で補体系が活性化されると，serum (C5)-derived chemotactic factor という遊走因子によって線維芽細胞が引き寄せられる[6]。

組織修復の過程ではコラーゲン線維のリモデリングが活発に行われ，コラーゲンが分解されるが，その結果生じたペプチドも線維芽細胞の遊走因子となる[7]。

その他，白血球や血小板も線維芽細胞の遊走因子を分泌するが[8~10]，特に血小板由来の PDGF ならびに T細胞，マクロファージおよび血小板から分泌される TGF-β は，他の物質に比べて強い走化性を示す[9,10]。

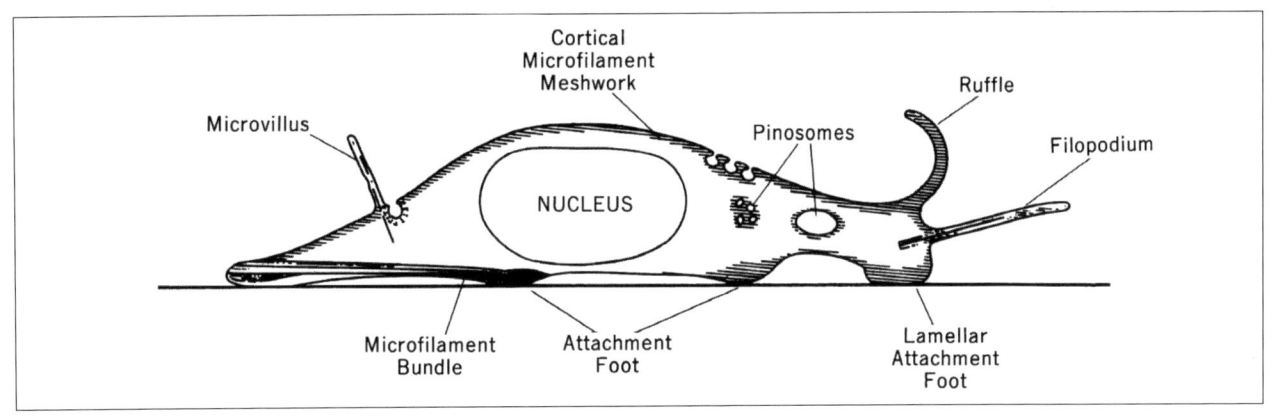

図 3・2 線維芽細胞の収縮・移動に関与する構造
マイクロフィラメントシステムが発達し，偽足を延ばして細胞間基質に接着することができる。
(Willingham MC, et al：Intracellular localization of actin in cultured fibroblasts by electron microscopic immunocytochemistry. J Histochem Cytochem 29：17-37, 1981 より引用)

さて，このような走化性を持つ物質に向かって，線維芽細胞はどのようにして移動していくのであろうか。詳しい作用機序は不明であるが，細胞膜のリセプターに遊走因子が結合することによって，細胞膜が変化し，それに引き続いて胞体内のイオン環境に変化が生じ，その結果，細胞内の微小管や微細線維に変化が起こるらしい[11]。

線維芽細胞は胞体内に fibrillar system という収縮性の線維を多数持っていて，自らの形を変えることができる[12)13)]（図3・2）。さらに，線維芽細胞は運動方向に向かって偽足を出し，細胞自身を接着させる。このようにして，接着・収縮を繰り返すことによって，線維芽細胞は移動していく[11]。このような機序で，線維芽細胞は移動して，創傷の修復過程に参加するわけであるが，一方で線維芽細胞の運動（移動）は，創収縮という現象を引き起こすのである。

C 創収縮について

皮膚全層欠損創の治癒過程における創面縮小機序として，上皮化と創収縮（wound contraction）の2つが知られている。上皮化は創縁からの表皮細胞の増殖，遊走による上皮再生であり，一方，創収縮は創縁の皮膚全層の求心性移動に基づく機序である[14]。

創収縮は創傷治癒過程においては，生体にとって有利に作用する現象であるが，一方で，創治癒後に必発する瘢痕拘縮の大きな原因ともなる。

創収縮は数日の潜伏期を経て，創面に肉芽が形成された後に起こり始めることから，以前は収縮の力源が肉芽にあると考えられて，創中央部の肉芽組織が創縁を引っ張るという pull theory[15] や，創縁に近い肉芽組織に力源があるとする picture frame theory[16] が提唱された。その後，肉芽組織の中の線維芽細胞と膠原線維のいずれが収縮するかという論争が続いたが，現在では膠原線維が収縮力を持つという説は完全に否定されている。

前項で述べたように，線維芽細胞の胞体内には細胞骨格としての収縮性蛋白が存在し[17)18)]，これが線維芽細胞の運動に関与していることが知られているが，今日，創収縮の原動力として最も有力な説はGabbianiによって提唱された筋線維芽細胞 myofibroblast 説である。

筋線維芽細胞は，1972 年 Gabbiani ら[19]によって，肉芽組織内に見出された細胞である。これは平滑筋細胞と線維芽細胞の性質を併せ持つもので，形態学的には核に fold や indentation が見られる，胞体の辺縁部に長軸方向に細線維束が見られる，細胞間結合が認められる，などの特徴がある（図3・3）。さらに，免疫蛍光抗体法で抗平滑筋抗体が存在すること，筋線維芽細胞を含む肉芽組織が平滑筋と同様の薬理学的特徴を有することなどが明らかにされている[20]。

その後，筋線維芽細胞は Dupuytren 拘縮の結節[21]や肥厚性瘢痕[22]の組織内にも見出され，組織の収縮や拘縮に深い関連性を持つ細胞として注目されるようになった。

Seemayer ら[23]によれば，筋線維芽細胞は平滑筋

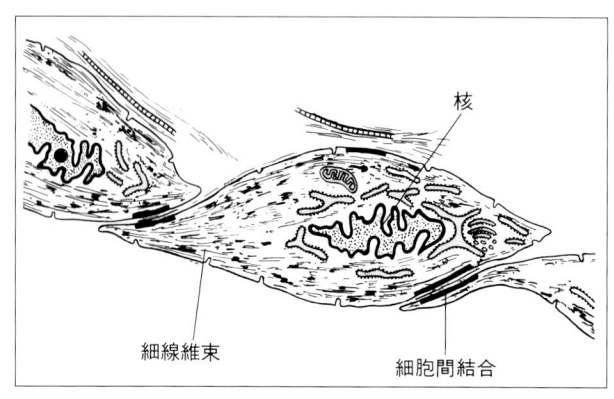

図 3・3 筋線維芽細胞の模式図
核に数多くの切れ込みがあり，胞体内には多数の microfilament が認められる。デスモゾーム様の構造を持ち，となりの細胞と接着する像も見られる。図 3・1 の普通の線維芽細胞と比較されたい。
(Gabbiani G, et al：The fibroblast as a contractile cell；The myofibroblast. Biology of Fibroblast, edited by Pikkarainen J, et al, pp 139-154, Academic Press, New York, 1973 より引用)

細胞由来ではなく，線維芽細胞あるいはさらに未熟な間葉系細胞に起原を求めることができるという。生体内において，創傷という刺激が加わった結果，線維芽細胞が細線維を発達させ，運動性を持った筋線維芽細胞に変化したものと考えられる。

一方，先に述べたように，創傷治癒過程の線維芽細胞にはマイクロフィラメントシステムが発達しており，収縮能があることも示唆されている[17)18)]。さらに，線維芽細胞のマイクロフィラメントに抗アクチン抗体が特異的に結合することから，マイクロフィラメントはアクチン様蛋白から構成されていることが明らかにされた[18)]。また，培養系において，細胞密度とマイクロフィラメントシステムの発達程度との間に密接な関係がある[24)]という，創傷治癒を考えるうえで興味ある所見も報告されており，普通の線維芽細胞も創収縮に関与している可能性がある。

D 細胞外マトリックスの合成とその役割

周辺組織から創傷部に遊走してきた線維芽細胞は，血管外に漏出したフィブリノーゲンから形成されたフィブリン網内に入り込み，増殖する。増殖した線維芽細胞は張力方向に配列し，線維成分（コラーゲン，エラスチン）やプロテオグリカン（ヒアルロン酸，コンドロイチン硫酸など）を合成分泌するほか，フィブロネクチンなどの糖蛋白も合成する。さらに線維芽細胞は，自ら生成・分泌した細胞外マトリックスを分解する酵素をも作り出し，細胞外マトリックスの再構築にも関与している。これらの成分は相互に緊密に関わり合いながら複雑な作用を営み，創傷部修復の主役を演ずることになる[25)]。

ここでは，コラーゲン，プロテオグリカン，フィブロネクチンの合成と，それらの創傷治癒過程における役割について述べる。

1．コラーゲン[25)26)]

1）コラーゲンの構造

コラーゲンはすべての動物種において，最も多量に存在する蛋白質である。ヒトにおいても体蛋白全体の 1/3 を占め，結合組織の主成分をなす線維性蛋白質である。膠原線維として身体や臓器を支持し，形状を保つ働きをする一方，創傷部においては，創傷治癒過程の修復期（増殖期）に活発に合成され，組織欠損部の修復にあたる[25)]。

膠原線維の最も基本的な構造は細線維と呼ばれ，直径 1,000 Å 程度のものである。細線維は集合して太さ 1μ ほどの線維を形成し，線維はさらに集合して，太さ 100μ ぐらいの線維束を形成する[26)]。

コラーゲンの 1 分子は分子量約 300,000 で，分子量約 10 万のポリペプチド鎖 3 本が 3 本らせん構造を作っている。細線維はこのコラーゲン分子が規則的に分子の長さの 1/4 ずつずれて会合してできあがったものである[26)]（図 3・4）。

コラーゲンを構成するポリペプチド鎖は α 鎖と呼ばれ，その大部分は Gly-X-Y という単位のアミノ酸配列が規則的に繰り返されていて，グリシン（Gly）がアミノ酸残基の 1/3 を占めている。X の位置にはプロリンが，Y の位置にはプロリンが水酸化されたヒドロキシプロリンがしばしば現われる。このヒドロキシプロリンと，リジンが水酸化されてできたヒドロキシリジンがコラーゲンに特有のアミノ酸であるが，このうちヒドロキシプロリンは含有量が 10％ と多いため，コラーゲン蛋白質の目印とされる[26)]。

2）コラーゲンの生合成（図 3・4）

コラーゲンの生合成は，線維芽細胞中の mRNA の翻訳により始まる。コラーゲン分子を構成する 1 本 1 本のポリペプチドを α 鎖と呼ぶことは先に述べた通りであるが，線維芽細胞内でまず生成される

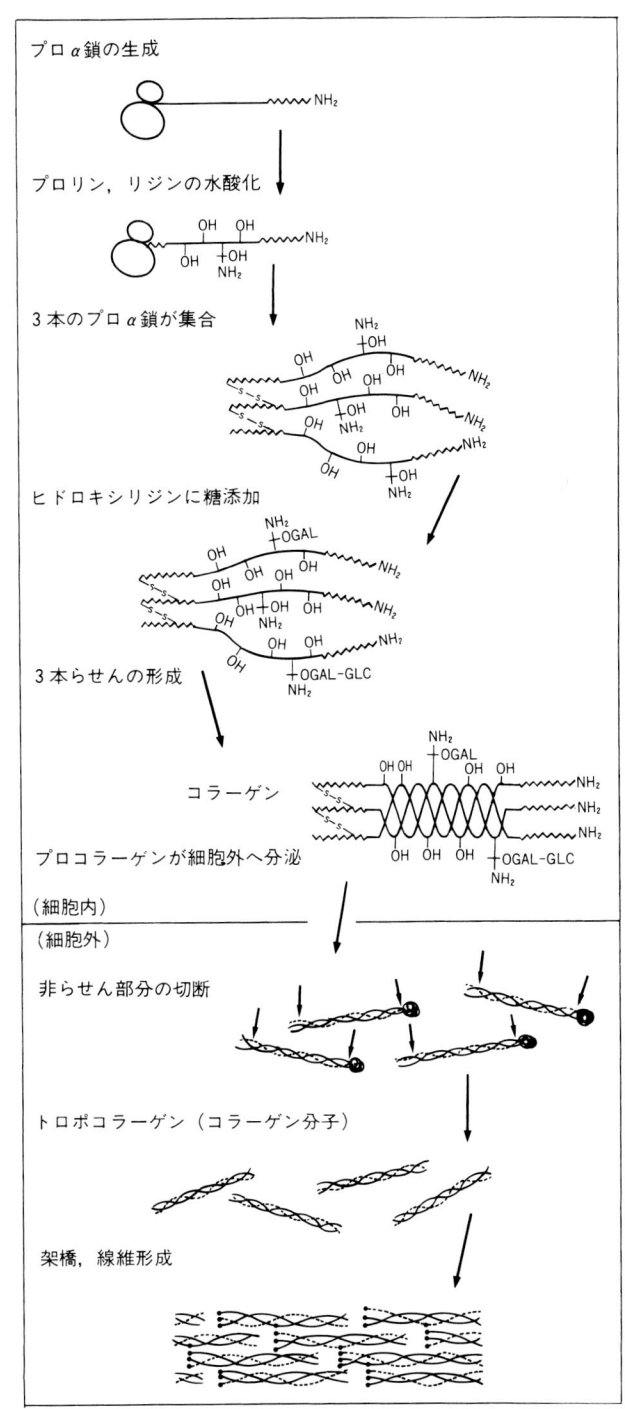

図 3・4 コラーゲンの生合成から架橋・線維形成に至る過程のまとめ

(Postlethwaite AE, et al : Fibroblast. Inflammation Basic Principles and Clinical Correlates, edited by Gallin JI, et al, pp 577-597, Raven Press, New York, 1988 より改変引用)

コラーゲン前駆体であるポリペプチドは，両端に余分なペプチドが付いていて，プロα鎖と呼ばれる。

プロα鎖中のプロリン，リジンはそれぞれ水酸化され，ヒドロキシプロリン，ヒドロキシリジンとなる。この過程はそれぞれプロリルヒドロキシラーゼ，リジルヒドロキシラーゼという酵素によって触媒されるが，この時，鉄，αケトグルタル酸，酸素，アスコルビン酸が必要である。3本のα鎖が集合した後，ガラクトース，グルコースがヒドロキシリジンの水酸基に添加される。この後，集合した3本のα鎖はらせんを形成し，プロコラーゲンとなる。このようにしてできたプロコラーゲンは細胞外に分泌され，プロコラーゲンペプチダーゼの作用によって，N末端，C末端のらせんを形成していない余分のペプチドが切断されて，コラーゲン分子(トロポコラーゲン)となる。

3) コラーゲンの架橋

トロポコラーゲンは線維状に配列し，分子内および分子間の架橋を形成して不溶性となり，強度をもった線維が形成される。この架橋形成の最初のステップはリジンやヒドロキシリジンが酸化され，アリジンやヒドロキシアリジンというアルデヒドに変わることから始まる。この後，隣のペプチド中のアルデヒド同士がアルドール縮合することにより，分子内架橋が作られる。リジンをアルデヒドに変える反応は，補酵素として銅を要求するリジルオキシダーゼという酵素により触媒される。これに引き続いて，コラーゲン分子間に非共有結合性の弱い結合，ついで強い共有結合性の架橋が進行し，コラーゲン線維が安定してくる[26]。

4) コラーゲンの型

ところで，コラーゲンには遺伝的に異なる分子種が多く存在し，型と呼ばれている。現在までに数多くのタイプが報告されているが，化学的性質や生物学的意義がよく研究されているのはⅠ～Ⅳ型で，このうち創傷治癒に関係の深いのはⅠおよびⅢ型である。

Ⅰ型コラーゲンは主として，真皮，骨，腱の成分で，α1およびα2という2つの異なったポリペプチド鎖が2対1の比で構成しており，〔α1(Ⅰ)〕$_2$α2 と書き表わされる。一方，Ⅲ型コラーゲンは〔α1(Ⅲ)〕$_3$と表現されるように，1種類のα鎖からなり，胎児の皮膚や血管壁に多く含まれ，正常真皮における含有量はⅠ型に比べてかなり少ない[27]。

Epsteinら[28]によって，熱傷後の肥厚性瘢痕にはⅠ型およびⅢ型コラーゲンの両者が含まれることが示唆されて以来，種々のステージの異常瘢痕におけるⅠ型コラーゲンとⅢ型コラーゲンの含有率が検討

された。その結果，報告によって量的な差はあるものの，創傷治癒過程においては，まずIII型コラーゲンの量が上昇し，ついでIII型コラーゲンの減少とともに，I型コラーゲンが徐々に増加することが示された[29]。

創傷治癒から瘢痕形成に至る過程において見られるコラーゲンの型のこのような変化には，コラーゲンの分解酵素であるコラゲナーゼが関与しているらしい。Woolley[30]によれば，炎症期に出現する好中球中のコラゲナーゼは，I型コラーゲンをIII型コラーゲンの15倍も多く分解する。

5）細胞との相互作用

一方，コラーゲンは創傷治癒過程において，種々の細胞成分と相互作用を営むことが知られている。たとえば，コラーゲンが分解されると，その分解産物は血小板と接触して，これを凝集させる[31]。この時，血小板から遊離される物質は線維芽細胞の遊走因子となる。さらに，コラーゲンの分解産物には，単球や線維芽細胞に直接作用して，これらを創傷部に引き寄せる働きがある[7]。

このように，コラーゲンは構造蛋白として組織欠損の修復に関与する以外にも，初期の急性炎症の段階から，創傷治癒過程に深く関わっているのである。

2．プロテオグリカン

プロテオグリカンは結合組織中に存在する高分子である。大部分は細胞間および線維間の基質成分で，中心のコア蛋白質にグリコサミノグリカン（GAG）が結合したものである。GAGにはヒアルロン酸，コンドロイチン硫酸，デルマタン硫酸，ヘパリン，ヘパラン硫酸などの種類があるが，これらは炭化水素の長鎖に，二糖類が規則的に結合したものである[32]。

創傷治癒過程においては，まずヒアルロン酸が受傷後2日頃から増加し，2週間頃までには減少する。一方，コンドロイチン硫酸およびデルマタン硫酸はやや遅れて増加し始め，2週間以上経ってからピークに達する[25]。

これらプロテオグリカンは線維芽細胞のほか，肥満細胞からも分泌され，細胞間水分の保持，コラーゲン線維の成熟化促進などの機能を持っており，修復期に多量に合成される膠原線維のためによい環境を作るのに役立っていると考えられる。特に修復過程の初期に出現するヒアルロン酸は，細胞同士，あるいは細胞と細胞間基質との間の反応を抑えることによって，炎症細胞や線維芽細胞の移動を助けると考えられている[25]。

3．フィブロネクチン

フィブロネクチンには血漿フィブロネクチンと細胞性フィブロネクチンがあり，線維芽細胞，血管内皮細胞，マクロファージなど，生体内の種々の細胞で合成されている一種の糖蛋白である[33]。線維芽細胞に特有の物質というわけではないが，細胞同士，あるいは細胞と基質の接着，形態保持や細胞の移動，貪食作用など，創傷治癒にかかわるさまざまな生物学的現象に関与している物質である[34]。

フィブロネクチンは分子量約240,000の2本のサブユニットからなる。2本のサブユニットは同一ではないが類似しており，互いにS-S結合で結ばれた分子量約480,000の糖蛋白である[34]。また，それぞれのサブユニットはドメイン構造を持ち，各ドメインは特異的に種々の物質と結合する能力を有している[35]。

フィブロネクチンは間質に存在するコラーゲンやプロテオグリカンと結合し，それらが細胞と接着するのを助けている。フィブロネクチンとコラーゲンとの結合をコラーゲンの型別に見ると，III型が最も強く，I，II，IVと続く。すなわち，創傷治癒初期に出現するIII型との結合が最も強く，基底膜コラーゲンとの結合は弱い[36]。

また，創傷部にはマクロファージが遊走してくるが，その遊走にはフィブロネクチンが関与している[37]。さらに，マクロファージの貪食能もフィブロネクチンのオプソニン効果によって増強されている[38]。Norrisら[37]によれば，蛋白分解酵素で切断されたフィブロネクチンのフラグメントが，その作用を持っている。さらに，線維芽細胞の創傷部への移動にも，フィブロネクチンが関与している。また，創傷部のコラーゲンやその分解産物に血小板が凝集する際にも，フィブロネクチンが関与していると言われる。

E 線維芽細胞の増殖と機能の制御

1．細胞分裂の制御

ここまで，創傷治癒過程における線維芽細胞の機能について，線維芽細胞が創傷部をどのように認識して移動していくのか，さらに線維芽細胞がどのような細胞外マトリックスを合成し，それらがどのような役割を演じているのかを見てきた。しかしながら，損傷組織が修復されるためには，細胞外マトリックスの合成・蓄積の前段階として，細胞数の増加というステップが必要である。

ここではまず，創傷治癒過程において中心的役割を果たしている線維芽細胞の増殖がどのように調節されているかを考えてみたい。

線維芽細胞はその分裂能から見た分類では，可逆性分裂終了細胞群に属する。すなわち，成熟して高度に分化した細胞群で定常状態では分裂休止期にあるが，分裂の潜在能力は常に有している，という細胞である[11]。

培養細胞を用いた研究によって線維芽細胞がDNA合成を開始するには2つのシグナルが必要であることが知られている。このシグナルは Scherら[39]によって，"competence" signal と "progression" signal と名付けられた。前者はDNA合成を促進はしないが，G_0期とG_1期の細胞をDNA合成可能な細胞 (competent cell) に変え，後者は competent cell におけるDNA合成を活性化させる作用を持っている。現在までに知られているさまざまな線維芽細胞増殖因子は，このいずれかに分類されるものである。これら増殖因子の詳細は後の章で詳しく述べられるので，ここでは増殖因子のおもなものをその分類とともに掲げる（表2）。

最近では，これらのうち basic FGF を主成分とする噴霧式外用剤が皮膚潰瘍治療薬として実用化されている[40)41]。

さらに，プログラムされた細胞死であるアポトーシスが創傷治癒過程で起こり，肉芽組織から細胞成分が減少して瘢痕組織に移行していくと考えられるようになってきた[42]。

2．線維芽細胞の機能の制御

線維芽細胞が線維や基質などの細胞外マトリックスを合成・分泌する機能もまた，炎症や免疫反応に関わる数多くの細胞や蛋白によって影響を受ける。それらの中には抑制的に作用するものもあるが，多くは線維芽細胞の機能を促進するように働く（表3）。

刺激を受けたT細胞から放出されるリンフォカインは，線維芽細胞の増殖を促したり遊走因子となるばかりでなく，コラーゲン合成やヒアルロン酸の産生をも促進する[43)44]。

血小板などから遊離され，線維芽細胞の増殖因子として知られる TGF-β は線維芽細胞の遊走を助け

表2　おもな線維芽細胞増殖因子

competence factor
 platelet-derived growth factor (PDGF)
 fibroblast growth factor (FGF)
progression factor
 somatomedins A and C
 insulin, insulin-like growth factors (IGF)
 epidermal growth factor (EGF)
unclassified factor
 interleukin-1 α and β
 transforming growth factor β (TGF-β)
 T-cell-derived fibroblast growth factor

(Postlethwaite AE, et al：Fibroblast. Inflammation Basic Principles and Clinical Correlates, edited by Gallin JI, et al, pp 577-597, Raven Press, New York, 1988 より抜粋引用)

表3　線維芽細胞における細胞外マトリックス合成を促進する因子

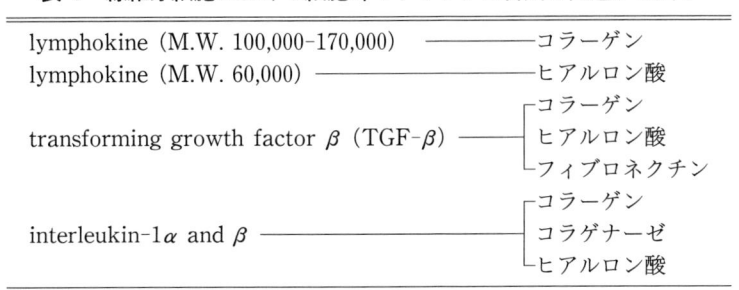

因子	産物
lymphokine (M.W. 100,000-170,000)	コラーゲン
lymphokine (M.W. 60,000)	ヒアルロン酸
transforming growth factor β (TGF-β)	コラーゲン／ヒアルロン酸／フィブロネクチン
interleukin-1α and β	コラーゲン／コラゲナーゼ／ヒアルロン酸

ることの他に，コラーゲンやヒアルロン酸，あるいはフィブロネクチンの合成を促進することも明らかにされている[9)10)]。

さらに，単球から放出されるIL-1はコラーゲン，コラゲナーゼ，ヒアルロン酸の合成を促進する[45)]。

これらの事実は，急性炎症や免疫に関与する多くの細胞が，線維芽細胞の増殖やその機能の発現にさまざまな影響を及ぼしていることを示している。

また，最近の研究によって，細胞には機械的刺激を増殖促進などの生化学的なシグナルに変換する，いわゆるmechanotransductionと呼ばれる機構が存在することがわかってきた[46)]。さらに，線維芽細胞の胞体内に存在するアクチンフィラメントが直線状の太い線維となるいわゆるストレスファイバーが，組織の張力に応じて合成，分解され，上記のアポトーシスや他の増殖因子などとともに，環境の変化に応じた組織の再構築が行われることが示唆されている[47)]。

（井上邦雄）

文献

1) 梶川欽一郎：結合組織細胞．現代皮膚科学大系（第3巻A），山村雄一ほか編，pp 266-271，中山書店，東京，1982
2) Cohen IK, Moore CD, Diegelmann RF : Onset and localization of collagen synthesis during wound healing in open rat skin. Proc Soc Biol Med 160 : 458-462, 1979
3) Baum JL : Source of the fibroblast in central corneal wound healing. Arch Ophthalmol 85 : 473-477, 1971
4) Postlethwaite AE, Snyderman R, Kang AH : The chemotactic attraction of human fibroblasts to a lymphocyte deribved factor. J Exp Med 144 : 1188-1203, 1976
5) Postlethwaite AE, Kang AH : Characterization of guinea pig lymphocyte-derived chemotactic factor for fibroblasts. J Immunol 124 : 1462-1466, 1980
6) Postlethwaite AE, Snyderman R, Kang AH : Generation of a fibroblast chemotactic factor in serum by activation of complement. J Clin Invest 64 : 1379-1385,1979
7) Postlethwaite AE, Seyer JM, Kang AH : Chemotactic attraction of human fibroblasts to type I, II and III collagens and collagen-derived peptides. Proc Natl Acad Sci USA 75 : 871-875, 1978
8) Mensing H, Czarnetozki BM : Leukotriene B_4 induces in vitro fibroblast chemotaxis. J Invest Dermatol 82 : 9-12, 1984
9) Seppa H, Seppa S, Yamada KM : The cell binding fragment of fibronectin and platelet-derived growth factor are chemoattractant for fibroblasts. J Cell Biol 87 : 323, 1980
10) Postlethwaite AE, Keski-Oja J, Moses HL, et al : Stimulation of the chemotactic migration of human fibroblasts by transforming growth factor β. J Exp Med 165 : 251-256, 1987
11) 吉里勝利：創傷治癒の機序．図説臨床形成外科講座（第1巻），添田周吾ほか編，pp 6-11，メジカルビュー社，東京，1987
12) Goldman RD, Berg G, Bushnell A, et al : Fibrillar systems in cell motility. Locomotion of Tissue Cells, pp 83-107, Elsevier, Amsterdam, 1973
13) Willingham MC, Yamada SS, Davies PSA, et al : Intracellular localization of actin in cultured fibroblasts by electron microscopic immunocytochemistry. J Histochem Cytochem 29 : 17-37, 1981
14) Luccioli GM, Kahn DS, Robertson HR : Histologic study of wound contraction in the rabbit. Ann Surg 160 : 1030-1040, 1964
15) Peacock EEJr : Contraction. Wound Repair (3 rd ed), pp 38-55, WB Saunders, Philadelphia, 1984
16) Watts GT, Grillo HC, Gross J : Studies on wound healing ; II. The role of granulation tissue in contraction. Ann Surg 148 : 153-160, 1958
17) Yang Y, Perduce JF : Contractile proteins of cultured cells. J Biol Chem 247 : 4503-4509, 1972
18) Lazarides E, Weber K : Actin-antibody ; The specific visualization of actin filaments in non-muscle cells. Proc Natl Acad Sci USA 71 : 2268-2272, 1974
19) Gabbiani G, Hirschel BJ, Ryan GB, et al : Granulation tissue as a contractile organ ; A study of structure and function. J Exp Med 135 : 719-734, 1972
20) Gabbiani G, Majno G, Ryan GB : The fibroblast as a contractile cell ; The myofibroblast. Biology of Fibroblast, edited by Pikkarainen J, et al, pp 139-154, Academic Press, New York, 1973
21) James WD, Odom RB : The role of the myofibroblast in Dupuytren's contracture. Arch Dermatol 116 : 807-811, 1980
22) Baur PS, Larson DL, Stacey TR : The observation of myofibroblasts in hypertrophic scars. Surg Gynecol Obstet 141 : 22-26, 1975
23) Seemayer TA, Legace R, Schurich W, et al : The myofibroblast ; Biologic, pathologic and theoretical considerations. Pthol Annu 15 : 443-470, 1980
24) Guber S, Rudolph R : The myofibroblast. Surg Gynecol Obstet 146 : 641-649, 1978
25) Postlethwaite AE, Kang AH : Fibroblast. Inflammation Basic Principles and Clinical Correlates, edited by Galling JI, et al, pp 577-597, Raven Press, New York, 1988

26) 藤本大三郎：コラーゲンの生合成．現代皮膚科学大系（第3巻B），山村雄一ほか編，pp 171-190, 中山書店，東京，1982
27) Seyer JM, Kang AH：Structural proteins；Collagen, elastin and fibronectin. Textbook of Rheumatology, edited by Kelley NN, et al, pp 211-237, WB Saunders, Philadelphia, 1985
28) Epstein EHJr, Munderloh NH：Isolation and characterization of CNBr peptides of human [α1(III)]$_3$ collagen and tissue distribution of [α1(I)]$_2$α2 and [α1(III)]$_3$ collagens. J Biol Chem 250：9304-9312, 1975
29) Hayakawa T, Hashimoto Y, Myokei Y, et al：Changes in type of collagen during the development of human post-burn hypertrophic scars. Clin Chim Acta 93：119-125, 1979
30) Woolley DE：Mammalian collagenases. Extracellular Matrix Biochemistry, edited by Piez KA, et al, pp 119-157, Elsevier, New York, 1984
31) Beachey EH, Chiang TM, Kang AH：Collagen platelet interaction. Int Rev Connect Tissue Res 8：1-21, 1979
32) Brandt KD：Glycosaminoglycans. Textbook of Rheumatology, edited by Kelly WN, et al, pp 237-253, WB Saunders, Philadelphia, 1985
33) Ruoslahti E, Engvall E, Hayman E：Fibronectin；Current concepts of its structure and function. Collagen Res 1：95-128, 1981
34) 照喜名重治，青木延雄：Fibronection. 日本臨床 42：1231-1242, 1984
35) Hynes R：Molecular biology of fibronectin. Annu Rev Cell Biol 1：67-90, 1985
36) Mosher DE：Fibronectin. Progress in Hemostasis and Thrombosis, edited by Spaet TH, vol. 5, pp 111-151, Grune and Stratton, New York, 1980
37) Norris DA, Clark RAF, Swigart LH, et al：Fibronectin fragment(s) are chemotactic for human peripheral blood monocytes. J Immunol 129：1612-1618, 1982
38) Saba TH, Jaffe E：Plasma fibronectin（opsonic glycoprotein）；Its synthesis by vascular endothelial cells and role in cardiopulmonary integrity after trauma as related to reticuloendothelial function. Am J Med 68：577-594, 1980
39) Scher CD, Shepard RC, Antoniades HN, et al：Platelet-derived growth factor and the regulation of the mammalian fibroblast cell cycle. Biochem Biophys Acta 560：212-241, 1979
40) Robson MC, Philips LG, Lawrence WT, et al：The safety and effect of topically applied recombinant basic fibroblast growth factor on the healing of chronic pressure sores. Ann Surg 216：401-408, 1992
41) 添田周吾，大浦武彦，塩谷信幸ほか：bFGF（KCB-1）の各種皮膚潰瘍に対する有用性の検討；0.05％溶液を用いた前期第II相試験．臨床と研究 70：2660-2674, 1993
42) 中村（岩澤）晶子：2相性アポトーシスの創傷治癒における役割；基底膜新生とFas/FasLの関連性についての免疫組織学的研究．日形会誌 22：282-293, 2002
43) Postlethwaite AE, Smith GN, Mainardi CL, et al：Lymphocyte modulation of fibroblast functions in vitro；Stimulation and inhibition of collagen production by different effector molecules. J Immunol 132：2470-2477, 1984
44) Whiteside TL, Worrall JG, Prince RK, et al：Soluble mediators from mononuclear cells increase the synthesis of glycosaminoglycan by dermal fibroblast cultures derived from normal subjects and progressive systemic sclerosis patients. Arthritis Rheum 28：188-197, 1986
45) Oppenheim JJ, Kovacs EJ, Matsushima K, et al：There is more than one interleukin-1. Immunol Today 7：45-56, 1986
46) Ingber DE：Tensegrity；The architectural basis of cellular mechanotransduction. Annu Rev Physiol 59：575-599, 1997
47) 吉田純，石倉直敬，川上重彦ほか：皮膚創傷治癒過程におけるストレスファイバーの発現変化について．日形会誌 23：677-683, 2003

4 創傷治癒と肥満細胞

SUMMARY

創傷治癒過程においては，幅広い種類のケミカルメディエーターが脱顆粒によって肥満細胞から放出されるとそれによる細胞の活性化が契機となって組織炎症を引き起こし，生理的変化の促進や結合織構成要素の増加および創傷治癒最終段階での組織再構築における新たな細胞外マトリックスの増生が生じる。創傷治癒におけるこれら一連の重要な生体反応は肥満細胞の働きによってもたらされる。しかし，組織修復過程においていったん障害が起こると，結合組織の過剰増生に起因するケロイドおよび肥厚性瘢痕の発生や創閉鎖の遅延または慢性炎症性病態へとつながっていく。これら病態の多くは肥満細胞から脱顆粒したケミカルメディエーターの過剰または不足によって生じると考えられている。肥満細胞が有する機能は創傷治癒過程においては特に重要である。さらに近年，慢性炎症疾患における肥満細胞の組織線維化への関わりが注目されつつあり，ケロイドや肥厚性瘢痕などの創傷治癒過程において生じる結合織の過剰増生との関係もクローズアップされて来ている。

本稿では肥満細胞の一般的な性質および機能について総括し，肥満細胞の創傷治癒への関わりについて特に焦点を当てるとともにその役割について述べた。

A 肥満細胞について

肥満細胞の発見は今から100年以上も歴史をさかのぼるが，現在においても，いまだ生物のもつ神秘的な謎に包まれている[1]。

肥満細胞はこれまで，炎症性疾患における重要なエフェクター細胞として考えられて来た。また，炎症性疾患の症状や徴候の多くは肥満細胞の顆粒由来メディエーターまたは脂質メディエーターが関与していると考えられている。さらに肥満細胞は幅広いスペクトルのサイトカインを分泌する一方，ある種の状態においてはそれらが炎症性疾患への誘因となることもあれば時には慢性化を制御したりもする。肥満細胞はエフェクター細胞として機能するだけでなく免疫制御活性を有しているとも考えられる。

肥満細胞はいくつかの明確な特徴を備えている。肥満細胞は細胞質内に顆粒を持っており，それを特定の塩基性色素で染色するとメタクロマジー（異染性）を示す[1]という特徴的な性質が認められる。肥満細胞は骨髄前駆細胞から発生し，ヒスタミンや他の活性の強い化学伝達物質を産生する。それら化学伝達物質は，即時型過敏性反応の構成要素としてアレルギー性疾患などの炎症反応や免疫応答に幅広く関与している。調べられている限り，すべての哺乳類において，肥満細胞は細胞膜上に受容体（FcεRI）を発現しており，それらは IgE 抗体の Fc 部分に高親和性で特異的に結合する[2)3)]。また最近の研究成果では，形態学的に識別可能な成熟肥満細胞は通常全身循環せず，肥満細胞が常在する血管内皮組織中で成熟することがわかってきている。

1. 肥満細胞の分化

肥満細胞は CD 34+ 造血前駆細胞から発生する[4]。そして骨髄中に存在するわずかな数の肥満細胞を除いて，通常，末梢組織で成熟する。正常肥満細胞の成長と生存には，肥満細胞とその前駆細胞に発現しているチロシンキナーゼ受容体 c-kit とそのリガンドである stem cell factor（SCF）との相互作用[5]が不可欠である（表1）。

表 1 肥満細胞の起源と分化

起源・由来	：造血前駆細胞（CD 34+）
成熟部位	：結合組織，骨髄（わずか）
成熟細胞の存在部位	：結合組織
成熟細胞の増殖能力	：有する（状態に応じて）
生存期間	：数週～数カ月
発育因子	：Stem cell factor
FcεRI の発現	：IgE との相関関係

2．肥満細胞の分布

肥満細胞は血管やリンパ管近傍の結合組織，神経の周囲，もしくは内部および呼吸器系や消化器系，皮膚のように外的環境にさらされている上皮表層組織直下に存在する。肥満細胞は少数ではあるが，骨髄やリンパ組織にも存在する。しかしながら，肥満細胞は通常，血液循環をしない。

ヒトや哺乳動物において，正常組織における肥満細胞の数は解剖学的な部位によってかなり差があり，また多様でもある。基本的に肥満細胞の数は炎症や免疫応答に関連して変化する。たとえば，さまざまな原因により惹起される慢性炎症の局所では肥満細胞の数は正常組織より数倍多いこともある。

肥満細胞が多様性に存在するという概念は，ヒトや実験動物の肥満細胞を用いた研究解析に基づいている。それによると，肥満細胞がその形態学および組織化学的な性質，細胞内のメディエーターの量，薬剤に対する反応性や活性化刺激において，多くの観点から多様性に富むことが示唆されている。肥満細胞の多様性における制御や機能的な意義づけは十分には解明されていないが，形態学的に異なる機能を示すことはあり得るとされている。

3．肥満細胞とメディエーター

肥満細胞は強い生理活性を示すメディエーターを含んでおり，また特有の刺激によりメディエーターを産生する。これらメディエーターのうちあるものは，産生されたものが細胞内顆粒に蓄えられており（プロテオグリカン，プロテアーゼ，ヒスタミンなど），あるものはIgEと抗原あるいは他の刺激（シクロオキシゲナーゼやリポキシゲナーゼ経路を通して産生されたアラキドン酸酸化物やある細胞では血小板活性化因子）によって細胞が活性化され新たに産生される。

サイトカインは肥満細胞のメディエーター群の1つであり，その中の TNF-α は少なくとも産生されて蓄えられていたものと刺激によって活性化した肥満細胞が新たに産生するものとがある。

B 皮膚と肥満細胞

肥満細胞は，おもに結合組織や粘膜，特に外気との境界組織である皮膚，呼吸器系，消化管に存在する。炎症と免疫反応から身体を守るだけでなく，恒常性機能を維持するための中心的役割を担う生化学的および機能的資源を所有している。今日まで説明されてきた形態的特異性と分泌反応の違いは異なる組織やいろいろな状況に応じて見られる。すべての肥満細胞は，各種の刺激，顆粒の放出，脱顆粒の誘因となり得るものや幅広い各種生物学的メディエーターによって活性化される。また，それらは他の細胞を刺激と同時に調節するだけでなく，細胞内に貯留している顆粒からも即時性に放出される[6]。

肥満細胞では，細胞内に含まれ放出される生化学メディエーターが刺激に反応して増加する能力がある。それによって肥満細胞の細胞機能の拡張が誘導され，炎症性免疫反応を病態とする寄生虫疾患，線維化を主体とした腫瘍などの幅広い疾患においてメディエーターの増加が認められている。

肥満細胞は古来より皮膚においては，アレルギーや寄生虫疾患に限り特に重要な役割を保有している。現在までの研究においても，この細胞は，皮膚細胞同士間の精密で繊細な細胞間協調機能を備えていることがわかってきており，またそれらの機能は創傷治癒過程のすべてにおいて必要とされている。

創傷の修復は炎症期，組織増殖期，再構築期の3段階に分けられる。その過程における代表的なシステムは，損傷に対する一連の細胞反応である。それは損傷側の特殊細胞の遊走刺激を行う分子信号を，相互にコントロールする緻密なネットワークであり，特別な細胞群の増殖を引き起こし，細胞外マトリックスの再合成をコントロールする。

C 皮膚肥満細胞の形態機能的特徴

ヒト肥満細胞は Selye よって最初に記載された。ヒト肥満細胞は楕円形の核と球形のメタクロマジー

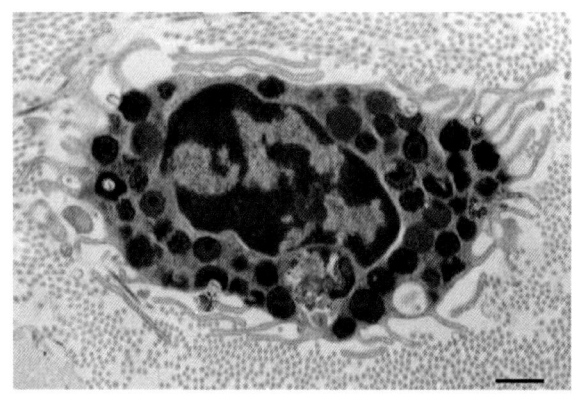

(a) 顆粒の電子密度の濃淡が認められる。

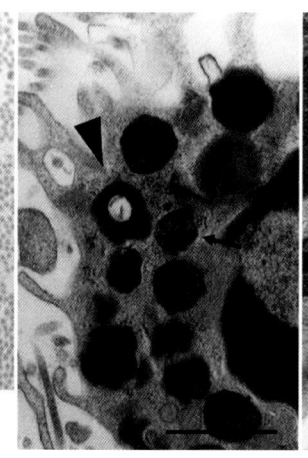

(b) 粒子状構造の顆粒(→)や空胞のある顆粒(▶)を認める。

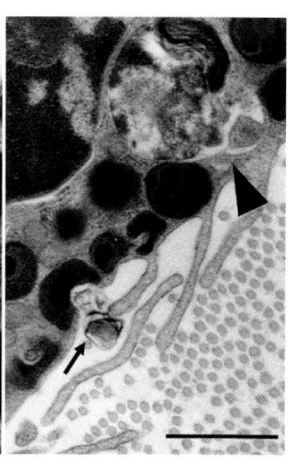

(c) 顆粒の分泌(→)，融解(▶)が認められる。

図 4・1　ケロイドの肥満細胞(bar は 1 μm)

顆粒で充満している細胞質を有し(図4・1)，ともに周囲に環境要素が存在する。通常は真皮に存在し，血管，腺管，毛根の近辺に分布する。

循環している好塩基球とは違い，肥満細胞は骨髄から全身循環を経て組織に到達し成熟するが，幹細胞は共通である。肥満細胞は末梢組織において形態機能的な能力を獲得する。

分化の過程は SCF や NGF などの特別な分子の影響下で導かれる。組織周囲の細胞からそれらを未熟な肥満細胞が受け取ると，発達，生存期間，増生，機能や性質が決定される。

このような組織での成熟段階で，肥満細胞の特異性が決定され，各組織によって顆粒密度，順応刺激への反応性，分泌状況，所有物質の染色固定の違いが認められることになる。動物ではおもに結合織型と粘膜型の2つのタイプに分けられ[7]，ヒトでは免疫化学的性質に基づき3群に分類されている。トリプターゼのみを有する MC_T は粘膜型肥満細胞に一致する。トリプターゼ，キマーゼ，カルボキシペプチダーゼ，カゼプチン G を含む MC_{TC} は結合織型に一致する(図4・2, 4・3)。そして異なる位置に存在してキマーゼ，カルボキシペプチダーゼを含む MC_C がある。

ヒト肥満細胞の持つこの特異性はイヌやネコにおいても証明されている。これはホルマリン固定後にメタクロマジーを示す性質に基づいて定義されているが，この特異性は現在，これら動物の持つ蛋白分解酵素であるトリプターゼとキマーゼを含む濃度の違いに基づく特殊性により，さらに適切に分類決定されている。現在ヒトにおいて用いられている分類と比較すると，それにはいくつかの生化学的および免疫学的な類似点が存在する(表2)。

肥満細胞における有意義な形態学的性質はイヌやネコの皮膚でも同様である。肥満細胞は真皮に優先的に存在し，そのほか解剖学的近隣組織である神経終末や網細血管周囲にも存在する。さらに遊走能を有し，組織恒常性の障害による生体反応に適応した特殊な機能も有している。肥満細胞のこの特殊性において，炎症反応が表皮において生じる典型例はネコ科に多く，表皮と真皮の移行部で生じる典型例はイヌ科に多いとされている。

皮膚肥満細胞の機能活性について考えると，戦略的に血管と神経の間に位置し，免疫学的信号(サイトカイン，IgE，複合物質)と神経由来の刺激によって直接刺激を受ける。肥満細胞は，実際に神経学的にアクソン末梢の反射において欠かすことのできない細胞であり，外部刺激の皮膚での波及が引き金となる。ニューロペプチド [NGF, substance P (SP), calcitonin gene-related protein (CGRP), somatostatin (SOM)] は刺激または表皮真皮の神経終末の損傷によって放出され，神経学的な炎症への血管反応に着手するだけでなく，局所の肥満細胞を直接活性化する因子としても働き，それらに脱顆粒を生じさせる[8]。加えて，生理的，化学的または自然外力(外傷，太陽光線および X 線被曝など)による多数の刺激は肥満細胞刺激を助長する。言い換えれば肥満細

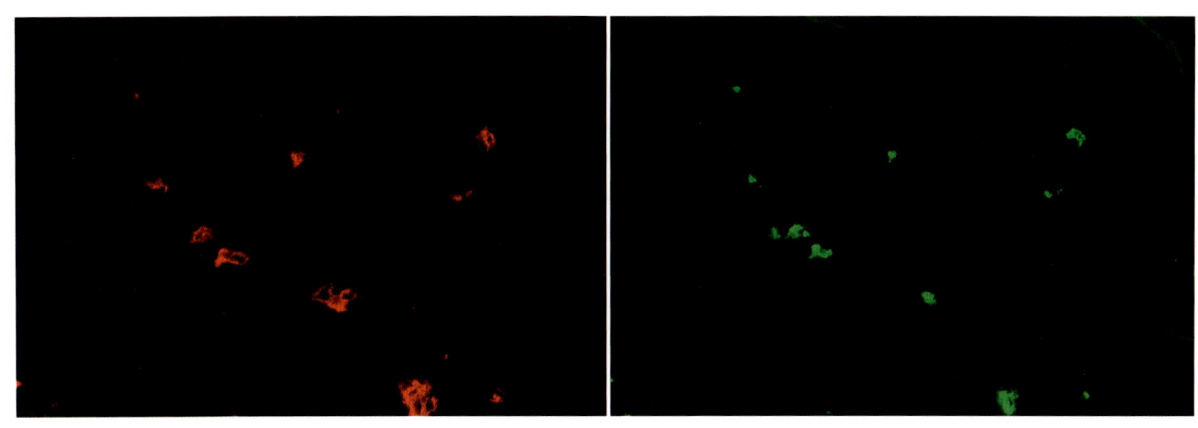

(a) 抗トリプターゼ抗体　　　　　　　　　　　　(b) 抗キマーゼ抗体
図 4・2　正常皮膚の抗トリプターゼ抗体と抗キマーゼ抗体による蛍光二重免疫染色（×200）

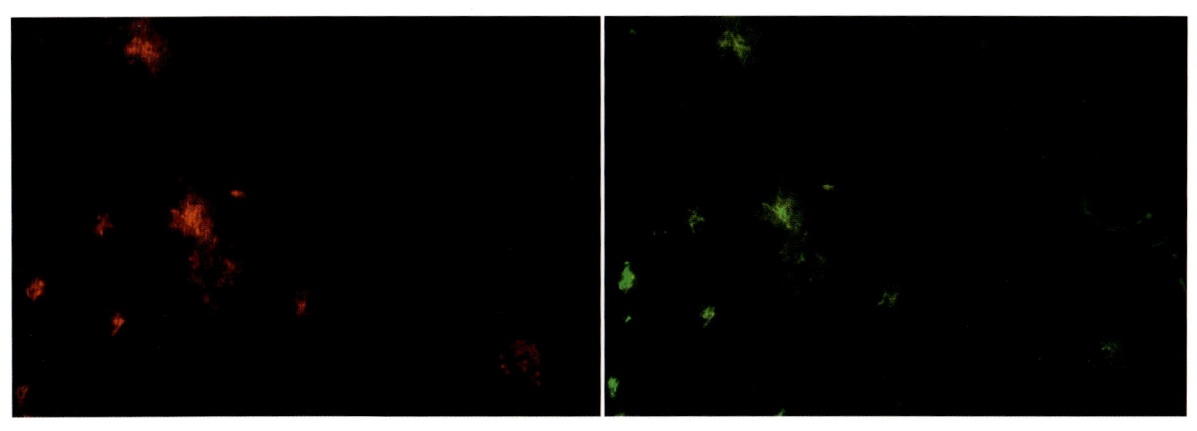

(a) 抗トリプターゼ抗体　　　　　　　　　　　　(b) 抗キマーゼ抗体
図 4・3　ケロイドの抗トリプターゼ抗体と抗キマーゼ抗体による蛍光二重免疫染色（×200）

表 2　肥満細胞の分類と特徴

	結合織型（MC_{TC}）	粘膜型（MC_T）
分布	結合組織（真皮，小腸粘膜下層）	肺胞壁，小腸粘膜固有層
プロテアーゼ	トリプターゼ，キマーゼ，カルボキシペプチダーゼ，カゼプチン G	トリプターゼ
固定法	ホルマリン	酢酸鉛
メタクロマジア	固定に無関係	酢酸鉛または Carnoy 液固定のみ
プロテオグリカン	ヘパリン	コンドロイチン硫酸
量的変化	線維化過程で増加 アレルギーや寄生虫疾患では変化なし 慢性免疫不全では変化なし	アレルギーや寄生虫疾患で増加 活性化 TH_2 リンパ球の周囲で増加 慢性免疫不全で低下

胞膜への直接的傷害または局所の感覚神経終末刺激による間接的傷害は，肥満細胞が細胞内顆粒を合成，貯蓄する生物学的活性状態やメディエーターによる肥満細胞の脱顆粒および化学伝達物質放出の契機となり得る。ひとたびサイトカイン，成長因子，血管作働性アミンや蛋白分解酵素が放出されれば肥満細胞は，自身の周囲要素に影響を与え，防御および修復のための脱顆粒閾値内においてさまざまで活発な生体反応の調整を行う。加えて，齧歯類動物でなく，イヌやヒトにおいては，これらメディエーターは溶解して放出され，循環白血球や近隣のケラチノサイトなどの解剖学的遠位標的細胞を活性化する機能が証明されている[9]。

D 肥満細胞の皮膚修復機能

肥満細胞の形態機能的性質については現在も多方面からの研究が行われており，この細胞の皮膚の治癒における壮大な機能生理学が確立されつつある。また肥満細胞は，損傷における炎症反応，損傷組織の血管新生，表皮の再生，結合織の一時的集積，その後における細胞外マトリックスの再構成の支持とこれら創傷治癒における重要な生理機能をコントロールしている。

1. 炎症期の肥満細胞

ひとたび組織に直接外傷が加わると肥満細胞は創縁に移動し脱顆粒によって幅広いメディエーターを放出する。メディエーターの本質的要素は損傷組織の炎症反応の惹起であり，それらはおもに局所の血管内皮細胞の影響を受ける。

肥満細胞は血管外壁に粘着し，さらに内膜層にも侵出する。そしてそれらは血管コントロールシステム部分（vascular-associated lymphoid tissue, VALT）で持続的に毛細血管循環の恒常性の監視を行う。特に血管作動性メディエーターであるヒスタミン，プロテアーゼ，TNF，アラキドン酸代謝基質の放出を通して，血管拡張を促し血管透過性を亢進させる。

血管内皮細胞は，代わって肥満細胞の機能面に影響を与える。ひとたび炎症が生じるとそれらはSCF，IL-3，トロンビンなどの分泌因子を放出する。そして肥満細胞の遊走，増殖，局所可変性を増強することで，肥満細胞の機能的能力を制御するとともに炎症化に向けた準備とその後の修復期への移行を促す。肥満細胞は創縁に増加し，またこの増加はMCP-1の発現増加[10)11)]やTGF-β[12)13)]，肥満細胞の化学的誘導を行う創傷治癒サイトカインの産生と相互関係がある[14)]。

治癒過程の初期段階で，肥満細胞はまた最初の組織出血と一時的凝血塊の分解の中においても活性化される。Platelet activating factor（PAF），ロイコトリエン，IL-1，IL-8などの資質が放出される結果として，肥満細胞は血小板の活性化や凝集，フィブリンの血管外析出を促す。一方，ヘパリン，トリプターゼ，キマーゼ，t-plasminogen activator（tPA）のような放出性メディエーターは直接，内因性フィブリン分解機能を調節し，作られた一時的凝血塊を溶解するとともに抗凝固活性を促進する。

これら相反する2つの働きの目的は，第1に創傷面を早期に密閉すること（血性反応），第2にその後の修復作業（フィブリン分解反応）のために組織への十分な栄養と潅流を確保することである。これらの機能によって生理的均衡が保たれている。

炎症過程の進展として大切な機能の代表は，循環している他の白血球とともに創傷面に出現するマクロファージ集団の働きであり，免疫学的防御機能（貪食作用）やデブリードマン同様の機能が発揮される[15)]。この白血球の出現は複合反応で，その一部に直接肥満細胞が携わる。走化性信号刺激により組織への血流の増加とそれに伴う循環白血球の血管内皮への移動，白血球の血管壁への粘着，白血球の血管外滲出といった反応が起こる。肥満細胞は特殊メディエーターの放出を通し，それらと複雑に関わり合っていることが証明されている。実際，TNFやヒスタミンのような肥満細胞由来の分子は白血球の血管壁への粘着，血管内皮接着分子（セクレチン，インテグリン）の増加を促進する。その他のメディエーター（ロイコトリエン，プロテアーゼやサイトカイン，特にIL-8）や好中球，好塩基球，好酸球の走化性信号もまた肥満細胞から放出される。

肥満細胞はまた，マクロファージの貪食作用を増強させ，貪食細胞の細菌類への反応を活性化し，直接創の微生物学的洗浄に貢献する。それはまた，脱顆粒へのスイッチともなる。また局所の神経支配は，創により大きく変化し，皮膚肥満細胞の機能状態に影響を受け，また損傷部分において認められる電気生理学的変化によって障害を受ける。特に脱顆粒により肥満細胞から放出されるNGFは，外傷への知覚神経の反応閾値を低下させ，知覚過敏となって損傷部分に影響を及ぼす。

2. 組織増殖期の肥満細胞

肥満細胞は創傷治癒過程での組織増殖期の肉芽組織構造下において，新たな血管（血管新生），線維芽細胞の増殖（線維形成）と表皮再生，これら構造の特殊な組織形成のために貢献する。成長，遊走，そして修復のための本質的な構成要素である血管内皮細胞，線維芽細胞，ケラチノサイトと神経終末組織

の増殖，その全過程において，これらを惹起する生物学的メディエイターは肥満細胞の調節下に放出される。

特に，肥満細胞は血管内皮細胞の再成長能力に影響を受けながら損傷範囲の新生血管形成を調整する。血管作動性アミン（ヒスタミン），ヘパリン，サイトカイン（TNF，IL-6とIL-8）と成長因子（PDGF，VEGF，TGF，FGF）ら新生血管貯留物質は活性化した肥満細胞から脱顆粒により急速に放出される。それらは各状態において新生血管の構成を直接，間接的に誘導し，血管内皮細胞の遊走を調節するのに可能な，結合組織の一時的な構成構造を補助する。

この過程の中で肥満細胞は最も関係が深い細胞である線維芽細胞とともに，複雑な2つの内因性機能経路を経て，結合織マトリックスの析出という本質的機能に向けて働く。肥満細胞は解剖学的に線維芽細胞に隣接しヒスタミン，線維化サイトカイン（IL-1，IL-4とTNF），トリプターゼと成長因子（TGFとbFGF）などの特殊な線維増殖活性物質を保有する。またそれらを，線維芽細胞による走化性，遊走，特異的な生物学的活性化刺激を必要とする過程において機能的に放出することができる。そして線維芽細胞を活性化し，コラーゲン合成の促進や[16][17]，マトリックスの再構築に関与する酵素ゲラチナーゼAを活性化する。この機能はトリプターゼがヒト肺結合組織や真皮の線維芽細胞を刺激してⅠ型コラーゲンの合成を促進するという作用の部分的結果でもある。肥満細胞と線維芽細胞の間では複雑な機能的共同作用が行われている。このことは本来の膜装置（間隙結合部）がこれら2つの細胞の間に存在し，直接的な生理的内因性結合が認められるという最近の発見により強く裏づけられている。

肥満細胞のメディエーターはケラチノサイトの遊走と創縁の組織増殖の精巧な表皮再生過程においてもまた効果を発揮し，新生表皮の構造を導く。実際，ケラチノサイトの活性化は肥満細胞にも波及し，脱顆粒を生じさせ，さらにその肥満細胞は直接ケラチノサイトに作用し，その機能性を向上させる。EGF，TGF，NGFと特殊サイトカイン（IL-1とTNF）ら成長因子放出による過程で肥満細胞はケラチノサイトの増殖と細胞機態を変化させる。

肥満細胞の調節効果はまた，組織増殖期における神経修復機構においても証明されている。肥満細胞由来の特殊メディエーターである血管作動性アミン，トリプターゼ，IL-4とNGFの放出は，傷害を受けた神経線維の再生を促し，この時期の組織には一過性の過密な神経分布が誘導される[18][19]。

3．再構築期の肥満細胞

肥満細胞の脱顆粒は結合織マトリックスの一時的形成と次の再構築期を経て永久的マトリックス形成を行うための重要な機能でもある。肥満細胞は創傷側に集積され，そして分解活性化物質，脱顆粒性酵素阻害物質，成長因子とともにその他のメディエーターも放出される。さらに肥満細胞は適切な複合組織構築能力や機能を備えている結合組織とともに，すでに形成されている一時的基質に対して修復の調整を担当する。

成長因子（FGFとTGF）や肥満細胞由来のサイトカイン（IL-1，IL-4とIL-6）は，修復過程終盤で組織収縮機能をもつ筋線維芽細胞の出現に貢献する。そして創傷治癒は最終局面を迎える[20][21]。

この時期では組織再構築の促進により新たな毛細血管の形成も行われる。その機序は肥満細胞が有する能力である血管新生刺激因子と阻害因子の異なる時相での放出機能に影響を受ける。そして肥満細胞から放出される特殊因子TGFの作用により，血管内皮の増殖は少なくなっていく。そして血管壁平滑筋細胞の増加に伴って作られた結合組織マトリックス分解産物と同じ物質で血管壁が形成されていく。こうして血管壁の永久的構造は，成長因子（TGFとPDGF）の正確な透導下に構築される。

まとめ

肥満細胞は組織の炎症におけるエフェクター細胞であり，即時型アレルギーや慢性炎症にも深く関与する。また，その細胞内顆粒には生物学的メディエーターを保有しており，脱顆粒によりその機能は幅広く発揮され，生体反応は極めて多彩である。

創傷治癒における肥満細胞の役割は特に重要である。皮膚における自然治癒能力は，創傷治癒過程における肥満細胞機能の現れでもある。再構築に至るすべての行程のなかでの中心的存在でもあり，各種細胞を刺激し惹起して，生物学的メディエーターや

線維芽細胞，血液因子と相互作用しながら緻密なネットワークを形成してゆく。しかし，一度その精巧なメカニズムに障害が起こると過剰な線維組織の増生が起こり，肥厚性瘢痕やケロイドに代表されるさまざまな皮膚症状を引き起こす。

この重要で驚くべき機能を有する肥満細胞に対して，現在もあらゆる視点から研究がなされてはいるが，いまだその働きの一端しか垣間見ることができない。肥満細胞と創傷治癒メカニズムの解明は今後，肥厚性瘢痕やケロイド治療の大きな進歩につながると期待される。

（井坂　建，宮下　哲）

文　献

1) 黒沢元博：歴史肥満細胞　生理と病態（1）．黒沢元博編著，pp 24-28，メディカルレビュー社，東京，1990
2) 岡山吉道：マスト細胞研究最前線．医学のあゆみ 207：449-453，2003
3) 柏倉淳一，斉藤博久，岡山吉道；ヒト肥満細胞と自然免疫．アレルギーの臨床 24：83-86，2004
4) Costa JJ, Weller PF, Galli SJ : The cells of the allergic response mast cells, basophils, and eosinophils. JAMA 278：1815-1822, 1997
5) Hermes B, Feldmann-Boddeker I, Welker P, et al : Altered expression of mast cell chymase and tryptase and of c-Kit in human cutaneous scar tissue. J Invest Dermatol 114：51-55, 2000
6) Schwartz LB ; Heterogeneity of human mast cell. The Mast Cell in Health and Disease, edited by Michael A, et al, p 62, pp 219-236, Marcel Dekker, New York, 1993
7) 宮下　哲：ケロイドにおけるマスト細胞の分布と性状．形成外科 47：481-491，2004
8) Maurer M, Theoharides T, Granstein RD, et al : What is the physiological function of mast cells? Exp Dermatol 12：886-910, 2003
9) 平岡秀一，羅知　靖；マスト細胞・好塩基球特異的に発現するFc受容体β鎖の機能．最新医学 53：35-43，1998
10) 中島敏治；マスト細胞とケモカイン．アレルギー科 16：240-244，2003
11) Noli C, Miolo A : The mast cell in wound healing. Vet Dermatol 12：303-313, 2001
12) Huttunen M, Naukkarinen A, Horsmanheimo M, et al : Transient production of stem cell factor in dermal cells but increasing expression of Kit receptor in mast cells during normal wound healing. Arch Dermatol Res 294：324-330, 2002
13) Kamamoto F, Paggiaro AO, Rodas A : A wound contraction experimental model for studying keloids and wound-healing modulators. Artif Organs 27：701-705, 2003
14) 斉藤博久，山田　節，田知本寛：マスト細胞，好塩基球，好酸球のアレルギー反応サイトカインネットワークにおける役割．最新医学 53：51-57，1998
15) Dowdall JF, Winter DC, Baird AW, et al : Biological role and clinical implications of mast cells in surgery. Surgery 132：1-4, 2002
16) 杉山博子，岡田　忠，宮下　哲ほか：肥厚性瘢痕より分離したマスト細胞の性状．熱傷 25：24-31，1999
17) 長西裕樹，佐藤明男，鳥飼勝行；ケロイドと肥厚性瘢痕．治療 85：136-140，2003
18) 稲川喜一，森口隆彦：創傷治癒のメカニズム．治療 85：17-22，2003
19) 森口隆彦：生化学．ケロイドと肥厚性瘢痕の治療，大浦武彦編著，pp 67-74，克誠堂出版，東京，1994
20) 湊　祐廣，奈良　卓：創傷治癒と肥満細胞．創傷の治癒　最新の進歩（第1版）．森口隆彦編著，pp 30-35，克誠堂出版，東京，1993
21) 竹原和彦：増殖因子の臨床応用；損傷修復を中心に．細胞増殖因子の作用と疾患，宮園浩平編，pp 116-121，羊土社，東京，1998

I 創傷治癒の基礎

5 サイトカインと創傷治癒

SUMMARY

創傷治癒においては多数の細胞が動員され，新しい組織の形成に参加する．その際，細胞はおのおのが定められた役割を秩序正しく果たしていくと考えられる．このためにはおのおのの細胞が周囲の状況を正確に把握する必要がある．そのための情報手段には，細胞と細胞外基質との接着，あるいは細胞同士の接触，そして，細胞間の拡散性物質による情報伝達が行われているものと考えられる．拡散性物質の代表的なものがサイトカインで，創傷治癒に関与すると考えられているサイトカインにはclass Ⅰサイトカインやclass Ⅱサイトカインの他，PDGFやFGF，VEGFなどの増殖因子を含めて多数のものが報告されている．これらは血液凝固に引き続く炎症細胞の遊走，線維芽細胞，表皮細胞の遊走・増殖，血管新生，細胞外マトリックスの産生，および過剰となった細胞のアポトーシスによる減少や新生された組織のリモデリングに至るまでの創傷治癒過程の諸現象を，サイトカインネットワークという細胞相互の情報交換を介して直接的または間接的に制御している．サイトカインは細胞表面にあるそれぞれの特異的レセプターと結合することで細胞内シグナル伝達系を活性化し，刺激が核に伝えられ，その結果として，細胞増殖や遊走などが起きる．おのおののサイトカインのシグナル伝達経路はある程度は限定されているが，それぞれの伝達経路は相互に干渉し合うクロストークを行い，刺激経路は複雑化し，結果として多彩な細胞応答を引き起こすことができる．サイトカインの細胞遊走・増殖促進作用により創傷治癒促進効果が期待されるが，レコンビナント技術を用いることによりサイトカインの大量生産が可能となり，bFGFやPDGFはすでに実際の臨床で使用されている．他にも多くのサイトカインの臨床応用が期待されている．

はじめに

創傷には大きさ，深さ，そして受傷原因などにいろいろなバリエーションがあるが，生体は創傷治癒という作業を整然と行って対応している．作業を行う細胞は正確な制御を受けており，その制御にサイトカインが大きく関与している．サイトカインに関する情報は近年急速に増加しており一言で述べることは不可能であるが，本稿では，サイトカインを含めた細胞情報伝達の概略と創傷治癒に関与すると考えられるサイトカインについて述べる．

A 細胞の情報伝達

創傷治癒に限らず，生体反応の主役となるのは個々の細胞である．そして，個々の細胞が状況に応じた働きをすることで秩序立った生体反応が営まれる．生体であれば五感で周囲環境を判断するように，個々の細胞も固有の機能で周囲からの情報をキャッチする（図5・1）．その1つとして，細胞はECMとの結合にはインテグリンなどの接着機構を使っているが，これらを介して細胞周囲の情報が伝達される．また，お互いに接触あるいは接着した細胞間でも情報伝達が行われる．たとえば細胞間接着という特殊構造としてadherence junction, tight junction, desmosome, gap junctionなどが知られ，これらを

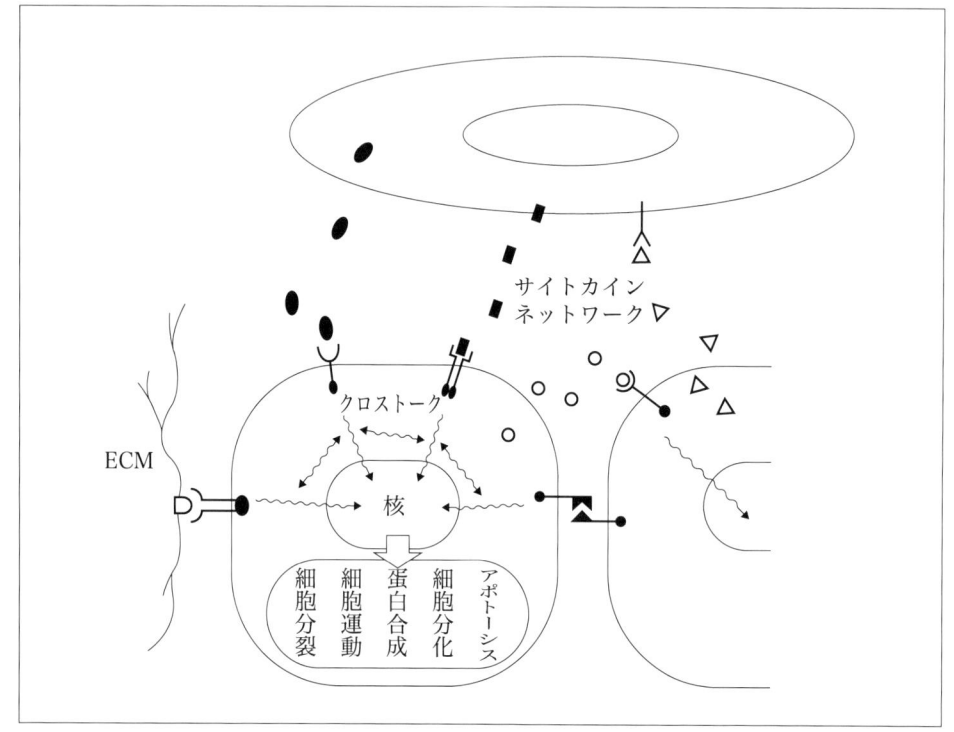

図 5・1 細胞への情報の経路
　細胞が持つ情報手段には，インテグリンを介したECMとの接着によるもの，細胞間結合によるもの，およびサイトカインと細胞表面レセプターとの結合による情報経路がある。これらの刺激は細胞内の刺激伝達系を介して核に伝達され，最終的には新しい蛋白合成や細胞分裂，細胞運動，あるいは細胞死などとして具体化される。細胞間ではサイトカインネットワークが形成され，お互いの機能を調節している。また，細胞内シグナル伝達経路にも相互干渉としてのクロストークがある。なお，図ではサイトカイン以外の細胞外分子による情報伝達は省略してある。

介する情報伝達も存在することが知られている。

　これら接触・接着を介するものとは別に，細胞は多種類の細胞外分子を介して，離れた細胞同士で情報交換を行っている。そのような細胞外分子には蛋白質，ペプチド，アミノ酸，ステロイドのほか，NOのような気体も含まれる。これらは細胞間を拡散し標的細胞に達して情報を伝達する。本稿で述べるサイトカインは蛋白質やペプチドの代表例である。小さな分子は細胞内に入って情報伝達をするが，サイトカインなど大きい分子は細胞表面の特異的レセプターと結合することで情報を受け渡す。ホルモンには特異的産生臓器があり，そこから分泌されたホルモンが血行を介して離れた細胞に作用する（エンドクリン）のと違い，サイトカインは産生細胞の周辺細胞（パラクリン）あるいは産生細胞自身（オートクリン）に作用する。

　いずれにせよ，さまざまな経路で細胞外から核にもたらされた刺激に応じて，種々の反応が誘発される。たとえば，表皮細胞は，上皮化の際には相接する表皮細胞間で情報を交換しながら，レセプターを介してサイトカインなどの刺激を受け，また，創表面のECMの状態をインテグリンで感知しながら遊走・分裂・分化を行っていると考えられる。本稿ではサイトカインを中心に述べるが，実際の創ではサイトカイン以外にも膨大な情報が存在しており，局所の細胞はそれらを適切に処理して活動していると考えられる。

B サイトカインファミリーの分類と特徴

　サイトカインは白血球から産生される因子であるリンフォカインやモノカイン，インターロイキンなどを総称したものであるが，広義には増殖因子も含まれる。分類には明確なものはないが，それぞれのレセプターの特徴による分類が試みられている（表）。

　サイトカインがそれぞれの特異的レセプターに結

表 レセプターによるサイトカインの分類

サイトカインファミリー	レセプターの特徴	属するサイトカイン
class I サイトカイン	細胞外ドメインにWSボックスあり	IL-2, 3, 4, 5, 6, 7, 9, 11, 12, 13, 15, 21, 23 EPO, TPO, GM-CSF など
class II サイトカイン	細胞外ドメインにWSボックスなし	IL-10, 19, 20, 22, 24 IFN-α, β, γ など
増殖因子	細胞内ドメインにチロジンキナーゼ活性	Ang, EGF, FGFs, HGF, PDGF, VEGF, NGF など
TGF-β スーパーファミリー	細胞内ドメインにセリンスレオニンキナーゼ活性	TGF-βs, アクチビン, BMPs など
TNFファミリー	細胞内ドメインにデスドメインあり	TNF-α, β, Fasリガンドなど
ケモカイン	7回膜貫通型レセプター	IL-8, MCP, MIP, RANTES など
その他		IL-1, 16, 17, 18, 25 など

(宮島 篤:サイトカイン概論.わかる実験シリーズ:基礎から最新トピックまでのサイトカインがわかる,宮島 篤編,p15,羊土社,東京,2002 および小出寛ほか:class I および class II サイトカイン.同書 p43 から引用改変)

合すると,細胞内シグナル伝達系が順次活性化されて情報が伝達される。しかし,1つのサイトカイン刺激により細胞に引き起こされることは決して単一ではない。サイトカインの持つ機能の特徴としては,第1に,1つのサイトカインが複数の細胞に多種多様な作用を惹起するという機能の多様性がある。たとえば,bFGFは胎生期において四肢の発生に関与する一方,成体では線維芽細胞の増殖を促進する。第2の特徴は,EGF,bFGF,PDGFいずれもが線維芽細胞の増殖を促進するように,機能の重複が認められることである。このような多様性と重複が生じる理由として,サイトカインとレセプターの結合に引き続く細胞内のシグナル伝達過程でシグナルが入り混じる,いわゆるクロストークが起きていることが挙げられる(図5・1)。第3の特徴はサイトカイン産生の相互依存性で,PDGF刺激により白血球からさらにTGF-βやPDGFの産生が誘導されるように,1つのサイトカインが他のサイトカイン産生を誘導あるいは抑制する,いわゆるサイトカインネットワークが構成されている。

C 創傷治癒に関与するサイトカイン

創傷治癒に関与すると考えられるサイトカインには多数のものがあるが,以下にその一部を述べる。実際の創局所ではさらに多くのサイトカインの精緻なコントロールにより創傷治癒過程の複雑なシナリオが進行すると考えられる。

1. Class I サイトカイン

Class I サイトカインには多くのILのほか,EPOなどの造血因子が含まれる。これらのうちIL-2は抗原刺激で活性化されたT細胞の増殖あるいは死を制御する因子であるが,炎症細胞の活性化を通じて間接的に線維化をもたらすことが考えられる。また,ある程度の線維芽細胞増殖促進作用も認められている[1]。IL-4はTh0細胞(ナイーブT細胞)に作用してTh2細胞(2型ヘルパーT細胞)への分化を促進する重要なサイトカインであるが,IL-4局所投与で創傷治癒が促進されるのに対して,そのアンチセンスオリゴヌクレオチド投与は逆に治癒を遅延させるとされ,IL-4も創傷治癒に関与していることが推察される[2]。また,IL-6は炎症や免疫反応に関与するサイトカインであるが,IL-6ノックアウトマウスの切開創では上皮化や血管新生などが遅れることから創傷治癒に重要な役割を果たしていることが推察されている[3]。GM-CSFは表皮細胞や,線維芽細胞,内皮細胞,リンパ球などから分泌されるが,血球以外の間葉系細胞の増殖促進作用もある。表皮基底層でのGM-CSF過剰発現マウスでは創傷治癒早期で上皮化や肉芽形成,血管新生が促進される[4]。また,ヒトレコンビナントGM-CSF局所投与での難治性潰瘍の治癒促進効果が報告されている[5]。EPOに関しても血球以外の細胞にもEPOレセプターが見出され,また,レコンビナントEPO投与での創傷治癒促進効果が期待されている[6]。

2. Class II サイトカイン

IL-10 は Th2 細胞から分泌され Th1 細胞の IFN-γ などの産生を抑制することが知られているが，創傷局所では表皮細胞や炎症細胞から分泌され，炎症細胞浸潤の抑制やケモカイン産生抑制に働いている[7]。また，線維芽細胞にも抑制的に働くことから，創傷治癒に対しては阻害的に働くことが推察される[8]。また，IFN-γ は IL-10 とは逆に Th1 細胞から分泌され Th2 細胞の機能抑制に働くサイトカインであるが，線維芽細胞に抑制的に作用するなど創傷治癒には抑制的に働く。そのため，ケロイド再発予防に IFN-γ 局所注射が試みられたこともある。逆に IFN-γ ノックアウトマウスでは創治癒促進が確認されている。代表的な線維化促進因子である TGF-β_1 とはシグナル伝達系でも拮抗しており，両者にクロストークがあることが推察されている[9]。

3. 増殖因子

1）EGF ファミリー

EGF はマウス顎下腺に多く含まれ，マウス新生児に投与すると眼瞼開裂や歯牙萌出が早まることから見出された，分子量約 6,000 の増殖因子である。生体では唾液腺や消化管などの多くの組織に分布が認められており，唾液や乳汁とともに分泌されている[10]。EGF のレセプター EGFR は代表的なチロジンキナーゼレセプターである erbB ファミリーの一員である。EGFR は正常組織にも存在するが，腫瘍において過剰発現しており，現在では抗体を含めた各種 EGFR 拮抗剤による抗腫瘍効果という観点で注目されている。EGF は in vitro において線維芽細胞，表皮細胞，血管平滑筋細胞，そのほか各種上皮細胞の増殖を促進する。In vivo では動物が創を舐めることで唾液中の EGF により治癒が促進される可能性がある[11]ほか，腸管粘膜の治癒促進への関与が推察されている[12]。

EGF ファミリーには EGF 以外に TGF-α や AR，HB-EGF が知られている。これらは表皮細胞に発現し，表皮細胞の増殖作用を有しており，同じく表皮細胞に存在しながら表皮細胞の増殖抑制作用のある TGF-βs と拮抗することで表皮細胞の恒常性に関与していることが推察される[13]。

2）FGF

FGF はもともと脳組織から生成された成長因子で線維芽細胞の増殖を促進することから命名された。FGF にはアミノ酸配列の類似性から多くの isoform が見出され，それらは FGF ファミリーとして 20 種以上に上る。FGF は TGF-β 同様，腫瘍形成，固体発生，血管新生などさまざまな現象に関与している[14]。これらが結合するレセプターには FGFR-1 から FGFR-4 までの 4 種がある。レセプターには変異体が存在し，これらの組み合わせで多数の FGFs と特異的に結合することが可能となり，複雑な生理作用を司っていると考えられ，正常皮膚や創傷部位でも異なる発現を呈している[15]。FGF ファミリーの中で当初から最も研究されているのが aFGF（FGF-1）と bFGF（FGF-2）であり，本稿では特に bFGF について述べ，上皮細胞に特異的に作用する KGF（FGF-7）については別記する。bFGF は表皮細胞，血管内皮細胞，線維芽細胞，マクロファージなど，創傷治癒に関連する幅広い細胞に発現が認められている。そしてまた，bFGF の細胞増殖作用は線維芽細胞，血管内皮細胞，表皮細胞と多岐にわたる。中でも血管内皮細胞の増殖作用から bFGF は当初，血管新生因子の中心的な役割を果たしていると考えられていたが，VEGF がより血管新生に特異的に作用することが知られてからは，bFGF には血管新生以外にも別の役割があると考えられている。bFGF の幅広い細胞増殖作用から創傷治癒との関連性も検討され，bFGF ノックアウトマウスでは創傷治癒遅延が観察されている[16]。また，bFGF 抗体でも創傷治癒過程早期における創部の DNA，蛋白質，コラーゲン量が減少することが示されている[17]。創に投与された bFGF による創傷治癒促進効果も認められており[18]ヒトレコンビナント型 bFGF（トラフェルミン，フィブラストスプレー®）は，本邦では世界に先駆けて褥瘡などの皮膚潰瘍の治癒促進目的に臨床で用いられているのは衆知の事実である。また，骨折の治癒促進作用も検討されている[19]。bFGF は不安定で，投与された bFGF は速やかに変性あるいは吸着されて生物活性が失われる可能性があるので，その安定的な投与方法も検討が行われている[20]。

3）KGF

KGF は FGF-7 として FGF ファミリーに属する

が，FGF-2などと異なり線維芽細胞や血管内皮細胞への作用はほとんどなく，主たる作用は表皮細胞を含めた上皮細胞の増殖促進である。おもに間葉系細胞で産生されパラクリン形式で上皮系細胞に作用する[21]。創傷治癒においては，受傷直後から創縁表皮直下の真皮に強い発現が認められ，そのレセプターは対応する表皮に発現していることから表皮細胞の増殖が真皮線維芽細胞などの間葉系細胞に強く依存していることが考えられる[22]。実際，KGFを投与された創やあるいはKGFを過剰発現させたマウスでの実験において速やかな上皮化が認められている[23][24]。反面，KGFノックアウトマウスでは発毛障害が認められるものの，創の上皮化には問題がないことも知られており[25]発毛よりは個体にとってはより重要な現象である上皮化にはKGF経路以外の代替が備わっているものと考えられる。たとえば，四肢や肺の発生に関与すると考えられているFGF-10はKGFと同様な作用を有することからKGF-2とも呼ばれており，やはり切開創への治癒促進効果が報告されている[26]。KGFノックアウトマウスではこのような増殖因子がKGFのバックアップをしているのかもしれない。

4）HGF/SF

HGFは，ラットにおいて広範切除された肝臓が短期間に再生する現象を司る肝再生因子として同定が進められた。当初は肝切除ラットの血清からの分離が試みられ，その後，血小板に大量に含まれることが判明し，精製が行われた。一方，線維芽細胞から分泌され上皮系細胞の分散と運動を促進する作用があることから，固体発生や腫瘍増殖における上皮系細胞の遊走に関与すると考えられていたSFがHGFと同一であることが判明した[27]。HGFには線維芽細胞の増殖作用はないが，表皮細胞を含めた上皮系細胞の増殖・遊走を促進する。また，血管新生にも促進的に作用するが，VEGFが血管内皮細胞の増殖を促進するものの平滑筋への作用がなく，FGFが内皮，平滑筋ともに増殖・遊走を刺激するのに対して，HGFは平滑筋細胞と内皮細胞には増殖作用があり，平滑筋細胞への遊走能はなくVEGFとFGFの中間的な役割をする。その血管新生作用から閉塞性動脈疾患への臨床応用が期待されている[28]。表皮細胞増殖と血管新生促進作用から創傷治癒促進作用が認められているばかりか瘢痕形成の抑制も示唆されている[29][30]。HGFは個体発生にも重要で，このノックアウトマウスは胎盤形成障害のため胎生期に死亡する。

5）PDGF

創傷治癒の最も早期の反応に血液凝固が挙げられるが，PDGFはその名の示すとおり血小板から抽出された因子で，血小板の脱顆粒によりα顆粒から局所に放出される。A鎖とB鎖の2種類のサブユニットからなる分子量が約30,000のポリペプチドで，サブユニットの組み合わせでPDGF-AA，PDGF-AB，PDGF-BBの3種類があるが，ヒト血小板では大部分がPDGF-AA型とされる[31]。PDGFは血清中のmitogen活性の主要なもので線維芽細胞，平滑筋細胞の遊走・増殖を促進するが血管内皮細胞にはそのような作用を示さない。創局所で放出されたPDGFの刺激で白血球が遊走し，これらから二次的に他のサイトカイン（PDGF，TGF-β，bFGF，TNF-αなど）が産生され，創傷治癒反応が進行すると考えられる[32]。線維芽細胞に対してはコラーゲン合成，コラゲナーゼ合成をともに促進することでECMの合成とリモデリングを促進すると思われる。また，線維芽細胞によるコラーゲンゲル収縮を増強することから創収縮との関連性も指摘されている。また，血管新生における壁細胞の動員にPDGFが関与している。ヒトレコンビナントのPDGF-BBはアメリカFDAで認可され糖尿病潰瘍などに使用されている[33]。

6）血管形成関連因子[34][35]

胎児期において未熟な血管叢が形成される過程を脈管形成（vasculogenesis）と呼び，胎児の成長とともに血管が伸長・分岐していく過程を血管新生（angiogenesis）と呼ぶが，血管新生は成体においても性周期における黄体形成や腫瘍の増大のほか，創傷治癒過程においても重要な要素である。血管新生ではVEGFとVEGFR，Ang-1およびAng-2とTie-2レセプター，そして，エフリンとEphが重要とされている。その他にも血管新生促進因子としてFGF，EGF，TGF-α，TGF-β，PD-ECGF，PDGFなどが，逆に抑制因子としてプラスミノーゲンの一部分であるアンジオスタチンやコラーゲンXVIIIの一部分であるエンドスタチン，IL-10などが知られている。

VEGF

VEGFは下垂体濾胞細胞の培養上清から単離さ

れた血管内皮細胞増殖として発見されたが，実は，腫瘍細胞由来の血管透過性亢進因子（vascular permeability factor, VPF）として知られていた因子と同一物質であった。ヒトではVEGF遺伝子は6p21.3に局在し，そこからの転写過程などで修飾を受けいくつかのisoformが生じるが，アミノ酸残基が165個のもの（VEGF 165）が最も多くかつ活性も強い。最終的にはVEGF 165が2つ結合した分子量約45 kDaのhomodimerとして生理的作用を発現する。その特異的チロシンキナーゼレセプターとしてFlt-1，およびFlk-1がある。生理活性は多岐にわたるが，名前の由来からもわかるように主たる作用は血管透過性亢進と血管内皮細胞増殖である。生理的には肺，腎臓，副腎，心臓などに局在する[36]。また，血管平滑筋細胞や黄体細胞，副腎皮質細胞からも産生される[37]。皮膚創傷部位では受傷直後から表皮細胞での持続的な発現が認められているほか[38]，低酸素刺激によって線維芽細胞からも分泌される[39]。VEGFが血管新生に重要であることは，そのノックアウトマウスが脈管形成阻害などのために胎児死亡することからも推察される[40]。VEGFファミリーにはVEGF以外にVEGF-B，VEGF-C，VEGF-Dが知られ，VEGF-Bは血管新生に関与するが，VEGF-CとVEGF-Dはリンパ管形成との関連性で注目されている[41]。

AngとTieレセプター

新生血管の安定化には内皮細胞による管腔を外から支持する構造が必要である。これに関与するのがAngとそのレセプターであるTieと考えられている。

Angは血管形成や造血に関与する分子であるTie-2レセプターのリガンドとして同定されたポリペプチドである[42]。同様にして，Ang-2も同定された[43]。Ang-1は内皮細胞周囲の壁細胞に発現されると内皮細胞膜上のTie-2レセプターと結合しレセプターを活性化することで，両細胞の接着が起こり内皮細胞の裏打ちを形成し，血管の透過性抑制と壁の安定化に働く。他方，Ang-2はAng-1と同じTie-2レセプターに結合するが，レセプターを活性化しないためAng-1の拮抗作用を有する。低酸素刺激などで内皮細胞からAng-2が分泌されるとAng-1とTie-2レセプターとの結合を阻害するため，内皮と壁細胞との結合が解離し，内皮細胞が発芽を始めると考えられている。Ang-2のこの作用のためにはVEGFの存在が必要であり，VEGF非存在下では内皮細胞のアポトーシスが誘導され，結果的に血管退縮に至るとされる。

エフリンとEphレセプター

この組み合わせは血管の動脈・静脈形成に関与すると考えられている。エフリン，Ephレセプターともに数種類のisoformが同定されているが，このうち，エフリンB2とEphB4の組み合わせが動静脈分化に重要とされている[44]。エフリンB2を発現した内皮細胞が動脈内皮細胞になり，EphB4を発現したものが静脈内皮細胞になるという。

4．TGF-βファミリー

TGF-βファミリーも増殖因子に含まれるが，通常の増殖因子レセプターがチロジナーゼ活性を有するのに対して，TGF-βスーパーファミリーのレセプターは細胞内ドメインにセリンスレオニンキナーゼ活性を持つ。レセプター結合以降の細胞内シグナル伝達にはおもにSmadが関与している。TGF-βはもともと非腫瘍細胞の形質転換因子として発見されたが，細胞増殖のみでなく，個体発生，免疫，炎症などさまざまな現象に関与している[45]。TGF-βにはTGF-$β_1$，TGF-$β_2$，TGF-$β_3$および両生類に発現するTGF-$β_5$のisoformが知られている。TGF-$β_1$は血小板などの血液細胞に多く，TGF-$β_2$は骨組織に多い。また，TGF-βにはスーパーファミリーとしてBMPやactivinなど多数のものが知られている。創傷治癒にはTGF-$β_1$が最も関与していると考えられる。TGF-$β_1$はlatency-associated peptide（LAP）と結合した不活性型の状態で血小板α顆粒に存在する。損傷部位で血小板からの脱顆粒で放出された不活型TGF-$β_1$はthrombospondinなどの作用でLAPがはずれ活性型のTGF-$β_1$となる。活性化したTGF-$β_1$は上皮細胞や血球細胞には増殖抑制作用を有する一方，線維芽細胞に対しては増殖促進的に作用する。創傷治癒におけるTGF-$β_1$の重要な作用はコラーゲン，フィブロネクチンなどのECM形成促進作用である[46]。また，ECM分解酵素の合成を抑制する一方，ECM分解酵素のインヒビター活性を亢進させることで，総体的にECMの増加をもたらす。TGF-$β_1$は肥厚性瘢痕やケロイドなどの過剰な線維化に関与していると考えられる[47]。

そのため，TGF-β_1の作用を拮抗することで瘢痕化抑制が期待される[48)49)]。

TGF-β_1のノックアウトマウスでは創傷治癒過程の早期経過は正常であることが知られている。しかし，このマウスは早晩全身の強い炎症反応を伴うため以後の治癒経過の判定ができなかった。そこでTGF-β_1とともに免疫反応を抑制したノックアウトマウスにおいて創傷治癒過程を検討した結果では治癒の遅延が認められている[50)]。この原因として，TGF-β_1が欠落した場合にはTGF-β_1の機能を炎症細胞が補っているのか，あるいは遅れて発現するTGF-β_2などのisoformがTGF-β_1の代替をすることが考えられている。TGF-βのシグナル伝達系であるSmadの中でもSmad 3が主要な因子とされるが，TGF-β_1投与で創傷治癒が促進されるので本来ならばSmad 3のノックアウトマウスではTGF-β_1の刺激が伝達されないため治癒が遅延することが予想される。しかし，実際には上皮化促進により治癒が促進された[51)]。一方，Smad 3を真皮線維芽細胞で過剰発現させた実験系ではやはり創傷治癒促進効果が認められていることから，皮膚創傷治癒におけるTGF-β系の複雑な関与が推察される[52)]。

5. TNF-α ファミリー

TNF-αは腫瘍細胞症外因子として同定されたもので，おもにマクロファージに発現する。

リンパ球に発現する同様な因子はTNF-βと呼ばれる。TNF-αは炎症性サイトカインの中でも主要なものであり，その作用は多岐にわたる。皮膚においても尋常性乾癬のほか，炎症性あるいはアレルギー性皮膚疾患との関連が認められている。慢性関節リウマチや尋常性乾癬に対しては抗TNF-α抗体や可溶性TNF-αレセプターを用いた抗TNF-α療法が試みられている。創傷治癒との関連では炎症や血管新生との関連性が指摘されている。

血管新生作用にはTNF-αが内皮細胞のAng 2の発現を誘導し，血管新生を開始する可能性が示唆されている[53)]。TNF-αを抑制すると創抗張力の低下が認められる[54)]ほか，TNF-α添加により肥厚性瘢痕由来の培養線維芽細胞のコラーゲン合成が抑制されたり[55)]，肥厚性瘢痕では局所炎症細胞におけるTNF-αの発現が低下していることが認められており[56)]，TNF-αは創傷治癒における正常な線維形成に関与しているのかもしれない。創局所では遊走してきた白血球や表皮での発現が認められており上皮化との関連性も示唆されている[57)58)]。また，TNF-αの細胞内刺激伝達には転写因子であるNF-κBを介することが知られているが，ECMのリモデリングにはMMPが関与するが，その際にもTNF-αがNF-κBを介することが報告されている[59)]。TNF-αはまた，アポトーシスを誘導できる代表的なサイトカインであるが，同じファミリーのFASリガンドとそのレセプターであるFasは創傷局所の炎症細胞に発現しており，線維形成期における炎症細胞のアポトーシスに関連性が指摘されている[60)]。

6. ケモカイン

ケモカインは白血球の遊走・活性化を促進するサイトカインの一群で，CXCケモカイン，CCケモカイン，Cケモカイン，およびCX 3 Cケモカインに分類されている。それぞれのレセプターとももども数十種類のものが同定されている。ケモカインの性格上，レセプター発現は白血球であるが，ケモカイン産生細胞は白血球以外にも血小板や線維芽細胞，ケラチノサイトなどが知られている。創傷治癒過程では炎症反応に呼応した発現が認められており，たとえば，CCケモカインの一種であるCCL 2（MCP-1）はマクロファージや線維芽細胞，血管内皮細胞やケラチノサイトなどから分泌されるが，熱傷創において炎症状態が持続する間，表皮や真皮にCCL 2の強い発現が認められている[61)]。マウスにおいて同様なケモカインであるCCL 3（別名MIP-1α）の減少は単球・マクロファージ遊走抑制により創傷治癒を抑制することが知られている[62)]ことから正常な創傷治癒にはケモカインの関与が考えられる。また，創傷治癒過程における線維芽細胞が血球由来のECM産生細胞としてのfibrocyteである可能性が指摘されているが[63)]，このfibrocyteの遊走にもケモカインが関与している可能性がある[64)]。反面，過剰に発現したIP-10などある種のケモカインにより強い炎症が持続すると治癒遅延や[65)]過剰な線維化を来たす可能性もある[66)67)]。

D Matrikine

　細胞とECMとの接着はインテグリンを介して行われることが知られている。この接着もまた細胞にとっては周囲の情報を細胞内に伝達する経路として重要である。

　一方，ECMが別の経路で細胞に情報を伝達することが判明してきた。これらはインテグリンとは異なる細胞表面のレセプターと結合することで情報伝達を行っているので，そういうECMに対してmatrikineという呼称が提唱されている[68]。Matrikineはレセプター本来のリガンドよりははるかに低い親和性で結合することにより増殖因子とは異なった特異的な作用を有するとされる。これらは通常はECM内の構造内に隠れており生理的活性も現さないが，分子が分解される際などに露呈し，細胞表面のレセプターと結合して生理作用を発現すると考えられている。ECMのうち，このような作用がわかっているものとしてテネイシン-C，ラミニン，デコリン，コラーゲンなどがある。前2者はその構造にEGF-like repeatを有しており，それを介して細胞表面のEGFRと結合する。デコリンにはEGF-like repeatはないが，leucin rich repeatを介してEGFRに結合する。また，コラーゲンはDDRと結合する。Discoidinは細胞性粘菌Dictyostelium discoideumから分離された蛋白で，DDRはそれと類似の構造を有する部分を有するチロジンキナーゼレセプターである。DDRにはDDR-1とDDR-2があり，前者がⅠ～Ⅵ型およびⅧ型コラーゲンで活性化されるのに対して，DDR-2は線維性コラーゲンでのみ活性化される。

　Matrikineの生理的作用は明らかになっていないが，可溶性で拡散性の増殖因子と異なりECMの中に固定されたmatrikineは細胞に弱いながら恒常的な刺激を伝えていることが考えられ，デコリンによる線維芽細胞の静止期での保持への関与もこのような制御かもしれないという。さらに，上皮化部位で発現されるテネイシンやラミニンはEGF-like repeatを介して表皮細胞の遊走に関与し，また，創内でのコラーゲンの状態を，DDRを介して認知した細胞がECMの調節を行っているなどの可能性が考えられている。

E 創傷治癒過程における主要なサイトカインの働き

　上記のように創傷治癒に関連性があるサイトカインは多数あり，その作用も重複しているため実際の創傷でどのサイトカインがどのような作用を果たしているかは不明な点が多い。サイトカインのノックアウトマウスの実験でも創傷治癒のある過程を抑制することはできても完全に阻止できないことからもわかるように，生体は幾重ものバックアップ体制をとって治癒を営んでいるものと思われる。

1．出血・凝固・炎症期

　出血とそれに引き続く止血・凝固の際，血小板の脱顆粒と同時にPDGF，TGF-β，VEGFなどのサイトカインが放出される。局所で活性型となったTGF-βは好中球や単球の創への遊走を促進する。また，表皮からのMIP-1αなどのケモカインも同様な作用をする。

　サイトカインによってVCAM-1，ICAM-1などの接着因子が内皮細胞の細胞膜上に増加する。これに応じて流血中の白血球の表面にある接着因子のリガンドとなる物質（integrin, selectin, IgG superfamilyなど）との結合を介して血管外へ遊走する。VEGFは内皮細胞間の間隙を広げることで血漿の血管外漏出を引き起こし，これによってフィブリンなどが細胞間隙に沈着することで，その後に内皮細胞や炎症細胞が創周辺に遊走する足場構造を形成する。この一時的な足場の中を白血球は遊走しながら，蛋白分解酵素を放出し，残渣や微生物，変性したECMなどを貪食する。好中球に引き続いて単球が浸潤してくる。白血球や線維芽細胞からのTGF-βはオートクリン作用によって，自身からTNF-αやIL-1β，PDGFなどが分泌される。この状態は一種のcytokine cascadeを形成し，炎症反応を持続させて白血球の遊走や活性化を継続させる。肥満細胞もMIP-1αやTGF-βなどの刺激でヒスタミンのほか，TGF-βやIL-4などのサイトカインを放出して炎症反応に関与する。

2．上皮化

　受傷後数時間以内に表皮細胞は分裂を開始すると

ともに，創に向かって遊走を始める。これには HGF，TGF-β_1 などのサイトカインや隣接細胞との接触の解除（loss of contact）などの複数の要因があると思われる。創面に遊走する表皮細胞の後方で，TNF-α，EGF，KGF などのサイトカインによって分裂が促進される。これらのサイトカインは表皮細胞からオートクリン的に分泌されるばかりでなく，パラクリンとして線維芽細胞やマクロファージからも分泌される。上皮化完了により表皮細胞が隣接細胞と接すると，分裂や遊走が停止し，表皮の分化が始まる。

3．肉芽組織・血管新生と ECM 形成

肉芽組織はおもに炎症細胞，線維芽細胞と新たな ECM，新生血管からなる。炎症細胞浸潤は上記のサイトカインが引き続き関与している。血管新生は低酸素や NO などの刺激を介して VEGF や bFGF，EGF によって促進される。そのほか，MCP-1 や MIP-1α などのケモカインも新生を促進する。このうち，血管新生に最も関与が高い VEGF は，表皮細胞や線維芽細胞など創局所に存在して血管のバックアップを必要とする細胞から分泌され，これが血管内皮細胞に作用して血管新生に働くものと推察される。また，VEGF により内皮細胞自身が遊走・分裂を開始する。VEGF と Ang-1，Ang-2，Tie-2 レセプターの働きで血管新生が進み，エフリンと Eph レセプターの働きで動脈・静脈が形成されていく（血管形成関連因子の項を参照）。血管新生とともに，線維芽細胞は MMPs を用いて一時的基質を融解しながら，TGF-β_1 などのサイトカインの刺激で新たな ECM 合成を行う。ECM 合成は受傷後数日内で始まり，数週から数カ月続く。コラーゲン架橋が進み膠原線維が成熟するにつれ，肉芽組織は瘢痕に変化していく。TGF-β_1 はその間，線維芽細胞の動員と ECM 合成促進を行って線維化に関わっている。TGF-β_1 は ECM 合成を促進する一方でその分解を抑制することで，ECM の増加を進める。TGF-β の作用には CTGF が関与する。他の TGF-β スーパーファミリーや EGF，FGF も ECM 形成に関与すると考えられる。

4．改変期

改変期では炎症の消退に加え，血管の減少と ECM の成熟化が起こる。IL-4 や IL-10 などによって炎症細胞浸潤や炎症性サイトカイン産生抑制が起き，炎症が消退する。血管数減少には血管新生の阻害因子である，TSP-1，IFN-γ，IL-4，IL-10，IL-12，TIMPs，およびアンジオスタチンやエンドスタチンなどの関与が考えられる。改変期においては炎症細胞や線維芽細胞の減少と，膠原線維の成熟化と分解が起こり，この時期もやはりサイトカインにより仲介されている。細胞数の減少には TNF-α や Fas リガンドによるアポトーシス誘導の可能性がある。線維性コラーゲンやその他余分な ECM 蛋白の分解は PDGF や IFN-γ などのサイトカインネットワークのコントロール下でおもに線維芽細胞のプロテアーゼや MMPs によって行われる。MMPs は ECM 構成要素を分解するばかりでなく matrikine のような活性フラグメント作成にも関与する。TIMPs は天然の MMPs 拮抗系として存在し，サイトカインなどによる制御下で細胞が両者を使い分けて局所の蛋白分解活性の精緻な調節を行う。

F サイトカインの臨床応用[69]

創傷治癒にサイトカインが関与していることは明らかであり，これを臨床応用する試みも進んでいる。通常の創は問題なく治癒するが，難治化する場合には局所でのサイトカイン産生不足や，マトリックスや他の蛋白に結合することによるサイトカインの死柩化のほか，細菌感染などによる局所での蛋白分解活性の亢進による不活化などが考えられる。このような場合に外部からのサイトカインの投与が好結果を生むことが期待される。投与されたサイトカインは炎症細胞や線維芽細胞などの遊走促進や，局所での細胞増殖促進により治癒を早めると考えられる。

レコンビナント技術が確立する前は，治療に用いるだけの十分なサイトカインの確保は困難であった。その頃でも血小板は TGF-β，PDGF など豊富なサイトカインを有しているため，発見当初から血小板成分が利用されており，現在でもさまざまな分野で自家血から採取した血小板成分による治療効果が報告されている[70]。現在ではレコンビナント技術によるサイトカインの大量生産が可能となり，これらを用いた治療が試みられている。すでに臨床使用されているものとしては造血剤としての EPO や G-

CSF が有名であるが，創傷治癒促進目的では米国での PDGF-BB 製剤である becaplermin が糖尿病性難治性潰瘍に用いられており，現在，他の疾患での適応も試みられている。本邦ではヒトレコンビナント型 bFGF 製剤（トラフェルミン）が各種皮膚潰瘍に適応となり，褥瘡などでの使用が広がっている。他にも治療効果の検討が行われているものとしてEGF，HGF，VEGF，EPO，GM-CSF（molgramostim），rIGF-I，TGF-β_1，TGF-β_2，TGF-β_3，BMP-2，KGF，KGF-2 など多くのものがある。

（石倉直敬，川上重彦）

文 献

1) Abdullah A, McCauley RL, Herndon DN : Stimulation of human dermal fibroblasts with interleukin 2. J Burn Care Rehabil 12 : 23-25, 1991
2) Salmon-Ehr V, Ramont L, Godeau G, et al : Implication of interleukin-4 in wound healing. Lab Invest 80 : 1337-1343, 2000
3) Lin ZQ, Kondo T, Ishida Y, et al : Essential involvement of IL-6 in the skin wound-healing process as evidenced by delayed wound healing in IL-6-deficient mice. J Leukoc Biol 73 : 713-721, 2003
4) Mann A, Breuhahn K, Schirmacher P, et al : Keratinocyte-derived granulocyte-macrophage colony stimulating factor accelerates wound healing ; Stimulation of keratinocyte proliferation, granulation tissue formation, and vascularization. J Invest Dermatol 117 : 1382-1390, 2001
5) Jaschke E, Zabernigg A, Gattringer C : Recombinant human granulocyte-macrophage colony-stimulating factor applied locally in low doses enhances healing and prevents recurrence of chronic venous ulcers. Int J Dermatol 38 : 380-386, 1999
6) Buemi M, Galeano M, Sturiale A, et al : Recombinant human erythropoietin stimulates angiogenesis and healing of ischemic skin wounds. Shock 22 : 169-173, 2004
7) Sato Y, Ohshima T, Kondo T : Regulatory role of endogenous interleukin-10 in cutaneous inflammatory response of murine wound healing. Biochem Biophys Res Commun 265 : 194-199, 1999
8) Moroguchi A, Ishimura K, Okano K, et al : Interleukin-10 suppresses proliferation and remodeling of extracellular matrix of cultured human skin fibroblasts. Eur Surg Res 36 : 39-44, 2004
9) Ishida Y, Kondo T, Takayasu T, et al : The essential involvement of cross-talk between IFN-gamma and TGF-beta in the skin wound-healing process. J Immunol 172 : 1848-1855, 2004
10) Kasselberg AG, Orth DN, Gray ME, et al : Immunocytochemical localization of human epidermal growth factor/urogastrone in several human tissues. J Histochem Cytochem 33 : 315-322, 1985
11) Jahovic N, Guzel E, Arbak S, et al : The healing-promoting effect of saliva on skin burn is mediated by epidermal growth factor (EGF) : Role of the neutrophils. Burns 30 : 531-538, 2004
12) Playford RJ, Wright NA : Why is epidermal growth factor present in the gut lumen? Gut 38 : 303-305, 1996
13) Hashimoto K : Regulation of keratinocyte function by growth factors. J Dermatol Sci 24 Suppl 1 : S 46-S 50, 2000
14) Steiling H, Werner S : Fibroblast growth factors ; Key players in epithelial morphogenesis, repair and cytoprotection. Curr Opin Biotechnol 14 : 533-537, 2003
15) Takenaka H, Yasuno H, Kishimoto S : Immunolocalization of fibroblast growth factor receptors in normal and wounded human skin. Arch Dermatol Res 294 : 331-338, 2002
16) Ortega S, Ittmann M, Tsang SH, et al : Neuronal defects and delayed wound healing in mice lacking fibroblast growth factor 2. Proc Natl Acad Sci USA 95 : 5672-5677, 1998
17) Broadley KN, Aquino AM, Woodward SC, et al : Monospecific antibodies implicate basic fibroblast growth factor in normal wound repair. Lab Invest 61 : 571-575, 1989
18) McGee GS, Davidson JM, Buckley A, et al : Recombinant basic fibroblast growth factor accelerates wound healing. J Surg Res 45 : 145-153, 1988
19) Nakamura T, Hara Y, Tagawa M, et al : Recombinant human basic fibroblast growth factor accelerates fracture healing by enhancing callus remodeling in experimental dog tibial fracture. J Bone Miner Res 13 : 942-949, 1998
20) Obara K, Ishihara M, Ishizuka T, et al : Photocrosslinkable chitosan hydrogel containing fibroblast growth factor-2 stimulates wound healing in healing-impaired db/db mice. Biomaterials 24 : 3437-3444, 2003
21) Finch PW, Rubin JS, Miki T, et al : Human KGF is FGF-related with properties of a paracrine effector of epithelial cell growth. Science 245 : 752-755, 1989
22) Werner S, Peters KG, Longaker MT, et al : Large induction of keratinocyte growth factor expression in the dermis during wound healing. Proc Natl Acad Sci USA 89 : 6896-6900, 1992
23) Pierce GF, Yanagihara D, Klopchin K, et al : Stimulation of all epithelial elements during skin regeneration by keratinocyte growth factor. J Exp Med 179 : 831-840, 1994
24) Kopp J, Wang GY, Kulmburg P, et al : Accelerated

wound healing by in vivo application of keratinocytes overexpressing KGF. Mol Ther 10：86-96, 2004
25) Guo L, Degenstein L, Fuchs E：Keratinocyte growth factor is required for hair development but not for wound healing. Genes Dev 10：165-175, 1996
26) Jimenez PA, Rampy MA：Keratinocyte growth factor-2 accelerates wound healing in incisional wounds. J Surg Res 81：238-242, 1999
27) Weidner KM, Arakaki N, Hartmann G, et al：Evidence for the identity of human scatter factor and human hepatocyte growth factor. Proc Natl Acad Sci USA 88：7001-7005, 1991
28) Morishita R, Aoki M, Hashiya N, et al：Safety evaluation of clinical gene therapy using hepatocyte growth factor to treat peripheral arterial disease. Hypertension 44：203-209, 2004
29) Bevan D, Gherardi E, Fan TP, et al：Diverse and potent activities of HGF/SF in skin wound repair. J Pathol 203：831-838, 2004
30) Ha X, Li Y, Lao M, et al：Effect of human hepatocyte growth factor on promoting wound healing and preventing scar formation by adenovirus-mediated gene transfer. Chin Med J 116：1029-1033, 2003
31) Soma Y, Dvonch V, Grotendorst GR：Platelet-derived growth factor AA homodimer is the predominant isoform in human platelets and acute human wound fluid. FASEB J 6：2996-3001, 1992
32) Pierce GF, Mustoe TA, Lingelbach J, et al：Platelet-derived growth factor and transforming growth factor-beta enhance tissue repair activities by unique mechanisms. J Cell Biol 109：429-440, 1989
33) Ladin D：Becaplermin gel (PDGF-BB) as topical wound therapy；Plastic Surgery Educational Foundation DATA Committee. Plast Reconstr Surg 105：1230-1231, 2001
34) 伊藤康裕, 尾池雄一, 須田年男ほか：血管新生の分子機構. 眼科 45：221-229, 2003
35) 高倉伸幸：血管形成；VEGF, アンギオポエチン, エフリン. よくわかる実験医学シリーズ 基礎から最新トピックスまでのサイトカインがわかる, 宮島 篤編, pp 90-94, 羊土社, 東京, 2002
36) Berse B, Brown LF, Van de Water L, et al：Vascular permeability factor (vascular endothelial growth factor) gene is expressed differentially in normal tissues, macrophages, and tumors. Mol Biol Cell 3：211-220, 1992
37) Neufeld G, Tessler S, Gitay-Goren H, et al：Vascular endothelial growth factor and its receptors. Prog Growth Factor Res 5：89-97, 1994
38) Brown LF, Yeo KT, Berse B, et al：Expression of vascular permeability factor (vascular endothelial growth factor) by epidermal keratinocytes during wound healing. J Exp Med 176：1375-1379, 1992
39) Steinbrech DS, Mehrara BJ, Chau D, et al：Hypoxia upregulates VEGF production in keloid fibroblasts. Ann Plast Surg 42：514-519, 1999
40) Ferrara N, Carver-Moore K, Chen H, et al：Heterozygous embryonic lethality induced by targeted inactivation of the VEGF gene. Nature 380：439-442, 1996
41) Takahashi M, Yoshimoto T, Kubo H：Molecular mechanisms of lymphangiogenesis. Int J Hematol 80：29-34, 2004
42) Davis S, Aldrich TH, Jones PF, et al：Isolation of angiopoietin-1, a ligand for the TIE 2 receptor, by secretion-trap expression cloning. Cell 87：1161-1169, 1996
43) Maisonpierre PC, Suri C, Jones PF, et al：Angiopoietin-2, a natural antagonist for Tie 2 that disrupts in vivo angiogenesis. Science 277：55-60, 1997
44) Wang HU, Chen ZF, Anderson DJ：Molecular distinction and angiogenic interaction between embryonic arteries and veins revealed by ephrin-B 2 and its receptor Eph-B 4. Cell 93：741-753, 1998
45) Sporn MB, Roberts AB：Transforming growth factor-beta；Multiple actions and potential clinical applications. JAMA 262：938-941, 1989
46) Ogawa Y, Sawamura SJ, Ksander GA, et al：Transforming growth factors-beta 1 and beta 2 induce synthesis and accumulation of hyaluronate and chondroitin sulfate in vivo. Growth Factors 3：53-62, 1990
47) Border WA, Noble NA：Transforming growth factor beta in tissue fibrosis. N Engl J Med 331：1286-1292, 1994
48) Shah M, Foreman DM, Ferguson MW：Neutralising antibody to TGF-beta 1, 2 reduces cutaneous scarring in adult rodents. J Cell Sci 107：1137-1157, 1994
49) Huang JS, Wang YH, Ling TY, et al：Synthetic TGF-beta antagonist accelerates wound healing and reduces scarring. FASEB J 16：1269-1270, 2002
50) Crowe MJ, Doetschman T, Greenhalgh DG：Delayed wound healing in immunodeficient TGF-beta 1 knockout mice. J Invest Dermatol 115：3-11, 2000
51) Ashcroft GS, Yang X, Glick AB, et al：Mice lacking Smad 3 show accelerated wound healing and an impaired local inflammatory response. Nat Cell Biol 1：260-266, 1999
52) Sumiyoshi K, Nakao A, Setoguchi Y, et al：Exogenous Smad 3 accelerates wound healing in a rabbit dermal ulcer model. J Invest Dermatol 123：229-236, 2004

53) Kim I, Kim JH, Ryu YS, et al : Tumor necrosis factor-alpha upregulates angiopoietin-2 in human umbilical vein endothelial cells. Biochem Biophys Res Commun 269 : 361-365, 2000
54) Lee RH, Efron DT, Tantry U, et al : Inhibition of tumor necrosis factor-alpha attenuates wound breaking strength in rats. Wound Repair Regen 8 : 547-553, 2000
55) Kitzis V, Engrav LH, Quinn LS : Transient exposure to tumor necrosis factor-alpha inhibits collagen accumulation by cultured hypertrophic scar fibroblasts. J Surg Res 87 : 134-141, 1999
56) Castagnoli C, Stella M, Berthod C, et al : TNF production and hypertrophic scarring. Cell Immunol 147 : 51-63, 1993
57) Banno T, Gazel A, Blumenberg M : Effects of tumor necrosis factor-alpha (TNF alpha) in epidermal keratinocytes revealed using global transcriptional profiling. J Biol Chem 279 : 32633-32642, 2004
58) Hubner G, Brauchle M, Smola H, et al : Differential regulation of pro-inflammatory cytokines during wound healing in normal and glucocorticoid-treated mice. Cytokine 8 : 548-556, 1996
59) Han YP, Tuan TL, Wu H, et al : TNF-alpha stimulates activation of pro-MMP 2 in human skin through NF-(kappa) B mediated induction of MT 1-MMP. Cell Sci 114 : 131-139, 2001
60) Guan DW, Ohshima T, Kondo T : Immunohistochemical study on Fas and Fas ligand in skin wound healing. Histochem J 32 : 85-91, 2000
61) Gibran NS, Ferguson M, Heimbach DM, et al : Monocyte chemoattractant protein-1 mRNA expression in the human burn wound. J Surg Res 70 : 1-6, 1997
62) DiPietro LA, Burdick M, Low QE, et al : MIP-1 alpha as a critical macrophage chemoattractant in murine wound repair. J Clin Invest 101 : 1693-1698, 1998
63) Quan TE, Cowper S, Wu SP, et al : Circulating fibrocytes ; Collagen-secreting cells of the peripheral blood. Int J Biochem Cell Biol 36 : 598-606, 2004
64) Abe R, Donnelly SC, Peng T, et al : Peripheral blood fibrocytes ; Differentiation pathway and migration to wound sites. J Immunol 166 : 7556-7562, 2001
65) Luster AD, Cardiff RD, MacLean JA, et al : Delayed wound healing and disorganized neovascularization in transgenic mice expressing the IP-10 chemokine. Proc Assoc Am Physicians 110 : 183-196, 1998
66) Hogaboam CM, Steinhauser ML, Chensue SW, et al : Novel roles for chemokines and fibroblasts in interstitial fibrosis. Kidney Int 54 : 2152-2159, 1998
67) Nirodi CS, Devalaraja R, Nanney LB, et al : Chemokine and chemokine receptor expression in keloid and normal fibroblasts. Wound Repair Regen 8 : 371-382, 2000
68) Tran KT, Griffith L, Wells A : Extracellular matrix signaling through growth factor receptors during wound healing. Wound Repair Regen 12 : 262-268, 2004
69) Robson MC : Cytokine manipulation of the wound. Clin Plast Surg 30 : 57-65, 2003
70) Senet P, Bon FX, Benbunan M, et al : Randomized trial and local biological effect of autologous platelets used as adjuvant therapy for chronic venous leg ulcers. J Vasc Surg 38 : 1342-1348, 2003

I 創傷治癒の基礎

6 肥厚性瘢痕およびケロイド由来線維芽細胞の動態

SUMMARY

　ケロイドあるいは肥厚性瘢痕から得た線維芽細胞と正常皮膚由来の線維芽細胞とを比較する試みが近年さかんに行われている。

　肥厚性瘢痕を対象にして初代培養を行うと，明らかに肥厚性瘢痕の方が線維芽細胞の遊走が多く見られた。細胞接着実験の結果では，シャーレ面に接着している細胞の総数はほとんど変わらないものの，肥厚性瘢痕由来の線維芽細胞の方が細胞突起を伸展させている細胞の割合が多かった。細胞膜の脂質の分析ではリン脂質とコレステロールの重量比が，肥厚性瘢痕由来の線維芽細胞は正常皮膚由来の線維芽細胞よりリン脂質の割合が高いことが示された。このことから，肥厚性瘢痕由来の線維芽細胞の細胞膜に変化が生じている可能性が示された。

　文献的にはケロイド由来の線維芽細胞は細胞外マトリックス産生が亢進し，細胞増殖因子に対する反応などが正常皮膚由来の線維芽細胞と異なる点が明らかになってきている。細胞表面の増殖因子受容体の発現，Smad 3 蛋白のリン酸化などの受容体結合後の情報伝達経路の変化，さらにはアポトーシスについても新しい知見が得られている。

　ケロイド由来線維芽細胞が正常細胞と遺伝子的に異なる細胞に変化し増殖を自律的に継続するのではないかという仮説と，肉芽時期の線維芽細胞が環境的な因子によってさかんなコラーゲン産生，細胞増殖を継続するのであるという仮説の決着はついていない。最近もケロイド組織の遺伝子的解析から，多様性が見られたため，環境因子的要因が強いという報告があった。今後はケロイドの培養細胞の採取部位を明らかにし，ケロイド組織の初代培養の部位による同一性が確認できれば，この問題が解決できると思われる。

　本稿では培養線維芽細胞の接着能や増殖速度などの基本的性質，細胞外マトリックスの分析に加えて，アポトーシスや細胞内での情報伝達経路に関するケロイド研究の展開を紹介した。

はじめに

　ケロイドあるいは肥厚性瘢痕から細胞を培養してその性質を研究することは，非常に魅力的なテーマである。初代培養を行うことは小さな実験室があれば可能であることから，数多くの研究施設で実験されてきたが，得られた細胞から再現性のある実験結果を得ることは困難なことが多く，中途で断念せざるを得なくなることも多かったようである。

　1959 年，Conway はケロイド由来線維芽細胞の形態が変化していると発表した[1]が，その後の追試の結果否定され，ケロイドから細胞を培養しても意味がないと考えられた時期があった。しかし，引き続いて行われた実験の結果，さまざまな興味深い知見が報告されている。それらをまとめると，正常細胞と癌細胞ほどの大きな性質の違いはないものの，ケロイド由来線維芽細胞は正常皮膚由来の線維芽細胞とは異なった性質を持っていることが明らかになった。ここでは歴史的流れを簡単に触れた後，基本的初代培養技術，培養細胞を用いた最近の研究成果を紹介する。

A 培養線維芽細胞を用いたケロイド研究の変遷

1. Conwayらの研究

1959年にConwayら[1]は培養線維芽細胞の観察結果を報告したが，これは近代的培養法をケロイドの研究に用いたものとしては，初めての実験であった。彼らはケロイド，成熟瘢痕，肥厚性瘢痕，胎児皮膚について培養上の差を顕微鏡的に観察した。培養方法はニワトリの血漿から作った寒天内に置いた組織片からのover growthで行い，細胞の形態から肥厚性瘢痕，成熟瘢痕，ケロイド由来線維芽細胞とが鑑別できたという。細胞の形態はケロイドに特徴的な，
 ①細胞の遊走が速く小さな紡錘形の細胞
 ②より細胞質が大きくかつ遊走性が低く，細かい細胞突起を多数出している細胞
の2種類を挙げている。ケロイドでは後者の細胞が90％近くを占めたという。

この実験結果はケロイド研究者にかなりのインパクトを与えたのであるが，なかなか追試の結果が出てこなかった。その一因には，まだ細胞培養が一部の生物学者の秘伝であったこともある。15年以上経ってこの実験結果を疑問視する報告が出てくるようになった。

2. Conwayらの実験結果の否定

1976年，Russell[2]らは細胞の形態は多様であって，ケロイド，成熟瘢痕，正常皮膚の間には一定の割合の差は認められず，細胞の大きさに関しても，細胞密度を一定にして計測するとまったく差は認められなかったと報告した。そして，Conwayらの実験は比較する細胞の密度が一定でなかったために，細胞の大きさに差があるような結果を生じたものであろうと推測した。1979年，Diegelmannら[3]も細胞の形態，増殖速度などを検討し，ケロイド由来線維芽細胞は正常細胞と何ら変わるところのないことを報告した。

Russell，Diegelmannらは別々に実験を進め，グルココルチコイドやヒスタミンに対する反応性の違いや，コラーゲン，ファイブロネクチン，ムコ多糖などの細胞外マトリックスの産生量が，正常細胞とケロイド由来線維芽細胞とでは異なっていることなどを次々に報告している。1990年代後半からアポトーシスや情報伝達系の研究が進んでいる。

B 初代培養法

初代培養法の詳細は成書[4]に譲り，若干の注意点のみ述べたい。手術室で採取された検体はなるべく早く初代培養に移すべきである。冷やした生理的食塩水に入れておけば12時間経っても培養は可能であるが，over growthしてくる細胞数はかなり減少するようである。また，細胞への傷害を考慮し，酵素処理によって細胞を剥すことは，行っていない。小指頭大の組織からover growth法により，ほぼ1カ月で10 cmシャーレ30枚ほどのPDL*＝4の線維芽細胞が得られるが，この時点で凍結保存し，実験は解凍した細胞を1回継代して（慣らしてから）行うようにしている。凍結・解凍の段階では株細胞に比較して初代培養細胞は生存率が低下しやすいので，ジメチルスルホキシドは常に氷冷して用いるなど，成書の指示を省略しないことが特に重要であるように思われる。これは，もし生存率に大きな差が出てしまうと，放射性同位元素を用いたトレーサー実験に支障が出てしまうためである。

C 実験結果

われわれが初代培養の材料としていた検体は肥厚性瘢痕であり，いわゆる真性ケロイドは含まれていない。植皮や余剰皮膚修正により同一人物の正常皮膚を培養できた症例が5例あり(表)，これらを用いて以下のおもな実験を計画した。

1. 細胞の接着，遊走に関して

肥厚性瘢痕と正常皮膚を2〜3 mm角に細切し，通常のプラスチックシャーレに乗せ，10％牛胎児血清を加えたDMEMを培地として初代培養を行うと，細胞のover growthに大きな差があることが観察

〔注〕*PDL (population doubling level)：細胞の継代回数を表わし，通常，組織からシャーレいっぱいになった時をPDL＝0とする。PDLが同じ細胞を対照として用いることが必要である。

表 同一人物から対照となる正常皮膚が得られた
ケロイド症状の一覧

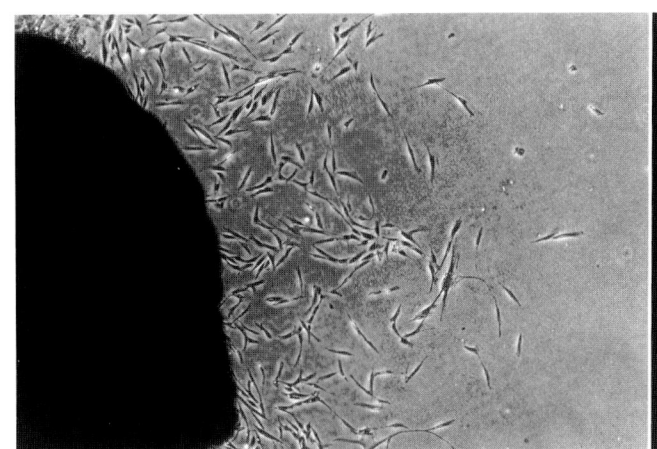

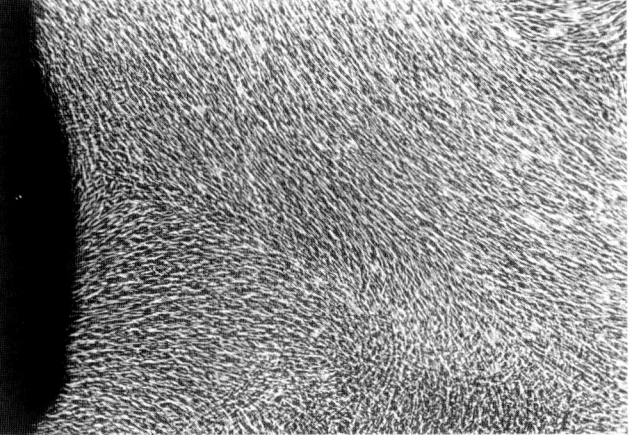

Case No.	年齢	性別	部位，分類	正常皮膚採取部位
1	8歳	男	足背部瘢痕ケロイド	鼠径部
2	32歳	女	頸部肥厚性瘢痕	前胸部
3	21歳	女	前腕部瘢痕ケロイド	ケロイド周囲
4	25歳	女	頸部瘢痕ケロイド	ケロイド周囲
5	25歳	女	胸部瘢痕ケロイド	ケロイド周囲

（a）正常皮膚　　　　　　　　　　　　（b）瘢痕ケロイド

図 6・1　組織片からの線維芽細胞の over growth
同一患者の上口唇熱傷後瘢痕ケロイドと上腕内側正常皮膚からの16日の線維芽細胞の over growth を位相差顕微鏡で観察した。著明な線維芽細胞の遊走をケロイド組織で認める。

される（図6・1）。同じ患者の正常皮膚を対照としても，明らかに肥厚性瘢痕組織の方が線維芽細胞の遊走が多く見られ，このことは現在まで行っている初代培養ではほぼ全例で認められる現象である。次にこの現象の原因として考えられる細胞の遊走能，接着能について実験を進めた。

遊走能に関してわれわれは wound assay[5] を行ったが，定量的な結果を出すに至らなかったので，細胞接着についての実験を行った。細胞の遊走と接着とは表裏の関係にあり，細胞膜と基質とが接着蛋白質の働きによって強固に接着が行われたのち，その接着が消滅して新たな接着部位が形成されることにより細胞の移動が成立するのである。

細胞接着実験[6]の手順を示す（図6・2）。

実験結果を見ると，シャーレ面に接着している細胞の総数はほとんど変わらないものの，細胞突起を伸展させている細胞の割合は，肥厚性瘢痕由来線維芽細胞の方が5例中4例で多かった（図6・3, 6・4）。このように細胞が平たく変形し，基質との接着面積を増やすように接着していることから，肥厚性瘢痕由来線維芽細胞がプラスチックシャーレに対して強い接着能を持つことが推測できる。

2．増殖曲線

PDL＝4の細胞を用い，牛胎児血清を10％の濃度で加えた DMEM 培地を1日おきに交換し，細胞数を血球計算板で求め，細胞増殖曲線を求めた。肥厚性瘢痕由来線維芽細胞7例，正常線維芽細胞9例について比較したところ，対数増殖期の勾配はほぼ同じであり，最大細胞密度は肥厚性瘢痕由来線維芽細胞の方が正常線維芽細胞より若干高い傾向を示していたが，有意差があるとは言えなかった（図6・5）。

3．フィブロネクチン

モノクローナル抗体を用いて，細胞表面および細胞内のフィブロネクチンの分布を，一部の細胞を使って調べたところ，肥厚性瘢痕由来線維芽細胞の方に若干高い蛍光を認めたが，はっきりとした結論

```
10 cmシャーレに80％程度のコンフルエント状態の細
胞を用意する
          ↓
PBSで洗浄する
          ↓
0.25％トリプシン液5 mlを加え37℃，3分
          ↓
大豆製トリプシンインヒビター1 mg/mlを5 cc加える
          ↓
800 gで遠心3分
          ↓
トリプシンインヒビター入りのDMEMで洗浄，2回
          ↓
細胞を無血清DMEMに5×10$^4$/mlの濃度で懸濁し，
シャーレに静置する。37℃，90分
          ↓
慎重にPBSで洗浄する
          ↓
2％ホルムアルデヒド/PBSで固定する。4℃，10分
          ↓
ギムザ染色1分
          ↓
×200で検鏡0.75 mm$^2$あたりの接着した細胞，細胞伸展
の見られる細胞数を計測する
```

図 6・2　細胞接着実験手順

を出すほどの差はなかった（図6・6）。

4．細胞膜脂質の分析

　われわれはフィブロネクチンの分析と平行して細胞膜の脂質，糖脂質の分析を行った。10 cm シャーレ16枚のコンフルエントの状態の細胞を搔き取り，凍結乾燥後クロロホルム：メタノールで脂質を抽出し，その後ガスクロマトグラフィー，イオン交換クロマトグラフィー，薄層クロマトグラフィーで分離定量を行った。コレステロールなどの中性脂質，リン脂質，糖脂質を分析したが，このうちリン脂質とコレステロールの重量比を計算すると，肥厚性瘢痕と正常細胞とではわずかではあるが肥厚性瘢痕の方がリン脂質の割合が高いことが示された（図6・7）。コレステロールとリン脂質の比は細胞膜の流動性を現わす指標として用いられることから，肥厚性瘢痕由来線維芽細胞の細胞膜に変化が生じている可能性がある。

D　考　察

1．細胞接着・移動について

　一般的に細胞が形質転換し癌化すると，細胞接着能が低下すると言われている。したがって，肥厚性瘢痕由来の線維芽細胞が高い細胞接着能を示したということは，肥厚性瘢痕由来の線維芽細胞が癌化あるいは前癌状態の細胞へと変性しているのではないことを裏付ける。最近，細胞の移動能に関してEGFに着目した研究がいくつかある。EGFを培養液中に添加すると正常線維芽細胞では細胞の移動能が増すのに対し，ケロイド由来線維芽細胞では移動が促進されないという[7]。EGFの受容体は正常細胞と同じように発現していることから，何らかの原因でEGFに対する反応が阻害されている可能性がある[7,8]。

2．細胞増殖に関して

　文献的には10～15％牛胎児血清を加えた培地中での増殖曲線，最大細胞密度は変わらないということがほぼ定説となっていた[2,3]。われわれのデータもこれを裏付ける形になっている。しかし，最近になってケロイドの中心部の細胞の増殖曲線，最大細胞密度が高いというデータが発表され[9]，今後もう一度検証する必要が出てきている。

　Russellら[10,11]は10％牛胎児血清の代わりに5％馬血漿あるいは1％牛胎児血清を添加し，ケロイド由来線維芽細胞の方が血清の要求度が低いこと，またグルココルチコイドを添加すると正常細胞とは異なる増殖態度を示し，胎児皮膚由来線維芽細胞の動態に酷似していることを発表している。増殖因子を添加した場合の反応も正常の線維芽細胞と異なっており，正常の線維芽細胞はEGF添加で増殖が促進され，TGF-β_1で阻害される。一方，TGF-β_1をEGFと同時に投与した場合はケロイド由来線維芽細胞の増殖は促進される[12,13]。TGF-β_2を投与した場合，ケロイド由来線維芽細胞のみ増殖が促進されるという[14]。

3．アポトーシスに関して

　ケロイド組織とケロイド由来の線維芽細胞とアポトーシスの関係については最近研究が進んでいる。

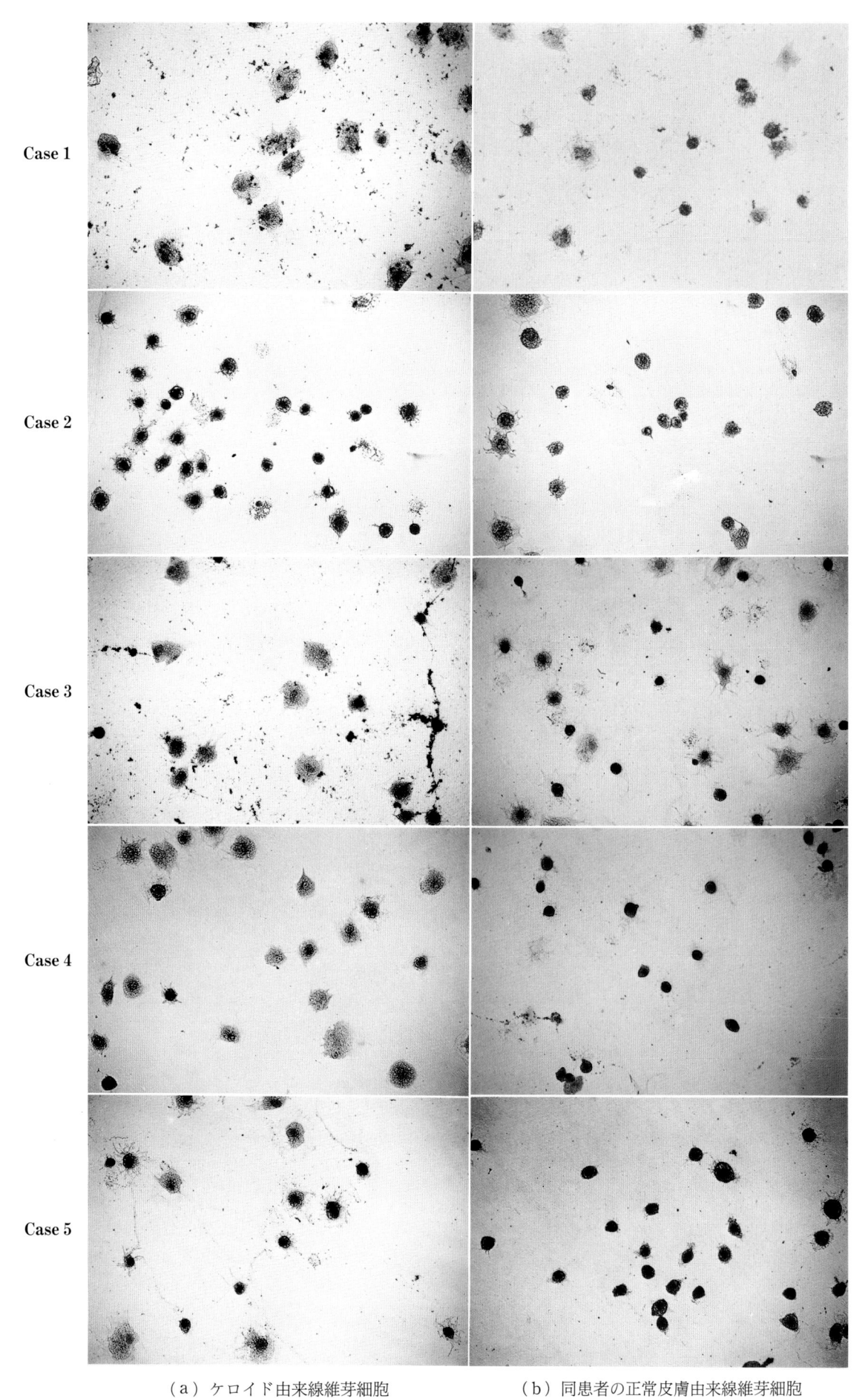

6. 肥厚性瘢痕およびケロイド由来線維芽細胞の動態　55

Case 1

Case 2

Case 3

Case 4

Case 5

（a）ケロイド由来線維芽細胞　　　　　　（b）同患者の正常皮膚由来線維芽細胞
図 6・3　接着伸展した細胞の顕微鏡写真（×200）
丸く核だけで接着している細胞は弱い接着である。Case 2 を除いて，ケロイド由来線維芽細胞が
よく細胞伸展している。

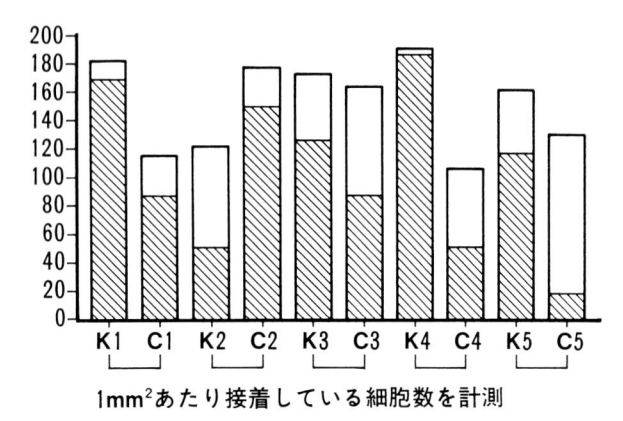

図 6・4 接着している細胞数および伸展している細胞数
核の大きさの 2 倍以上の細胞伸展を示している細胞数と接着している細胞総数を 200 倍，1 mm²あたりで計測した。

接着している細胞数はケロイドと正常皮膚由来線維芽細胞でほぼ同じなのに対し，強い接着を意味する伸展している細胞の割合はケロイド由来線維芽細胞の方が高い。

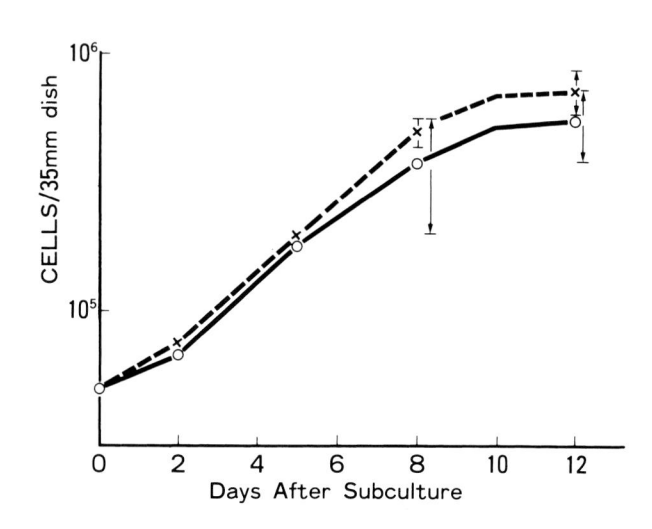

図 6・5 培養線維芽細胞の増殖曲線
35 mm プラスチックシャーレに PDL＝4〜6 の線維芽細胞を 5×10^4 まき，10％ FBS を加えた DMEM 培地で増殖させた。培地は 1 日おきに交換し，細胞は 0.25％トリプシンで剥がし，血球計算板で生細胞数を計算し，おのおの 3 枚の平均をとった。

対数増殖期の勾配は変わらず，最大細胞密度がケロイド由来線維芽細胞において高い傾向が認められる（有意差はない）。

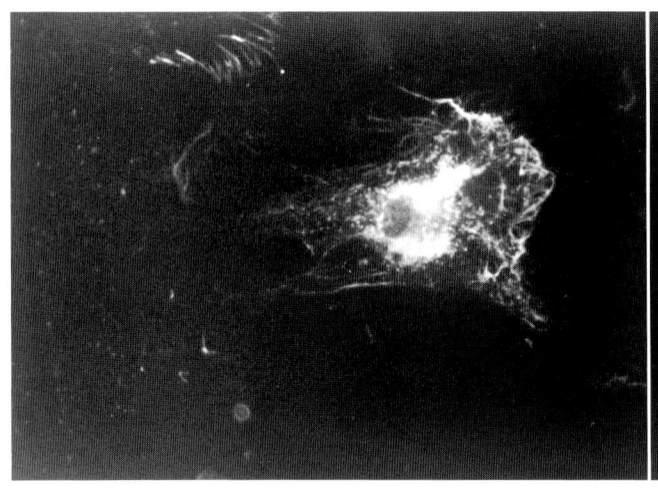

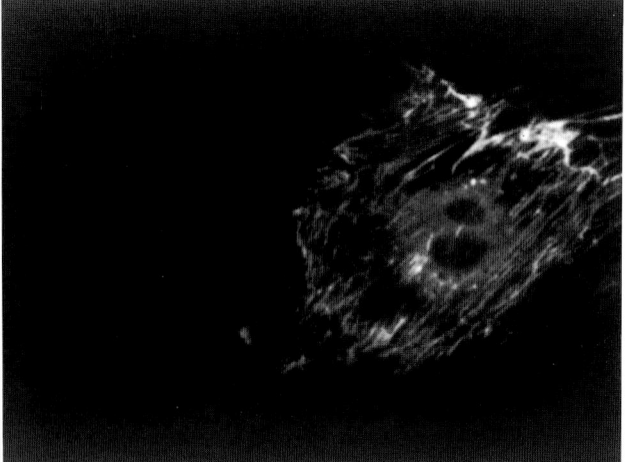

（a）正常皮膚由来の線維芽細胞　　　　（b）肥厚性瘢痕由来の線維芽細胞

図 6・6 蛍光抗体法による細胞表面，細胞内ファイブロネクチンの観察
同一患者 (Case 1) から得た瘢痕ケロイドおよび正常皮膚由来の線維芽細胞をカバーグラス上で培養し，TritonX 処理後，抗ファイブロネクチン-モノクロナール抗体を用いて蛍光抗体法で観察した。
ケロイド由来線維芽細胞の方が細胞膜に若干ファイブロネクチンによる蛍光が強いことが示される。

いろいろな議論があったが，ケロイド由来線維芽細胞にアポトーシスを生じる細胞が少ないことを示す研究が多くなっている[15〜17]。

Ladin ら[15]はケロイドの中心部と辺縁部を比較し，p 53 たんぱく質と bcl-2 が辺縁部に多く，中心部では Fas の発現が高くなっていることを報告した。彼らは線維芽細胞を中央部と辺縁部から分離して採取していないが，正常細胞と比較してケロイド由来線維芽細胞でアポトーシスの細胞が少ないことを示している。またケロイド由来線維芽細胞で p 53 と bcl-2 の発現が誘導され，またステロイドやγインターフェロン，低酸素刺激でアポトーシスが誘導さ

図 6・7 リン脂質/コレステロール

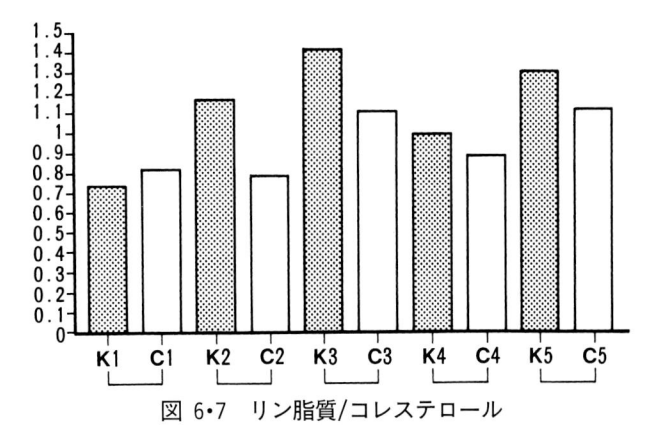

コンフルエントの細胞をラバーポリスマンで掻き取り，凍結乾燥後クロロホルム：メタノールで脂質を抽出し，ガスクロマトグラフィーにてコレステロールの定量を，DEAE セファデックス A 25 カラムクロマトグラフィーにより中性脂質を分離，薄層クロマトグラフィーにより発色定量した。1 μg コレステロールあたりのフォスファチジルコリン μg をグラフ化した。ケロイド由来線維芽細胞においてリン脂質の割合が高いことがわかる。

れることも示している。

Chodon ら[16]はケロイド由来線維芽細胞では Fas と bcl-2 の発現は正常細胞と変化がないものの，Fas 遺伝子を介したアポトーシスの抵抗性と TGF-β_1 投与によるアポトーシスの誘導に差が生じることを示し，ケロイド治療への可能性を示唆している。一方，最近では無血清の培養では逆にケロイド由来線維芽細胞でアポトーシスが多いという報告[18]が最近あり，結論を出すにはさらに検討が必要である。

4．細胞外マトリックスに関して

細胞外マトリックスに関してはケロイド由来線維芽細胞のコラーゲンの産生は 2〜3 倍になっており，同様にフィブロネクチン，テネイシン，プロテオグリカンの産生も亢進している[7]。グルココルチコイドと投与してもコラーゲン産生・エラスチン産生は正常細胞とは異なり，抑制しない[19]。コラーゲンの分解および線維素分解は抑制されており，最近 plasminogen activator inhibitor-1 の産生も過多となっていることが報告された[20]。これらの変化は内因性に持っている性質の変化に加え，細胞増殖因子に対する反応も異なっていると考えられる。細胞成長因子で注目されているのは TGF-β_1 であり，ケロイド以外の線維性の病態で成因の 1 つになっているのではないかと推測されている。正常皮膚由来の線維芽細胞とは TGF-β_1 に対する反応が異なっており，ケロイド由来線維芽細胞に対し，TGF-β_1 は procollagen type I mRNA を増加させたことから，転写前のレベルで影響を与えている可能性が示唆された[21]。細胞表面の増殖因子受容体の発現，さらには Smad 3 蛋白のリン酸化などの受容体結合後の情報伝達経路の変化が起こっているとしている研究もある[22]。このほか insulin-like growth factor-I と TGF-β を同時に投与すると細胞外基質の産生を増幅する現象が観察されているが，これは p 38・mitogen-activated protein kinase（MAPK）の活性化によるものであろうと推定されている[23]。

5．フィブロネクチン

われわれが今回蛍光顕微鏡で観察したのは一部の細胞のみであり，そこではケロイド由来線維芽細胞に若干高いフィブロネクチンの分布を認めたに過ぎず，結論的なことは言えないが，文献的には蛍光抗体法によりケロイド由来線維芽細胞の細胞表面ならびに細胞間のシャーレに，正常皮膚由来線維芽細胞より強い蛍光を認めているものや[24)25]，ELISA 法および免疫沈澱法を用いて定量し，ケロイド由来線維芽細胞の方がいずれも約 5 倍ほどの有意に高い値を示したことが示されている[26]。そして，フィブロネクチン mRNA 量，フィブロネクチンレセプターの測定でも，ケロイド由来細胞で 2〜3 倍の増加が認められた。ここでもグルココルチコイドの投与によって正常細胞では 4 倍ほど増加したのに対し，ケロイド由来細胞では 2 倍前後の増加であり，副腎皮質ホルモンに対する反応が異なっていることが示され，また初代培養から 5〜6 週間経た細胞でもフィブロネクチンの産生が高いまま保たれ，培養細胞を数回継代しても性質が受け継がれることが示され，細胞の遺伝子レベルでの変化が起こっていることを示唆する重要な知見となっている。

6．細胞膜の分析

細胞膜の脂質分析でリン脂質の割合が変わっていることを示したが，リン脂質はコレステロールと並んで細胞膜の主要構成脂質である。われわれは肥厚性瘢痕組織においてリン脂質の割合が正常皮膚より非常に高くなっていることを報告しているが[26]，同じ現象が細胞でも認められたことになる。Gadson

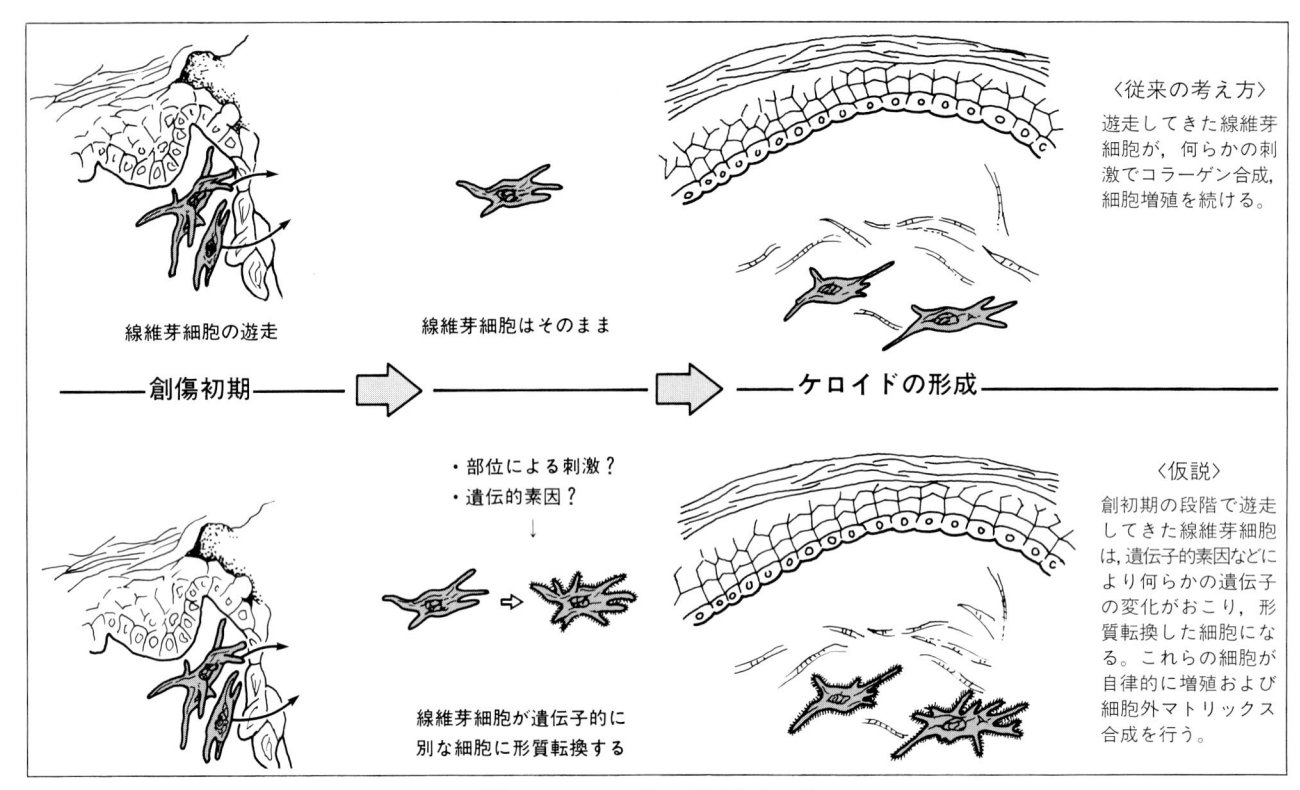

図 6・8 ケロイドの病因論（仮説）

ら[27]は，グルココルチコイドに対する反応性をさらに追跡し，protein kinase C（PKC）の変化が現われていることを発表している。細胞膜に関しては signal-regulated protein kinase が亢進しているという報告が最近あり[28]，細胞増殖因子との関係が注目される。

E 問題点および将来の展望

1. 問題点

細胞増殖，細胞外マトリックスなどを細かく見ていくと，研究者間でのデータがかなり異なっていることが最大の障害となっているように思われる。同じケロイド組織の中から培養しても培養細胞の活動性が異なっていることは，すでに Russell ら[11]が報告している。ケロイド組織を表層から下層にかけて細切し，おのおの over growth してくる細胞の性質を比較したところ，中央部のケロイドが正常皮膚由来線維芽細胞と大きな差を呈したのに対し，表層のケロイドから培養した線維芽細胞では正常細胞の性質に似ていたという。同じような結果が最近でも報告されている[9)15)29]。

2. 将来の展望

ケロイド由来線維芽細胞が正常細胞と遺伝子的に異なる細胞に変化し増殖を自律的に継続するのではないかという仮説と，肉芽時期の線維芽細胞が環境的な因子によってさかんなコラーゲン産生，細胞増殖を継続するのであるという仮説の決着はついていない（図6・8）。最近もケロイド組織の遺伝子的解析から，多様性が見られたため環境因子的要因が強いという報告があった[30]。今後はケロイドの培養細胞の採取部位を明らかにし，ケロイド組織の初代培養の部位による同一性が確認できれば，この問題の解決ができる。またケロイドと肥厚性瘢痕の鑑別診断が細胞培養によってできる可能性も示唆されている。

今後の研究は情報伝達系の解析に加えて，治療への活用も期待されている。抗 TGF-β_1 抗体の投与は以前から考えられていた方法であるが[31]，さらに最近はアポトーシスに対するケロイド線維芽細胞の抵抗性を除く方法としても利用が考えられる[16]。このほか抗 hypoxia-inducible factor alpha アンチセンスのオリゴヌクレオチドを投与する方法で培養細胞の plasminogen activator inhibitor の活性が抑え

られた報告[32]や，フラボノイドの一種quercetinがIGF以下の情報伝達系を阻害することによってコラーゲン産生や増殖能を抑制することが明らかになっている[33]。

(館　正弘，岩森正男)

文献

1) Conway H, Gillette RW, Findlay A : Observations on the behavior of human keloids in vitro. Plast Reconstr Surg 24 : 229-237, 1959
2) Russell JD, Witt WS : Cell size and growth characteristics of cultured fibroblasts isolated from normal and keloid tissue. Plast Reconstr Surg 57 : 207-212, 1976
3) Diegelmann RF, Cohen IK, McCoy BJ : Growth kinetics and collagen synthesis of normal skin, normal scar and keloid fibroblasts on vitro. J Cell Physiol 98 : 341-346, 1979
4) 黒木登志夫，許　南浩：培養細胞実験ハンドブック―細胞培養の基本と解析法のすべて．実験医学別冊12，羊土社，東京，2004
5) Straus AH, Carter WG, Hakomori S, et al : Mechanism of fibronectin-mediated cell migration ; Dependence or independence of cell migration susceptibility on RGDS-directed receptor (Integrin). Exp Cell Res 183 : 126-139, 1989
6) Lu ML, Beacham DA, Jacobson BS : The identification and characterization of collagen receptors involved in HeLa cell-substratum adhesion. J Biol Chem 264 : 13546-13558, 1989
7) Satish L, Babu M, Tran KT, et al : Keloid fibroblast responsiveness to epidermal growth factor and activation of downstream intracellular signaling pathways. Wound Rep Reg 12 : 183-192, 2004
8) Haisa M, Okochi H, Grotendorst GR : Elevated levels of PDGF alpha receptors in keloid fibroblasts contribute to an enhanced response to PDGF. J Invest Dermatol 103 : 560-563, 1994
9) Luo S, Benathan M, Raffoul W, et al : Abnormal balance between proliferation and apoptotic cell death in fibroblasts derived from keloid lesions. Plast Reconstr Surg 107 : 87-96, 2001
10) Russell SB, Trupin KM, Russell JD, et al : Reduced growth-factor requirement of keloid-derived fibroblasts may account for tumor growth. Proc Natl Acad Sci USA 85 : 587-591, 1988
11) Russell JD, Russell SB, Trupin KM : Differential effects of hydrocortisone on both growth and collagen metabolism of human fibroblasts from normal and keloid tissue. J Cell Physiol 97 : 221-229, 1978
12) Russell SB, Trupin JS, Myers JC, et al : Keloid-derived and fetal fibroblasts are refractory to down-regulation. J Biol Chem 264 : 13730-13735, 1989
13) Harper RA : Keloid fibroblasts in culture ; Abnormal growth behaviour and altered response to the epidermal growth factor. Cell Biol Int Rep 13 : 325-335, 1989
14) Polo M, Smith PD, Kim YJ, et al : Effect of TGF-beta 2 on proliferative scar fibroblast cell kinetics. Ann Plast Surg 43 : 185-190, 1999
15) Ladin DA, Hou Z, Patel D, et al : p 53 and apoptosis alterations in keloids and keloid fibroblasts. Wound Rep Reg 6 : 28-37, 1998
16) Chodon T, Sugihara T, Igawa HH, et al : Keloid-derived fibroblasts are refractory to Fas-mediated apoptosis and neutralization of autocrine transforming growth factor-beta 1 can abrogate this resistance. Am J Pathol 157 : 1661-1669, 2000
17) Messadi DV, Le A, Berg S, et al : Expression of apoptosis-associated genes by human dermal scar fibroblasts. Wound Rep Reg 7 : 511-517, 1999
18) Akasaka Y, Ishikawa Y, Ono I, et al : Enhanced expression of Caspase-3 in hypertrophic scars and keloid ; Induction of Caspase-3 and apoptosis in keloid fibroblasts in vitro. Lab Invest 80 : 345-357, 2000
19) Russell SB, Trupin JS, Kennedy R, et al : Glucocorticoid regulation of elastin synthesis in human fibroblasts ; Down-regulation in fibroblasts from normal dermis but not from keloids. J Invest Dermatol 104 : 241-245, 1995
20) Tuan TL, Wu H, Huang EY, et al : Increased plasminogen activator inhibitor-1 in keloid fibroblasts may account for their elevated collagen accumulation in fibrin gel cultures. Am J Pathol 162 : 1579-1589, 2003
21) Bettinger D, Yager DR, Diegelmann RF, et al : The effect of TGF-beta on keloid fibroblast proliferation and collagen synthesis. Plast Reconstr Surg 98 : 827-833, 1996
22) Chin GS, Liu W, Peled Z, et al : Differential expression of transforming growth factor-beta receptor I and II and activation of Smad 3 in keloid fibroblasts. Plast Reconstr Surg 108 : 423-429, 2001
23) Daian T, Ohtsuru A, Rogounovitch T, et al : Insulin-like growth factor- I enhances transforming growth factor-beta-induced extracellular matrix protein production through the p 38/Activating transcription factor-2 signaling pathway in keloid fibroblasts. J Invest Dermatol 120 : 956-962, 2003
24) Babu M, Diegelmann R, Oliver N : Fibronectin is overproduced by keloid fibroblasts during abnormal wound healing. Mol Cell Biol 9 : 1642-1650, 1989
25) Kischer CW, Hendrix MJC : Fibronectin (FN) in hypertrophic scars and keloids. Cell Tissue Res

231 : 29-37, 1983
26) 館　正弘，波利井清紀，岩森正男ほか：ケロイド（肥厚性瘢痕）に特徴的な脂質成分の分析．生化学 62 : 806, 1990
27) Gadson P, Mccoy J, Gustafsson JA, et al : Suppression of proteinkinase C and the stimulation of glucocorticoid receptor synthesis by dexamethasone in human fibroblasts derived from tumor tissue. J Cell Biochem 43 : 185-198, 1990
28) Liu CJ, Tahara S, Gao S : Phosphorylation of extracellular signal-regulated protein kinase in cultured keloid fibroblasts when stimulated by platelet-derived growth factor BB. Scand J Plast Reconstr Surg Hand Surg 37 : 321-324, 2003
29) Nirodi CS, Devalaraja R, Nanney LB, et al : Chemokine and chemokine receptor expression in keloid and normal fibroblasts. Wound Rep Reg 8 : 371-382, 2000
30) Chevray PM, Manson PN : Keloid scars are formed by polyclonal fibroblasts. Ann Plast Surg 52 : 605-608, 2004
31) Younai S, Nichter LS, Wellisz T, et al : Modulation of collagen synthesis by transforming growth factor-beta in keloid and hypertrophic scar fibroblasts. Ann Plast Surg 33 : 148-151, 1994
32) Zhang Q, Wu Y, Ann DK, et al : Mechanisms of hypoxic regulation of plasminogen activator inhibitor-1 gene expression in keloid fibroblasts. J Invest Dermatol 121 : 1005-1012, 2003
33) Phan TT, See P, Tran E, et al : Suppression of insulin-like growth factor signaling pathway and collagen expression in keloid-derived fibroblasts by quercetin ; Its therapeutic potential use in the treatment and/or prevention of keloids. Br J Deramtol 148 : 544-552, 2003

I 創傷治癒の基礎

7 慢性創傷の創傷治癒

SUMMARY

慢性創傷について，その定義，創傷治癒過程，病因別の鑑別診断，病態生理の特徴，また創傷治癒障害を来たす co-factors などについて概説した。慢性創傷の治療にあたっては，これらの要因の正確な把握が必須であり，これらの要因に対して個々の症例ごとに最適の治療法が決定されるべきである。しかし，現時点では，慢性創傷の病因，病態生理の把握は十分とは言えず，これらの解析は今後の大きな課題である。後半部においては，慢性創傷の代表的疾患の一つである褥瘡の病因と病理組織学，また褥瘡における再上皮化遅延の機序解明に関する著者らの研究について述べた。

はじめに

近年の高齢化社会に伴い，褥瘡，静脈うっ滞性潰瘍，糖尿病性潰瘍などの慢性創傷の患者数は増加する一方であり，これらの慢性創傷に対する基礎的知識とそれに基づいた治療法の確立が強く望まれている。現在，さまざまな外用剤，創傷被覆材，培養皮膚などが開発されてきており，治療成績も改善されてきているが，まだまだ十分ではない。ここでは，慢性創傷に関する基礎的知識を概説するとともに，褥瘡における再上皮化遅延の機序解明についての研究をあわせて紹介する。

A 慢性創傷の定義

創傷は体組織の損傷であり，特に物理的外力によって起こるものをさし，組織の正常構造の離断とそれによる正常機能の破壊を伴う。皮膚の創傷は，発疹学的にはびらん，潰瘍，亀裂などの用語で記載される[1]。びらんは，表皮基底層に及ぶ表皮の欠損であり，瘢痕を残さずに再生治癒する。潰瘍は，真皮ないし皮下組織に達する深い組織欠損であり，肉芽組織によって修復され，瘢痕治癒する。亀裂は表皮深層ないし真皮に達する細く深い線状の切れ目を言う。

創傷は，その治癒経過により急性創傷と慢性創傷とに大別される。急性創傷は，創傷治癒過程が順序よく，またタイムリーに進行し，正常な構造ならびに機能の持続する回復が起こるものを言う[2]。「順序よく」というのは，創傷治癒過程の位相として挙げられている炎症期，組織形成期（再上皮化，肉芽組織形成），組織再構築期における生物学的出来事の順序に関してである[3]。「タイムリーに」というのは，相対的なものであり，創傷の大きさや部位ならびに病因，宿主の全身状態，また外的要因など多くの要因に依存する。

慢性創傷は，創傷治癒過程が正常な構造ならびに機能の回復のために順序よくまたタイムリーに進行しないか，創傷治癒過程が構造と機能の持続する回復を来たさずに進行するものを言う[2]。また別の表現によれば，慢性創傷は妥当な期間内に治癒しないすべての創傷であるとも定義される[1]。予測される妥当な期間というのは，絶対的あるいは明確なものではなく，前述のように多くの要因に依存している。語源的には，英語の chronic（慢性の）ということばはギリシャ語の chronos（英語で time）から来ている。一般的に「慢性の」という名称が疾患名につくと，展開が遅く長い継続期間を有する，あるいはほんの少ししか変化しない状態を表す。

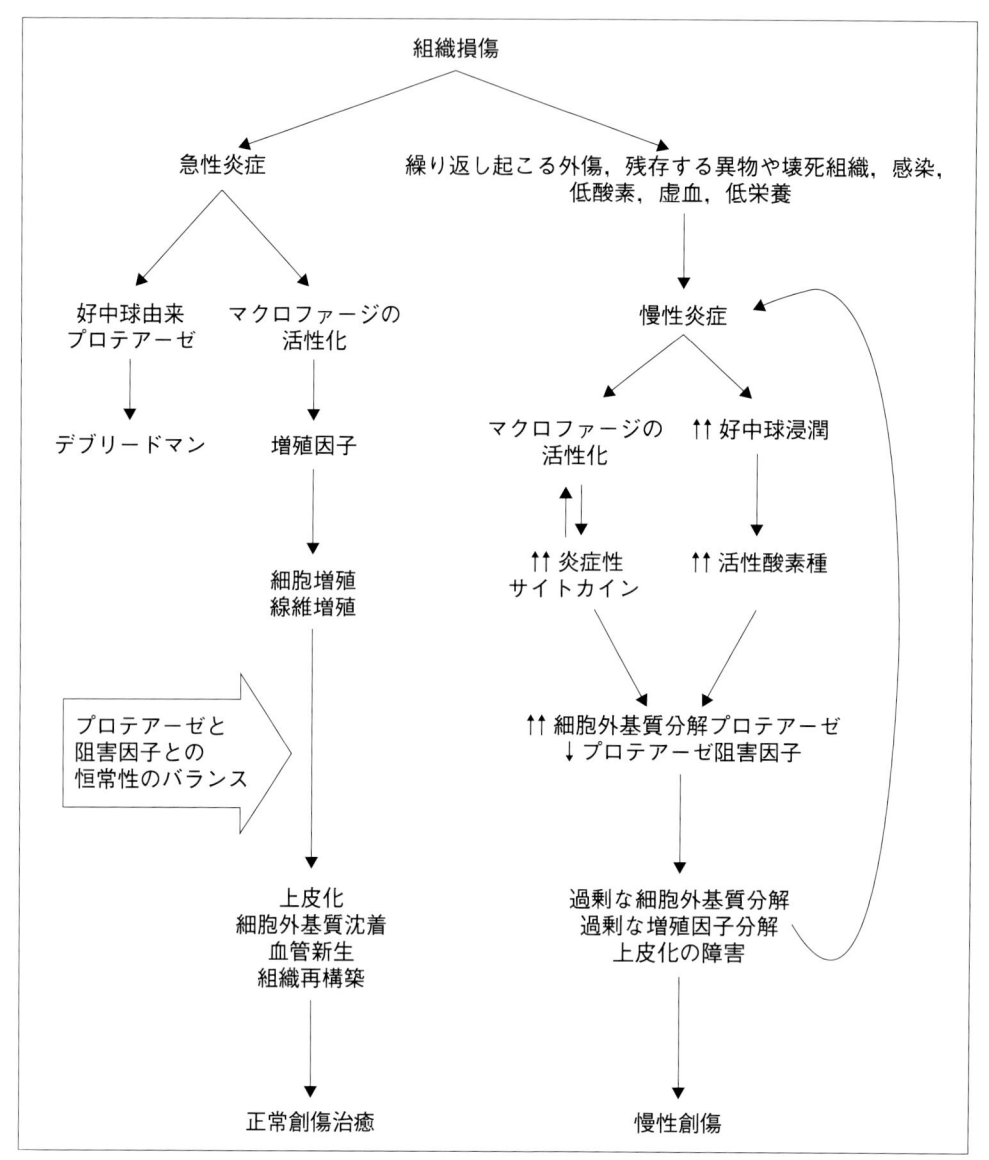

図 7・1 慢性創傷の創傷治癒過程における病態生理学からみた最終的共通経路
(Nwomeh BC et al：Physiology of the chronic wound. Clin Plast Surg 25：341-356, 1998 より改変引用)

B 慢性創傷の創傷治癒過程

　慢性創傷は後述するように，それぞれ病因 (pathogenesis)，病態生理 (pathophysiology) が異なる不均質な疾患群からなるが，それらの創傷治癒過程において有意に影響を与える要因を抽出し認識することは重要である．急性創傷と慢性創傷の創傷治癒過程について，病態生理学からみた最終的な共通の経路を対比して示す（図7・1）[4]．
　急性創傷における正常な創傷治癒過程では，好中球浸潤を伴う急性炎症が起こり，好中球由来のプロテアーゼにより殺菌ならびに創傷部のデブリードマンがなされる．さらにマクロファージの活性化が起こり，マクロファージから放出される種々の増殖因子によって細胞の増殖，移動，分化，細胞外基質の沈着が起こる．これらの過程は matrix metalloproteinase (MMP) とその阻害因子である tissue inhibitor of metalloproteinase (TIMP) とのバランスによって影響を受け，上皮化，細胞外基質沈着，血管新生，組織再構築の過程に至る．
　一方，慢性創傷では，繰り返し起こる外傷，残存する異物や壊死組織，感染，低酸素，虚血，低栄養などの諸要因により炎症期の遷延化が見られる．そのため，好中球，マクロファージ，リンパ球の浸潤が増加する．そして，これらの炎症性細胞によって

表 1 病因からみた皮膚潰瘍の鑑別診断

外因性	褥瘡，熱傷，凍傷，外傷，化学物質による損傷，咬傷，医原性（放射性皮膚炎，点摘漏れ，薬疹），自己誘発性など
感染性	一般細菌性，抗酸菌，真菌症，ウイルス性，その他
血管障害性	動脈性（ASO，Buerger 病などによる） 静脈性（うっ滞性静脈炎，静脈瘤，静脈血栓） 血管炎性（壊死性血管炎，肉芽腫性血管炎，閉塞性血管炎）
神経障害性	糖尿病由来，神経炎，脊髄損傷，末梢神経麻痺，褥瘡など
代謝性	糖尿病，その他
血液性	赤血球性，白血球性，凝固・線溶性
腫瘍性	SCC，BCC，メラノーマ，皮膚悪性リンパ腫，血管肉腫など
脂肪織炎性	皮下脂肪組織炎型，肉芽腫性炎症（サルコイドーシス，結核）
薬剤性	エルゴタミン，ハロゲン属，バルビツール酸など
先天性	Werner 症候群，先天性表皮水疱症など
その他	天疱瘡，壊疽性膿皮症など

（椛島健治：皮膚潰瘍の診断チャート．皮膚科プラクティス 15．難治性皮膚潰瘍を治すスキル，橋本公二ほか編，pp 59-68，文光堂，東京，2003 より抜粋引用）

分泌される炎症性サイトカイン（TNF-α, IL-1, IL-6 など）が慢性創傷の滲出液中に増加する。これらのサイトカインは，種々の細胞（マクロファージ，線維芽細胞，血管内皮細胞，ケラチノサイト）からのMMP発現を引き起こし，加えてTIMP発現のダウンレギュレーションを起こす。したがって，相対的にMMP過剰の環境を作り出す。慢性創傷では，単にMMPの過剰だけでなく，その活性化が起こっている。そしてそれらが，細胞外基質の分解，増殖因子の分解，上皮化の障害を引き起こす。セリンプロテアーゼは細胞外基質を直接分解する他にMMPを活性化し，また好中球から産生される活性酸素種は線維芽細胞のMMP-1産生を誘発する。好中球由来のエラスターゼも，慢性創傷で高レベルに存在し，細胞外基質分解に中心的役割を果たすと考えられている。

C 慢性創傷治療のための基礎知識

慢性創傷の治療にあたって最も重要なのは，その病因ならびに病態生理の正確な把握である。一般的に，皮膚創傷治療の基本方針として，次の4つのアプローチが有効である。すなわち，①病因に対する治療，②引き続いて起こる病態生理の修正，③創傷治癒障害のco-factorsの同定とそれに対する治療，④創傷治癒を促進する治療，などである[5]。慢性創傷の治療においてもこれらのアプローチが重要であると考えられる。これら4つの治療方針は，しばしば相互に関連しているが，常に正確に同定あるいは決定できているとは限らない。

1．病因からみた慢性創傷の鑑別診断

皮膚潰瘍の病因別鑑別診断を示す（表1）[6]。これらの疾患のうちの何割かは慢性創傷に移行する。慢性創傷の病因は一つであるとは限らず，複数の病因が重複することがある。これらの疾患のうち褥瘡，静脈うっ滞性潰瘍，糖尿病性潰瘍は，慢性創傷の代表的疾患であり，慢性創傷全体の約70％を占める[4]。

2．慢性創傷の病態生理の特徴

慢性創傷において，その病因は異なっていても，引き続いて起こる病態生理（機能上の変化）については共通するものが多い（表2）[7]。それぞれの疾患における機能上の変化の程度や機能上の変化を来たす機序については相違があるものと考えられるが，現時点ではその全容はまだ明らかではない。

3．創傷治癒障害のco-factors

創傷治癒障害を来たすco-factorとして種々の内的要因ならびに外的要因が挙げられる（表3）[8]。

4．創傷治癒を促進する治療

本書の治療の項に詳しく述べられているので，そちらに譲る。

D 褥瘡の病因と病理組織学

褥瘡は，深い組織壊死と表面の皮膚欠損に比べて

表2　慢性創傷の病態生理の特徴

肉芽組織形成の異常——線維増殖の低下
血管新生の低下
ケラチノサイト遊走の障害
サイトカインおよび増殖因子の異常
MMP/TIMP system の異常
Wound fluid の変化
（MMP の活性増加，細胞外基質の分解産物増加）
Fibrinolysis の低下
低酸素
線維化
代謝異常
ニューロペプチドの異常

表3　創傷治癒障害の co-factors

加齢
低酸素，貧血，循環血液量減少
低栄養
微生物による汚染あるいは感染
過剰な圧，ずれ力，摩擦
心身のストレス
合併症（末梢血管性疾患，糖尿病，尿毒症，免疫無防備状態など）
治療の副作用（放射線，化学療法，ステロイド治療，抗炎症薬など）

(Stotts NA, et al：Co-factors in impaired wound healing. Chronic wound care；A clinical source book for healthcare professionals (2 nd ed), edited by Krasner D, et al, pp 64-72, Health management publications, Wayne, 1997 より抜粋引用)

より大きな容積の組織欠損とを特徴とする。その病因は他の慢性創傷と同様に多因子性であるが，なかでも外因としての骨突出部にかかる圧が主要因になる。また，ずれ力，摩擦，湿潤なども重要な要因である[4]。内因としては，全身状態，年齢，運動性，体重，栄養，失禁などが挙げられる[9]。

外部圧が毛細血管圧を越えるとその血流が停止する。この外部圧の上昇は，静脈やリンパ管の閉塞を来たし，さらに動脈の閉塞へと進行することもある。筋肉や皮下組織は表皮よりも圧による障害が起こりやすい。その結果，骨上に底辺を有する円錐形の組織損傷が起こる。

褥瘡は，その損傷の程度により臨床的，病理組織学的に広いスペクトルムの所見を呈する疾患である。褥瘡の病理組織学的所見を，臨床的に見られる圧迫により消退する紅斑，圧迫によっても消退しない紅斑（紫斑），褥瘡皮膚炎，褥瘡潰瘍（初期潰瘍，治癒期の潰瘍，慢性潰瘍），黒色焼痂/壊疽などの所見と対応させて述べる[10]。

1) 圧迫により消退する紅斑 (blanchable erythema)

損傷の最初の病理組織学的所見は真皮上層に見られる。毛細血管と細静脈の拡張と内皮細胞の腫脹が見られる。続いて，真皮乳頭層は浮腫状となり，単核球の細胞浸潤が明らかになる。

2) 圧迫によっても消退しない紅斑（紫斑）(nonblanchable erythema)

さらに，血小板の凝集と充血が出現し，その後，血管周囲の出血が見られる。初期の血管の変化と同時に汗腺や皮下脂肪組織の壊死が明らかになってくる。この時点を過ぎると毛包や表皮は壊死となる。

3) 褥瘡皮膚炎 (decubitus dermatitis)

この時期に見られる表皮壊死は褥瘡スペクトルムの後期に起こる。というのは，表皮細胞は低酸素状態に in vitro でも in vivo でも長時間，耐えるからである。この表皮の変化は虚血と無酸素血症との程度と持続を反映している。すなわち，経過が急性であると表皮下水包は表皮の明らかな損傷を認めないで起こる。亜急性であると好酸球増加と巣状壊死が見られ，慢性の血管閉塞は表皮の萎縮と表皮下の離開を生ずる。

4) 初期の潰瘍 (early ulcer)

本質的には褥瘡皮膚炎であるが，表皮欠損を伴う。また，血管周囲の単核球浸潤に加えて極めて多数の急性炎症性細胞浸潤が乳頭層，網状層に出現する。皮膚付属器と脂肪組織の壊死を常に認める。

5) 治癒期の潰瘍 (healing ulcer)

肉芽組織形成（血管新生，線維芽細胞増殖，浮腫）と再上皮化を認める。皮膚付属器は認めにくくなる。

6) 慢性潰瘍 (chronic ulcer)

表面は赤血球や急性炎症性細胞からなるか，あるいはフィブリンを含む凝固壊死層で覆われる。真皮はびまん性に線維化を示し，毛細血管が隔離されてところどころに集合して存在する。皮膚付属器は消失している。表皮は常に肥厚しており，表皮細胞の遊走はほとんど認められない。

7) 黒色焼痂/壊疽 (eschar/gangrene)

長時間持続する虚血と無酸素血症，あるいは深部の血管がずれ力で破壊されて起こる皮膚全層の梗塞症状である。皮膚の全層の破壊であり，組織は凝固

壊死を示し，好塩基性に見える。

当然のことであるが，組織学的ならびに臨床的変化が軽い時期に治療を開始することにより，褥瘡の治療はより有効にでき，創傷治癒にかかる時間を短縮させることができる。

E 褥瘡における再上皮化遅延の機序解明に関する研究

1．背　景

褥瘡の病態生理については，他の慢性創傷と同様のもの(表2)が多いが，その大きな特色の一つにケラチノサイト遊走の障害(再上皮化遅延)がある。再上皮化過程において，表皮細胞のインテグリン発現と創傷部の細胞外基質の種類は重要な因子である。インテグリンは，細胞接着分子の1ファミリーであり，細胞と細胞外基質，また細胞と細胞との接着を仲介する細胞表面レセプターである[11]。インテグリンはα鎖とβ鎖が非共有結合によりヘテロダイマーを形成する膜貫通型の糖蛋白質である。現在までに，α鎖(120〜200 kDa)17種，β鎖(90〜110 kDa，β_4は180〜200 kDa)8種が同定され，これらのα鎖，β鎖の組み合わせから23種類のインテグリンが知られている[12]。その機能は，細胞の接着，移動，増殖，アポトーシスなどに関与し，創傷治癒，器官形成，癌浸潤・転移など種々の生体現象に関わっている。急性創傷の再上皮化過程において，遊走表皮細胞は$\alpha_5\beta_1$，$\alpha_v\beta_5$，$\alpha_v\beta_6$などのインテグリン発現をup-regulateすることが報告されている[13]。しかし，慢性創傷での遊走表皮細胞インテグリン発現ならびにインテグリン発現の変化に対応する真皮細胞外基質(リガンド)の変化については今までにほとんど報告がない。

2．目　的

そこで著者らは，褥瘡における再上皮化遅延の機序を明らかにするために，次の比較検討を行った。
① 褥瘡部遊走表皮細胞における$\alpha_5\beta_1$インテグリン，$\alpha_v\beta_6$インテグリン発現の変化を，急性創傷(熱傷)でのそれらと比較して検討した。
② これらのインテグリン発現の変化と遊走表皮の病理組織学的所見，ラミニン染色所見とを比較検討した。
③ これらのインテグリン発現の変化に対応する真皮細胞外基質($\alpha_5\beta_1$，$\alpha_v\beta_6$のリガンドであるフィブロネクチン)の分布を検索した。

この正常基底膜成分であるラミニンの発現は，急性創傷の再上皮化過程において，遊走表皮の先端部では検出されず，再上皮化過程が進行するに伴って出現してくる[14]。すなわち，再上皮化の進行状況の指標になるものである。

3．臨床材料と方法

慢性創傷(褥瘡)11例と急性創傷(熱傷)(コントロール)6例を用いた。手術時に得た臨床材料を半切して凍結標本とホルマリン標本とを作製した。凍結標本について，蛍光抗体法を行った。$\alpha_5\beta_1$染色，$\alpha_v\beta_6$染色はモノクローナル抗体を用いたABC法を，ラミニン染色とフィブロネクチン染色はポリクローナル抗体を用いた間接法を行った。$\alpha_5\beta_1$染色，$\alpha_v\beta_6$染色は，それぞれラミニン染色と二重染色を施行した。また，ホルマリン標本を用いてHE染色標本を作製した(表4)。

4．判定基準

遊走表皮先端部における免疫染色所見ならびにHE染色所見を観察した。観察の判定基準を示した(表5)。

5．結　果

1) 急性創傷(熱傷)

急性創傷(熱傷)6例の結果のまとめを示す(表6)。HE染色標本では，遊走表皮先端部は全例で延長(6例中4例で中等度〜著明に延長)していた。$\alpha_5\beta_1$発現，$\alpha_v\beta_6$発現は＋〜2＋，ラミニン発現は6例中4例で－〜2－であった。フィブロネクチン分布は6例全例で2＋と増加していた。代表的症例を示す(図7・2)。

2) 慢性創傷(褥瘡)

慢性創傷(褥瘡)11例の結果のまとめを示す(表7)。HE染色標本では，遊走表皮先端部は，延長を認めないか，わずか〜中等度に延長していた。$\alpha_5\beta_1$発現は11例中8例で，$\alpha_v\beta_6$発現は11例中10例で±〜－と減弱しており，ラミニン発現は11例中7例で先端部まで＋あるいは±であった。これらの$\alpha_5\beta_1$発

表 4 免疫染色と HE 染色

1. 蛍光抗体法（新鮮凍結標本，無固定，6 μm）
   - ● $\alpha_5\beta_1$ & ラミニン，$\alpha_v\beta_6$ & ラミニン：
     二重染色（ABC 法，間接法）
     一次抗体：Anti-human integrin α_5（Gibco）
     Anti-human integrin β_6（Chemicon）
     Anti-human laminin-1（Sigma）
     二次抗体：Biotinylated anti-mouse IgG（Vector）
     ロダミン標識 F(ab')2
     anti-rabbit IgG（Cappel）
     FITC 標識 F(ab')2
     anti-rabbit IgG（Cappel）
     標識試薬：Fluorescein Streptavidin（Vector）
   - ● フィブロネクチン：間接法
     一次抗体：Anti-human fibronectin（Cappel）
     二次抗体：FITC 標識 F(ab')2 anti-rabbit IgG
     （Cappel）
2. HE 染色（ホルマリン固定標本）

表 5 判定基準

$\alpha_5\beta_1$ & $\alpha_v\beta_6$ 発現：	強陽性	2+
（明るさ，長さ，表皮内レベルの総合判定）	陽性	+
	弱陽性	±
	陰性	−
ラミニン発現：	強陰性	2−
	陰性	−
	弱陰性	±
	陽性	+
フィブロネクチン分布：	増加	2+
	正常	+
	減少	±
	陰性	−

病理組織学的所見（HE）：遊走表皮先端部の形態ならびに潰瘍面への延長の有無を観察した。

現，$\alpha_v\beta_6$ 発現の減弱ないし陰性化とラミニン発現陽性所見とはよく関連していた。フィブロネクチン分布は 11 例中 7 例で±～−であった。代表的症例を示す（図 7・3，7・4）。

3）熱傷および褥瘡での $\alpha_5\beta_1$ 発現とラミニン発現の距離

免疫染色標本について，表皮真皮接合部位での $\alpha_5\beta_1$ 発現陽性部ならびにラミニン発現陰性部の距離を NIH image を用いて測定した。熱傷，褥瘡ともに，$\alpha_5\beta_1$ 発現陽性部の距離とラミニン発現陰性部の距離との間にピアソン相関係数の検定により有意の相関性を認めた。褥瘡での $\alpha_5\beta_1$ 発現陽性部ならびにラミニン発現陰性部の距離は，全般に，熱傷に比べて少なかった（図 7・5）。

6．まとめと結論

(1) 褥瘡部遊走表皮細胞における $\alpha_5\beta_1$ 発現は 11 例中 8 例で，また $\alpha_v\beta_6$ 発現は 11 例中 10 例で，熱傷（急性創傷，コントロール）でのそれらに比べて減弱ないし陰性化していた。

(2) $\alpha_5\beta_1$ 発現，$\alpha_v\beta_6$ 発現の減弱ないし陰性化は，病理組織学的所見ならびにラミニン染色所見で表された表皮遊走の遅延とよく関連していた。

(3) 熱傷，褥瘡ともに，$\alpha_5\beta_1$ 発現陽性部の距離とラミニン発現陰性部の距離との間には統計学的な相関性が証明された。褥瘡での $\alpha_5\beta_1$ 発現陽性部ならびにラミニン発現陰性部の距離は，全般に，熱傷でのそれらに比べて減少していた。

(4) 褥瘡の 11 例中 7 例において，真皮内フィブロネクチン分布が減少していた。

表 6 急性創傷（熱傷）の結果のまとめ

症例（潰瘍歴）	年齢	性別	部位	熱傷深度	HE（遊走表皮先端部）	$\alpha_5\beta_1$	$\alpha_v\beta_6$	LN	FN
1（8 D）	67	女	側腹部	SDB～DDB	鋭的楔状，著明延長	2+	2+	−	2+
2（13 D）	52	女	頸部	DDB	鈍的楔状，著明延長	2+	+	2−	2+
3（14 D）	79	女	腰臀部	DB	鈍的楔状，中等度延長	2+	+	−	2+
4（15 D）	70	女	手背	SDB～DDB	鋭的楔状，著明延長	2+	+	2−	2+
5（24 D）	66	男	前腕部	DDB	鈍的楔状，軽度延長	+	2+	±	2+
6（31 D）	29	女	側腹部	DDB	鈍的楔状，軽度延長	+	+	±	2+

(a) 臨床所見。左側腹部の熱傷，潰瘍歴 8日である。臨床的に再上皮化は辺縁部で良好であった。
(b) 遊走表皮先端部。鋭的楔状，著明に延長していた。
(c) $\alpha_5\beta_1$発現（先端部 2+）
(d) $\alpha_v\beta_6$発現（先端部 2+）
(e) ラミニン発現（先端部 −）
(f) フィブロネクチン分布（先端部 2+）

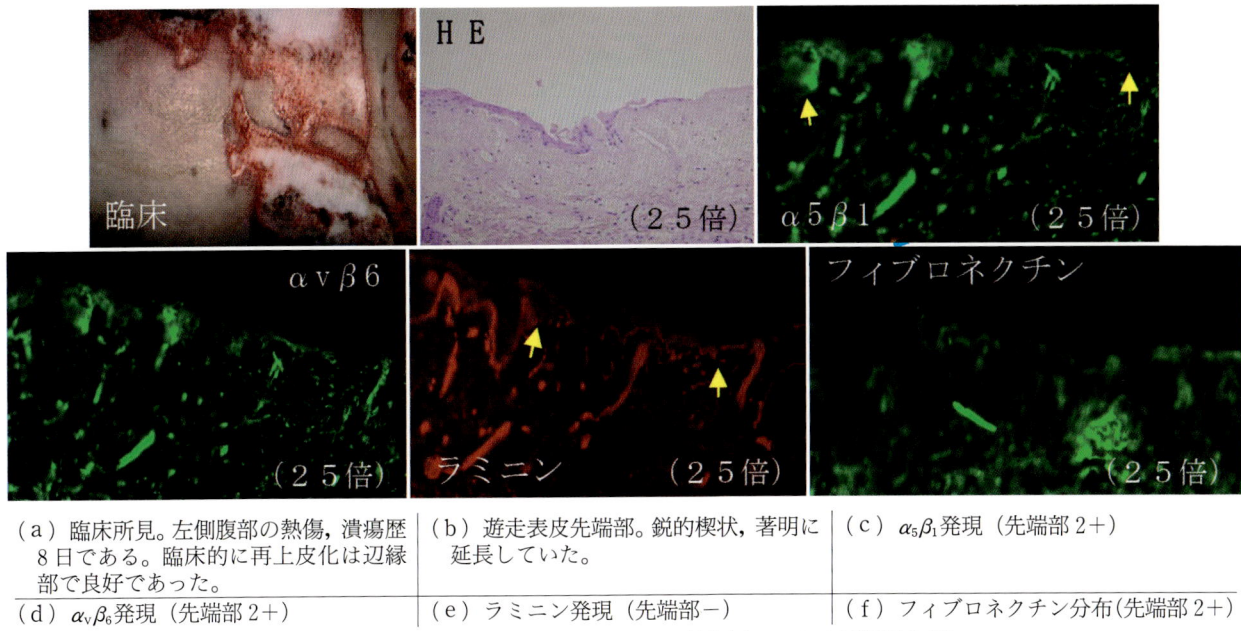

図 7・2　急性創傷（症例 1：67歳，女，熱傷）（↑：発現距離測定部）

表 7　慢性創傷（褥瘡）の結果のまとめ

症例（潰瘍歴）	年齢	性別	部位	Stage*	HE（遊走表皮先端部）	$\alpha_5\beta_1$	$\alpha_v\beta_6$	LN	FN
1 (2 M)	42	男	仙骨部	IV	肥厚やや鈍化，わずかに延長	±	±	±	±
2 (3 M)	50	男	〃	〃	肥厚やや鈍化，わずかに延長	±	±	±	±
3 (3 M)	57	男	〃	〃	肥厚・鈍的楔状，軽度に延長	±	±	−	2+
4 (4 M)	34	男	〃	〃	肥厚やや鈍化，わずかに延長	±	±	±	±
5 (4 M)	82	女	〃	〃	肥厚鈍化，延長なし	−	−	+	±
6 (6 M)	57	女	〃	〃	肥厚鈍化，延長なし	−	−	+	±
7 (7 M)	72	男	〃	〃	肥厚・鈍的楔状，中等度延長	+	+	2−	2+
8 (1 Y)	82	男	〃	〃	肥厚鈍化，延長なし	−	−	+	−
9 (1 Y)	69	男	〃	〃	肥厚鈍化，延長なし	−	−	+	±
10 (1 Y)	55	男	〃	〃	肥厚やや鈍化，わずかに延長	±	±	−	+
11 (1 Y)	66	男	〃	〃	肥厚・鈍的楔状，軽度延長	+	±	−	2+

* NPUAP分類による

　以上の結果より，褥瘡部遊走表皮細胞におけるこれらのインテグリン発現の陰性化ならびに真皮内フィブロネクチン分布の減少が再上皮化遅延に関与している可能性が考えられた。また，熱傷および褥瘡の遊走表皮細胞における $\alpha_5\beta_1$ 発現は表皮遊走の指標になることが証明された。

7．今後の研究の展望

　本研究により，慢性創傷（褥瘡）における病的な再上皮化過程での遊走表皮細胞のインテグリン発現ならびに真皮細胞外基質分布の変化の一部を明らかにすることができた。今後も，同様方向での研究を進めていくと同時に，それらの変化の機能上の意義についても検索していきたい。さらに，得られた研究結果に基づいて，病的再上皮化過程の改善，さらには正常再上皮化過程の促進をはかるための治療法を開発していきたいと考えている。

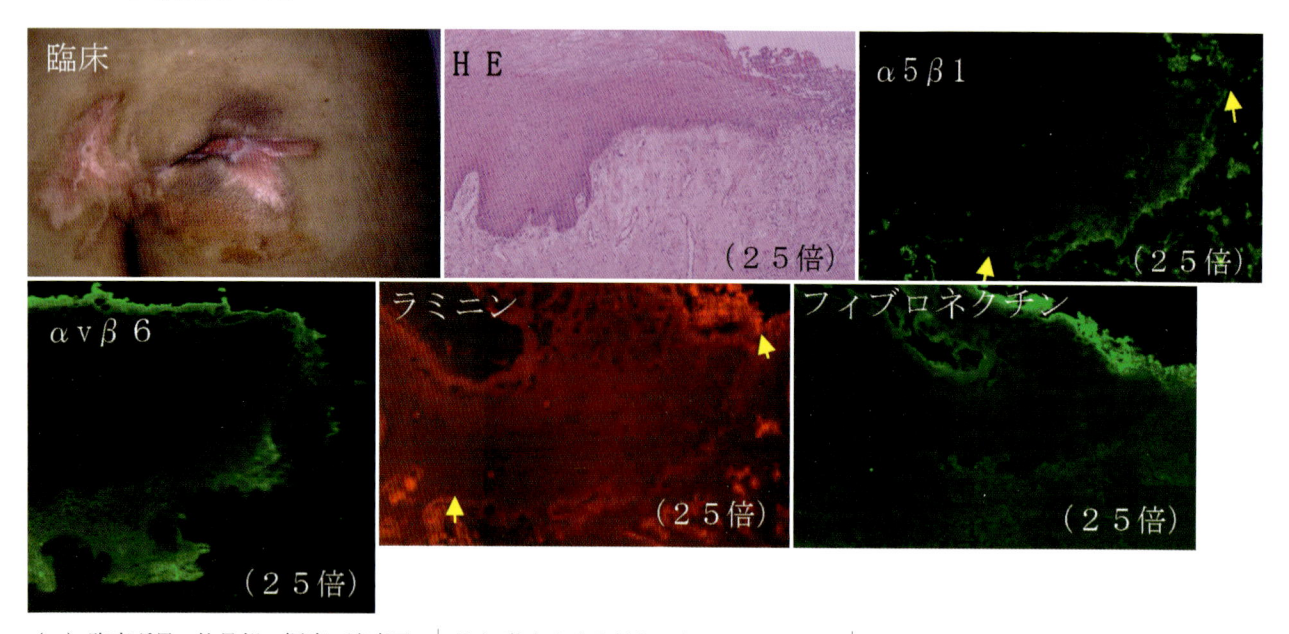

(a) 臨床所見。仙骨部の褥瘡，潰瘍歴7カ月である。慢性創傷（褥瘡）でも創管理がよいと，本症例のように臨床的に再上皮化が認められた。
(b) 遊走表皮先端部。肥厚・鈍的楔状，中等度の延長があった。
(c) $\alpha_5\beta_1$発現（先端部＋）
(d) $\alpha_v\beta_6$発現（先端部＋）
(e) ラミニン発現（先端部2－）
(f) フィブロネクチン分布（先端部2＋）

図 7・3　慢性創傷（症例7：72歳，男，褥瘡）（↑：発現距離測定部）

(a) 臨床所見。仙骨部の褥瘡，潰瘍歴1年である。本症例では臨床的に再上皮化の進行がほとんど認められなかった。
(b) 遊走表皮先端部。肥厚鈍化，延長はない。
(c) $\alpha_5\beta_1$発現（先端部－）
(d) $\alpha_v\beta_6$発現（先端部－）
(e) ラミニン発現（先端部＋）
(f) フィブロネクチン分布（先端部－）

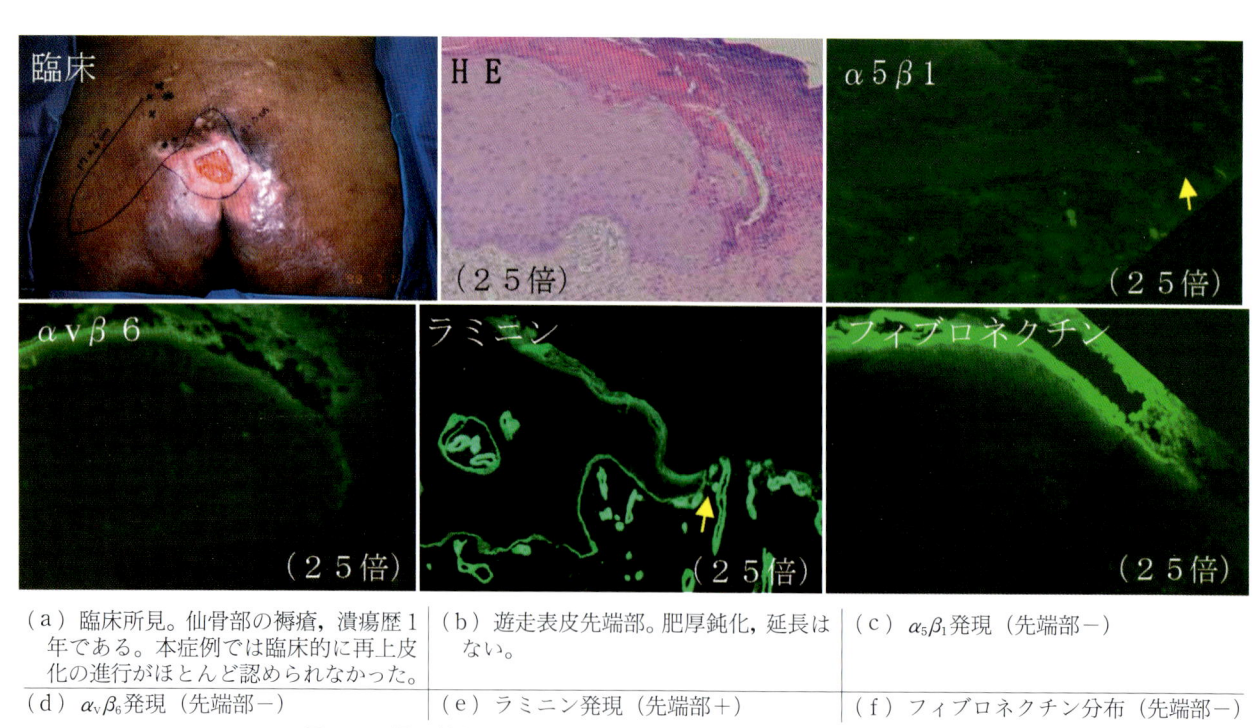

図 7・4　慢性創傷（症例8：82歳，男，褥瘡）（↑：発現距離測定部）

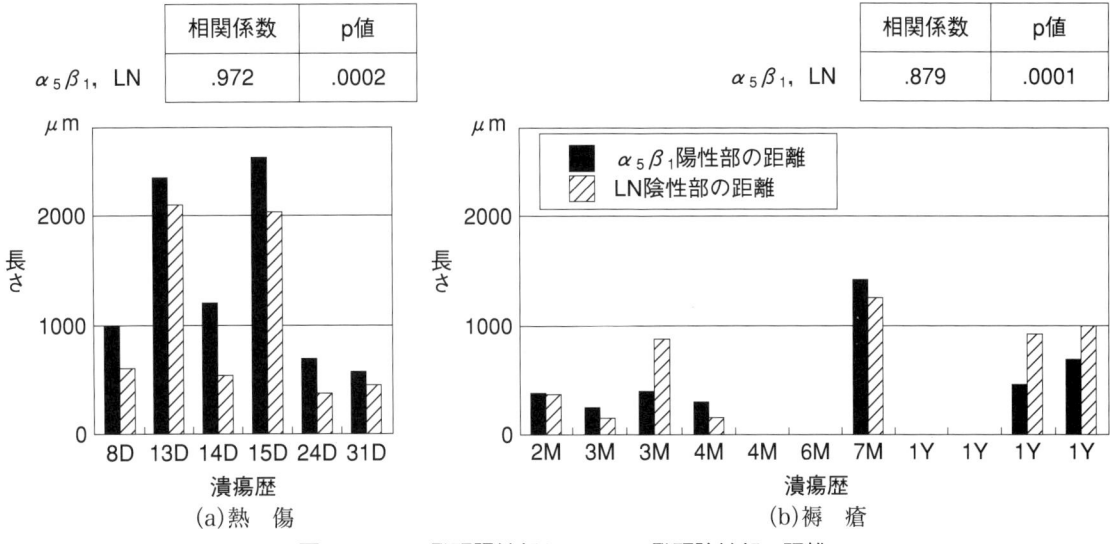

図 7・5　$\alpha_5\beta_1$ 発現陽性部とラミニン発現陰性部の距離

おわりに

慢性創傷の患者に有効な治療を行うためには，病因ならびに病態生理の正確な把握が最重要である。個々の症例ではこれらの病因ならびに病態生理は複雑にオーバーラップしているので，症例ごとにそれらを解析し，最適の治療法を決定する必要がある。当然のことながら，臨床症状が軽度の段階での治療開始が重要である。今後さらに，慢性創傷の病因，病態生理の解析や病態生理の機序解明に関する基礎的ならびに臨床的研究の進歩が望まれる。また，それらの研究結果に基づいた治療法の確立が必要である。

（久保美代子，森口隆彦）

文　献

1) Mostow EN : Diagnosis and classification of chronic wounds. Clin Dermatol 12 : 3-9, 1994
2) Lazarus GS, Cooper DM, Knighton DR, et al : Definitions and guidelines for assessment of wounds and evaluation of healing. Arch Dermatol 130 : 489-493, 1994
3) Clark RAF : Wound repair ; Overview and general considerations. The molecular and cellular biology of wound repair (2 nd ed), edited by Clark RAF, pp 3-50, Plenum Press, New York, 1996
4) Nwomeh BC, Yager DR, Cohen IK : Physiology of the chronic wound. Clin Plast Surg 25 : 341-356, 1998
5) Krull EA : Chronic cutaneous ulcerations and impaired healing in human skin. J Am Acad Dermatol 12 : 394-401, 1985
6) 椛島健治：皮膚潰瘍の診断チャート．皮膚科プラクティス 15，難治性皮膚潰瘍を治すスキル，橋本公二ほか編，pp 59-68, 文光堂，東京，2003
7) Falanga V, Grinnell F, Gilchrest B, et al : Workshop on the pathogenesis of chronic wounds. J Invest Dermatol 102 : 125-127, 1994
8) Stotts NA, Wipke-Tevis D : Co-factors in impaired wound healing. Chronic wound care ; A clinical source book for healthcare professionals (2 nd ed), edited by Krasner D, et al, pp 64-72, Health management publications, Wayne, 1997
9) Russell L : Physiology of the skin and prevention of pressure sores. Br J Nurs 7 : 1084-1096, 1998
10) Witkowski JA, Parish LC : Histopathology of the decubitus ulcer. J Am Acad Dermatol 6 : 1014-1021, 1982
11) Hynes RO : Integrins ; Versatility, modulation, and signaling in cell adhesion. Cell 69 : 11-25, 1992
12) 上出利光，青木直子，飯塚　一：接着分子の概念と分類．臨床免疫 30 : S 1-S 7, 1998
13) Yamada KM, Gailit J, Clark RAF : Integrins in wound repair. The molecular and cellular biology of wound repair (2 nd ed), edited by Clark RAF, pp 311-338, Plenum Press, New York, 1996
14) Stanley JR, Alvarez OM, Bere EW, et al : Detection of basement membrane zone antigens during epidermal wound healing in pigs. J Invest Dermatol 77 : 240-243, 1981

I 創傷治癒の基礎

8 血管と創傷治癒

SUMMARY

創傷治癒の過程は大きく分けて急性炎症期，肉芽組織形成期，瘢痕期という三期に分けられる。それぞれのステップではいろいろと違った因子が絡み，起こる現象も全く違っている。著者らの研究室では肉芽組織形成期において重要な働きをしている血管新生について興味をもち，その血管新生という現象を利用した治療法の開発を手掛けてきた。これは血管そのものの創傷治癒と違うものであるが，血管新生療法を応用し，日本で初めての循環器疾患に対する遺伝子治療を行うまでに至った。本稿では創傷治癒における血管新生の役割を実際の著者らの実験結果やヒトでの臨床応用での結果をふまえ，そのメカニズムや制御，あるいは治療的な効果を概説したい。特に肝細胞増殖因子（HGF）の作用，その機能および発現制御あるいは血管拡張物質であるプロスタサイクリンの血管新生促進療法への応用例などを中心に話を進めたい。HGFは元来肝臓の細胞に対する増殖因子として発見された物質であるが，その構造的な特徴より血管系に作用するであろうと著者らは考え，HGFはついにはこの血管新生の分野におけるスター的な物質になった。現在，実際に閉塞性動脈硬化症への治療としてHGF遺伝子導入による血管新生促進療法が臨床研究レベルであるが，ヒトへの応用がなされている。本稿において動物実験やヒトにおける臨床研究の結果を紹介するとともに血管新生因子であるHGFやプロスタサイクリンの紹介も行い，創傷治癒における血管新生の役割など最新の流れを紹介したい。

はじめに

　血管生物学という領域は以前よりその重要性が指摘されており，現在血管新生という概念が特に注目されている。血管新生を促進あるいは抑制することで治療への応用もさかんに行われている非常にホットな分野である。その発端となったのが血管内皮増殖因子（VEGF）であろう。癌の研究においてはVEGFなど血管新生因子がその発育に大きく関与することが明らかにされる一方で，血管新生の抑制物質であるアンジオスタチンやエンドスタチンが癌の特効薬として大きく期待されている。また同様に血管新生抑制による糖尿病性網膜症や慢性関節リウマチなどの治療法の確立にも大きな期待が寄せられている。これらの疾患は従来の概念では血管との関連は考えられておらず，血管新生という新しい概念を通じてとらえられた血管新生病と言える。この血管新生病を理解するためにはVEGFや肝細胞増殖因子（HGF）などの血管新生因子あるいはそれらの因子を制御する転写因子などの役割を明らかにする必要がある。さらに近年になって血球系成分の血管新生への関与も明らかにされ，血管新生そのものがいろいろな制御を受け，いろいろな因子により調節されている現象であることが判明した。

　逆に，血管新生を促進させることを治療に応用する治療的血管新生という概念も確立されてきた。当初は血管新生の促進は癌の促進につながる可能性があるという危険性からこのような試みには抵抗もあったが，遺伝子治療や細胞治療といった局所を標的にする方法により研究が大きく進歩し，現在では実際にヒトへの応用がなされている。たとえば閉塞性動脈硬化症における下肢の壊疽など動脈硬化を主体とした血管病では下肢へのVEGFの遺伝子導入

や自己骨髄細胞由来の血球成分移植による血管再生を利用した治療が実施され，その有効性がすでに報告されている。さらにその次のステップとして胚性幹細胞（Embryonic Stem Cells：ES細胞）からの血管形成の可能性も明らかにされ，現在では再生医療の最も有望な治療法の一つとして期待されている。また治療的血管新生は末梢性血管疾患だけでなく，心筋梗塞や褥瘡の治療にも応用可能であると大きく期待されている。

A 閉塞性動脈硬化症

生活習慣病と言われる癌，脳卒中，心筋梗塞，糖尿病，高血圧などは生活習慣がその病態進行の原因となって発症・進行する病気であり，言い換えれば食習慣，運動習慣，休養，喫煙，飲酒などの生活習慣が大きく関与する疾患群である。心筋梗塞や脳梗塞を引き起こすきっかけになる動脈硬化症も普段の食事からの動物性脂肪やカロリーの過摂取により血中コレステロール値や中性脂肪，血糖などが上昇することにより発症・進展する。閉塞性動脈硬化症に代表される末梢性動脈硬化性疾患（Peripheral Arterial Disease：PAD）の患者は歩行時疼痛（間欠性跛行），安静時疼痛，壊死などのさまざまな臨床症状を示す。閉塞血管の程度が重症化し，虚血によりこれらの症状が出現していると思われる時には運動療法やカテーテルによる血管拡張術（Percutaneous Transluminal Angioplasty：PTA），静脈グラフト法などにより，症状の軽減をはかる。しかし，安静時疼痛や虚血性潰瘍を有する患者には現在のところ有効な治療法がない。多くの薬物療法が試されているが，残念ながら臨床的にはその効果は不十分である。このことは安静時疼痛や虚血性潰瘍を有する多くの患者がPTAや外科的血管再建術の対象となり得ないことを考慮すれば重大な問題である。そのため血管閉塞がひどく，PTAや外科的血管再建術が施行できない場合は下肢切断が余儀なくされる。さらに，慢性の下肢虚血があり，安静時疼痛や潰瘍を有する患者の予後も非常に悪い。このような患者におけるQOLは癌患者同様に非常に低いと考えられる。米国では年間に15万人以上の患者が下腿切断を余儀なくされていると推定されている。同様に日本でも最低2,000人の患者が下腿切断を受けていると考えられている。下腿切断後の予後は非常に悪く，下腿切断術の死亡率は5〜10％，より上位の大腿切断では15〜20％にまで及ぶとされている。またその後，約40％の患者が2年以内に死亡するとも言われている。さらに一側の下肢切断術を受けた患者の約10％が対側の下肢切断に至るとも言われている。このような背景をもとに血管新生因子による治療的血管新生療法が注目を浴びるに至った。

B 血管新生と再生医療

1．VEGFによる血管新生

血管新生因子の発見で閉塞性動脈硬化症による下肢切断患者にも治療により切断を避けられるのではないかという希望がもたれるようになった。1990年初めにTufts大学のIsnerらによってVEGF遺伝子導入によりウサギの下肢で血管新生が誘導されることが報告された[1]。同時に血行動態の改善も認められ，これらの結果をもとに米国では1994年にヒトを対象とした遺伝子治療が開始されたが，これは世界ではじめて循環器疾患に対する遺伝子治療となり，注目を集めた。VEGF遺伝子発現による副作用と思われる浮腫や血管腫などが認められたが，おおむね良好な経過が報告された。投与方法も当初はカテーテルを用いたアプローチがなされていたが，近年では筋肉内に遺伝子を直接注射する方法がとられ，フィンランドKuopio大学においても同様の遺伝子治療が開始された[2]。またCornell大学のグループはアデノウイルスベクターに組み込んだ$VEGF_{121}$遺伝子を用いた末梢性動脈疾患の遺伝子治療をすでに開始している[3]。

2．HGFによる血管新生

わが国では著者らがVEGFに代わる候補としてHGFの可能性を明らかにした[4]。詳細は後述するが，HGFにはVEGFなど他の血管新生因子より強力な血管新生作用を有することを明らかにし，数々の動物実験を経て大阪大学医学部附属病院遺伝子治療臨床研究審査委員会，文部科学省および厚生労働省の認可を受け，2001年6月よりヒトへの臨床試験を開始した（図8・1）[5]。国内で発見された"日の丸遺伝子"であるHGFによる遺伝子治療は循環器疾患

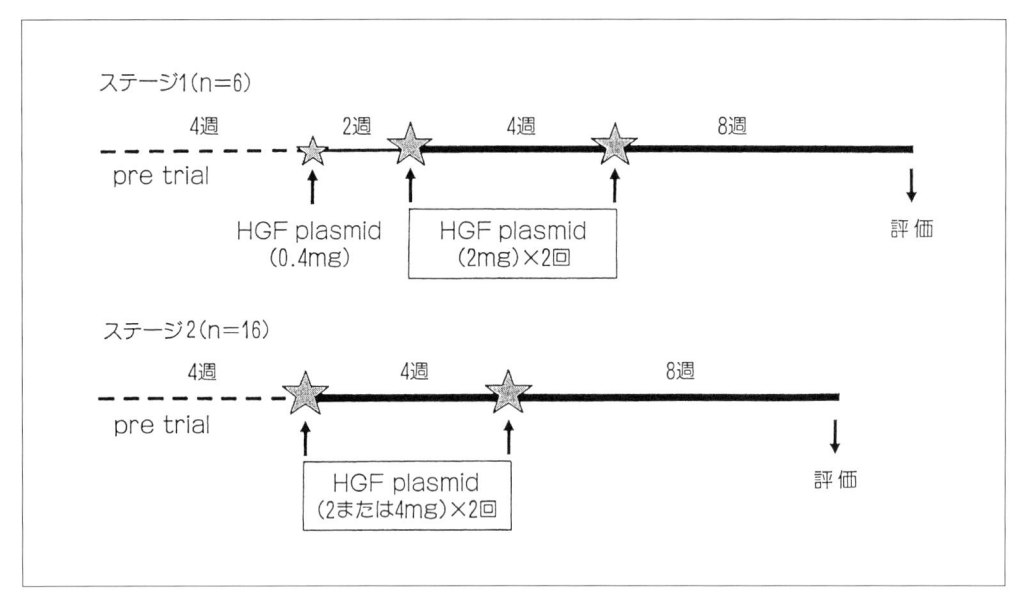

図 8·1 TREAT-HGF のプロトコール
安全性を確認するため，test dose の投与を行い，安全性確認後に治療 dose の投与を行う。また少なくとも遺伝子導入後3年までの追跡を予定している。

に対する日本ではじめての遺伝子治療であり，今後の成績に大きな期待がよせられている。

3．内皮前駆細胞を利用した血管再生

Tufts 大学の Asahara ら（現東海大学）は循環血漿中に血管内皮に分化する細胞が含まれていることを発見した。彼らはこのような細胞群を内皮前駆細胞と命名した[6]。この機序は，胎生期のみ存在するとされた血管形成 (vasculogenesis)，つまり血管内皮前駆細胞が未分化のままその場所にたどり着き，増殖・分化することであり血管を構築する過程に一致する。これまで考えられてきた成体の血管形成，既存隣接血管の血管内皮細胞による増殖・遊走により成立する血管新生 (angiogensis) とは異なる概念が生まれた。血管内皮前駆細胞は CD 34 陽性細胞として単離されるが，この CD 34 陽性細胞は成人末梢血中に比べて，臍帯血中では約 10 倍の量が存在している。蛍光ラベルした血管内皮前駆細胞を下肢虚血のヌードマウスに移植すると虚血骨格筋線維間に毛細血管様に取り込まれ，さらに蛍光と一致した細胞でアルカリフォスファターゼ染色陽性の内皮細胞が確認されたという報告がある[7]。すなわち CD 34 陽性細胞が血管内皮前駆細胞を経て，生体内で内皮細胞に分化していることが確認されたということである。また，臍帯血単球培養 7 日目に得られた血管内皮前駆細胞 30 万個/匹を分離後下肢虚血ヌードラットに移植したところ，血管内皮前駆細胞移植群で有意な血流の増加と毛細血管密度の改善が認められたことも報告されている[8]。

4．自家骨髄移植による血管再生

Murohara らはウサギ骨髄単核球を培養すると内皮前駆細胞と同様の spindle 型接着性細胞が出現し，血管内皮細胞で認められる acetylated LDL の取込みや NO の産生が認められることを発見した。彼らはウサギ下肢虚血モデルに自己骨髄単核球を投与し，血管新生部位に取り込まれることを確認し，さらに側副血行や血管新生がより改善されることを報告した[9]。すでに Murohara らはヒトの下肢に自己骨髄細胞を移植しており，血管新生と虚血症状の改善されることを明らかにした。しかし，長期的な安全性，特に骨髄単核球のマクロファージへの変換や他の腫瘍への危険性などは今後の検討課題と言える。

5．骨髄間質細胞移植による心筋梗塞の治療

骨髄には血球成分の前駆細胞となる全分化能幹細胞のほかに中胚葉性幹細胞あるいは骨髄間質細胞が存在する。これらをそれぞれの細胞の至適条件で培養すると，骨格筋細胞，脂肪細胞や骨芽細胞などに分化する。Makino らは中胚葉性幹細胞から胎児型の心筋細胞を誘導することに成功した[10]。また

Tomita らはラットの自己骨髄細胞から心筋細胞を誘導し，それらの細胞を心筋梗塞モデルラットに移植した[11]。その結果，細胞移植が心機能改善につながったことを報告している。これらの画期的な研究は自己の骨髄細胞で自己の心筋を再生できる可能性が示唆され，今後大きく期待できるものと思われる。

6．ES 細胞からの血管発生

ES 細胞は初期胚の中の未分化細胞を体外でその未分化状態を維持したまま培養が可能である全能性幹細胞である。ES 細胞は in vitro においてさまざまな細胞種（血液細胞，内皮細胞，神経細胞など）に分化させることができることから，細胞移植の材料としての有用性が期待されている。Cystic Embyoid Body（CBE）に cAMP やレチノイン酸を添加して培養すると ES 細胞は互いに接着・増殖し，その細胞塊の内部に血管発生が起こる。そしてこの血管の分化過程において VEGF やその受容体が発現してくる。また ES 細胞をIV型コラーゲン上で培養し分化を誘導すると，Flk-1 陽性細胞が出現する。この Flk-1 陽性細胞を再培養すると VE カドヘリンや Platelet Endothelial Cellular Adhesion Molecule-1（PECAM-1），CD 34 が発現し，内皮細胞に分化したことが報告されている[12]。つまり ES 細胞由来 Flk-1 陽性中胚葉細胞から分化誘導された内皮細胞が血管再生あるいは新生の大きなカギになることが示唆されたのである。

Palacios らは ES 細胞を骨髄間質細胞をフィーダーとして IL-3，IL-6，Flt-3 リガンドを含む胎児間質細胞の培養上清を加えた培養液中で 21 日間培養後，血液幹細胞を分画して放射線照射した Severe Combined Immunodeficiency（SCID）マウスに移植した。その結果，30 例中 27 例で造血系の再構成が起こり，うち 6 例では宿主骨髄細胞が移植した ES 細胞由来で置換されていた[13]。また，これらのマウスの骨髄をさらに別の放射線照射した SCID マウスに移植すると骨髄の機能が回復したことも同時に報告されている[13]。これらのことから ES 細胞移植は骨髄移植と同時に血液幹細胞を供給し得ることが証明されたのである。また，Klug らは心筋特異的に発現する薬剤耐性遺伝子を組み込んだ ES 細胞を，G 418 存在下で培養後，筋ジストロフィーマウスの心臓に移植すると，8 例中 6 例で心筋細胞マーカー陽性細胞の生着が確認されている[14]。

C HGF による治療的血管新生療法

1．HGF とは

HGF は 1984 年に大阪大学の Nakamura により発見され，1989 年に cDNA がクローニングされた肝細胞の最も強力な増殖因子である[15]。HGF は肝障害や腎障害などに伴って障害臓器および肺などの間葉系細胞において産生され，オートクライン，パラクライン作用により障害臓器に提供され，障害臓器の上皮系細胞に働き組織再生を促進することが知られている。また，臓器障害を軽減する保護作用，さらには上皮細胞—間葉系組織における相互作用をもち，組織器官の恒常性維持において重要な役割を果たしている。近年，さまざまな研究により HGF は循環器疾患や内分泌・代謝疾患，腎疾患などにおいても重要な病態生理学的意義を有していることが次々に明らかになってきた。

HGF は α 鎖（65 kDa），β 鎖（34 kDa）よりなるヘテロダイマーを形成し，α 鎖にはクリングルドメインを有し，β 鎖にはセリンプロテアーゼの触媒ドメインと類似した構造を有している（図 8・2）。HGF のクリングル構造はリポプロテイン（a）の構成要素であるアポリポプロテイン（a），血栓融解を強力に起こす tissue-type Plasminogen Activator（t-

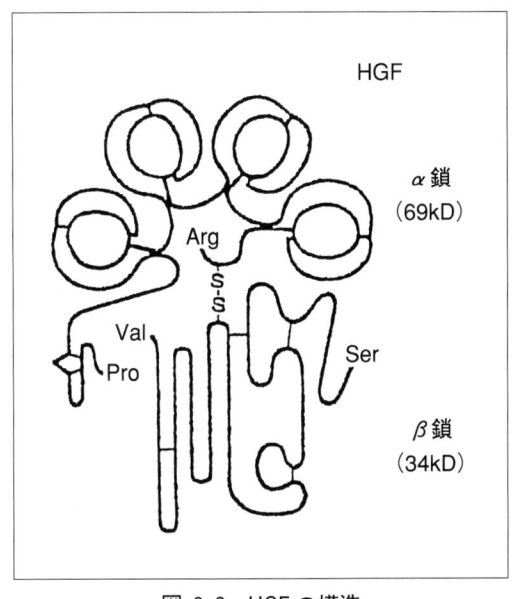

図 8・2　HGF の構造

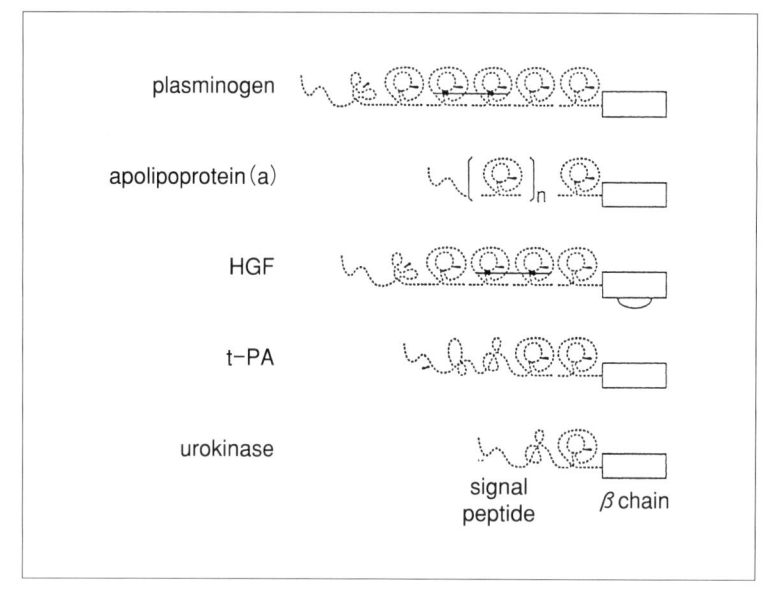

図 8・3 クリングルファミリー

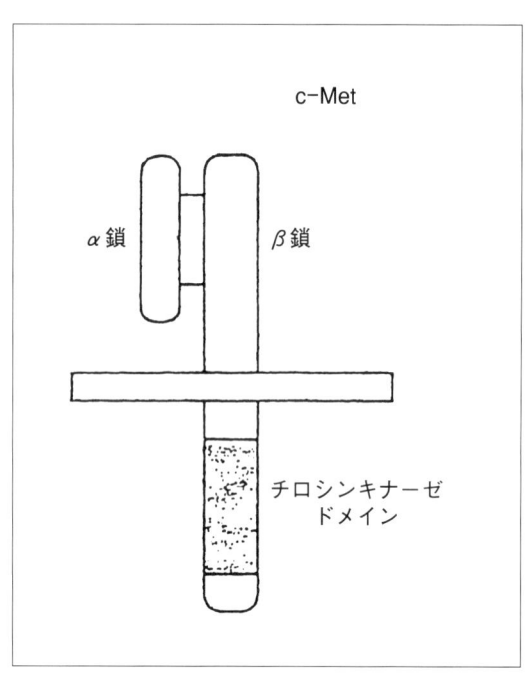

図 8・4 c-Met の構造

PA)，プラスミノーゲン，プロトロンビンなどと共通した構造をとっている（図 8・3）。HGF は 70 kb の遺伝子から 6 kb の mRNA になり，mRNA が翻訳され，α 鎖と β 鎖からなる生理活性をもたない pro-HGF が産生される。その分子構造においては 728 アミノ酸残基からなる 1 本鎖の不活性型 HGF がスプライシングを受け，2 本鎖の HGF となって活性をもつようになる。

1991 年，受容体型チロシンキナーゼ（c-Met）の特異的リガンドが HGF であることが明らかにされた[16]。c-Met は α 鎖（50 kDa）と β 鎖（145 kDa）のヘテロダイマーで，α 鎖と β 鎖の細胞外領域が HGF との結合に関与する（図 8・4）。HGF は間葉系細胞で産生されるのに対して c-Met はおもに上皮系細胞でその発現が確認されており，HGF は上皮-間葉相互作用のメディエーターと考えられている。c-Met は上皮細胞以外に血管内皮細胞や血管平滑筋細胞にも発現が確認されており，これらの組織で HGF はパラクラインとして増殖・遊走・形態形成・再生・アポトーシス抑制など多彩な生物活性を示す[17]。HGF が受容体 c-Met に結合すると，c-Met の二量体化に続いて β 鎖細胞内領域のチロシン残基が自己リン酸化される。C 末端側 3 個のリン酸化チロシン残基に SH 2 ドメインをもつ PI 3 キナーゼ，PLC-γ，SHC，Grb 2 などのシグナル分子が結合する[18]。Grb 2 は Sos との複合体を形成して，1356 番目のリン酸化チロシン残基に選択的に結合する。変異型 c-Met は PI 3 キナーゼ，PLC-γ，SHC などとは結合するが，Grb 2 とは結合できない。HGF の増殖シグナルは Grb 2-Sos を介して，Ras ⇒ Raf-1 ⇒ MEK 1/2 ⇒ ERK 1/2 という MAPK カスケードに伝達される。血管内皮の増殖においても HGF による MAPK カスケードの活性化が認められていることが報告されている。

血管はヒトの身体の中をくまなく走り，その総延長は 10 万 km にも及ぶと言われている。心臓から全身に送りだされる血液の通り道であるのと同時に多

くの物質も産生しており，血管の老化や機能的な破綻は動脈硬化や心筋梗塞，脳梗塞など多くの疾患を引き起こす．血管は血液に直接接する内皮，平滑筋細胞を中心とする中膜，細胞外基質に富んだ外膜という3層構造をとっている．高血圧や高脂血症により最初に障害を受けるのが内皮であることはよく知られているが，正常な血管内皮は一酸化窒素（NO）やプロスタグランジン I_2（PGI_2）などの生理活性物質を血管局所に放出し，血管全体の恒常性を維持し，血管平滑筋細胞増殖抑制や抗血栓・凝固作用，血管の緊張や構造の調節などに関与していることから内皮が障害されることによる影響ははかり知れない．たとえば内皮が障害を受けることにより血栓形成や凝固障害が起こりやすく，動脈硬化などの疾患が引き起こされる．また，逆に動脈硬化や高血圧などの疾患により血管内皮機能は低下し，そのことがさらに末梢動脈疾患を引き起こす．

このように内皮機能の障害は相互作用により，ますます疾患の悪化をもたらすのである．このような相互作用は動脈硬化や高血圧のみならず，糖尿病，末梢動脈疾患，冠動脈疾患，炎症性疾患，高脂血症など多くの病態が複雑に絡んでいる．しかし，これらの疾患により内皮機能がなぜ低下するのかは，いまだに不明なことも多い．そこで内皮細胞の機能維持に大きく関与する因子としてHGFに注目したのが著者らである．著者らはヒト大動脈由来の血管内皮細胞に組み替え型HGFを加え，増殖作用を検討した．その結果，血管内皮細胞の増殖因子として知られているVEGFやbFGFと比較すると，HGFはVEGFやbFGFより強力に血管内皮細胞の増殖を促進することが明らかとなった．さらに動脈硬化では内皮細胞と平滑筋細胞の両方に障害があり，bFGFはこれらの両方を増殖させるのに対してHGFはVEGFと同様に血管内皮細胞だけを特異的に増殖させる[19]．そこで，ついで著者らはHGFが内皮増殖作用のみならずその他の作用もあるのではないかと考え，内皮細胞をHGFを添加した無血清培地で培養してみた．内皮細胞は無血清培地で培養するとアポトーシスによる細胞死が誘導される．一方，HGFを添加した無血清培地で培養すると内皮細胞におけるアポトーシスは抑制されていた．つまり，HGFは内皮細胞の細胞死の抑制因子であることが示唆された．また，さらにその後の研究により虚血状態に陥ると内因性のHGFは低下していることが明らかになり，このことが内皮細胞の細胞死を促進していることが推測されている．

2．HGFによる血管再生の遺伝子治療

著者らはVEGFに代わりHGFを用いて治療的血管新生療法の効果を検討し，その劇的な効果を明らかにした．

HGFは各種細胞において増殖や移動性，形態形成に関わっていることが知られており，上皮―中胚葉の相互作用を介して発生や形態形成に関与している．HGFは血管系において血管平滑筋細胞に影響を与えず，血管内皮細胞のみを増殖させる血管内皮特異的増殖因子である．bFGFとは異なりVEGF同様HGFは典型的なシグナル配列をもち，細胞から分泌され，その特異的な受容体c-Metも内皮細胞に存在している．HGFの血管新生作用はマトリゲルを用いた実験モデルで報告されている．さらに，著者らはHGFが直接血管新生作用をもつことを明らかにした．500 μgの組み替え型HGFの血管内投与はウサギ下肢虚血モデルにおける血管造影上有意な血管新生を促進した．血管造影では新生血管に特異的な造影所見を示し，組織学的にも下肢の壊死改善などが認められた（図8・5）[4]．同様な結果はHGFの5日間連続経静脈投与においても認められている．HGFの血管新生作用は同様にIsnerらのグループからも報告されている．一方，内因性の血管壁HGFは閉塞性動脈硬化症患者の血管では正常血管に比べて著明に減少している．このことは，障害血管を治癒の方向に向かわせるにはHGFが不足していることを示唆するものである．培養ヒト平滑筋細胞を用いた実験では平滑筋細胞より産生されるHGFは虚血により起こることも明らかにされている．したがって，HGFの補充療法は閉塞性動脈硬化症患者において側副血行を促進することが期待できる．また，著者らはラットおよびウサギの下肢虚血モデルでHGF遺伝子の筋肉内投与による血流改善作用を確認した．

これらの結果に基づき，大阪大学遺伝子治療臨床研究審査委員会に"HGF遺伝子を用いた血管新生による閉塞性動脈硬化症の治療（TREAT-HGF）"に関する試験計画書を提出し，1999年11月に承認された．その後2001年5月に厚生労働・文部科学省

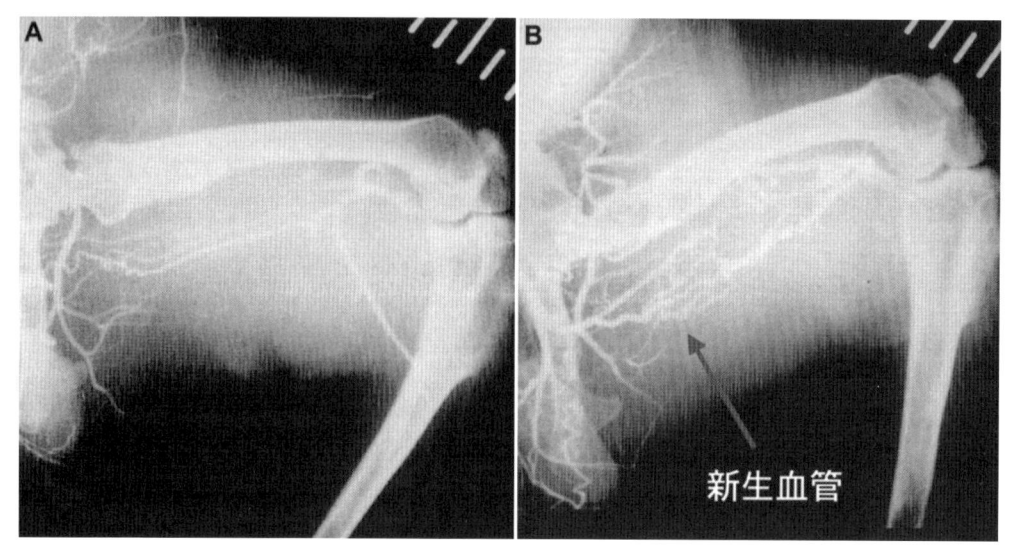

A：コントロール群　　　　　　　　　　　B：HGF 遺伝子投与群
図 8・5　ウサギ下肢虚血モデルにおける血管新生

においても承認された。2001 年 6 月より閉塞性動脈硬化症や Buerger 病を対象に遺伝子治療を開始している。この TREAT-HGF とは Japan Trial to Treat Peripheral Arterial Disease by Therapeutic Angiogenesis Using Hepatocyte Growth Factor Gene Transfer を略したものである。

すでに米国で開始されている VEGF による遺伝子治療と比較して HGF 遺伝子導入による血管新生療法の利点は以下の通りである。①透過性を亢進させる VEGF の副作用である浮腫は HGF 遺伝子導入では認められない可能性がある。VEGF による浮腫は患者の疼痛を誘発することが知られているので，この点は非常に重要なポイントである。②HGF の特異的受容体である c-Met は虚血により増加することが報告されており，HGF 遺伝子導入による血管新生を促進させる可能性がある。③HGF によりコラーゲン分解能を持ち，マトリックスを分解する MMP-1 やプラスミン活性化能を持つ urokinase-type Plasminogen Activator（uPA）の発現が誘導される。uPA は不活性型 HGF を活性化することが知られており，pro HGF の活性化は uPA をさらに活性化する。HGF により局所で増加する uPA は HGF の利用率を増すことにより組織循環を改善することが期待される。④HGF の直接の血管新生作用と平滑筋細胞における VEGF 遺伝子発現を誘導し，間接的な血管新生作用を示すため，VEGF より強力な血管新生促進作用が期待できる。⑤内因性の血管壁 HGF の低下は HGF の安全域を高めると考えられる。

アプローチは，Isner らの VEGF による遺伝子治療に用いた手法を踏襲した。遺伝子導入用のベクター類は使用せず，プラスミドをそのまま筋肉内に注射針によりエコーガイド下で患者の虚血肢の標的部位に直接投与する方法である（図 8・6）。HGF 遺伝子治療は第 1 ステージ（6 例）と第 2 ステージ（16 例）に分かれる。第 1 ステージでは Fontaine III, IV 度の重症虚血肢に対して，第 2 ステージにおいてはさらに適応を Fontaine II b～IV 度まで拡大し，さらに用量も 2 段階に設定され，安全性および有効性を検討した（図 8・1）。現在すでに全 22 例が終了したが，遺伝子治療に直接起因する重篤な有害事象は認められず，安全性には問題がなかったと言える。また 0.1 以上の ABI の上昇は測定可能な 17 症例中 11 症例において認められた（64.7％）。患者ごとの最大虚血性潰瘍 11 個のうち長径で 25％以上の縮小を認めたものが 7 個あった（63.6％）。疼痛スケールテストにて明らかな疼痛軽減が 13 症例中 8 症例あり（61.5％），Fontaine II b の患者を対象に施行されたトレッドミルでは 7 症例中 6 症例で最大歩行距離が 25％以上増加した（表）。血管造影での検討では末梢血管陰影の増強が認められたが，新生血管か否かの判断は困難である。本研究ではコントロール群を設定していないため，厳格な有効性の判定は困難であるが，現在，無作為二重盲検試験を多施設で実施中であり，その結果に大きな期待が寄せられている。

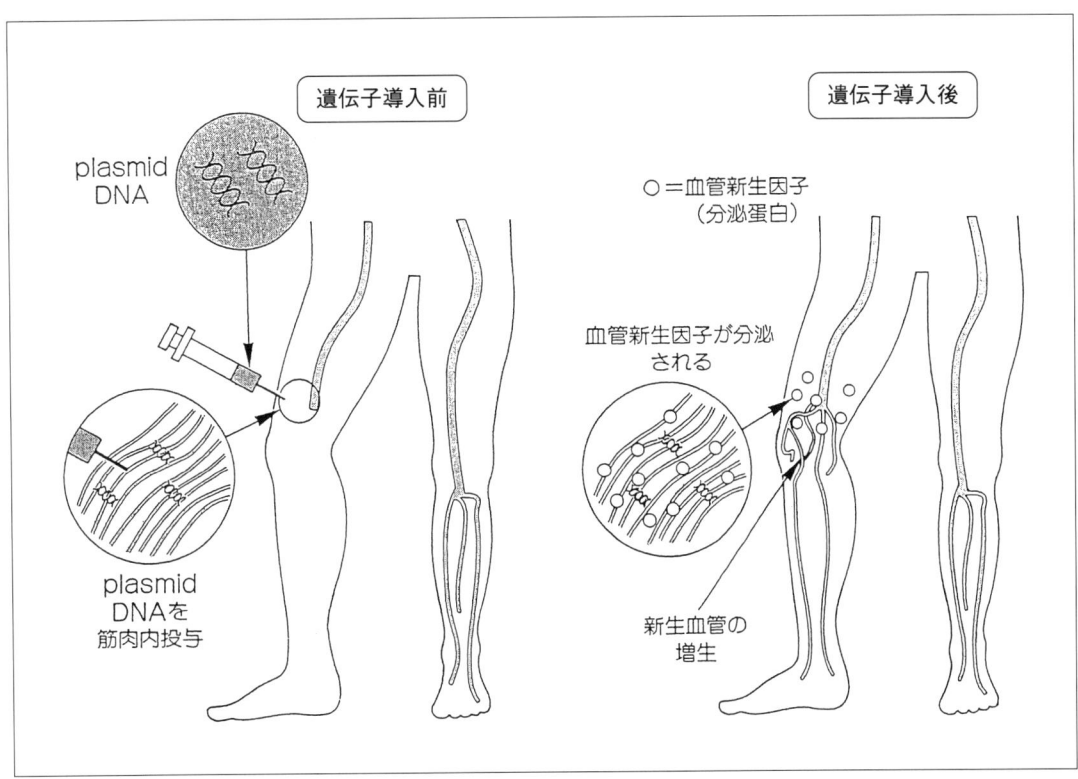

図 8・6　筋肉内への遺伝子導入

表　TREAT-HGF の成績

	有効率（%）				
	ABI	疼痛スケール >1 cm	>2 cm	潰瘍サイズ	最大歩行距離
2 mg (n=14)	70.0 (7/10)	90.0 (9/10)	70.0 (7/10)	62.5 (5/8)	66.7 (2/3)
4 mg (n=8)	57.1 (4/7)	100.0 (3/3)	33.3 (1/3)	66.7 (2/3)	100.0 (4/4)
Total	64.7 (11/17)	92.3 (12/13)	61.5 (8/13)	63.6 (7/11)	85.7 (6/7)

効果判定　ABI の変化：0.1 以上
　　　　　疼痛スケール（VAS）の変化：1 cm 以上の改善
　　　　　潰瘍サイズの変化：25%以上の縮小
　　　　　最大歩行距離：25%以上の増加

D プロスタサイクリンによる治療的血管新生療法

1. 血管拡張物質プロスタサイクリンとは

　閉塞性動脈硬化症などの末梢動脈疾患に対する治療に広く用いられているのが血管拡張因子物質であるプロスタグランジンであり，著明な血流改善効果を示す。血管に関連するプロスタグランジンは PGI_2（プロスタサイクリン）であるが，サイクロオキシゲナーゼ-2（COX-2），プロスタサイクリン合成酵素（PGIS），PGI_2受容体のクローニングやノックアウトマウスによってその作用の解明が大きく進んでいる。しかしながら PGI_2 の血管新生に及ぼす影響に関する検討は著者ら以外の研究室ではほとんど行われていなかった。

　PGI_2 は生体膜に含まれるアラキドン酸より合成される生理活性脂肪酸であるプロスタグランジンの1つである（図 8・7）。プロスタグランジン合成系とは，細胞膜リン脂質からホスホリパーゼ A 2 によって切り出されたアラキドン酸を基質とし，COX による酵素反応により PGH_2 が合成され，さらに各種細胞に存在する特異的な合成酵素により生理的に重要な4種類のプロスタグランジン（PGD_2，PGE_2，PGF_2，PGI_2）とトロンボキサン（TXA 2）へと変換される。これらの活性標的細胞上の特異的受容体を介して発揮される。これらの受容体はすべてロドプシン型受容体スーパーファミリーに属している。プロスタサイクリンはおもに血管壁で産生され，血管平滑筋細胞の弛緩と血小板凝集抑制作用を示す。同じ COX 系を介して合成されるトロンボキサンは血小板で産生され，血管平滑筋細胞の収縮と血小板凝集作用があり，PGI_2 とは相反する作用を示すことか

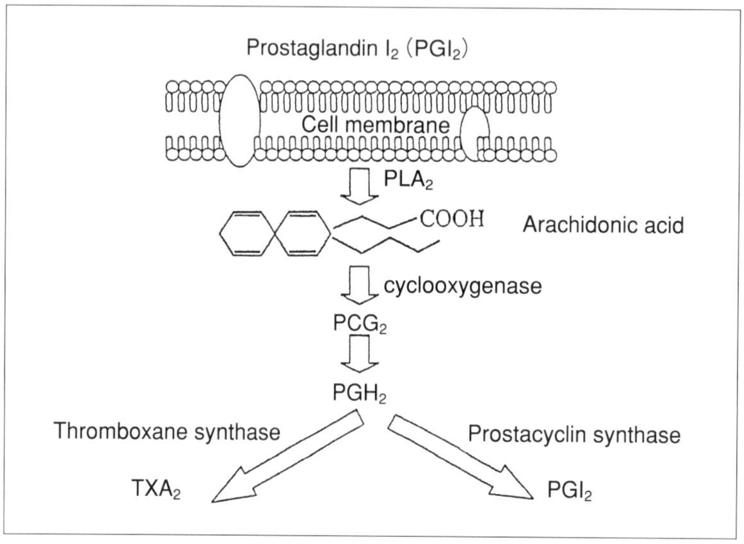

図 8・7 プロスタサイクリンの合成機序

ら,この両者の産生のバランスが血流の維持や血栓,動脈硬化の進展などに重要であると考えられる。

PGH_2 から PGI_2 を合成する PGIS は,分子量約 52 kDa のヘム蛋白質であり,細胞の小胞体膜と核膜に局在している。1994 年に cDNA クローニングがなされて,ヒトおよびウシの cDNA 塩基配列が明らかになった。PGIS は 500 アミノ酸をコードしており,アミノ酸配列の N 末端側は疎水性に富んだシグナルペプチド様配列を有し,C 末端近傍にはチトクロム P 450 に共通するヘム結合部位のシステイン残基とその周辺に見られる保存配列が存在している。PGIS 遺伝子は第 20 番染色体上にあり,この 5' 上流域には NF-κB や IL-6 などの転写結合配列や shear stress responsive element に相同性の高い配列が存在する。実際 IL-1 や IL-6 や伸展刺激などを血管内皮細胞に加えると,PGIS mRNA が増加することが報告されている。ヒト PGIS mRNA は 6 kb で,大動脈や卵巣,心臓,骨格筋,肺,子宮,胃などにその発現が認められる。大動脈において PGIS mRNA は血管内皮細胞に加え,中膜平滑筋細胞層にも高い発現が認められている。PGI_2 には動脈硬化や経皮的冠動脈形成術(Percutaneous Transluminal Coronary Angioplasty:PTCA)後の再狭窄の主因である血管平滑筋細胞増殖を抑制する働きがあることもすでに報告されている[20]。また PGIS もラット頸動脈バルーン傷害モデルにおいて,局所的に量を増加させると,結果的に PGI_2 の産生が増加,中膜平滑筋の増殖を抑制し,内膜肥厚を抑制できることも明らかになっている[21]。

前述したように PGI_2 には強力な血管弛緩作用と血小板凝集抑制作用があるが,これらに加え,近年いくつかの新しい作用機序も提唱されている。①血管平滑筋細胞増殖抑制作用を介した動脈硬化巣の進展予防(PDGF,HGF や NO 産生)に PGI_2 が関与している[22)23)]。②インスリン欠乏状態(糖尿病など)では脂肪細胞での PGI_2 産生が亢進し,インスリン低下時にみられる血圧低下はインスリンの脂肪細胞での PGE_2,PGI_2 産生抑制と関連している[24]。③凝固線溶系に関連する作用として,静脈血栓時 PGI_2 は t-PA の放出を刺激し,線溶系を活性化させ,PGI_2 アナログのベラプロストナトリウムは内皮細胞でトロンボモジュリン(TM)発現を増加させ,血栓血管炎を改善する[25)26)]。④PGI_2 は接着因子の E-セレクチンの発現を防止することにより,大腸癌の転移を抑制する[27]。⑤PGI_2 アナログのイスラジピンは Low Density Lipoprotein(LDL)受容体への結合を増強させる[28]。

2.プロスタサイクリンと血管新生

著者らは PGIS の血管新生作用について検討したので以下に紹介する。

まず,マウス下肢虚血モデルを作製し,虚血部位に PGIS 遺伝子を単独あるいは HGF 遺伝子と併用で直接筋肉内に注射後,2 週,4 週の時点での下肢血流量を測定した。その結果,PGIS 遺伝子単独導入群では下肢血流量にほとんど変化は見られなかった

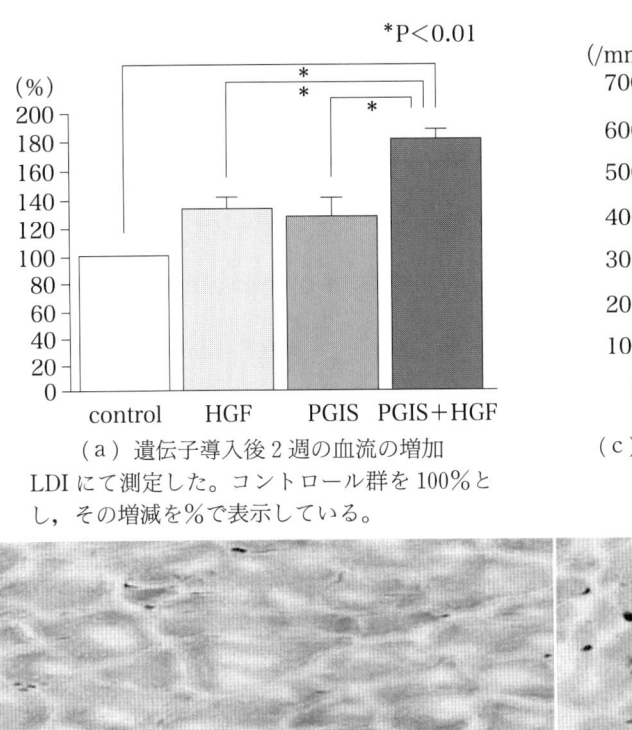

(a) 遺伝子導入後2週の血流の増加
LDIにて測定した。コントロール群を100%とし，その増減を%で表示している。

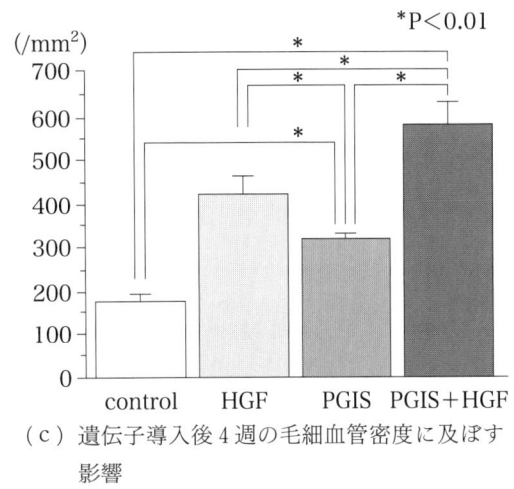

(c) 遺伝子導入後4週の毛細血管密度に及ぼす影響

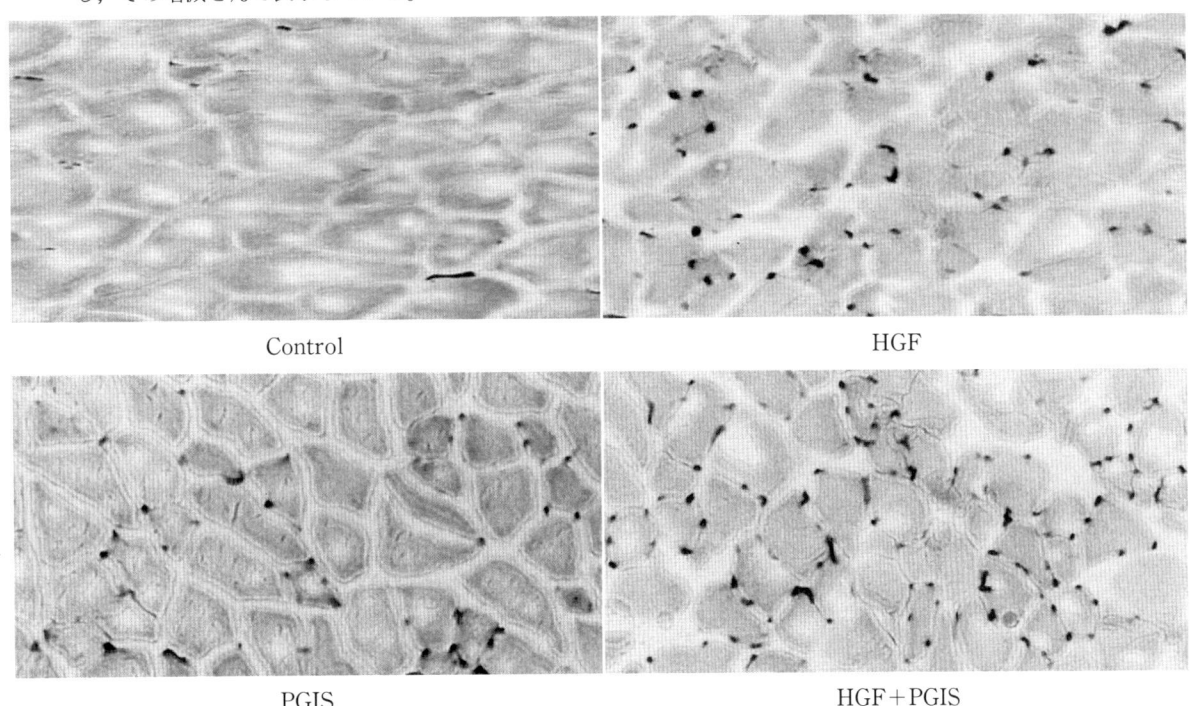

(b) 遺伝子導入後4週のアルカリフォスファターゼ染色（×400）

図 8・8　遺伝子導入の血管新生に及ぼす効果

が，HGFとPGIS遺伝子を併用導入した群ではHGF遺伝子単独導入群より著明かつ有意な血流の増加が認められた（図8・8-a）[29]。また，導入後4週に下肢虚血部位（遺伝子導入部位）の筋肉を採取し，アルカリフォスファターゼ染色を行い，毛細血管密度を測定するとHGF遺伝子単独導入群よりPGISおよびHGF遺伝子併用導入群では毛細血管密度も有意に増加していた（図8・8-b，c）。

これらの結果を踏まえ，続いて著者らはHGFと同じ血管内皮細胞増殖因子であり，閉塞性動脈硬化症の遺伝子治療においてその有効性が示されているVEGFとPGIS遺伝子を併用導入し，HGF遺伝子導入の際と同様の結果が得られるかどうか検討した。すると，VEGFとPGIS遺伝子併用導入群ではPGISとHGF遺伝子併用導入群と同じようにVEGF遺伝子単独導入群より有意な血流改善が認められた。なお，本検討においてもPGIS遺伝子単独導入群ではなんら血流改善効果は認められなかった。これらの結果よりPGIS遺伝子単独導入では血管新生効果は期待できないが，血管新生を促進する増殖因子遺伝子との併用導入ではその増殖因子の血管新生効果を増強させる効果を発揮することが示唆された。

さらに著者らはウサギ下肢虚血モデルを作製し，

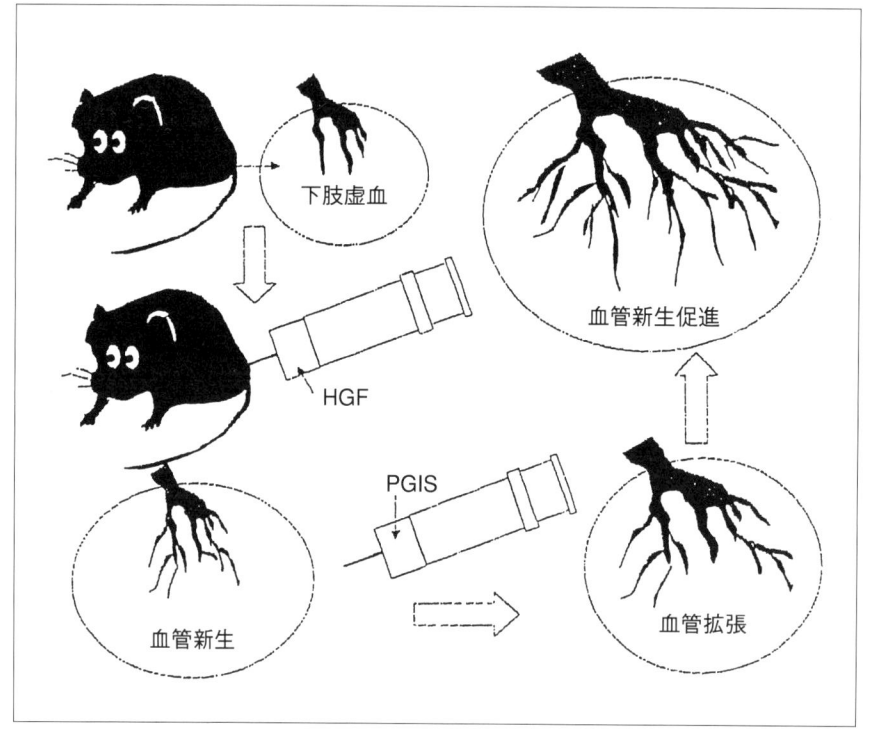

図 8・9　血管増殖因子とプロスタサイクリンの機能（予想）

PGIS 遺伝子と HGF 遺伝子の併用導入が血管新生を促進することを血管造影上で確認した。前述したように PGIS が作り出す PGI_2 には血管拡張させ，血小板の凝集を抑制する作用がある。著者らの検討で血管新生を促進させる増殖因子の遺伝子と併用することで血管新生が促進されるという結果が得られたのは，PGI_2 が血管を拡張させることで血管新生増殖因子と血液が血管のすみずみまで行き届き，より効果的に血管に作用したことが一因であろうと推測している（図 8・9）。

E 転写因子と血管新生療法

血管新生において血管内皮細胞増殖因子が直接的に重要であることは前述した通りである。またそれらの増殖因子により活性化される転写因子も同様に血管新生には必須である。ets-1, HIF-1, NF-κB などは血管新生に不可欠であり，現在血管新生療法の治療戦略の標的としても注目されている。

1. 転写因子 ets-1

血管新生には，プロテアーゼによる基底膜や間質のマトリックスの消化，血管内皮細胞の遊走・増殖，さらに内皮細胞間の再接着と管腔形成というステップも必要である。すなわち細胞外マトリックスのプロテアーゼによる分解は血管新生に必須であると言える。いくつかあるプロテアーゼの中でも細胞外マトリックスの分解に大きな役割を果たすのがセリンプロテアーゼと MMP である。代表的なセリンプロテアーゼはプラスミノーゲンアクチベータであり組織型（tPA）とウロキナーゼ型（uPA）の 2 種類が存在し，プラスミノーゲンをプラスミンに活性化してフィブリンを分解する。同時に uPA はプラスミンを介して MMP の活性化を誘導し，線維性コラーゲンの分解も行う。一方，MMP 遺伝子ファミリーは現在 16 種類以上の分子種から構成されており，細胞外マトリックス分解において中心的な役割を果たしている。ets はいくつかのプロテアーゼの遺伝子発現を制御する転写因子である。MMP-1, 3, 9, uPA の遺伝子発現は ets により制御されていると考えられている（図 8・10）。したがってその活性化は血管新生時には必須であるとされている[30)31)]。実際に内皮細胞増殖因子 VEGF や HGF は ets の活性化を誘導することが知られており，内皮細胞増殖作用と細胞外マトリックスプロテアーゼの発現を誘導して血管新生を引き起こす。一方で ets を抑制することで血管新生を阻害することが可能であり，癌治療においても注目をあびている転写因子である。

- bFGF, HGF, VEGF などの内皮細胞増殖因子（血管新生因子）により活性化される．
- 血管内皮細胞の遊走，管腔形成を誘導する．
- uPA やメタロプロテアーゼ（MMP-1, MMP-3, MMP-9）の産生を誘導する．

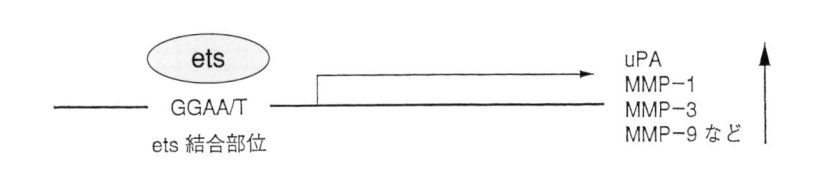

図 8・10 血管新生における主要制御因子
血管新生において転写因子 ets は細胞外マトリックスプロテアーゼの発現を制御する．

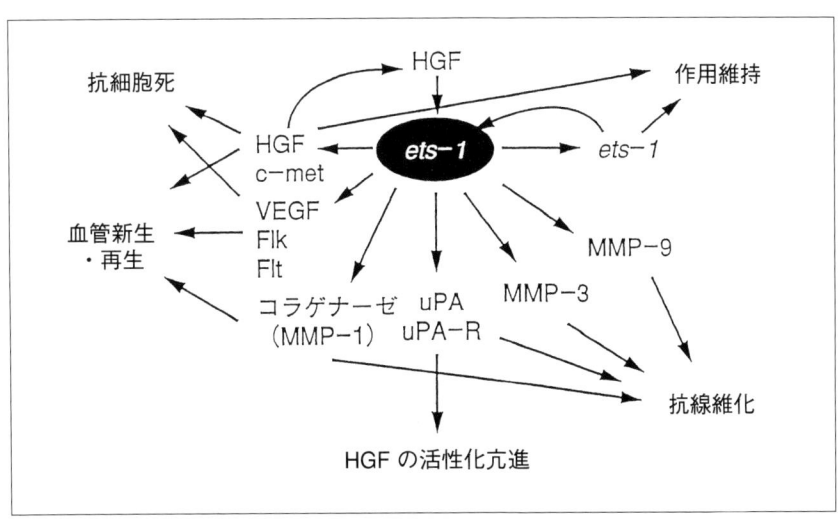

図 8・11 ets を中心とした HGF による血管新生メカニズム

　HGF は強力な血管新生因子として知られているが，この HGF の血管新生のメカニズムについて ets を中心とした模式図を図に示す（図 8・11）。図に示すように HGF は ets の活性化を誘導する．培養平滑筋細胞を用いた実験では HGF 刺激により ets の mRNA は刺激後 1 時間から増加する（図 8・12）。また生体内においても同様の効果が認められ，ラット心臓への HGF 遺伝子導入は局所での ets の活性化を伴い血管新生を誘導する[32]。興味深いことにはこの活性化された ets さらに HGF の発現を誘導する auto-loop regulation が認められることである．HGF は HGF 自身により刺激され，たとえばラット HGF でヒト内皮細胞を刺激するとヒト HGF も増加するが，アンチセンスを用いて ets の発現を阻害するとこの増加は抑制される．また，HGF はその受容体である c-Met の発現を亢進させるが，ets アンチセンスがその発現上昇も阻害する．これらのことから，この系に関しても ets の関与が示唆されている．ets はまた，VEGF の発現も亢進させる．したがって HGF の血管新生には HGF の直接的な作用のみならず，ets を介した間接的な作用も関与していると思われる．実際に著者らの見当では HGF による VEGF の発現上昇が確認されており，ets のアンチセンスによる阻害でその効果は減弱する（図 8・13）[33]。このように，ets は血管新生のプロセスにおいて増殖因子の作用を修飾しているが，最も重要な役割はやはりプロテアーゼの遺伝子発現制御である．図 8・10 に示すように MMP-1, 3, 9, uPA は ets により制御されていると考えられている．HGF による血管新生においても MMP-1, uPA の発現上昇が認められるが，ets の発現阻害によりこれらの発現上昇は抑制され，ets が重要な役割を果たしていることがわかる[33]。

　ets は細胞の遊走浸潤に深く関与するが，ets そのものが内皮細胞を増殖させ直接的に血管新生を誘導することはないとされる．しかしながら上述のよう

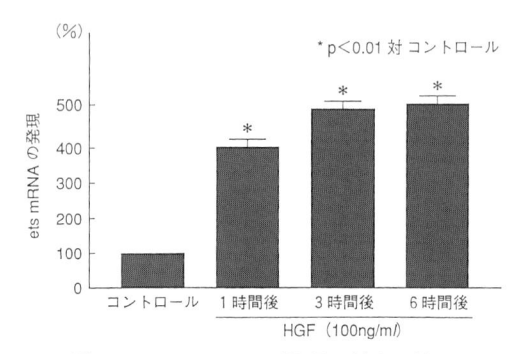

図 8・12　HGF の ets 発現に対する効果
ヒト培養血管平滑筋細胞において HGF 刺激により ets 発現は上昇する。

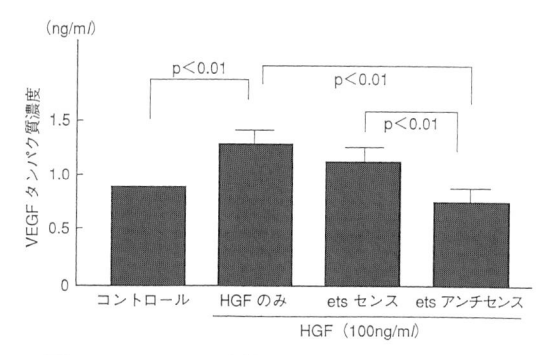

図 8・13　HGF の血管内皮細胞における VEGF 発現誘導に及ぼす ets の効果
ヒト培養血管内皮細胞において HGF は VEGF の発現を誘導するが, ets のアンチセンスによりその誘導は抑制される。

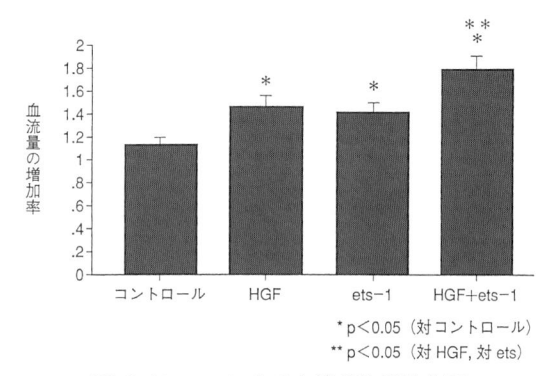

図 8・14　ets による血管新生増強作用
ラット下肢虚血モデルにおいて HGF 遺伝子導入による血管新生作用は ets 遺伝子の共導入により増強される。

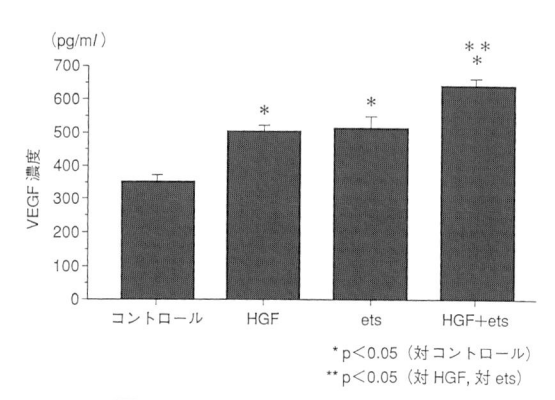

図 8・15　ets による VEGF の誘導
ヒト培養血管平滑筋細胞において ets 遺伝子の導入は VEGF の産生を増強させる。

な作用機序から血管新生を強力に増強させると考えられる。このような観点から転写因子 ets は虚血性疾患の治療上の標的としても有用であると思われる。著者らは HGF と ets 遺伝子の共導入による血管新生効果をラット下肢虚血モデルを用いて検討したが, HGF 遺伝子単独導入に比べて強力な血管新生効果を示した(図 8・14)。また培養平滑筋細胞への共導入では HGF あるいは VEGF の ets を介した強発現が認められる(図 8・15)。血管新生増強の要因の一つと考えられる。興味深いことはこのような作用は ets 遺伝子単独導入群でも認められ, ets だけでもある程度の血管新生作用が生体内で認められたことである。これらの結果は ets の血管新生における重要性を示すとともに, 治療への応用の可能性を示唆するものでもある。

2. 転写因子 HIF-1

VEGF のプロモーター領域には hypoxia inducible factor (HIF) の結合部位がある hypoxia responsible element (HRE) がある。虚血部位においては HIF の発現が誘導され, VEGF の転写調節を開始する。すなわち HIF はその活性化が直接的に血管新生を誘導する転写因子である。生理的な側副血行路の発達にはこの機構が主であると考えられる。近年では HIF 遺伝子導入による虚血性疾患の治療の可能性やその阻害による血管新生抑制による癌治療の可能性にも注目されている[34)35)]。

3. 転写因子 NF-κB

MMP の遺伝子制御に IL-1 や TNF-α が関与していることが知られているが, それの炎症性サイトカインを制御する転写因子 NF-κB もまた, 直接的に MMP-1, 2, 3, 9 の遺伝子発現を制御していることが明らかにされている[36)〜39)]。実際, 著者らの検討でも MMP を大量に産生している大動脈瘤の組織培養においてデコイによる NF-κB の阻害が

MMP-1, 9の産生を抑制することが確認された。NF-κBが血管新生において具体的にどのような役割を果たしているかは，いまだ不明ではあるが，炎症により血管新生が誘導されることは知られており，血管新生時のMMPの制御に関して何らかの役割を果たしているであろうと考えられる。

おわりに

創傷治癒が遅延する病態もさまざまであるが，著者らは特に糖尿病を中心とした動脈硬化性疾患や褥瘡に注目している。現在，食生活の欧米化，人口の高齢化が進み，糖尿病患者が年々増加の一途をたどっている。その結果，合併症である動脈硬化症に苦しむ患者も増加しており，一つの社会問題にまでなりつつある。一方，人口の高齢化に伴い，寝たきりの高齢者も増え続け，その結果褥瘡もわれわれ医師が今後真剣に取り組むべき病態であると思われる。現時点では前述したように両病態に対して満足のいく治療法がなく，多くの患者が非常に辛い経験をしている。著者らはこれらの病態に対して血管新生療法の有効性を動物モデルで証明し，それをもとにヒトへの臨床応用まで目指している。本稿では創傷の治療としての血管新生療法を著者らの経験をもとに詳述したが，これらの内容は最近のトピックスとしてあらゆる分野で注目を集めており，読者の先生方にも血管新生という分野に興味をもって頂ければ幸いである。いまだ血管新生に関連した多くの未知の因子や機能が解明されていないこともあり，この分野は今後もその発展が期待されている。

（冨田奈留也，森下竜一）

文 献

1) Takeshita S, Pu L, Stein L, et al：Intramuscular administration of vascular endothelial growth factor induces dose-dependent collateral artery augmentation in a rabbit model of chronic limb ischemia. Circulation 90：II228-II234, 1994
2) Rutanen J, Rissanen TT, Kivela A, et al：Clinical applications of vascular gene therapy. Curr Cardiol Rep 3：29-36, 2001
3) Rosengart TK, Lee LY, Patel SR, et al：Angiogenesis gene therapy；Phase I assessment of direct intramyocardial administration of an adenovirus vector expressing $VEGF_{121}$ cDNA to individuals with clinically significant severe coronary artery disease. Circulation 100：468-474, 1999
4) Morishita R, Nakamura S, Hayashi S, et al：Therapeutic angiogenesis induced by human recombinant hepatocyte growth factor in rabbit hind limb ischemia model as cytokine supplement therapy. Hypertension 33：1379-1384, 1999
5) Morishita R, Aoki M, Hashiya, N, et al：Safety evaluation of clinical gene therapy using hepatocyte growth factor to treat peripheral arterial disease. Hypertension 44：203-209, 2004
6) Asahara T, Murohara T, Sullivan A, et al：Isolation of putative progenitor endothelial cells for angiogenesis. Science 275：964-967, 1997
7) Kalka C, Masuda H, Takahashi T, et al：Transplantation of ex vivo expanded endothelial progenitor cells for therapeutic neovascularization. Proc Natl Acad Sci USA 97：3422-3427, 2000
8) Murohara T, Ikeda H, Duan J, et al：Transplanted cord blood-derived endothelial precursor cells augment postnatal neovascularization. J Clin Invest 105：1527-1536, 2000
9) Shintani S, Murohara T, Ikeda H, et al：Augmentation of postnatal neovascularization with autologous bone marrow transplantation. Circulation 103：897-903, 2001
10) Makino S, Fukuda K, Miyoshi S, et al：Cardiomyocytes can be generated from marrow stromal cells in vitro. J Clin Invest 103：697-705, 1999
11) Tomita S, Li RK, Weisel RD, et al：Autologous transplantation of bone marrow cells improves damaged heart function. Circulation 100：II247-II256, 1999
12) Hirashima M, Kataoka H, Nishikawa S, et al：Maturation of embryonic stem cells into endothelial cells in an in vitro model of vasculogenesis. Blood 93：1253-1263, 1999
13) Palacios R, Golunski E, Samaridis J：In vitro generation of hematopoietic stem cells from an embryonic stem cell line. Proc Natl Acad Sci USA 92：7530-7534, 1995
14) Klug MG, Soonpaa MH, Koh GY, et al：Genetically selected cardiomyocytes from differentiating embryonic stem cells from stable intracardiac grafts. J Clin Invest 98：216-224, 1996
15) Nakamura T, Nishizawa T, Hagiya M, et al：Molecular cloning and expression of human hepatocyte growth factor. Nature 342：440-443, 1989
16) Bottaro DP, Rubin JS, Faletto DL, et al：Identification of the hepatocyte growth factor receptor as the c-met proto-oncogene product. Science 251：802-804, 1991
17) Matsumoto K, Nakamura T：Hepatocyte growth

factor (HGF) as a tissu organizer for organogenesis and regeneration. Biochem Biophys Res Commun 239 : 639-644, 1997

18) Ponzetto C, Bardelli A, Zhen Z, et al : A multifunctional docking site mediates signaling and transformation by the hepatocyte growth factor/scatter factor receptor family. Cell 77 : 261-271, 1994

19) Nakamura Y, Morishita R, Higaki J, et al : Hepatocyte growth factor is a novel member of the endothelium-specific growth factors ; Additive stimulatory effect of hepatocyte growth factor with basic fibroblast growth factor but not with vascular endothelial growth factor. J Hypertens 14 : 1067-1072, 1996

20) Hara S, Morishita R, Tone Y, et al : Overexpression of prostacyclin synthase inhibits growth of vascular smooth muscle cells. Biochem Biophys Res Commun 216 : 862-867, 1995

21) Todaka T, Yokoyama C, Yamamoto H, et al : Gene transfer of human prostacyclin synthase prevents neointimal formation after carotid balloon injury in rats. Stroke 30 : 419-426, 1999

22) Schror S, Weber AA : Roles of vasodilatory prostaglandins in mitogenesis of vascular smooth muscle cells. Agents Actions 48 : S63-S91, 1997

23) Morisaki N, Kanzaki, T, Motoyama N, et al : Cell cycle dependent inhibition of DNA synthesis by prostaglandin I_2 in cultured rabbit smooth muscle cells. Atherosclerosis 71 : 165-171, 1988

24) Chatzipanteli K, Head C, Megerman J, et al : The relationship between plasma insulin level, prostaglandin production by adipose tissue, and blood pressure in normal rats and rats with diabetes mellitus and diabetic ketoacidosis. Metabolism 45 : 691-698, 1996

25) Iacoviello L, DeCuritis A, D'Adamo MC, et al : Prostacyclin is required for t-PA release after venous occlusion. Am J Physiol 266 : H 429-H 434, 1994

26) Tsutsui K, Shirasaki F, Takata M, et al : Successful treatment of livedo vasculitis with beraprost sodium ; A possible mechanism of thrombomodulin upregulation. Dermatology 92 : 120-124, 1996

27) Daneker GW, Lund, SA, Caughman SW, et al : Anti-metastatic prostacyclins inhibit the adhesion of colon carcinoma to endothelial cells by blocking E-selectin expression. Clin Exp Metastasis 143 : 230-238, 1996

28) Sinzinger H, Lupattelli G, Kritz H, et al : Prostaglandin I_2-mediated upregulation of 125 I LDL receptor binding by isradipine in normo and hypercholesterolemic rabbits in vivo. Prostaglandins 52 : 77-91, 1996

29) Koike H, Morishita R, Iguchi S, et al : Enhanced angiogenesis and improvement of neuropathy by cotransfection of human hepatocyte growth factor and prostacyclin synthase gene. FASEB J 17 : 779-781, 2003

30) Sato Y, Abe M, Tanaka K, et al : Signal transduction and transcriptional regulation of angiogenesis. Adv Exp Med Biol 476 : 109-115, 2000

31) Oda N, Abe M, Sato Y : ETS-1 converts endothelial cells to the angiogenic phenotype by inducing the expression of matrix metalloproteinases and integrin β 3. J Cell Physiol 178 : 121-132, 1999

32) Aoki M, Morishita R, Taniyama Y, et al : Angiogenesis induced by hepatocyte growth factor in non-infarcted myocardium and infracted myocardium ; Upregulation of essential transcription factor for angiogenesis, ets. Gene Ther 7 : 417-427, 2000

33) Tomita N, Morishita R, Taniyama Y, et al : Angiogenic property of hepatocyte growth factor is dependent on upregulation of essential transcription factor for angiogenesis, ets-1. Circulation 107 : 1411-1417, 2003

34) Sun X, Kanwar JR, Leung E, et al : Gene transfer of antisense hypoxia inducible factor-1 α enhances the therapeutic efficacy of cancer immunotherapy. Gene Ther 8 : 638-645, 2001

35) Vincent KA, Shyu KG, Luo Y, et al : Angiogensis is induced in a rabbit model of hindlimb ischemia by naked DNA encoding an HIF-1 α/VP 16 hybrid transcription factor. Circulation 102 : 2255-2261, 2000

36) Eberhardt W, Huwiler A, Beck KF, et al : Amplification of IL-1 β-induced matrix metalloproteinase-9 expression by superoxide in rat glomerular mesangial cells is mediated by increased activities of NF-κB and activating protein-1 and involves activation of the mitogen-activated protein kinase pathways. J Immunol 165 : 5788-5797, 2000

37) Bond M, Baker AH, Newby AC : Nuclear factor κB activity is essential for matrix metalloproteinase-1 and-3 upregulation in rabbit dermal fibroblasts. Biochem Biophys Res Commun 264 : 561-567, 1999

38) Bond M, Fabunmi RP, Baker AH, et al : Synergistic upregulation of metalloproteinase-9 by growth factors and inflammatory cytokines ; An absolute requirement for transcription factor NF-κB. FEBS Lett 435 : 29-34, 1998

39) Kim HG, Kohet GY : Lipopolysacharide activates matrix metalloproteinase-2 in endothelial cells through an NF-κB-dependent pathway. Biochem Biophys Res Commun 269 : 401-405, 2000

I 創傷治癒の基礎

9 神経の創傷治癒

SUMMARY

1. 末梢神経の生化学

　軸索内輸送によって多くの蛋白が輸送されるが，運動神経の速い輸送（10.5〜17.1 mm/時間）では分子量200k以上の滑面小胞体を構成する蛋白が輸送される。遅い輸送（45.7 mm/週）では分子量20〜200kの少なくとも10種類のおもに細胞骨格を構成する蛋白が輸送される。神経ペプチドのGABA, サブスタンスP, エンドルフィンなども神経細胞体から神経終末にある種の情報を伝達すべく軸索内輸送で運搬される。

2. 末梢神経の変性と再生

　温阻血された四肢の神経では，まずミトコンドリアと細胞内骨格が阻血後4時間で形態的に破壊され始める。Schwann細胞の破壊は12時間で起こり，24時間で髄鞘の破壊が見られる。冷阻血では阻血後32時間で細胞内骨格が破壊されるが，schwann細胞と髄鞘はそれ以上の時間を要する。神経切断後の中枢側の軸索では，ただちにミトコンドリアと細胞内骨格が集積され軸索は膨大し，そののち遠位部の神経線維で逆行性変性が起こる。切断末梢側の軸索内でも切断後1〜2日で同様な集積が起こり，ワーラー変性が起こるが，これらの変性はリソソームから放出されるカルシウム依存性中性proteaseによるものである。

3. 神経移植

　Vanlairが1822年に脱灰骨を用いて神経癒合を行って以来，さまざまな神経癒合術がなされ，1870年にはPhilipeauらが初めて遊離自家神経移植を行った。遊離自家神経移植片とその末梢側神経内では，再生軸索数と直径は経時的に増加し一定値となるが，最末梢側では増加度は極めて緩徐である。Taylorらにより報告された血管付き神経移植が最近臨床応用されつつある。

4. 神経栄養因子

　1928年Cajalが初めて神経栄養因子の存在を指摘して以来，標的細胞が分泌する因子としてはNGF, CNTF, IL-1, IL-6, neuroleukin, basic and acidic FGF, EGF, insulin, IGF-11などが証明されている。

5. 神経の再生医学

　吸収性チューブと神経栄養因子を用いたティッシュエンジニアリングによる人工神経の開発が進み臨床応用がなされつつある。

はじめに

　神経が切断により連続性を失ったり，連続性があっても瘢痕組織や神経腫を伴う時には，損傷部の神経の新鮮化とともに神経剥離術，神経縫合術，神経移植術などが必要となる。神経縫合か移植かは，神経損傷の部位と神経欠損間隙の長さによって決まる。神経欠損部が長すぎたり，移植床の高度の瘢痕のため神経移植では機能回復が期待できない場合には，血管柄付き神経移植，神経移行を用いる。一方，最近では，吸収性チューブや神経栄養因子を用いたティッシュエンジニアリングによる人工神経の開発が進みつつある。本稿ではこれまでに著者らが行っ

た神経変性と再生実験の結果を中心に，比較的新しい領域である軸索内細胞骨格，軸索内輸送，神経栄養因子，血管柄付き神経移植などについて，最近の知見を述べる。

A 末梢神経の生化学

1．神経細胞の代謝と軸索内輸送

軸索内を物質が流れていることを最初に実験的に証明したのは，Weissら[1]である。わが国のNakaiも培養ニューロンの軸索における粒子運動の両方向性を発見し，逆行性軸索内輸送の存在を証明した[2]。その後ラジオアイソトープが導入され，オートラジオグラフィー，またはフルオログラフィーの開発により各種の輸送の存在が判明し，軸索内を輸送される各種の蛋白が明らかになった。また，これらの蛋白が，軸索内細胞骨格のいずれに対応しているかも解明されつつある（図9・1）。神経細胞に取り込まれたアミノ酸は，粗面小胞体によってポリペプチドに，

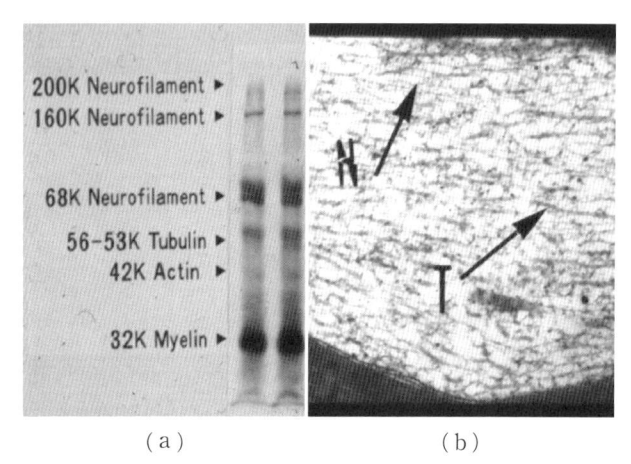

(a)　(b)

(a) 神経を構成する蛋白
　　ラットの坐骨神経をホモジネートしたのちSDSポリアクリルアミドゲル電気泳動法を用いてその構造蛋白を分析した。ニューロフィラメント蛋白は神経細線維を，チューブリンは微小管を，ミエリンは髄鞘を構成する。
(b) ヒト大腿神経の有髄軸索の縦断像
　　T：微小管，N：神経細線維。これらの線維と膜小器官の間には架橋構造が見られる（×30000）。

図9・1　軸索内細胞骨格と構成蛋白
（光嶋　勲：SDSポリアクリルアミドゲル電気泳動法によるラット坐骨神経構成蛋白の定量的検索と神経細胞内骨格について（第1報）．日形会誌4：412-419, 1984より引用）

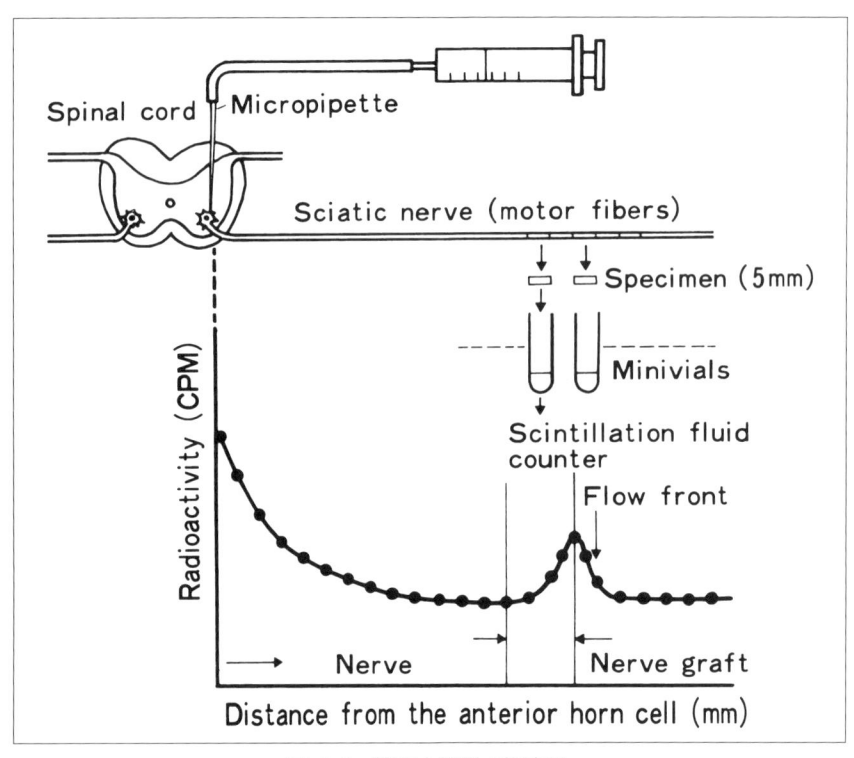

図9・2　軸索内輸送の観察法
ラットの前角細胞にマイクロピペットで3H-leucinを注入して，坐骨神経を採取し，大腿近位部より遠位側足関節まで1cmごとに細切したものをホモジネートしたのち，液体シンチレーションカウンターで放射能活性を測定する。このデータを片対数方眼紙にプロットすれば前角細胞で合成され軸索内を運搬される蛋白の移動（各種の軸索内輸送）が経時的に観察できる。

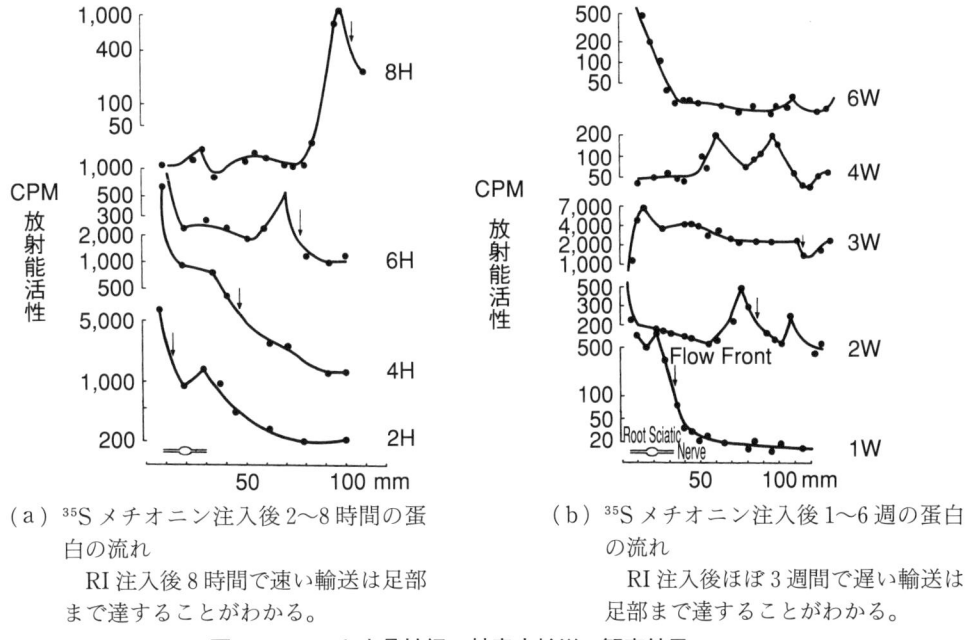

(a) ³⁵S メチオニン注入後 2〜8 時間の蛋白の流れ
RI 注入後 8 時間で速い輸送は足部まで達することがわかる。

(b) ³⁵S メチオニン注入後 1〜6 週の蛋白の流れ
RI 注入後ほぼ 3 週間で遅い輸送は足部まで達することがわかる。

図 9・3 ラット坐骨神経の軸索内輸送の観察結果

さらにゴルジ装置で蛋白に生合成され，滑面小胞体で軸索内を末梢に運ばれる。この輸送動態としては，速い輸送と遅い輸送の 2 つの輸送系が存在する。著者らの実験結果では，速い輸送は 10.5〜17.1 mm/時間であり[3)4)]，遅い輸送は 45.7 mm/週[5)] であった。ラット坐骨神経（全長 120 mm）では，RI 注入後約 8 時間と 3 週で，速い輸送の flow front は神経終末に到達することになる（図 9・2，9・3）。

2．速い軸索内輸送蛋白

速い輸送においては，おもに分子量 200 k 以上の高分子蛋白が運搬されている[5)]。一方，RI 注入後 1〜4 週の遅い輸送では，分子量 20〜200 k の約 10 種類の蛋白が運搬されている[5)]。これまでの報告によると，RI でラベルされた速い輸送蛋白の軸索内での分布を電顕的オートラジオグラフィーで観察すると，放射能は最初に滑面小胞体で見出され，やがて軸索膜にも認められるようになることがわかっている[2)6)]。また，神経幹の短時間の局所冷却実験では，近位側に滑面小胞体由来と考えられる管状小胞の集積が見られる[7)]。このことより，速い輸送で運ばれる高分子蛋白は，おもに軸索膜とか小胞体膜などを構成する糖蛋白とかリン脂質とされる[2)6)]（図 9・4，9・5）。

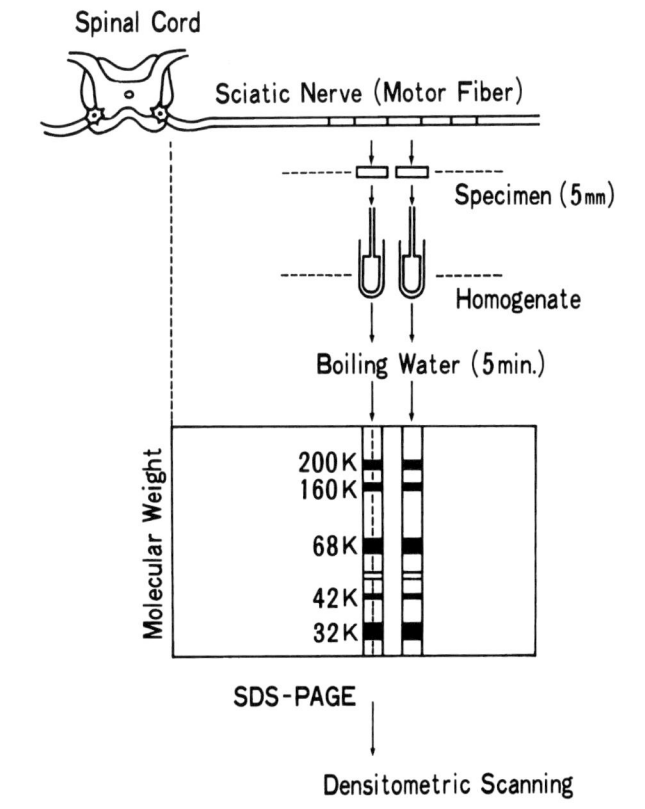

図 9・4 軸索内輸送蛋白の観察法（オートラジオグラフィー）
³⁵S メチオニンをラット腰髄前角細胞に注入後 3 週で坐骨神経を採取する。細切した神経片ごとにホモジネートし，SDS ポリアクリルアミドゲル電気泳動法を用いてその構造蛋白の輸送を分析した。

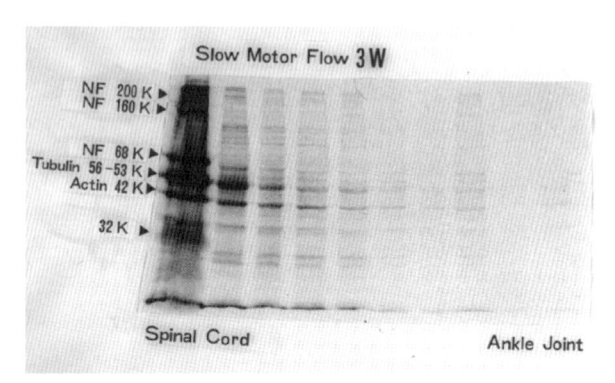

図9・5　軸索内輸送蛋白の実験結果：RI注入後3週のオートラジオグラフィー

縦軸は分子量で横軸は坐骨神経の近位から遠位を示す。個々のバンドが分子量の差によって区別された個々の蛋白であり，ニューロフィラメント(NF：分子量200k，160k，68k)は神経細線維を，チューブリン(53～56k)は微小管を，ミエリン(32k)は髄鞘を構成する蛋白である。神経細胞で合成されRIでラベルされた蛋白は3週で神経終末に至り，輸送された蛋白は細胞内骨格を構成するものである(遅い軸索内輸送)ことがわかる。これが神経再生の本体と考えられる。
（光嶋　勲：神経細胞における蛋白合成とその輸送能（軸索内輸送）について：フルオログラフィーを用いた観察．日形会誌8：774-783，1988より引用）

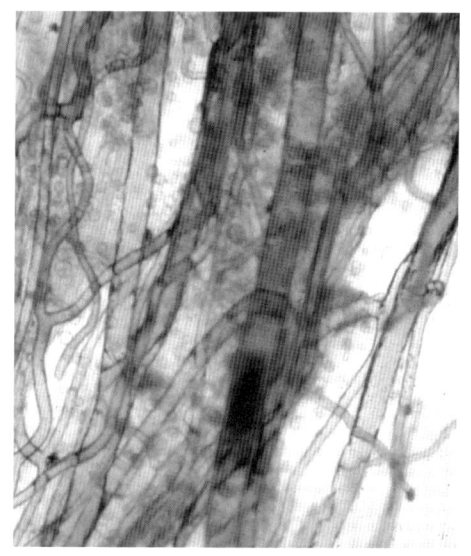

図9・6　ラット坐骨神経の神経束内血管系
メチルメタクリレート注入後に苛性ソーダで組織を溶解したもの。末梢神経束内血管に特有なdouble loop formationが見られる（×400）。
（光嶋　勲ほか：血管柄付神経移植の研究　第1報：ラット坐骨神経の血行形態と血管柄付坐骨神経片の作成について．日形会誌2：811-816，1982より引用）

3．遅い軸索内輸送と細胞内骨格

電顕的オートラジオグラフィーで遅い輸送を観察すると，RIでラベルされた蛋白は，軸索内の細胞骨格に局在して認められることがわかっている[2)6)8)]。これらの蛋白のうち分子量200k，160k，68kの蛋白はニューロフィラメントと呼ばれ，軸索内の神経細線維を構成する[2)6)9)]。分子量42kはアクチン，56k，53kの蛋白はチューブリンで微小管を構成する[2)6)9)]。遅い輸送のほとんどの蛋白は軸索内細胞骨格を構成する（図9・6）。また，微小管領域の架橋構造をなす骨格として，微小管の重合を促進する微小管関連蛋白（microtubule-associated proteins，MAPs，分子量70～330k)やタウ蛋白(55～62k)，順行性のモーター蛋白で膜小器官を微小管に沿って動かすキネシン(120k)がある[9)]。神経細線維は3つのポリペプチド（200k：H，145k：M，68k：L）からなり，L，M，H蛋白のrodドメインが本体を形成し，MとH蛋白が突起をなして架橋構造を作る[9)]。

B 末梢神経の変性と再生

末梢神経の変性に関する研究は，1850年のWallerによるカエルの舌咽，舌下神経切断後の観察に始まる。神経の変性は，機械的切断による神経損傷の他に四肢切断のように阻血を伴う変性壊死がある。

1．末梢神経の阻血性壊死

ラットの切断下肢を用いた温冷阻血による坐骨神経の経時的形態変化は，次のようである。

温阻血4時間で，細胞内小器官と軸索内細胞骨格が破壊される。12時間では，schwann細胞の破壊が認められ，20時間で，軸索内細胞骨格はほとんどのものが消失する。24時間では，髄鞘構造の乱れ，schwann細胞の破壊消失が起こる。冷阻血では，32時間でほとんどの軸索内細胞骨格が消失するが，一部のschwann細胞と髄鞘構造はよく保たれる。つまり，末梢神経の阻血性壊死の過程は，冷却保存により延長され，温，冷阻血いずれも，細胞内小器官，軸索内細胞骨格，schwann細胞，髄鞘の順に破壊される[10)]。

2. 切断部の中枢側における変性（逆行性変性）と再生

神経切断直後から軸索内では神経細線維とミトコンドリアの集積が起こり，軸索直径は次第に増大し，これらの神経線維は変性に陥る。ついで小径の再生軸索が出現し，これが群をなして神経腫のパターンを示す[11]。これは切断直後より順行性軸索内輸送[3)4)8)]によって運搬された細胞骨格が切断端にプーリングされたためで，軸索の膨大化と細胞内骨格の集積を来たすものである。この結果，軸索内輸送が停止するため，軸索の機能が失われて変性が生じる。その後，再生軸索が中枢側から伸びる。逆行性変性の起こる範囲は，1つの絞輪とか第3絞輪までである。この部にはミトコンドリア数や酸化酵素活性の上昇を認める[12]。知覚神経では神経細胞直前まで軸索の萎縮を認める[13]。また，アセチルコリンエステラーゼ活性の低下が報告されている[14]。

逆行性変性に関してこれまでによく知られているのは神経線維の萎縮と神経線維数の増加である。この特徴は，再生した神経であること，逆行性変性の機序として変性後の再生が肯定されることである。

3. 切断部の末梢側における神経変性（Waller変性）

切断末梢側では，まず形態学的に細胞内骨格の集積が起こり，そののち髄鞘のみ残った empty axon が破壊消失する[11]。この初期 Waller 変性の形態的変化に関しては，軸索の局所的な拡張，ミトコンドリア内部の密度の増大または空胞化と崩壊，軸索内の密度大な物質の集積などに引き続き神経線維が破壊されると報告されている[15]。その後48時間で軸索内に granular material with clear matrix を，34時間で watery axon を認めている[12]。さらに24～48時間で軸索内では神経細線維と微小管が消失し，amorphous floccular material に置き換わる[16)17)]。さらに，軸索の変性初期においては軸索形質の電子密度の増加，神経細線維の網状化と断裂，小胞体や糸粒体やライソゾームに属する膜様構造物の変性物の塊状化が見られ，水解酵素活性が上昇する。この初期変性はライソゾーム系酵素により引き起こされる[12]。

構造蛋白の変化に関しては，神経細線維を構成するニューロフィラメントが2日目以後減少する[17)~19)]。以上の初期変性のメカニズムとしては，切断後末梢側にまだ残存している逆行性軸索内輸送によって神経末梢側の細胞骨格が中枢側に輸送された結果，これの集積が認められると考えられる[11]。その後この輸送が停止し，細胞骨格がライソゾーム系酵素とか Ca^{2+} 依存性 protease[20] などにより分解されるため empty axon となり，軸索と髄鞘の相互関係が崩れ，髄鞘の破壊が生じたと思われる。この髄鞘の破壊の機序に関しては，軸索で活性化するライソゾーム系酵素が引き金となるとか，髄鞘の構成成分であるリン脂質が軸索に由来しているためという説がある[12]。

神経線維の変性の順序としては，中枢より末梢へ進行することが一般的に認められている[12)16)19)]。Waller 変性に伴う schwann 細胞の変化に関しては，変性初期にミトコンドリアの増加，核の増大，細胞分裂による増加，ライソゾーム性の構造物が出現する[12]。また，変性後期では，schwann 細胞とその細胞突起が平行に帯状に並び，ビュングナー帯を構成するとされている[12)21)]。切断後6カ月以後の末梢側神経幹 schwann 細胞の動向については，切断後経時的に schwann 細胞突起数が減少し，細胞内微小器官も不明瞭になる[11)21)]。

4. 神経再生と軸索内輸送

神経細胞体は，成熟したあともたえず軸索に向かって細胞質を送り込んでいるため軸索は成長し続け，細胞体から終末部に向かって軸索質が1日1～2mmという遅い速度で移動している。この速度は軸索の成長や再生の時の伸長速度に一致しており，神経再生の本体はこの遅い軸索内輸送に起因すると考えられている。遅い輸送で運ばれるのは，軸索内細胞骨格と可溶性酵素（カテコール・メチルトランスフェラーゼ，コリンアセチルトランスフェラーゼなど）である[3)6)7)]（図9・6）。軸索内細胞骨格を構成する蛋白（ニューロフィラメント・トリプレット200 k/160 k/68 k，α および β・チューブリン57 k/54 k，アクチン42 k）の輸送をフルオログラフィーで詳細に観察すると，ニューロフィラメントと微小管はおのおの独立して輸送されることがわかる。初期再生軸索内の細胞骨格も微小管が出現した後，ニューロフィラメントが出現するようである。このように再生軸索は，軸索内細胞骨格や可溶性酵素が神経細胞

膜で包まれたゲル状の軸索質であり，収縮性蛋白であるアクチンやキネシンの働きを介して，神経終末部に向かってダイナミックに移動するという機序が考えられる[3)6)7)]。

5．神経再生とneurotropism

神経栄養因子には培養神経細胞の生存と成長を助ける in vitro trophic factor と，除神経下に非神経細胞で合成され，逆行性軸索内輸送で神経細胞体に運搬される再生関連蛋白（in vivo＜target-divided＞neurotrophic factor）がある。後者には再生神経の伸長を活性化する神経成長因子（NGF），brain-derived neurotrophic factor, ciliary neurotrophic factor, IGF, NT3などがある[4)7)]。ラットの坐骨神経を切断すると，切断部より末梢側の坐骨神経のNGFレセプターが1週間以内に約50倍に増加する。このNGFレセプターは変性神経周辺のschwann細胞の表面に形成される。また，末梢神経の変性・再生時にはschwann細胞と線維芽細胞のNGF合成量が増加し，NGFはNGFレセプターと結合する。中枢側から再生する神経線維は変性神経周囲のschwann細胞上に固定されたNGFに向かって導かれ，NGFを取り込みながら伸長していくとされている[7)]。

Danielsen[22)], Lundborg[23)]は，silicone-chamberモデルを用いて神経切断端から分泌される組織液を収集した結果，神経損傷後早期（24時間）で2種類の神経栄養因子（NGF, ciliary neurotrophic factor：CNTF）の分泌が最高度となることを発見した。CNTFはschwann細胞で合成され，target-derived neurotrophic factorではないが，再生軸索（特に運動神経）の伸長に関与すると考えられている。

Schwann細胞の機能としては，次の3つが挙げられる。
①他の神経構成細胞がない状態でも，軸索と接触して基底膜（4型コラーゲン，プロテオグリカンなど）を合成する
②神経栄養因子を分泌し，神経分化または損傷に伴ってこれらの量は増減する
③接着分子を合成する。これは細胞外基質でなく細胞膜表面にあり，伸長した軸索を接着する

このように神経栄養因子の分泌，軸索の誘導にはschwann細胞が重要な役割を果している。

一方，除神経された変性神経幹内のマクロファージはIL-1, IL-6, neuroleukinなどを分泌し，schwann細胞と非神経細胞に神経栄養因子を分泌させる[23)]。さらに，上皮系細胞の増殖因子として，basic & acidic FGF, EGF, インスリン, IGF-11にも神経栄養作用があるとされている。神経栄養因子と異なり，神経誘導因子（neurite-promoting factors）として最も重要な細胞外マトリックスがラミニンである。これはschwann細胞，臍帯，筋芽細胞などの基底膜に局在し再生神経を誘導する。再生初期では神経栄養因子，誘導因子が関与するが，再生線維が終末に到達した後期では，より正常な神経機能維持（nerve specific phenomenon）のために特異的因子が過剰な軸索とか過誤軸索を整理（pruning）する[23)]。

C 神経再建術

1．術後の機能回復に関与する因子

（1）手術時年齢：若年者であればあるほど良好な機能回復が得られる。これは神経細胞における蛋白合成能が若年者ほど良好なためである。

（2）損傷神経の種類：混合神経よりも純運動または純知覚神経の縫合成績の方が良好である。これは術後の神経過誤支配（misdirection）の確率が少ないためである。

（3）損傷のレベル：神経縫合後の回復は，より遠位での縫合が優れる。これも神経過誤支配の確率が少ないためである。

（4）損傷の程度：広範な挫滅創，感染創などを伴う神経損傷では，鋭利な切創に比べて回復が劣る。手術部の周辺に生じた瘢痕が再生神経をブロックするためである。

（5）縫合の時期：受傷から縫合までの期間が長いほど治療成績は劣る。受傷後6カ月以上では治療成績が低下しはじめる。運動機能の縫合による回復可能の限界は受傷後3年と考えられている。脱神経後ただちに筋の変性が始まり，数年で非可逆性変性となるためである。

2. 遊離神経移植術

1822年Vanlairが脱灰骨を用いて神経欠損部の橋渡しを行って以来，種々の神経移植法が開発されてきた。自家神経移植術は，1870年にPhilipeauらが犬の舌下神経を用いた実験に端を発する。移植片の縫合は，両端の対応する神経束群の間に，移植片内の分離した神経束を移植する。顕微鏡下に神経束縫合を用いる神経線維束間神経移植が最も良好な再生を期待できる。ドナー神経としては前腕の皮神経，または多数の神経束を有し，採取後の知覚麻痺範囲が経時的に減少する利点から，下腿の知覚神経である腓腹神経がよく用いられる。

ヒト自家神経移植術の問題点

① ドナー神経の犠牲：移植のための知覚神経採取による手足の知覚障害
② 神経過誤支配（誘導）：神経再生時には運動神経と知覚神経の混乱，別々の筋を支配する運動神経同士の混乱が起こる。理想的な神経再生となったとしても（神経が終末器官に到達しても）その機能は正常には戻らない
③ 長い神経移植片では末梢部になるほど再生能が低下し再生神経の伸長が停止する
④ 移植床に瘢痕がある場合，移植片の血行障害のため再生神経が伸長できない

以上の欠点のため，神経移植がなされてもその機能回復は患者により異なる。

3. 血管柄付き神経移植

神経欠損部が長過ぎたり，移植床に高度な瘢痕がある場合には，遊離神経移植では良好な神経再生は期待できない。これを克服するために有茎血管柄付き神経移植が考案されたが，その適応は極めて限られていた。近年の超微小血管（0.5 mm以下）の吻合術の進歩によってヒトの瘢痕内でも長い（20 cm以上）神経移植片の豊富な血行が人為的に誘導可能となった。1976年Taylorらは遊離血管柄付き神経移植を臨床応用した[24]。これは神経の栄養血管を含めた神経移植であり，栄養血管を移植床の血管と吻合することにより，瘢痕床の移植片でも，術直後より豊富な血行を有するという利点を持つ。著者らはラットの坐骨神経に15 mmの欠損を作成し，血管柄付き神経移植と遊離移植を行い，再生軸索の経時的

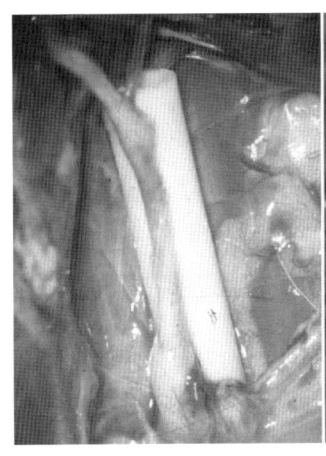

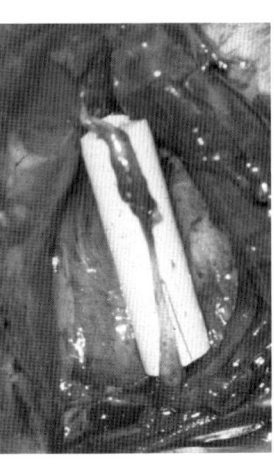

(a) (b)

(a) ラット坐骨神経を用い，シリコンチューブで周辺からの血行を阻害した同所性血管付き移植片は肉眼的に血管に富んだ太い移植片となる。
(b) 遊離神経移植群（コントロール群）は移植片の吸収による狭小化が見られる。

図9・7 血管付き神経移植の実験結果（術後8週）
(Koshima I, et al：Experimental study of vascularized nerve grafts；Morphometric study of axonal regeneration of nerves transplanted into silicone tubes. Ann Plast Surg 14：235-243, 1985より引用)

組織定量を行った。その結果，正常な移植床では術後早期のみ，血管柄付き群が遊離群に比べて良好な再生を示した。移植床周辺からの血行が不良な状況では，術直後〜6カ月でも血管柄付き群の方が有意な再生能を示した[25)〜27)]（図9・7〜9・10）。現在，移植片内のschwann細胞は100％生存し瘢痕が防止できるためこれまでの成績をはるかに超える神経再生能を得る血管柄付き神経移植術の有効性が臨床例で注目されつつある。

臨床応用

おもな血管柄付き遊離移植神経片としては，深腓骨神経，腓腹神経，外側大腿皮神経，大腿神経枝などがある。また，おもな有茎神経移行術も有茎血管付き神経移植であるが，肋間神経─筋皮（正中）神経移行，副神経─筋皮（正中）神経移行，深腓骨神経─足底神経移行，尺骨神経─正中神経移行などがある。

4. 末梢神経の再生医学

ティッシュエンジニアリングによる組織再生の概念は，吸収性の人工素材からなる足場（scaffold），そこに埋入する細胞およびサイトカインや成長因

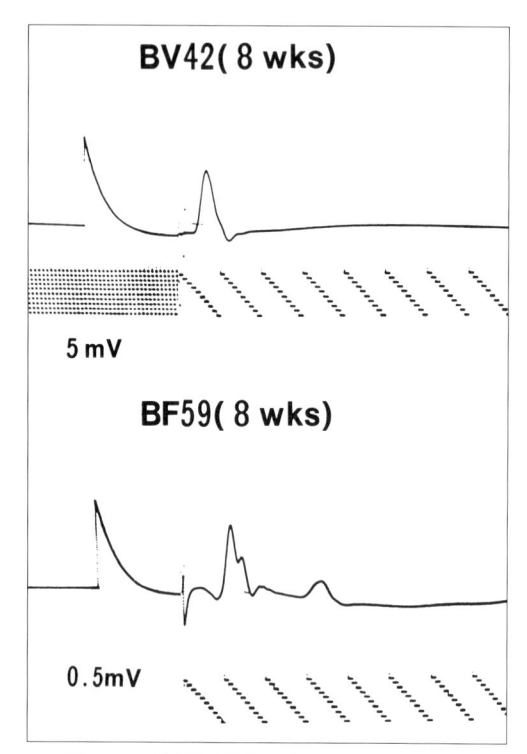

図9・8 筋電図学的検索結果（術後8週）
移植床に熱傷瘢痕作成群では，移植片の中枢側の坐骨神経に刺激電極を置き，腓腹筋中央部より誘発波を記録すると，両群とも術後多相性である。誘発波の上最大振幅値は術後24週まで血管柄付き群の方が高振幅となる。
(Koshima I, et al : Experimental study of vascularized nerve grafts ; Multifactorial analyses of axonal regeneration of nerves transplanted into an acute burn wound. J Hand Surg 10 A : 64-72, 1985 より引用)

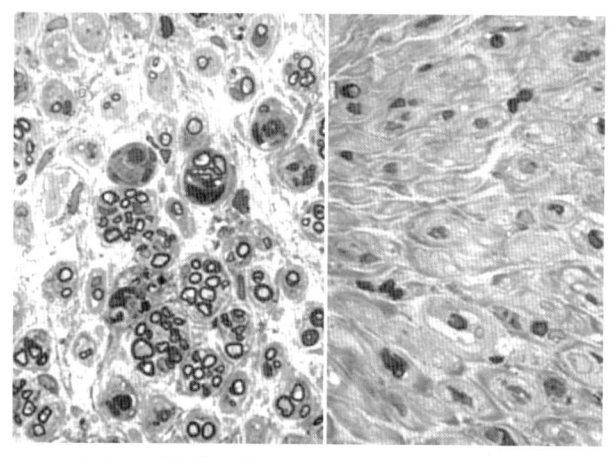

(a) 血管柄付き群　　(b) 遊離群

図9・9 術後8週のシリコン包埋した移植片の病理組織学的所見
術後の移植片の横断組織像でも血管柄付き群の方が遊離群に比べ多数の再生軸索を認め，旺盛な神経再生能が想像できる（トルイジンブルー染色，×400）。
(Koshima I, et al : Experimental study of vascularized nerve grafts ; Morphometric study of axonal regeneration of nerves transplanted into silicone tubes. Ann Plast Surg 14 : 235-243, 1985 より引用)

子，という3つの要素を適宜組み合わせて作製した人工的組織を移植するというものである。人工物を神経欠損部において神経再生を図るティッシュエンジニアリング的な試みの原型は，1982年Lundborg[28]が報告したシリコンチューブによるintercalationであろう（もっともこれ自体は以前から行われていた静脈などの管腔組織の移植に端を発するものである）。これは神経欠損部の両端を細いシリコンチューブに2～3mmほど挿入して固定するというもので，チューブ内腔にフィブリンやneurotrophic factorが自然に蓄積して再生を促す。ラット，マウスなどの動物実験（坐骨神経が用いられることが多い）では1cm前後の短い神経欠損部において比較的良好な神経再生が認められるが，神経欠損部が長くなると再生は阻害される[29]。今まで報告されている末梢神経のティッシュエンジニアリングの試みは，基本的にこの系において，チューブ内に人工scaffoldや細胞，成長因子をさまざまな組み合わせで添加したり，あるいはチューブそのものを人工物やシート状の細胞によって作製するなどのバリエーションを加えたものとみなしてよい。人工ガイドチューブではシリコンのほかにポリエチレン，テフロンなどが検討されている。Scaffoldとして従来動物実験レベルで用いられてきたものの例には，生体材料としてはコラーゲンやフィブロネクチン，ラミニンなどの基底膜成分（凍結融解により細胞成分を除去した筋肉や，マウス腫瘍細胞由来のマトリゲルなどを含む），あるいはコラーゲン線維表面に基底膜蛋白をコートしたものなどが用いられ，シリコン単独と比較して良好な結果であると報告されている[30]。吸収性人工材料としてはポリ乳酸(PLA)，ポリグリコール酸(PGA)，ポリ乳酸・ポリグリコール酸の共重合体(PLGA)，アルギン酸などさまざまなものが検討されている[30)31]。PLA, PGA, PLGAはFDAで認可されており，PGAによるrandomized studyの臨床報告もすでに出されている[32]。Lundborgらによるシリコンチューブのintercalationは，計30例の前腕正中または尺骨神経の切断例に対

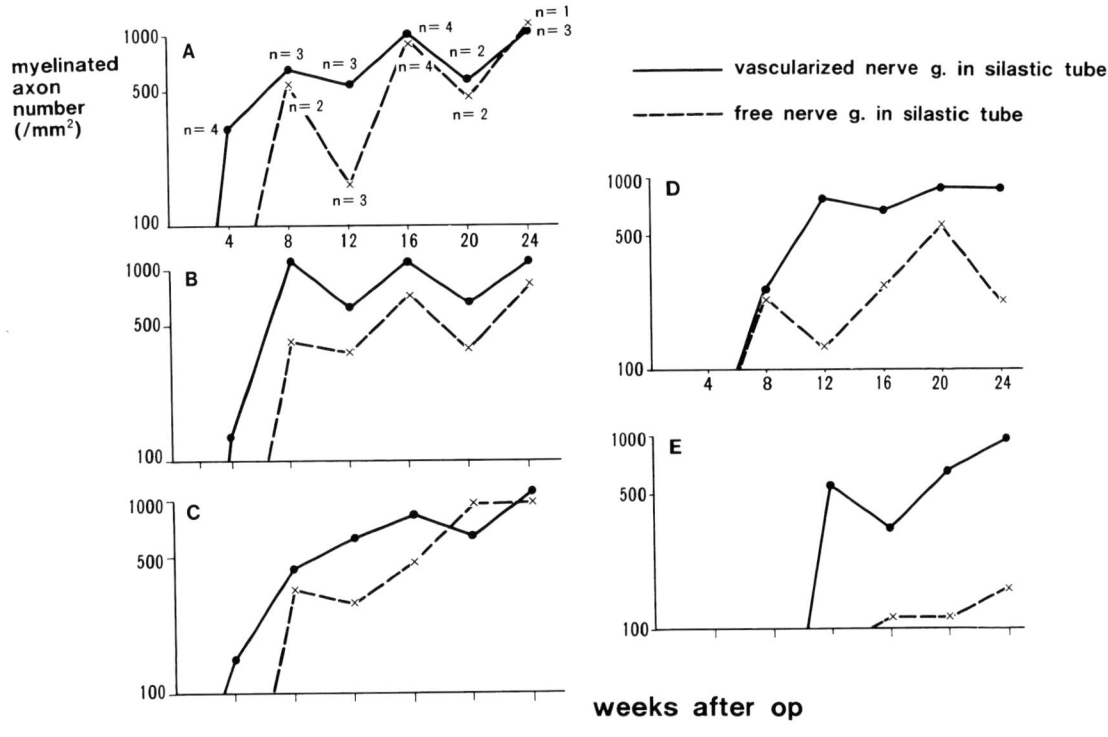

図 9・10　正常移植床に移植後の神経の再生有髄軸索数の経時的変動

シリコン包埋法による神経移植後経時的に，坐骨神経の中枢側より足関節レベルまで複数部より標本を採取し，エポン包埋後，薄切した横断標本をトルイジンブルー染色する。これを画像解析装置を用いて再生有髄軸索の密度，直径を計測し，マイクロコンピュータを用いた処理を行った。その結果，移植床周辺からの血行が不良な状況では，血管柄付き群で速く旺盛な神経再生能が得られる。

(Koshima I, et al : Experimental study of vascularized nerve grafts ; Morphometric study of axonal regeneration of nerves transplanted into silicone tubes. Ann Plast Surg 14 : 235-243, 1985 より引用)

してすでに randomized study が行われており，最近その5年後の追跡結果が報告された[33]。これによれば5mm 程度のギャップをシリコンチューブで架橋したものでは，機能回復は従来の顕微鏡下直接縫合とほぼ同等であったが，cold intolerance の出現率は少なかった。このように生体吸収性材料のPGA によるチューブの randomized study も行われており，2000年に Weber ら[32]によって報告が出されている。98例の指神経切断に対し，顕微鏡下直接縫合もしくは神経移植によるコントロール群と，シリコンと同様に PGA チューブの intercalation を行った群との間で知覚回復の程度を比較している。4mm 以下，もしくは8mm 以上の神経欠損において，PGA チューブはコントロールに比べてよい結果を収めているが，全体的には大差ない成績であった。

こうした結果は，Evans[31]の見解のように，80年代から90年代初頭におけるティッシュエンジニアリングへの熱い期待を裏切る仮借ない現実という側面もある。しかしむしろ Lundborg[33]自らが指摘するように，現時点でチューブの使用成績は神経縫合を明らかに凌駕するものとは言えないものの，より適切な吸収性材料やより効果的な幹細胞の利用など，新たな再生技術が開発されれば将来的な有用性は期待できる，と言うべきところであろう。

いずれにしてもヒトの高度の麻痺を救済するのは極めて難しい。その理由としては実験動物の神経再生力はヒトのそれに比べてあまりにも旺盛であり，このため新治療法に関する動物の実験結果が極めて良好であったとしても臨床例に用いるとまったく失望的な結果に終わるという歴史がこれまで繰り返され続けているからである。今後の人工神経は本人のschwann 細胞のみならず，その血行も組み込まれたものが必要であり，自家血管付き神経移植片の神経再生能に近いか勝るものでなければならない。

（光嶋　勲，長瀬　敬）

文 献

1) Weiss P, Hiscoe HB : Experiments on the mechanism of nerve growth. J Exp Zool 107 : 315-395, 1948
2) 黒川正則：軸索質輸送，細胞運動と細胞骨格．蛋白質核酸酵素 28 : 452-468, 1983
3) 清沢智晴, 光嶋 勲, 添田周吾：ラット坐骨神経における各種の軸索内輸送の観察—速い軸索内輸送について—. 日手会誌 3 : 125-128, 1986
4) 光嶋 勲, 波利井清紀：末梢性運動神経の軸索内輸送に関する研究．形成外科 27 : 156-159, 1984
5) 光嶋 勲：神経細胞におけるタンパク合成とその輸送能（軸索内輸送）について，フルオログラフィーを用いた観察．日形会誌 8 : 774-783, 1988
6) 髙垣玄吉郎：軸索内輸送；神経成長因子．神経生化学 2（第1版），pp 414-449, 共立出版, 東京, 1982
7) 月田承一郎：軸索内輸送の形態学的基盤について，神経の再生．第6回末梢神経を語る会, 1-10, エーザイ株式会社, 1983
8) 小宮義璋：軸索の再生と軸索内輸送．整形・災害外科 25 : 1353-1363, 1982
9) 廣川信隆：神経細胞の細胞骨格，その分子構築，機能および動態．蛋白質核酸酵素 35 : 480-507, 1990
10) 任 浜海, 光嶋 勲, 添田周吾：温または冷阻血による末梢神経の形態的変化，ラットの切断肢を用いた経時的観察．日形会誌 10 : 459-466, 1990
11) 光嶋 勲：脱神経後の神経筋細胞内骨格の経時的変化，第1報：光顕と電顕による形態学的検索．日形会誌 8 : 224-236, 1988
12) 草間敏夫, 藤井正子, 川名悦郎：神経変性の形態学．神経の変性と再生（第1版），草間敏夫ほか編, pp 85-97, 医学書院, 東京, 1975
13) 成沢弘子, 牧 裕, 田島達也ほか：末梢神経切断後の近位側有髄神経の経時的観察．日手外会誌 3 : 66-68, 1986
14) 斉藤 覚, 中土幸男, 八木 了ほか：末梢神経損傷における中枢側断端の組織学的および組織化学的研究．日手会誌 3 : 70-74, 1986
15) 本陣良平, 高橋 暁：末梢神経と再生．臨床科学 17 : 200-208, 1981
16) 遠藤隆志, 光嶋 勲, 添田周吾：細胞内骨格に関する検索 第1報；Waller 変性における Tubulin, Neurofilament の免疫組織化学的観察．日形会誌 8 : 1-11, 1988
17) Schlaepfer WW, Micko S : Chemical and structural changes of neurofilaments in transected rats ciatic nerve. J Cell Biol 78 : 369-378, 1978
18) 清水保孝：末梢性ニューロパチーの生化学的研究 —Waller 変性およびその再生過程での構成蛋白の経時的変動—．臨床神経学 24 : 872-879, 1984
19) 飛松治基, 長野 昭, 飛松好子ほか：末梢神経 Waller 変性の免疫組織化学的検討．日手外会誌 3 : 62-65, 1986
20) 鎌倉恵子, 杉田秀夫：フィラメント変性とプロテアーゼ．神経進歩 26 : 278-287, 1982
21) 檜垣哲基, 宮本義洋, 杉田 孝ほか：切断末梢神経末梢神経幹の萎縮についての時系列解析．日手外会誌 1 : 570-573, 1984
22) Danielsen N : Vienna Nerve Symposium (Part 1). J Reconstr Microsurg 10 : 52-56, 1994
23) Lundborg G : Vienna Nerve Symposium (Part 1). J Reconstr Microsurg 10 : 52-56, 1994
24) Taylor GI, Ham FJ : The free vascularized nerve graft, A further experimental and clinical application of microvascular techniques. Plast Reconstr Surg 57 : 413-426, 1976
25) Koshima I, Harii K : Experimental study of vascularized nerve grafts ; Multifactorial analyses of axonal regeneration of nerves transplanted into an acute burn wound. J Hand Surg 10 A : 64-72, 1985
26) Koshima I, Harii K : Experimental study of vascularized nerve grafts ; Morphometric study of axonal regeneration of nerves transplanted into silicone tubes. Ann Plast Surg 14 : 235-243, 1985
27) Koshima I, Okumoto K, Umeda N, et al : Free vascularized deep peroneal nerve grafts. Reconstr Microsurg 12 : 131-141, 1996
28) Lundborg G, Longo FM, Varon S : Nerve regeneration model and trophic factors in vivo. Brain Res 232 : 157-161, 1982
29) Lundborg G : A 25-year perspective of peripheral nerve surgery ; Evolving neuroscientific concepts and clinical significance. J Hand Surg 25 A : 391-414, 2000
30) 清水慶彦：末梢神経の組織工学．医学のあゆみ 196 : 362-366, 2001
31) Evans GR : Approaches to tissue engineered peripheral nerve. Clin Plast Surg 30 : 559-563, 2003
32) Weber RA, Breidenbach WC, Brown RE, et al : A randomized prospective study of polyglycolic acid conduits for digital nerve reconstruction in humans. Plast Reconstr Surg 106 : 1036-1048, 2000
33) Lundborg G, Roseu B, Dahlin L, et al : Tubular repair of the median or ulnar nerve in the human forearm ; A 5-year follow-up. J Hand Surg 29 B : 100-107, 2004

II 創傷の治療

10 創傷部における外用剤の現況
11 創傷被覆剤
12 人工皮膚
13 培養皮膚の移植
14 同種移植の現況
15 毛包と毛髪の創傷治癒
16 軟骨の創傷治癒と移植
17 骨の創傷治癒

II 創傷の治療

10 創傷部における外用剤の現況

SUMMARY

形成外科の分野で行われる外用療法は浅達性II度熱傷創に対するいわゆるびらんに対するものから，深達性II度熱傷創や採皮創のような感染のない潰瘍やIII度熱傷創，褥瘡のように多くの場合すでに感染した創や，壊死組織によって被覆された潰瘍に対するものまで，広範かつ多彩である。このような種々の病態に適応した軟膏療法を中心とした外用療法を実施するうえでは，まず創傷の治癒機転を十分に理解したうえで，それぞれの病態に適した外用剤を選択し，その外用剤を正しい方法で使用することが重要である。本稿ではこの観点から，最初に軟膏療法の目的と軟膏の種類，各種外用剤の特徴を述べたうえで，創傷の治癒機転における外用療法の意義，また外用療法の実際について，おもに形成外科の臨床で遭遇する疾患である採皮創，熱傷創，潰瘍創，褥瘡などを中心に，最近注目されている増殖因子製剤の使用法も含めて述べた。

増殖因子は単独でもコラーゲンスポンジとの組み合わせによっても，従来のいわゆる常識を覆す大きな効果をあげ得るものと考えられる結果が得られている。今後，創傷治癒の機序の解明は，分子生物学的手法，新しい生体材料，遺伝子工学で作成されたサイトカイン・増殖因子と生体から分離培養された細胞を組み合わせた，いわゆる高度な組織工学的技術の応用というかたちで将来の臨床の場に大きな貢献をすると期待されている。すでに言い古されているように1つの創傷を1つの薬剤や創傷被覆材で治療することには無理があることは言うまでもないが，創傷の治癒過程を外用療法で制御可能であるという立場にたち，治癒までの期間短縮という言わば一面的な視点を越えて長期間観察後の創の状態がどのようになるのかを自身の患者の結果を注意深く観察して学ぶ姿勢が大変に重要である。褥瘡のような難治性潰瘍が増殖因子の使用で外科的治療法以外に選択肢ができたことは大変に素晴らしいことであるが，それ以上に質の改善がこれらの治療戦略を駆使することで可能となっているという点を銘記して創に優しい（強力な消毒薬を使用しない，創面を乾燥させない）治療を徹底することが今まで以上に大切である。

はじめに

外用療法の対象は浅達性II度熱傷創や採皮創に対するものから，深達性II度熱傷創やIII度熱傷創さらには褥瘡のように感染した創や，壊死組織による創に対するものまで，広範かつ多彩である。また，手術後の皮弁の遠位部や，遊離植皮片の生着不良部に対して保存的治療を行う場合にも，軟膏などを用いた外用療法が主体となるうえ，術後の表皮化した採皮部の治療においても，肥厚性瘢痕化の予防の観点からも，外用療法は極めて重要な役割を果たしている。

このような種々の病態に適応した外用療法を実施するためには，まず創傷の治癒機転を理解したうえで，それぞれの病態に適した外用剤を選択し，その外用剤を正しい方法で使用することが重要である[1]~[3]。たとえ優れた外用剤を用いても，病態に適した薬剤でなかったり使用法を誤れば，その効果は半減し，かえって治療期間を長期化させることもあり，初期の目的を達成することはできない。また，治療効果が上がり，病態が改善されれば，使用していた

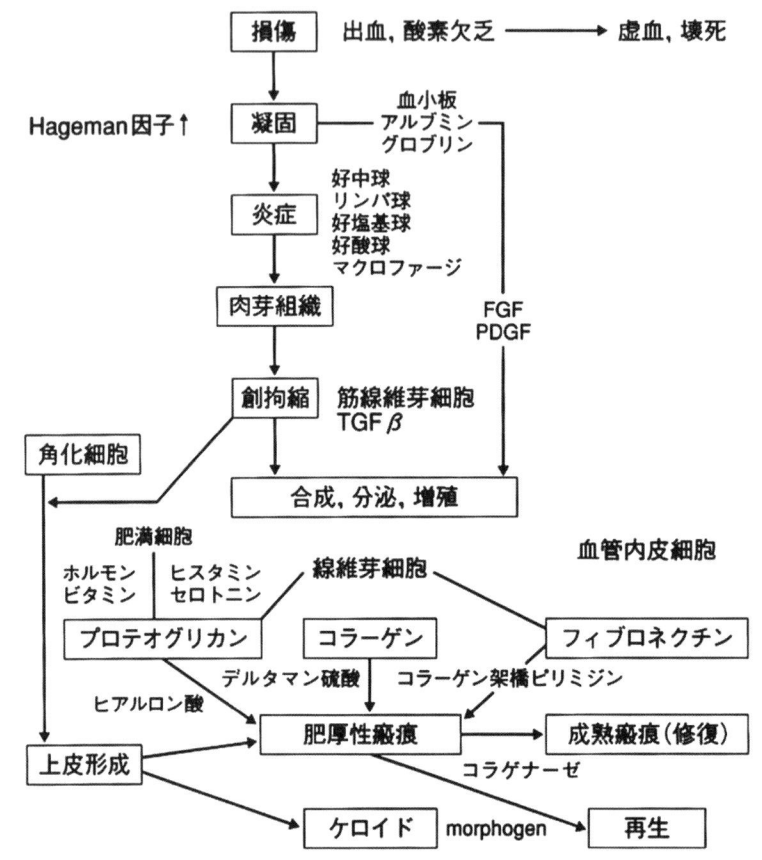

図 10・1 創傷治癒の機転における増殖因子・サイトカインの働き

薬剤が無効となってしまい，より適切な薬剤が必要となることもある。そのため，種々の外用剤の効果と使用法，副作用，その限界を熟知することもまた重要であり，同じ薬剤を漫然と長期間継続することは避けなければならない。実際，同じ軟膏を1人の症例の全経過を通じて使用して良好な結果を得ることは稀である。以上述べた原則は増殖因子製剤が市販され，臨床使用が日常診療で可能となった今日さらに重要となってきている。つまり，従来は感染を制御しつつ，湿潤環境を維持して生体が保持している創傷治癒機転を最大限に発揮させることが外用療法のおもな目的であったのに対し，増殖因子の使用により，より積極的に創傷治癒機転に影響を与え，制御することが可能となってきているからである[4)5)]。

損傷部位を修復しようとする生体の反応を創傷治癒現象と言い，創傷治癒には「再生」と「修復」という2つの反応が見られる。ヒトの表皮角化細胞や肝臓の一部は一度傷害されても元の組織に置換される能力があり，これは「再生」と呼ばれる。一方，「修復」とは，一般的に損傷された組織が瘢痕に置換されることを言うが，この観点からはヒトにおける創傷治癒はほとんどが瘢痕を残すことから「修復」反応であると言える。「修復」の過程が何らかの原因でスムーズに経過しない場合は，過剰なコラーゲンが瘢痕に蓄積し，肥厚性瘢痕やケロイドとなるが，これは一種の過剰反応と見ることも可能である[6)]。創傷の治療が早期から適切に施行されれば，残る瘢痕や瘢痕拘縮を軽微なものとできる可能性がある。これら一連の創傷治癒の機転を進行させ，制御している物質として注目を集めているのが増殖因子・サイトカインである（図10・1）[4)~6)]。正常の創傷の場合は，内因性のサイトカインのみでも創傷治癒を進行させるのに十分である。つまり，感染を制御することであとは生体が自ら創を治癒させる能力を発揮して治癒に至る。外用療法の基本的な考え方は，まずは生体の邪魔をしないということである。この立場から最近の外用療法の基本的な考え方となっているのが湿潤環境の維持とむやみに強力な消毒薬を使用しないという点である。創面で，たとえば角化細胞や線維芽細胞が増殖し分化していくためには当然のことながら湿潤環境が必須である。また，細菌に対して

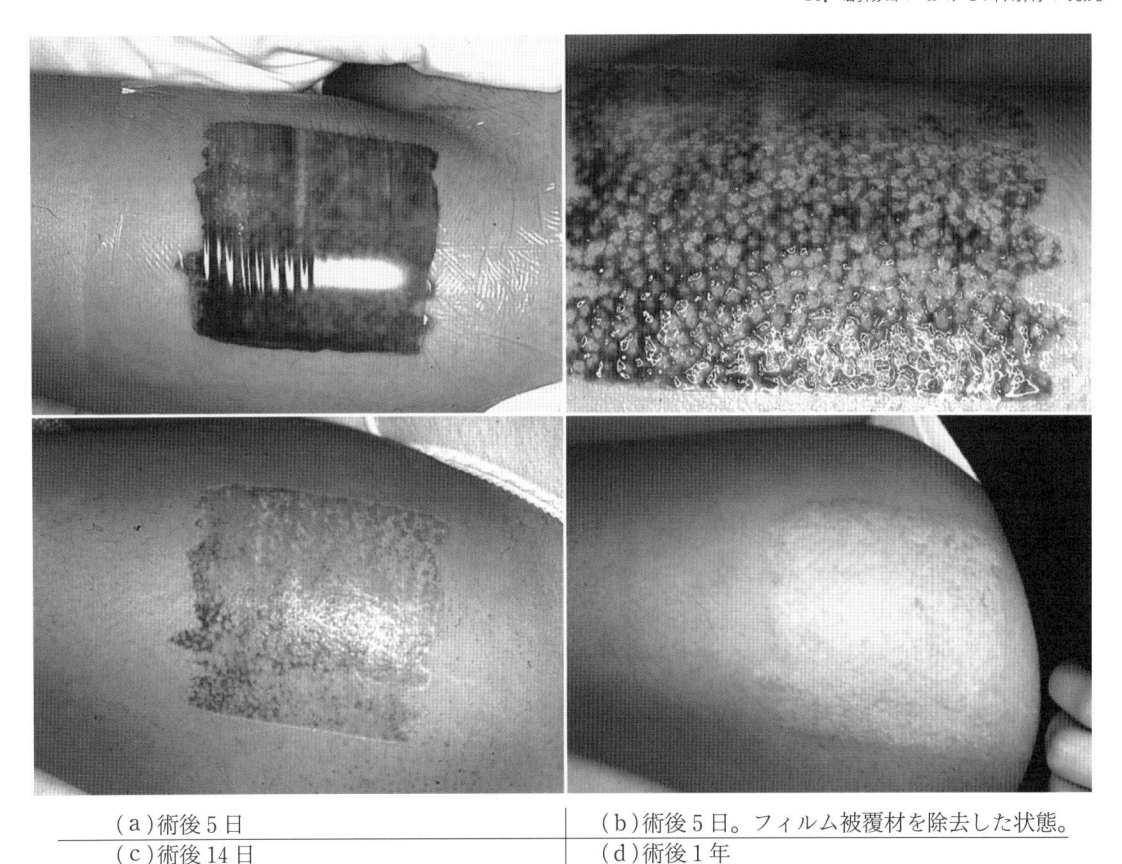

| (a) 術後5日 | (b) 術後5日。フィルム被覆材を除去した状態。 |
| (c) 術後14日 | (d) 術後1年 |

図 10・2 フィルム被覆材を用いた採皮創の治療
滲出液に含有される増殖因子・サイトカインにより，迅速かつ軽微な瘢痕を残して治癒する。

効果的であると同時に細胞毒である強力な消毒薬の使用は，感染がない場合は害があって益はないと考えるべきである。つまり，明らかな感染が認められないかぎり強力な消毒薬は使用せず，創を清浄化するためには大量の生理的食塩水で洗浄することで十分である。大きな創ではシャワーなどの流水で創部を洗浄するのもよい方法である。大切なのは患者が疼痛を感じないように，創を愛護的に扱うことである。

近年，細胞の相互作用を司る増殖因子・サイトカインを中心に創傷治癒の分子生物学的立場からの解析が進み，線維芽細胞をはじめとした多種多様な細胞群，細胞外マトリックスの生成と分解，サイトカイン・増殖因子などのシグナリングによる制御の各要素が深く関わって上皮化，肉芽形成，創収縮，ひいては瘢痕拘縮を進行・惹起していることが明らかとなっている。細胞が情報伝達の手段として放出している増殖因子・サイトカインを局所に維持するためにも湿潤環境の維持，密封療法が優れている（図10・2）[4)5)]。

それに対して難治性潰瘍の場合は，増殖因子・サイトカインの絶対的あるいは相対的な増殖因子・サイトカインの分泌が十分でないためもあって治癒が遷延するものと考えられている。文献的に難治性潰瘍は以下の点で正常の創傷治癒過程と異なっていると考えられている。①高齢，基礎疾患，低栄養状態の存在，②慢性の感染の存在，③繰り返される軽微な外傷の存在，④炎症を惹起するサイトカイン（TNF-α，IL-1β）の過剰産生，Matrix metalloproteinase などの蛋白分解酵素活性の亢進，⑤サイトカイン，増殖因子の減少である[7)]。

その一方で，すでに遺伝子工学の手法を用いて生産された各種の増殖因子サイトカインを各種の創傷に投与してその効果を評価する研究が種々施行されてきた。特に上皮化，肉芽形成，創収縮を促進する増殖因子の投与が潰瘍，中でも難治性潰瘍の治癒を劇的に改善するのではないかとの期待が高まっていた。しかしながら正常の創傷治癒力をもった症例における現在までの検討結果では EGF, bFGF, PDGF のみが臨床的な有用性を確認されたのみで大きな期待にこたえるような成果は少ない。この理由は，それ自体十分な創傷治癒力をもった正常の創傷治癒機転に過剰にサイトカイン，増殖因子を投与すること

が治癒速度に大きな影響を与えることがないことが考えられる。つまり，本当の意味で増殖因子の補充治療法の適応として注目されているのは難治性潰瘍において不足している増殖因子の補充，あるいは増殖因子の分泌刺激薬を加える試みである。この方面ではbFGFを用いた非臨床試験で血管の新生および肉芽形成促進作用が確認され，さらに表皮化促進効果により皮膚の創傷治癒を促進することが明らかとなった。その結果をふまえて行われたbFGFを用いた臨床治験では，熱傷潰瘍や下腿潰瘍などの皮膚潰瘍や褥瘡に高い有効性と安全性が確認され，2001年6月から日本で初めて市販されるようになった。また，本剤が治癒した後の瘢痕の質を変えることが可能であるという研究成果もあり，従来の抗菌剤添加の外用剤や被覆材を用いた保存的療法の限界を超える成果があげられるものとして注目が集まっている。

A 外用療法の目的と概念

軟膏や被覆材を用いた外用療法の目的は創面の保護作用，表皮化促進作用，薬剤の保持・放出作用，滲出物・壊死組織除去作用，消炎，止痒作用，創収縮・肥厚性瘢痕化の防止作用に大別される。

1．創面の保護作用

通常，体表は皮膚により被覆されており，外界と生体内部環境は生理的・物理的に隔離され，生体は保護されている。創傷があると，この保護作用は傷害されているので，生体の内部環境を保護するために軟膏療法や被覆材による治療を施行し，皮膚が欠損した部位を保護することが必要となる。この目的に最も適しているのが油脂性基剤の軟膏やハイドロコロイドなどの密封性被覆材である。

2．表皮化促進作用

皮膚が全層欠損している場合には創の辺縁から，真皮創が残存している場合には毛囊・汗腺・汗管などの皮膚付属器つまり真皮内表皮から，表皮化が進行する。この表皮化の機転を保護し，より迅速に進行させるためにも，軟膏療法が重要な役割を果たす。

3．薬剤の保持・放出作用

軟膏には多くの場合その目的に従い，種々の薬剤が含有されている。これらの薬剤（主剤）が安定して均一に保持され，創面に対しては効率よく放出されて，効果的に働くことが望まれる。この作用は主剤と基剤それぞれの性質，さらに相互間の物理・化学的性質に影響される。一般的には油脂性軟膏では主剤の放出は徐放性であるが，持続性に優れ，逆に乳剤性軟膏では放出性には優れるが，持続性には劣っている。また，主剤の基剤からの放出は，界面活性剤のような配合剤の質や量にも大きく影響される。

4．滲出物・壊死組織除去作用

創面からは体液が滲出・漏出するが，軟膏はこの体液を吸着し，創面を常に清浄に保つ効果をもつことが望ましい。また，創面には壊死組織や異物が存在したり，感染により大量の膿が存在することもあるが，このいずれもが創傷治癒を阻害する。これらの壊死組織を溶解し，異物を取り除き，感染した創面を清浄で良好な肉芽組織とする効果も，軟膏療法の目的となる。

5．抗菌作用

臨床の場で潰瘍面の創傷治癒の進行を阻害する最も大きな原因は細菌感染であり，この観点からは抗生物質やその他の抗菌剤を含んだ軟膏をいかに効果的に使用するかが，創傷を迅速に治癒させるうえで極めて重要である。

6．瘢痕抑制，創収縮阻止作用

サイトカイン・細胞増殖因子の制御による細胞の反応が創傷の受傷早期から強力に発生，協調的に進行し，最終的な瘢痕の状態を決定していると考えられるようになってきている。このことは逆にrecombinant増殖因子製剤やその分泌を促進する薬剤の投与でその機序を修飾・制御可能である可能性を示唆している。

7．消炎，止痒作用

軟膏に含有される副腎皮質ホルモンなどの消炎剤により創面の炎症を抑制し，瘙痒を軽減する。副腎

皮質ホルモン剤は軟膏，クリーム，テープ材として使用可能であり，その効果の強さをふまえて創の状態によって使い分ける。ただ，すでに述べた上皮化を促進可能な薬剤が使用可能な現在，新鮮なびらん面や潰瘍創に副腎皮質ホルモン剤を使用する機会は減少してきている。

8. 創収縮・肥厚性瘢痕化の防止作用

潰瘍は周辺からの上皮化と創収縮とで閉鎖するが，その結果，瘢痕拘縮や肥厚性瘢痕が残ることが問題であった。それらを解決するためコラーゲンスポンジを移植固定し，新生血管が十分に侵入するまで3週間程度待機したうえで薄目のシート状の分層植皮術を施行するという方法（over grafting）が開発された。この手法を用いることで，小児の広範囲熱傷の患者のように採皮部に限りのある症例では，頭部をはじめとした同一の採皮部から何回も植皮片の採取が可能となる点が優れている。しかしこの手法の問題点は，①3週間の間隔をあける二期的な手術である，②部位によってはこの期間を待機しても十分な移植床の形成が認められないこともある，③さらに術後に再拘縮が認められることもある点である。これに対して著者らは最近，すでに述べた動物実験の結果を踏まえて3年前から本邦で市販されているbFGF製剤（フィブラストスプレー®）をコラーゲンスポンジ（テルダーミス®）に添加して埋植し，10日から2週間目に薄目のシート状の分層植皮術か薄目の網状分層植皮術を施行するようにしている。この手法を用いることで血管新生が迅速となった。二次的な手術の時期を早くできる点に加えて，創の収縮が少ないこと，整容的にも優れた結果が得られる点が明らかとなっている。

以上の軟膏療法の目的を達成するために外用剤が備えるべき性質としては，以下のものがある。1）創面に対して刺激性がなく，疼痛が軽微であること，2）できる限り無色，無臭であること，3）製剤として安定していること，4）創面に塗擦・塗布する際に一定の硬度があり，伸びが良好であることや創への貼付が容易であること，5）創面からの除去が容易であること，6）主剤の効果を最大限に発揮させ得ること，7）感作されにくく，皮膚炎などの副作用がないこと，8）湿潤環境が保てること。

しかし，以上の条件をすべての疾患で満足させることは困難である。その点からも外用剤の種類，組成，その作用機序，適応症，副作用などの特性を十分に理解したうえで，個々の患者それぞれの病態，年齢，部位などを考慮した適切な軟膏療法を施行することが重要である。

B 外用剤の種類と特徴

現在用いられている外用剤は，油脂性基剤軟膏，乳剤性基剤軟膏，水溶性基剤軟膏，懸濁性基剤軟膏，液剤に大きく分類される。以下それぞれの特徴を述べる[4)5)]。

1．油脂性基剤

ワセリン，流動パラフィンのように飽和炭化水素が主成分の軟膏である。前述の軟膏の効果のうち，皮膚の保護作用，表皮化促進作用や創面の保湿作用に優れている。また，主剤の保持作用が大きく，多くは非浸透性のため緩徐な薬理作用をもつ。そのため，おもに湿潤型病巣部や分層植皮片採皮創，浅達性Ⅱ度熱傷創などの，表皮化が期待される創の治療に用いられているが，最近は乳剤性基剤軟膏に置き換えられつつある。

2．乳剤性基剤

ワセリンやラノリンなどの油脂と水分とを，界面活性剤によって乳化させた基剤である。乳剤性基剤軟膏には親水軟膏と呼ばれる水中油型基剤（O/W）と，吸水軟膏と呼ばれる油中水型基剤（W/O）の2種類がある。そのため，水溶性・油溶性薬剤のいずれをも配合することが可能で，それらの薬剤の浸透性にも優れている。油中水型基剤軟膏は基本的には乾燥型病創面にのみ使用されるが，創の保護作用が強いため潰瘍創の治療に使用される。水などで取り除くことが困難な点が欠点であるが，反面，湿潤環境を維持することができる点が長所である。一方，水中油型基剤軟膏は薬剤の強力な浸透性が要求される深達性Ⅱ度熱傷創，Ⅲ度熱傷創，感染を来たした創面の治療に頻用される。水で容易に除去できる点が長所であるが，創の保護作用が弱い点に留意すべきである。

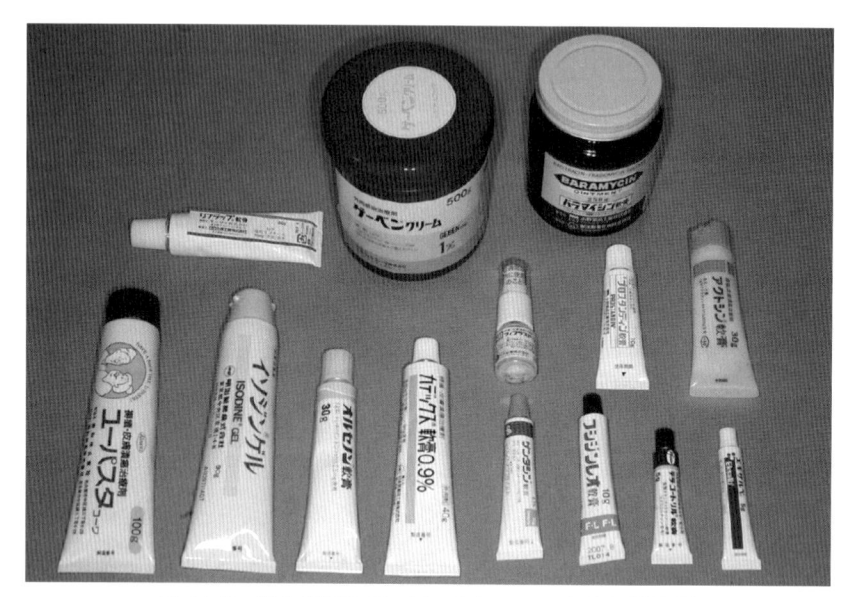

図10・3　現在創傷治療に用いられているおもな外用剤

3. 水溶性基剤

代表的な基剤としては，ポリエチレングリコールを主剤としたマクロゴール軟膏がある。高い吸湿性をもつので，分泌液の基剤への溶解，除去作用に優れており，創面を乾燥させる。また，水溶性であるので，洗浄も容易である。反面，薬剤の浸透性は低いとされる。通常，大量の分泌液を認める湿潤面，びらん，潰瘍面に使用する。

4. 液剤（ローション，スプレー）

主薬をアルコールや水に溶解した状態で局所に使用するタイプの外用剤である。抗真菌薬のように角層や爪への浸透性が必要な製剤が多いが，最近市販された増殖因子製剤は凍結乾燥された状態で提供され添付された溶解液で溶解し，創面に噴霧して使用する。

5. 懸濁性基剤

懸濁性基剤は液体と粉末剤とを混合したものであるが，おもに親水性の粉末剤と水とを混じて，粉末と溶剤とが分離しないように，粘稠なコロイド状としたものである。冷却効果が強く，止痒作用がある。薬剤の浸透性も比較的強いが，乳剤性軟膏に比較すると弱いとされる。創傷の治療で使用する機会は少ない。

6. テープ材

現在，創傷治癒に関わるテープ材としては副腎皮質ホルモンを含有した製剤が市販されている。貼付部位からの薬剤の吸収が良好でODT（occlusive dressing technique）と同様の効果が期待されるとされ，おもに肥厚性瘢痕やケロイドの治療に用いられる。使用に当たっては瘢痕の形状にテープ材を切り，密着するように貼付する。

C 潰瘍の治療に用いられる外用剤
（図10・3）

ひとくちに潰瘍に用いられる外用剤と言っても数多く市販されており，また，その分類も困難である場合も多い。以下，著者らが頻用している市販薬剤を分類し，その特性を述べる。

1. 創傷保護外用剤

亜鉛華（酸化亜鉛）軟膏
酸化亜鉛を10%含有した軟膏で，皮膚の収斂・消炎・保護作用をもつ。採皮部，痂皮に被われた潰瘍面の治療に使用した。

2. 化膿性疾患治療剤

抗生物質含有軟膏
市販されている抗生物質含有軟膏には数多くあるが，塩酸テトラサイクリンを3%含有するアクロマイシン®軟膏，硫酸フラジオマイシンを0.2%，バシ

トラシンを250単位/g含有するバラマイシン®軟膏，硫酸ゲンタマイシンを0.2%含有したゲンタシン®軟膏，2%のフシジン酸ナトリウムを含有したフシジンレオ®軟膏などがある。これらの軟膏の多くは油脂性基剤であり，含有している抗生物質による抗菌作用を期待するとともに，基剤による創傷の保護，表皮化促進作用が期待される。

抗生物質副腎皮質ホルモン配合剤

この種の外用剤には吉草酸ベタメタゾン0.12%，ゲンタマイシン0.1%を含有するリンデロン-VG®軟膏，0.3%プレドニゾロンと2%クロラムフェニコール，0.5%フラジオマイシンを含有したクロマイ-P®軟膏，1%ヒドロコーチゾンと3%オキシテトラサイクリンを含有したテラ・コートリル®軟膏などがある。これらの薬剤は抗菌作用と同時に抗炎症作用が期待されるので，Ⅰ度熱傷創，浅達性Ⅱ度熱傷創や表皮化終了直前の時期以降の採皮部に使用される。なお，同様の効果をもつ軟膏として，0.25%ヒドロコーチゾンと死菌浮遊液とを混じたエキザルベ®軟膏がある。

サルファ剤含有軟膏

サルファ剤を含有した軟膏にはsilver sulfadiazineを1%含有したゲーベンクリーム®[8)9)]，11.2%のmefenideacetateを含有したマファートクリーム®がある。これらの薬剤はいずれもが乳剤性基剤であり，浸透性に優れ，通常はおもに深達性熱傷創や壊死組織に被われたり，感染した潰瘍創の治療に用いられる。なお，一般的に浸透性が優れる乳剤性基剤のうち水中油型外用剤軟膏では薬剤の効果の持続性は短くなり，逆に油中水型外用剤軟膏の場合には浸透性には劣るが，持続性には優れていると考えられている。

3．副腎皮質ホルモン外用剤

数多くの外用剤があるが，著者らが頻用しているものにデルモベート®軟膏，リンデロン-DP®軟膏，リンデロン-V®軟膏，フルコート®軟膏，ロコイド®軟膏などがある。これらの薬剤の効力は上記の順番が早い方が強力である。通常は表皮化直後から採皮部に，また，肥厚性瘢痕の治療に用いられる。

4．壊死組織溶解酵素剤ほか

この種の薬剤には各種のものがあるが，従来はフィブリノリジンを含有したエレース®軟膏があったがすでに製造中止になり，現在は5%塩化リゾチームを含有したリフラップ®軟膏，ブロメライン®軟膏のみ入手可能である。いずれも壊死組織を除去する作用が認められるが，肉芽形成促進作用は前者の方が強い。そのため，壊死組織の除去のみでなく，良好な移植床としての肉芽組織の形成が必要な症例，たとえば褥瘡の治療の際に優れた薬剤である。なお，その他にも種々の外用剤があるが，ヘパリン類似抗トロンビン物質を含有したヒルドイド®軟膏は，皮膚の保湿作用も認められるとされている。

5．創傷治癒を促進する外用剤

近年，cAMPのanalogueやプロスタグランディン製剤など局所の細胞からの増殖因子の分泌を促進したり前述の増殖因子自体からなる薬剤が開発された[10)~12)]。この種の薬剤にはアクトシン®軟膏，プロスタンディン®軟膏などがあり，臨床的に肉芽形成，上皮化促進作用が確認されている。

6．増殖因子製剤

近年，遺伝子工学の発達により人工的に種々の増殖因子を大量に得ることができ，その臨床応用が可能となり，その観点からも大きな注目を集めている。ここでは，2001年にわが国で臨床応用が認可されたbFGF製剤[13)~15)]の可能性を中心に述べたい。bFGFは分子量およそ17Kダルトンの糖類を持たない1本鎖のポリペプチドでヘパリン親和性をもっている。本剤は遺伝子操作により作製した世界初めてのbFGF製剤であり，創傷治癒の分野における効果は表皮化促進効果，肉芽形成促進効果，血管新生促進効果などが確認されている。特に高齢化で増加が深刻な社会問題となりつつある褥瘡をはじめとした難治性潰瘍に対する有効性が確認されている。本剤の通常の使用法である噴霧器を用いた使用法に加え，各種の被覆材やコラーゲンスポンジなどとの併用によりその効果の発現がさらに高まることも期待されている。本剤のような増殖因子製剤がわが国から世界に先駆けて市販され，臨床の場で実際に使用可能となったことの意義は極めて高いと言える。

a	b
c	d

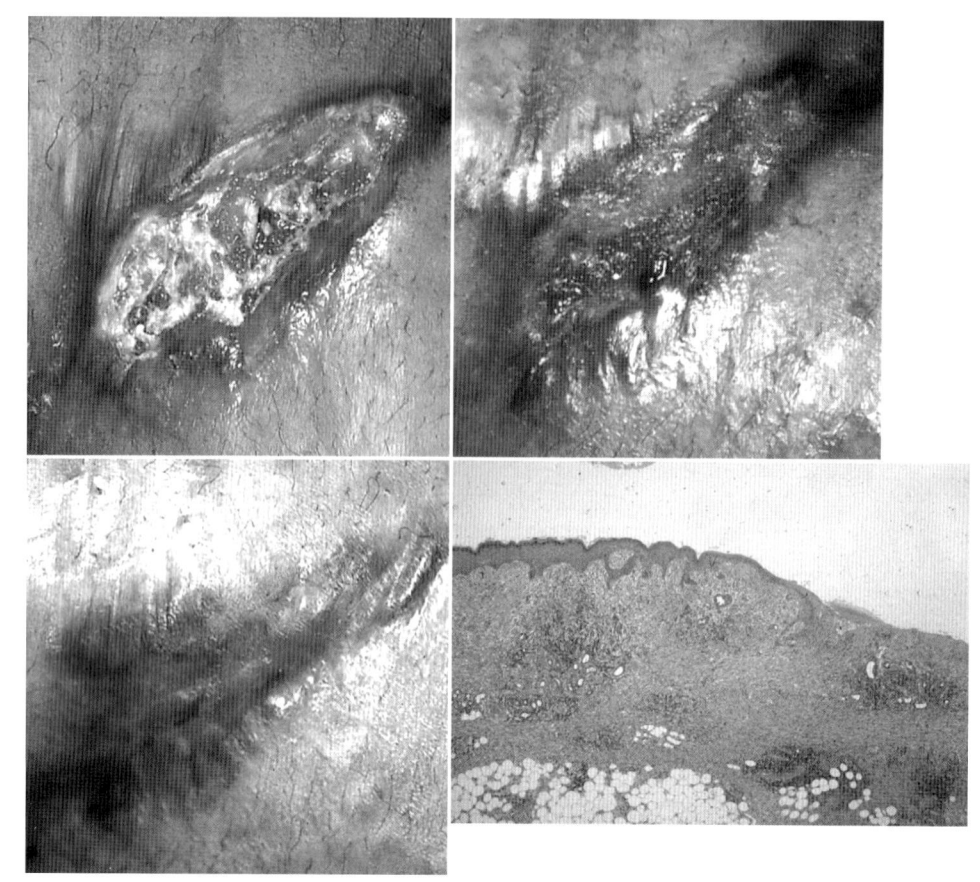

(a, b) 潰瘍創は適切な外用療法により良好な肉芽組織が形成される。
(c) 治療開始後1カ月。適切な治療を続けることで創は収縮し、辺縁からの表皮化も進む。
(d) 潰瘍創病理組織学的所見（HE染色, ×100）
潰瘍創の辺縁から上皮化が進行している。潰瘍創の中央では炎症細胞の浸潤が高度で肉芽組織の形成が顕著である。

図 10・4 潰瘍の治療機転

D 創傷の治癒機転と治療の考え方

　創傷治癒とは外傷などにより発生した組織の断裂・欠損を新たに生成・補充して、組織を修復する一連の反応のことを言う。外傷・熱傷患者を治療する際、適切な軟膏療法を施行するうえで、創傷治癒機転を十分に理解することは極めて重要である。実際、日常の医療的立場からみると、多くの外傷患者に対する治療は急性期を過ぎると、いかにして創傷の治癒機転を良好なものとするかという点に集約されると言っても過言ではない。10年前までは軟膏療法により感染を予防し治療する以外には積極的に創傷治癒を早める方法はなく、患者の病態を改善させるのは、個々の損傷を治癒させる能力に多くを依存していた。ところが最近では創傷治癒を促進すると考えられている薬剤を含んだ軟膏が発売されたことに加えて、増殖因子自体が入手可能となってきているので、本稿で述べる創傷の治癒機転を理解し臨床の場に応用することが、患者の予後を改善するのに大きく貢献するものと考える。

　創傷治癒過程は1）出血止血期、2）炎症期、3）表皮化期、4）肉芽形成期、5）膠原形成期、6）瘢痕成熟期に大別される。この創傷治癒過程を整理すると次の4つの生物学的現象が存在していることがわかる。①創傷部位への種々の細胞の動員による生体の自己修復機能、②サイトカイン・増殖因子による制御機序の複雑かつ巧妙さ、③細胞外マトリックス、コラーゲンの生成制御機序、④これらの一連の現象の修飾の可能性の大きさである。つまり、生化学的手法で創傷治癒の詳細が明らかとなり遺伝子工学の手法で人工的に生成されたサイトカイン・増

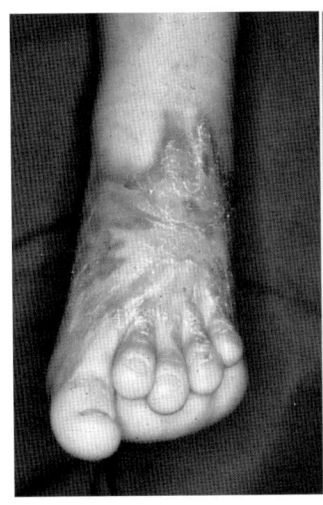

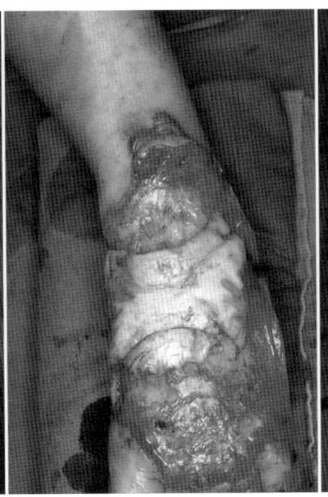

(a) 術前。高度な潰瘍創の瘢痕拘縮が認められる。　(b) 瘢痕組織を切除して瘢痕拘縮を解除したところ　(c) 厚めの分層植皮術を施行した直後の状態　(d) 術後2年の状態

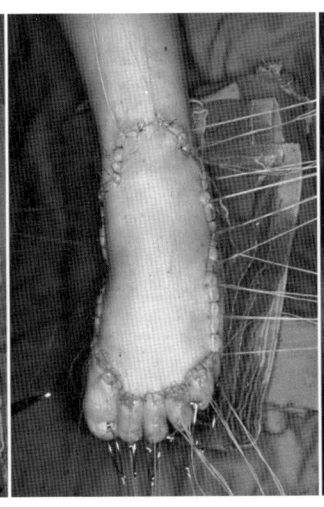

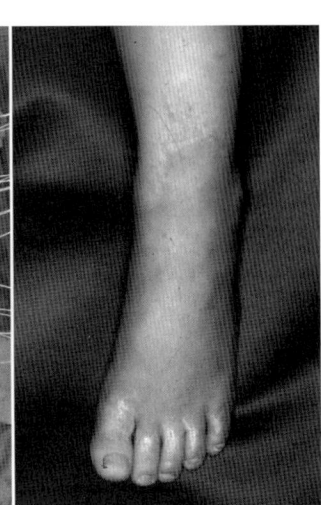

図 10・5　適切に治療されなかった小児のIII度熱傷創（4歳，女）

殖因子がより迅速で質の高い治療成果を上げることが可能になっているという点である[2]。

開放創では創の収縮の機序が重要な役割を果たすとともに，表皮化がより重要な役割を果たしている。開放創においても受傷後，出血とそれに引き続く止血，炎症反応は閉鎖創と同様に経過する。皮膚の付属器がすべて除去あるいは破壊された全層欠損では，まず創縁のみから表皮化が進行し始めるとともに新生血管が形成され，線維芽細胞が創面に出現・増加する。その結果，創面は鮮赤色で顆粒状の，いわゆる肉芽組織で被われるようになる（図10・4）。このような創面は多くの場合，汚染され，細菌感染が発生するので，抗生物質を含有した油中水型基剤軟膏か，silver sulfadiazine cream のような抗菌剤を含んだ水中油型基剤の外用剤を用いるのが効果的である[16]。この時点で創を放置すると，肉芽組織は引き続き増殖するとともに，受傷後2〜3日頃から創縁はお互いの方に移動し，創自体は収縮し始める。この収縮という機序は，創傷を閉鎖させるうえでは有用であるが，その代わりに周囲の健常な皮膚を伸展させるので，欠損の程度が著しい場合や，周囲の皮膚に余裕がない場合には，変形や瘢痕拘縮を来たす原因となる。

創面の収縮力の源については，多くの研究者により検討されているが，いまだ完全に明らかにされているとは言いがたい。しかし，現在のところ，収縮力は創縁の直下で皮膚と創床とに強く付着している線維芽細胞によって作られるものと考えられている。また，線維芽細胞の中に平滑筋類似の構造をもつ筋線維芽細胞と呼ばれる細胞が見出されており，この細胞が創収縮の本態であるとの考えも多い。なお，乳幼児では皮膚の伸展性が大であり，潰瘍面の収縮に対する抵抗性が成人より小さく，収縮の程度が非常に大きい（図10・5）。

一方，創縁の表皮は細胞分裂を繰り返し，潰瘍面を閉鎖するように移動増殖してゆく。この際，潰瘍面が大きければ創面が完全に閉鎖されるのに数カ月を要し，目立つ瘢痕と拘縮を残す。一方，開放創が浅達性II度熱傷創や浅い分層植皮片採取後の採皮創のように，真皮創が残存している場合は毛嚢・汗腺・汗管などの皮膚付属器が残存しており，その部からも表皮化が点状に進むので，表皮化に要する時間は短縮され，多くの場合瘢痕化も軽微となる（図10・6）。なお，この際の表皮化の速度は，創の表層に分布している真皮内表皮成分の密度に基本的に依存している。そのため，真皮の浅い部分までしか採取しない薄めの分層植皮片を採取した採皮部では，休止期の毛嚢も含め多数の真皮内表皮成分が認められ，表皮化も7〜10日で終了する。一方，厚めの分層植皮片を採取した採皮部では，真皮内表皮成分が減少し，表皮化には2週間以上と，より長期間を要する（図10・7）。この関係は創上部に存在する壊死組織の有無を無視すれば浅達性熱傷と深達性熱傷における創傷治癒の関係と同様である。

このような場合には感染を予防し，表皮形成を促進する抗生物質を含有した乳剤性基剤軟膏，特に抗

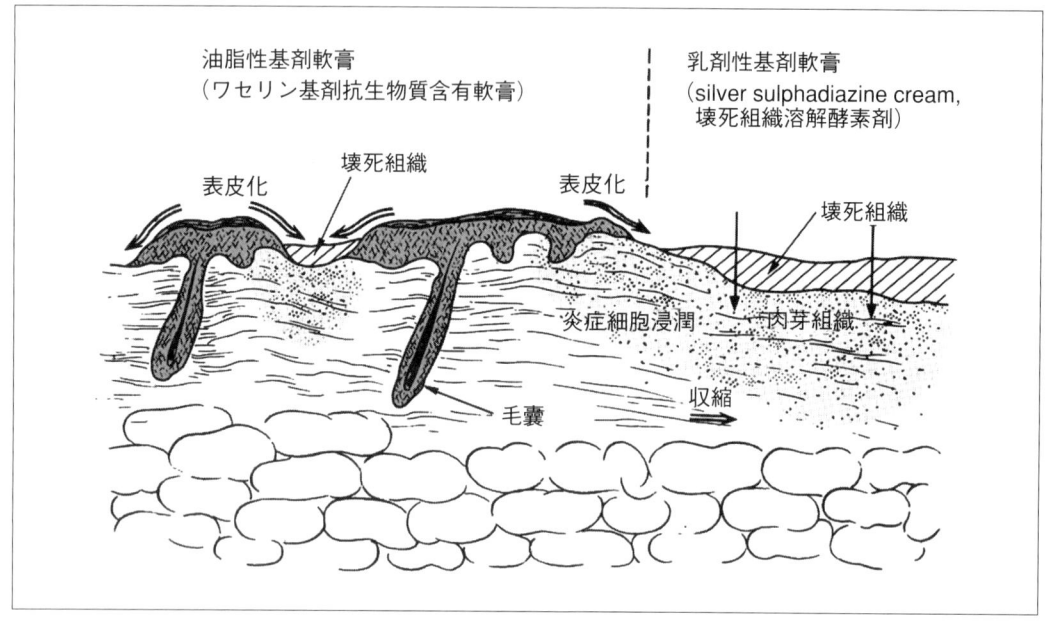

図 10・6 創傷治癒の模式図

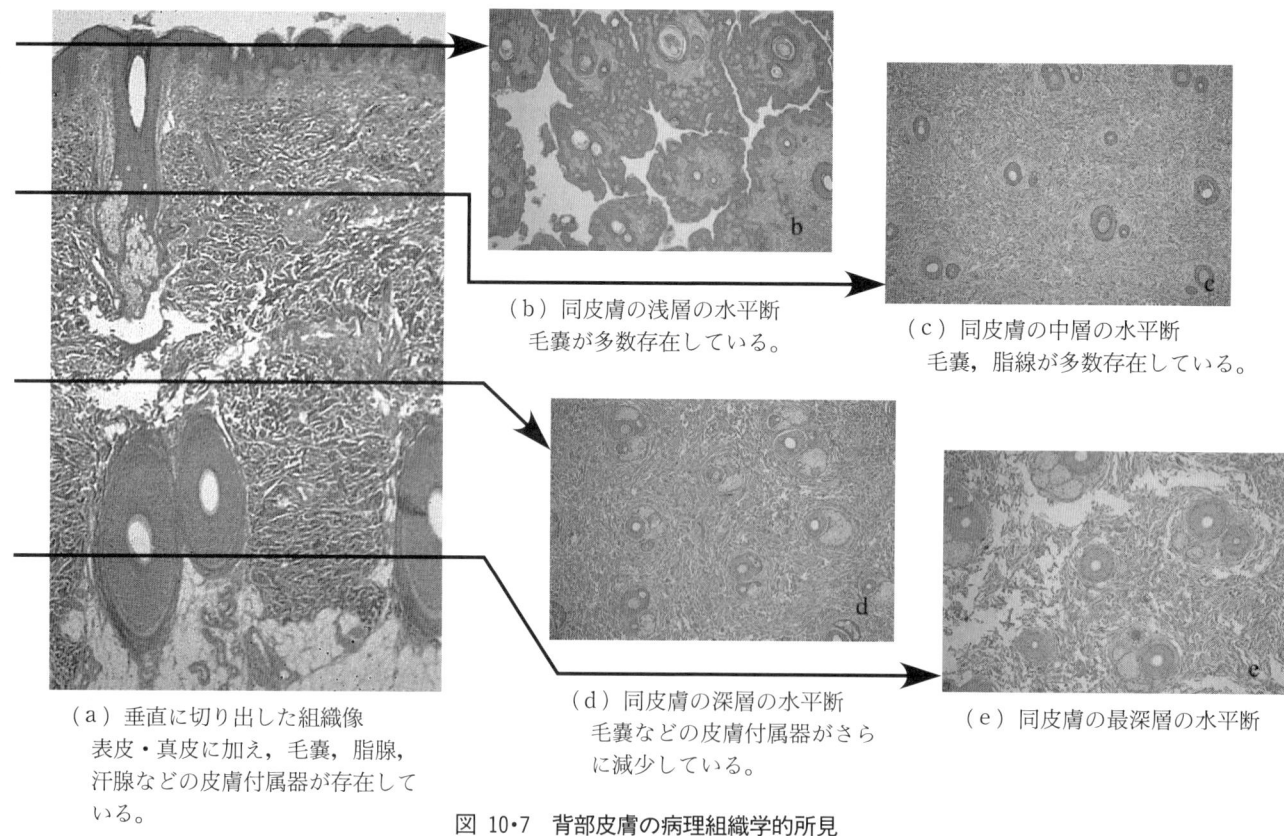

図 10・7 背部皮膚の病理組織学的所見
(a) 垂直に切り出した組織像
　表皮・真皮に加え，毛嚢，脂腺，汗腺などの皮膚付属器が存在している。
(b) 同皮膚の浅層の水平断
　毛嚢が多数存在している。
(c) 同皮膚の中層の水平断
　毛嚢，脂腺が多数存在している。
(d) 同皮膚の深層の水平断
　毛嚢などの皮膚付属器がさらに減少している。
(e) 同皮膚の最深層の水平断

生物質を含有したワセリン基剤の吸水軟膏が優れている。この理由としては，表皮化が順調に進行するためには創面が常に湿潤に保たれることが必須であり，また，ガーゼ交換の際にガーゼと創面が固着して，完成した新生表皮を破壊することを防止するからである。なお，一時米国を中心に開放療法が推奨されたが，これは感染予防の観点からは優れていたが，創傷治癒の観点からは優れているとは言えず，優れた局所療法剤が出現した現在ではほとんど用いられなくなっている。なお，熱傷創で水疱が形成されている場合には水疱蓋が biological dressing（生体包帯）として働くため（図 10・8）可能な限り破ら

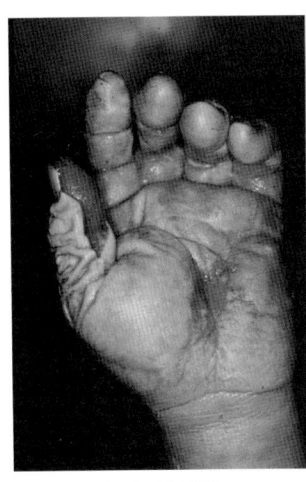

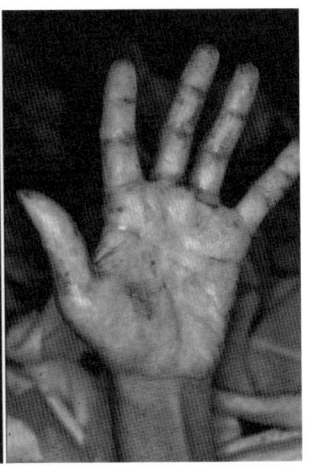

(a) 治療前
水疱蓋を破らずに軟膏で治療した。

(b) 治療後7日の状態
水疱蓋の下で上皮化が終了している。

図10・8 水疱を形成した手のⅡ度熱傷（25歳，男）

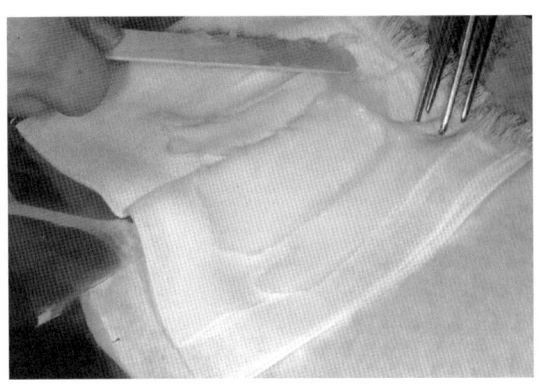

図10・9 外用療法：貼布法
軟膏をリント布，または厚く重ねたガーゼの上に，軟膏ヘラか舌圧子で厚めに一定の厚さで延ばし，創面に貼布する。

ずに治療することが原則である。当然，感染が認められたら切除しなければならない。

この原則は，全層欠損創で創周辺から表皮化が進行して行く場合にも同様であり，高度な感染が存在していない場合には，抗生物質を含有したワセリン基剤の軟膏を用いるのがよい。しかし，一定限度以上の範囲の潰瘍面が存在している場合には創傷治癒に長期間を要するし，その瘢痕も肥厚性となったり瘢痕拘縮の原因となる。ときには将来悪性化し皮膚癌を発生させることもあるので，外科的壊死組織除去術と植皮術を適切な時期に施行する必要がある。外傷部位には感染を来たすことが多く，感染により創はより深達性になり，しかも拡大する。また，初期の炎症反応が強く出現し，滲出液も多量となるので，創傷治癒を遷延させる結果となる。いったん表皮化が終了した部位においても，脆弱な新生表皮は感染により容易に破壊されるので，創傷治癒の全経過を通じて感染対策は非常に重要である[17)18)]。そのため，受傷直後から創が汚染されないように注意深く扱うことはもとより，入浴療法や創洗浄により創面を常に清浄に保つように心掛け，必要であれば抗生物質や抗菌剤を含有した軟膏を局所的に使用する。この場合，軟膏の主剤の種類，基剤の種類によっても異なるので，その選択には細菌培養検査，感受性検査の結果や，創傷の深達度，壊死組織の有無などを十分に考慮すべきである[16)〜18)]。

遺伝子工学でサイトカインや増殖因子を大量に生成することが可能となり細胞培養も比較的容易な環境となったことから，感染を制御するのみで，あとは生体の自己修復機能に期待するという観点からより合理的な治癒を促し，制御するという考え方へと変える必要性に迫られていると言える[2)]。

E 外用療法の実際

1．貼布法

軟膏をリント布，または厚く重ねたガーゼの上に，軟膏ヘラか舌圧子で厚めに一定の厚さで延ばし，創面に貼布する。通常1日に1回交換するが，分泌物が多い場合には適宜交換する。延ばす厚さは外用剤の硬さや創面の状態にもよるが，1〜3 mm前後に厚めに均一に塗布して，創面とガーゼが固着しないように配慮する。創面に直接軟膏を塗布してその後にガーゼなどで被覆する場合にはガーゼに軟膏が吸収されることを勘案する。多めに軟膏を塗布しなければならない。そうでなければ創傷治癒が順調に経過しないばかりか，ガーゼが固着して包帯交換時に表皮化した角化細胞を傷害してしまうことになる（図10・9）。なお，包帯交換に当たっては大量の生理的食塩水かシャワーを用いてガーゼを創から丁寧に取り除くという配慮も重要である。

2．単純塗擦法

薬剤を患部に軽く擦り込む方法で，1日2〜3回前後を連日繰り返す。この方法は通常創が閉鎖した後に，副腎皮質ホルモン剤などを使用するが，潰瘍層やびらん面には適していない。

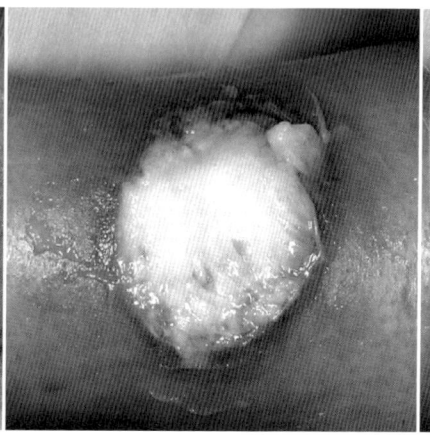

(a) 指定の距離から指定の回数噴霧することが適切な局所の濃度とするために重要である。
(b) 通常は湿潤環境を維持するためにも軟膏と併用する。
(c) その後はシリコンメッシュガーゼを使用するのもよい方法である。

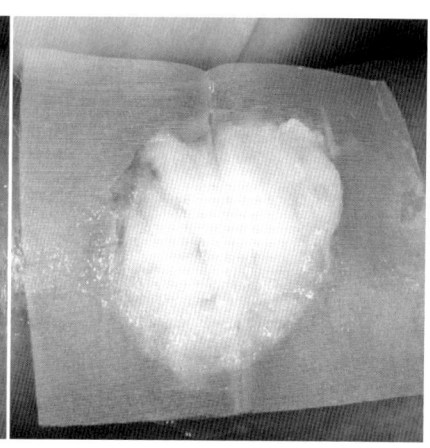

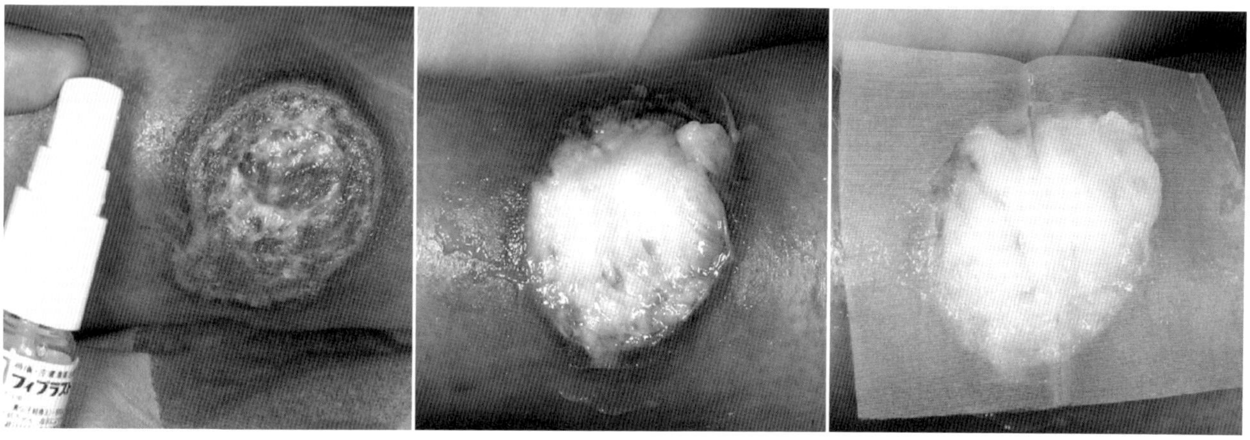

図 10・10　外用療法：噴霧法
増殖因子製剤は凍結乾燥された薬剤を添付された溶解液で溶解して創部に噴霧する。

3．密封包帯法

ODT（occlusive dressing technique）療法と言われ，単純塗擦法では十分な効果が期待できない場合に，軟膏を塗布後，ラップフィルムなどで創を密封して施行される。また，ここ20年来ハイドロコロイド被覆材をはじめとした密封性被覆材を直接，軟膏を用いずに創面に貼付する手法の有効性が数多く報告され，採皮創や浅達性II度熱傷創の治療には優れた方法である。

4．噴霧法

現在供給されている増殖因子製剤は凍結乾燥された薬剤を添付した液で溶解して創部に噴霧する。一定の距離から指定の回数，噴霧することで有効濃度となる。滲出液が多い創ではそのままシリコンメッシュガーゼなどで被覆してもよいが，通常は湿潤環境を維持し，増殖因子の効果を最大限発揮させるためにも吸水軟膏と併用する（図10・10）。

5．重層法

単純塗擦した後に，リント布かガーゼに延ばした油脂性基剤の軟膏を重ねて貼布する方法である。前項の増殖因子製剤を噴霧した後にガーゼを直接貼付すると包帯交換時に創面にガーゼが固着してしまい，疼痛と創傷治癒遷延の原因となる。そのため増殖因子製剤(bFGF製剤（フィブラストスプレー®））を噴霧後に創傷治癒を促進するDBcAMP製剤（アクトシン® 軟膏），プロスタグランディンE₁製剤（プロスタンディン® 軟膏）や抗生物質含有軟膏の重層使用が効果的となる。

F 創の状況による外用療法の実際

1．採皮部に対する外用療法

分層植皮片を採取した後の採皮創は，残存している真皮内表皮細胞により表皮化して治癒する。そのため，手術後は点状に表皮化が始まり，しだいに増大し，癒合して，最終的に表皮化が完成する。この面からは創傷治癒の最も定型的かつ基本的なモデルであると考えられる。採皮部に対する軟膏療法としては以前は亜鉛華軟膏などの油脂性基剤や油中水型基剤軟膏である抗生物質含有軟膏が用いられてきた。著者らは死菌エキスに少量の副腎皮質ホルモン剤を含有した乳剤性基剤軟膏（W/O）であるエキザルベ® 軟膏を使用して，良好な結果を得ていた。最近は，手術直後にBioclusive®，オプサイト®，カテリープ® などの準閉鎖性フィルム性創傷被覆材やデュオアクティブ® やアブソキュアウンド® などの閉鎖性創傷被覆材を貼付し，5～7日目頃，表皮化直前からエキザルベ® 軟膏を使用する方法も頻用しており，極めて良好な結果を得ている（図10・11）。この手法の利点は包帯交換の回数が少なく，上皮化までの期間が短かく患者の疼痛も少ないことに加えて瘢痕が一様で軽微である点である。

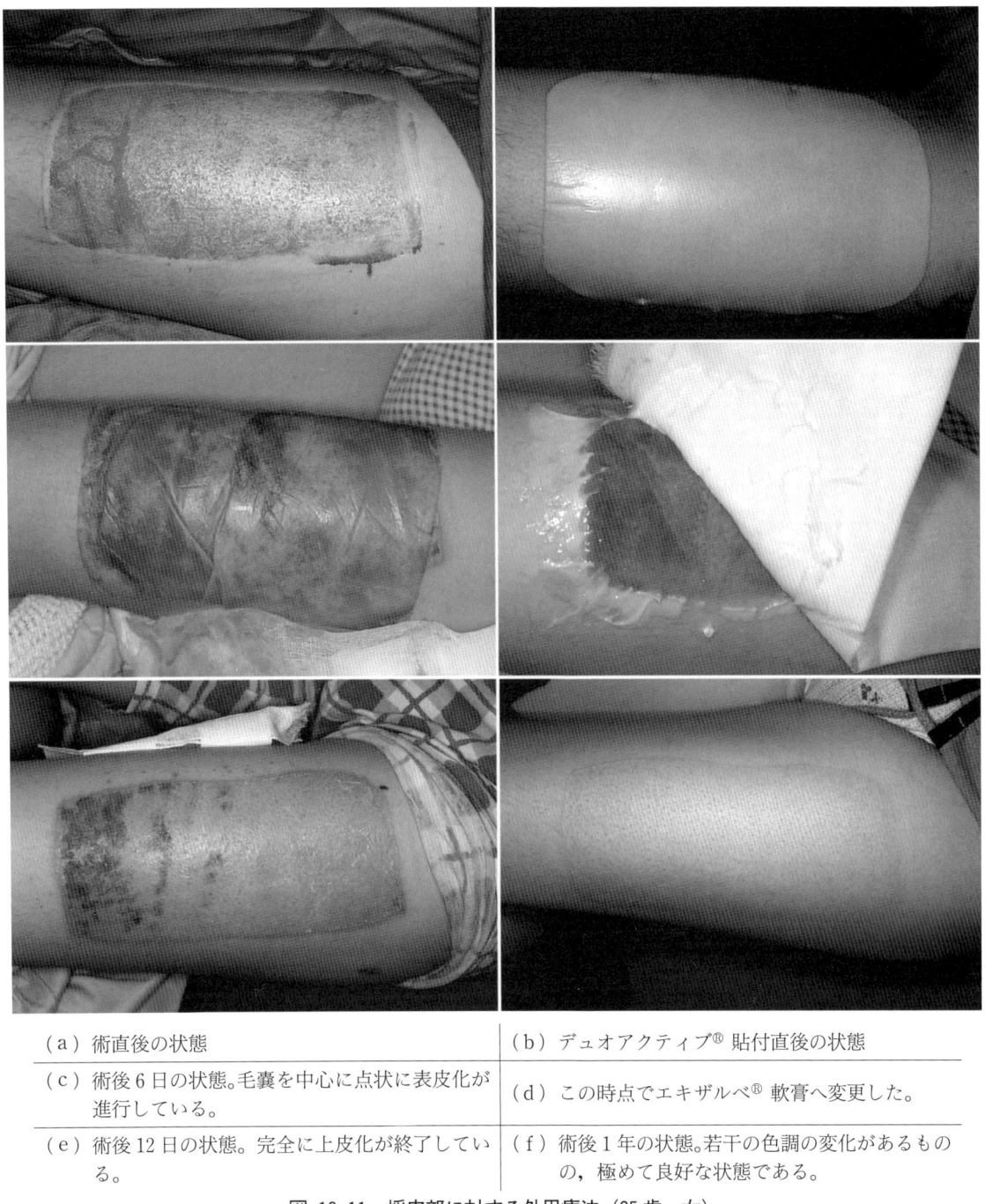

(a) 術直後の状態	(b) デュオアクティブ® 貼付直後の状態
(c) 術後6日の状態。毛囊を中心に点状に表皮化が進行している。	(d) この時点でエキザルベ® 軟膏へ変更した。
(e) 術後12日の状態。完全に上皮化が終了している。	(f) 術後1年の状態。若干の色調の変化があるものの，極めて良好な状態である。

図 10・11　採皮部に対する外用療法（25歳，女）
デュオアクティブ® などの閉鎖性創傷被覆材を貼付し，5～7日目頃，表皮化直前からエキザルベ® 軟膏を使用した。

2．II度熱傷創に対する軟膏療法

　II度熱傷創の創傷治癒も基本的な考え方は前述の採皮部におけるものと同様であるが，この際に重要であるのは感染予防がより重要な点と壊死組織の存在である。そのため，受傷直後のII度熱傷創に対してはアクロマイシン® 軟膏，バラマイシン® 軟膏など，抗菌力をもつとともに，良好な創面保護作用をもつ外用剤が適している。このときに重要なのは，抗菌力よりも創面を保護し，表皮化を促進する作用を重視するべきで，特に油中水型基剤軟膏が優れている。また，感染がない浅達性あるいは深達性のII度熱傷創の場合には，bFGF 製剤（フィブラストスプレー®）とDBcAMP（アクトシン®）軟膏，フシジンレオ® 軟膏の3剤による併用治療が効果的である。本療法では期待した以上の速度で上皮化を促進

110　II. 創傷の治療

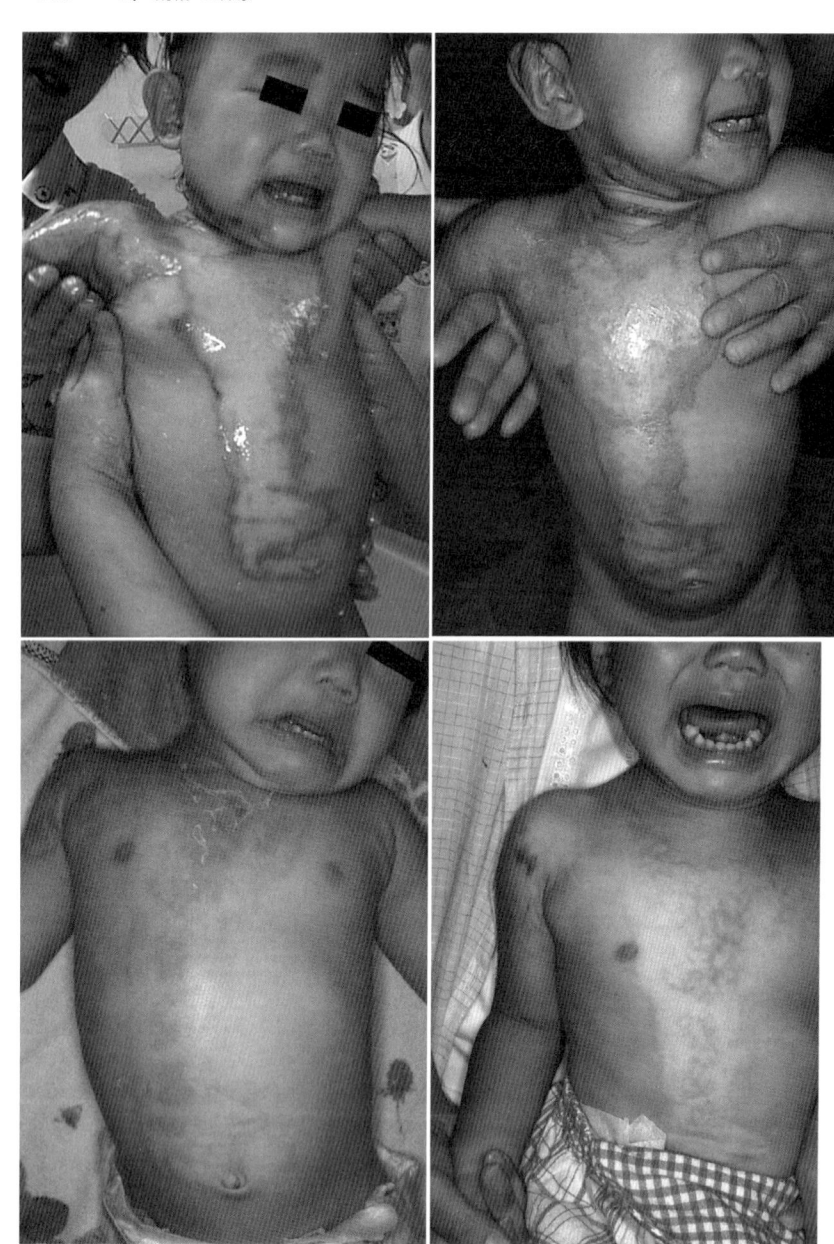

a	b	c
d	e	

(a) 受傷後4日
　　治療開始前の状態。
(b) 治療開始後2日
(c) 治療開始後10日
(d) 治療開始後30日
　　ほぼ上皮化が終了している。
(e) 治療開始後100日
　　発赤は認められるものの瘢痕化は軽微である。

図 10・12　深達性II度熱傷の治療
　　　　　　　　　　　　（8カ月，女）
　胸部の深達性，コーヒーの熱湯を胸部に浴びて受傷した。bFGF製剤（フィブラストスプレー®）とDBcAMP（アクトシン®）軟膏，フシジンレオ®軟膏の3剤による併用治療を行った。

し，受傷後早期に深達性の部を除き上皮化を終了させることが可能であり，瘢痕化も軽微となる。この際，もし感染が疑われたら，浸透性に優れ，創の感染を制御する silver sulfadiazine cream® などの抗菌力をもった水中油型基剤軟膏の使用が適切である。ただし本剤は細胞に対して毒性があるため，創傷治癒を遷延させる可能性がある。このような場合にはただちに外科的治療を考慮すべきである（図10・12）。

3．III度熱傷創および感染潰瘍面に対する軟膏療法

　深達性熱傷創で，かつ感染潰瘍面に対する局所療法剤としては，抗菌力に優れ，広範な抗菌スペクトルをもち，強力な浸透力を有し，しかも副作用の少ない薬剤が理想である。わが国でもmafatate cream®，silver sulfadiazine cream® が認可され，現在ではゲーベンクリーム®（silver sulfadiazine cream）として頻用されている。一方，従来からのゲンタマイシン軟膏などの抗生物質含有軟膏も，引き続き広く用いられている。これらの薬剤には前述のように長所，短所がそれぞれあり，一概にその優劣を決めがたい。熱傷創には抗生物質に対する高度耐性株による感染が多いうえに，その使用中に耐性株が出現したり，菌交代現象が発現しやすいなど，抗生物質含有軟膏の効果には限界がある[13]。一方，silver sulfadiazine cream® には耐性株はほとんど認められず，良好な抗菌力をもっているが，そのいずれもが副作用をもっている。そのため，これらの薬剤の特徴を十分に理解したうえで，各種の局所療法剤をうまく使い分けることが，熱傷患者の救命率を上昇させるうえで極めて重要である[16]。

著者らは軟膏の選択について，次のように考えている。すなわち，深達性熱傷のような場合には silver sulfadiazine cream® が第1選択であり，厚い壊死組織に被われたような成人の症例に対してはより優れた効果を示す mefenide acetate cream の使用も考慮すべきであろう。一方，白血球減少症などで本剤の使用が不可能な症例や，浅達性Ⅱ度熱傷創が主体の熱傷患者や軽症例，範囲が狭い場合には，抗生物質含有軟膏も期間を限って使用すれば有用である。この場合，院内感染菌の動向と感染菌の抗生物質に対する感受性を見て，どの抗生物質含有軟膏を用いるかを選択する必要がある。また，感染が認められず，厚い壊死組織に被われた比較的小範囲のⅢ度熱傷創の場合には，壊死組織を除去し，良好な肉芽組織を形成させるブロメライン® 軟膏，リフラップ® 軟膏やbFGF製剤も有用である。

なお，治療にあたっては，その薬剤の特徴をよく知り，さらにそれぞれの薬剤を使用する際に必要な臨床検査を施行して，患者の全身状態と潰瘍面の細菌の状態を把握しながら薬剤の使用変更を迅速にす

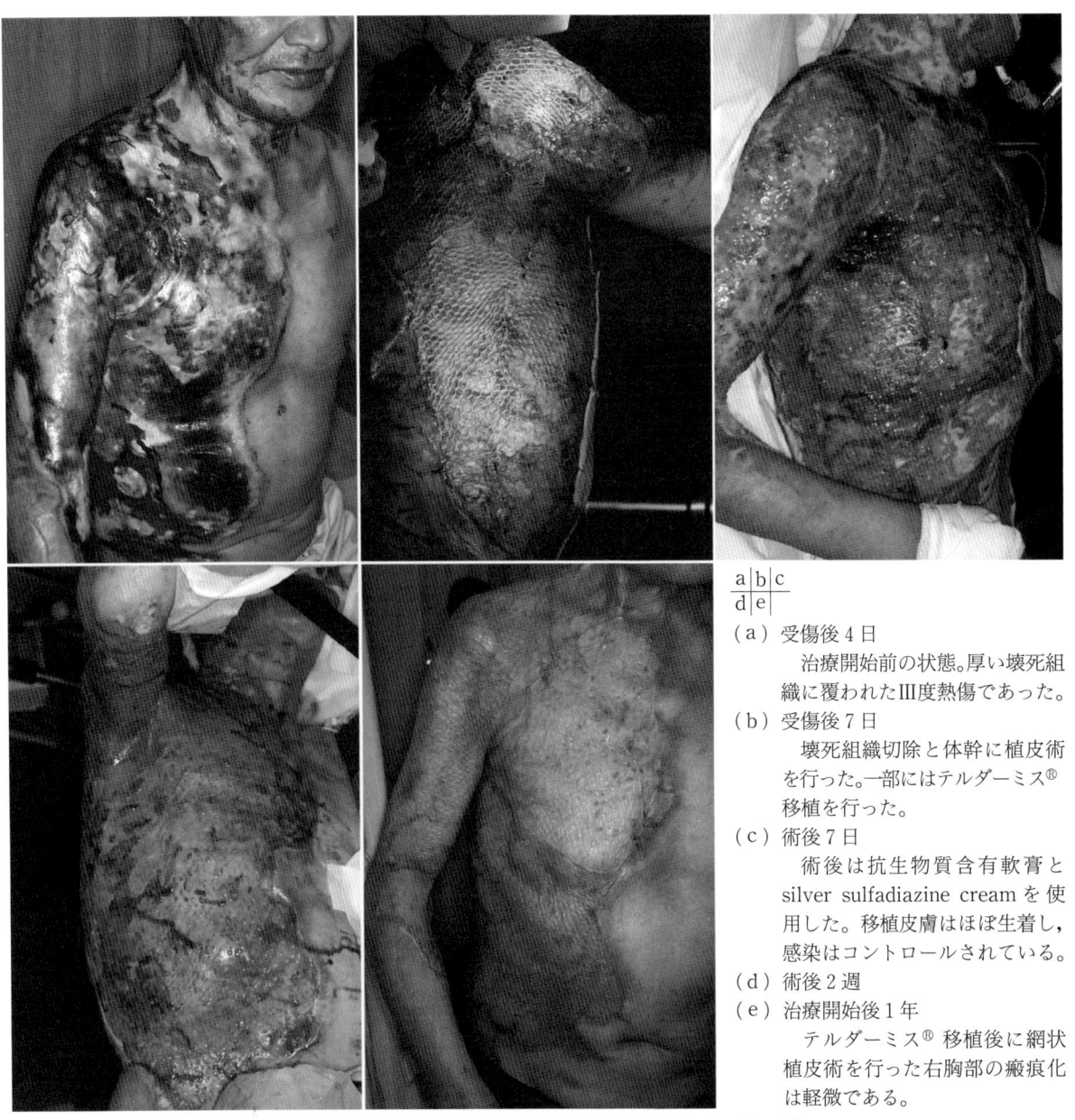

a	b	c
d	e	

(a) 受傷後4日
　　治療開始前の状態。厚い壊死組織に覆われたⅢ度熱傷であった。
(b) 受傷後7日
　　壊死組織切除と体幹に植皮術を行った。一部にはテルダーミス® 移植を行った。
(c) 術後7日
　　術後は抗生物質含有軟膏と silver sulfadiazine cream を使用した。移植皮膚はほぼ生着し，感染はコントロールされている。
(d) 術後2週
(e) 治療開始後1年
　　テルダーミス® 移植後に網状植皮術を行った右胸部の瘢痕化は軽微である。

図 10・13　Ⅲ度熱傷創に対する軟膏療法と手術（74歳，男）

るなど，きめ細かな治療を行い，手術の時期を失しないようにすることが重要である．なお，熱傷創感染菌としてはMRSA，緑膿菌やカンジダが多く，その対策が局所治療上の問題点である．それらの多くが院内感染であることもあり，大きな脅威となっている．著者らはこの対策として，ガウンテクニックを熱傷患者の治療にあたって行うとともに，日頃から病室内外を消毒清拭することで予防に努めている．MRSAに感染した症例では，創の深達度にかかわらずsilver sulfadiazine cream® を用いるが，それでも抑制できない場合にはpovidone iodine（イソジン®）による局所消毒やpovidone iodine gel（イソジンゲル®）の塗布による治療を行っている（図10・13）．すでに述べたようにこれらの薬剤は，広範囲の潰瘍創に抗生物質含有軟膏を使用すると経皮的に吸収され，血中濃度の上昇を見る（図10・14）．また，抗生物質の根元的な短所として耐性株が存在すること，菌交代現象が発現しやすいことなどがあり，この観点からも1種類の薬剤を長期間使用したり，適応を考えずに乱用したりすることは，避けなければならない．

4．移植床形成・創底管理 （wound bed preparation）

血行が良好な創ではすでに3の項目で述べた外用療法で治療することで良好な経過をとることが多いが，創床に骨，腱組織など血行の不良な組織が露出していたり，基礎疾患として糖尿病などを合併している症例では必ずしも効果が高くない．そのような症例の治療では移植床形成・創底管理（wound bed preparation）の考え方が導入されなければならず，コラーゲンスポンジとbFGF製剤の併用は極めて効果的である．実際には，移植前にコラーゲンスポンジの裏面にフィブラストスプレー®を噴霧したうえで移植し，1週間後にはコラーゲンスポンジ表面のシリコン膜を除去して，さらにフィブラストスプレー®とアクトシン®軟膏により治療を継続することが効果的である（図10・15）．

5．褥瘡に対する軟膏療法

褥瘡の治療は慢性潰瘍の治療の中でも，最も困難なものの一つであり，全身状態の改善，糖尿病をはじめとした基礎疾患の治療が局所治療の効果を発現

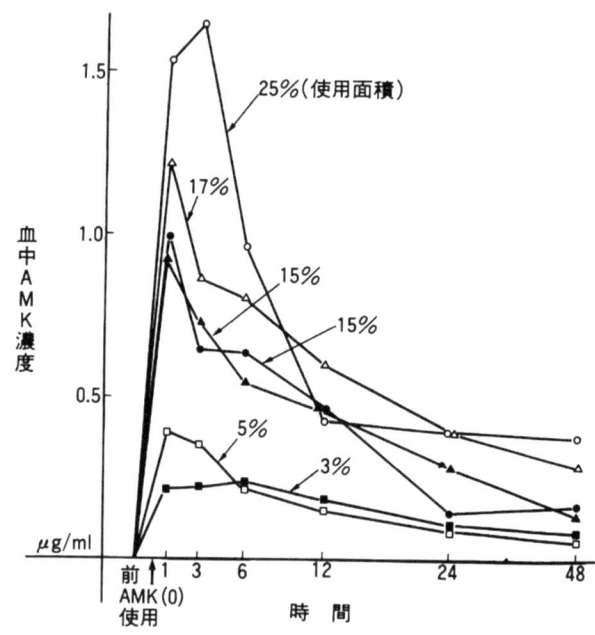

図10・14　0.5％硫酸アミカシン軟膏使用時の血中濃度の変動

させるために必須であることは言うまでもない．場合によっては創の底部に骨が露出したり壊死組織が大量に付着し，高度な感染が発生したりする．このような状態では手術療法にも限界があり，抗生物質含有軟膏などで感染を抑制し，保存的に壊死組織を除去しながら増殖因子製剤と創傷治癒を促進する軟膏と抗菌剤含有軟膏を併用して治療することにより，良好な肉芽組織で被われた創とすることができる．通常は良好な肉芽組織で被われた創の状態で筋皮弁などを用いて外科的に治療するが，全身状態が不良で手術が不可能な場合には，時間はかかっても体位交換を頻回にしながら保存的療法を継続することで創を縮小させ，全身への影響を小さくすることが可能である．そして，適切な時期に筋皮弁などの外科療法を施行して創を閉鎖し，術後は適切な体圧分散マットを使用することにより，比較的大きな褥瘡でも完全に治癒させることも可能となってきている（図10・16）．

まとめ

以上，現在の創傷に対する外用療法の考え方について述べたが，このような考え方も先人の絶え間ない研究と努力により確立されてきたものであることを忘れてはならない．ただし，従来の軟膏の治療法はおもに皮膚科的疾患の治療や創感染の治療にその

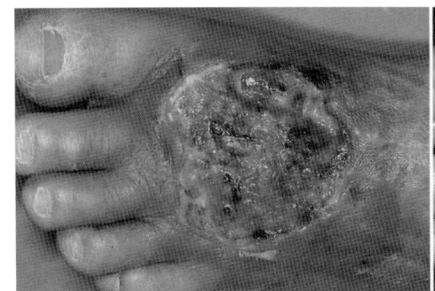

(a) 受傷後 2 カ月の状態
壊死組織が存在し，治癒傾向はない。

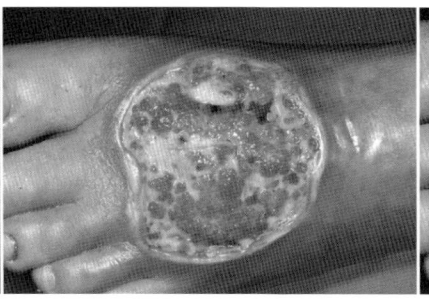

(b) bFGF 製剤治療開始後 2 週
ほぼ良好な肉芽組織に被われているが，まだ壊死組織が一部に存在している。

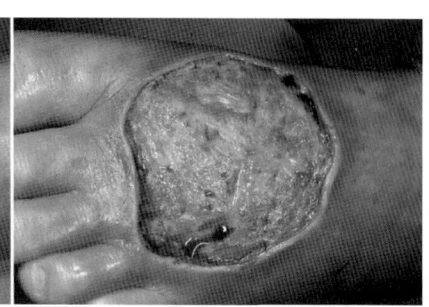

(c) 全身麻酔下に壊死組織切除した状態。

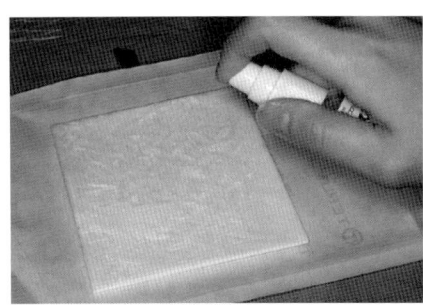

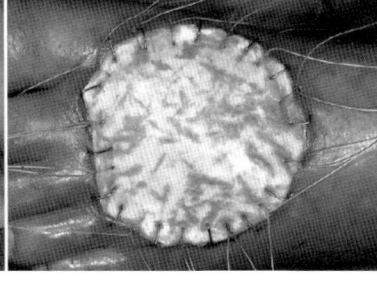

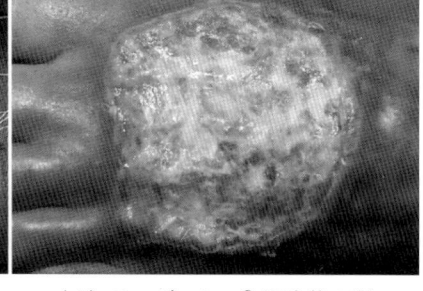

(d, e) 裏面から bFGF を噴霧したテルダーミス® を移植固定した。

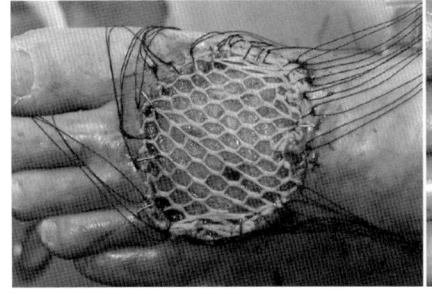

(f) テルダーミス® 固定後 2 週

(g) 新しく形成された肉芽組織の上に網状植皮術を施行した直後の状態。

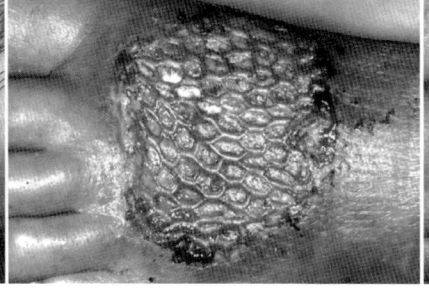

(h) 網状植皮術後 1 週
完全に生着しているが，この時点でも bFGF 製剤と DBcAMP 軟膏で治療を続けた。

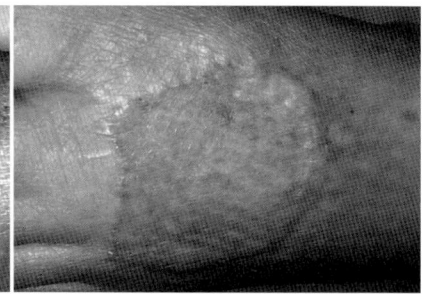

(i) 術後 4 カ月の状態
網状の瘢痕が目立たずテクスチャーも優れている。

図 10・15 移植床形成の実際
糖尿病患者（72 歳，女）に発症した難治性潰瘍

視点の重点が置かれていたために，熱傷創や褥瘡で代表される創傷治癒を積極的に改善する治療法の一つとしての検討の歴史は決して長いとは言えない。従来は軟膏の外用などの保存的治療では創を閉鎖することができても創の収縮，瘢痕拘縮を来たしてしまうために，整容的，機能的に不満足な結果しか得られないというのがいわば常識であった。そのような状況下では根本的な治療法は遊離植皮術，皮弁移植による治療しかないと考えられていた。しかしながら最近の創傷治癒の分子生物学的な研究の成果から上皮化や創収縮を司っている機序がしだいに明らかになるとともに，実際の臨床の場で創収縮の機転を修飾・制御可能な増殖因子や biomaterial が使用可能となり，本稿でも述べたようにその常識は大きく覆されてきている。保存的治療のみに固執するのは間違いであるが，逆に適切な外用療法により迅速な上皮化，wound bed preparation，創収縮，瘢痕化を制御する手法を知らずにいたずらに外科的治療のみに頼るのも患者の利益に大きく反するという点を銘記しなければならない。

今後は創傷治癒の機序の解明は分子生物学的手法，新しい生体材料，遺伝子工学で作製されたサイトカイン・増殖因子と生体から分離培養された細胞を組み合わせた，いわゆる高度な組織工学的技術の

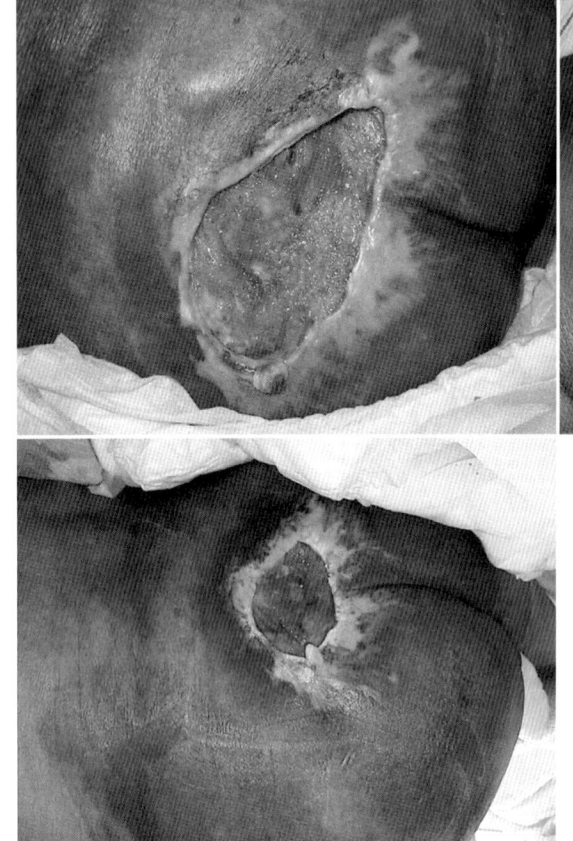

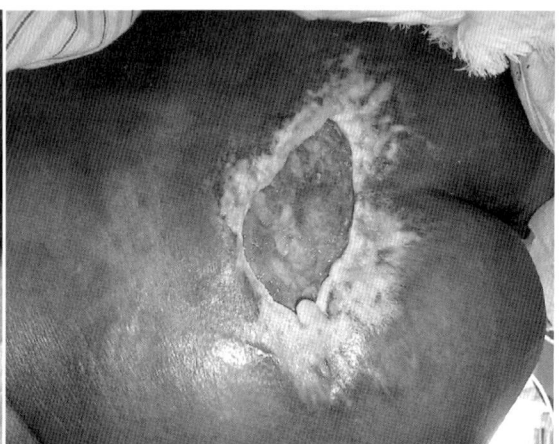

(a) 治療前の状態
(b) 治療開始後1カ月の状態
　　創は縮小し良好な肉芽組織で被覆されている。
(c) 治療開始後3カ月の状態
　　創はさらに縮小している。

図 10・16　褥瘡に対する軟膏療法
bFGF とゲーベンクリーム® で治療を開始し，その後，感染がコントロールされてからは bFGF 製剤と DBcAMP 軟膏で治療を続けた。

応用という形で発展し，将来の臨床の場に大きな貢献をするものと期待されている。創傷の治癒過程を増殖因子で制御可能であるという立場にたち，治癒までの期間短縮といういわば一面的な視点を越えて，長期間観察後の創の状態がどのようになるのかを自身の患者の結果を注意深く観察して学ぶ姿勢が大変に重要な時期となってきた。褥瘡のような難治性潰瘍が増殖因子の使用で外科的治療法以外に選択肢ができたことは大変に素晴らしいことである。それ以上に質の改善，さらに組織再生が可能となっているという点を銘記して創に優しい（強力な消毒薬を使用しない，創面を乾燥させない）治療を徹底したうえで増殖因子により生体が見せる今までの常識を覆す成果を見逃すことのないようにするべきである[19]。今後，遺伝子治療や細胞治療がこの分野に十分な検討を行ったうえで導入されればさらに劇的な成果（真の意味での再生医療）が期待できることは間違いないので，創傷の治療に当たる形成外科医もこの分野の新しい知見を踏まえた治療法へと考え方を変えていくことが望まれる。

　　　　　　　　　　　　　　　　　（小野一郎）

文　献

1) Grotendorst GR : Chemoattractants and growth factors. Wound Healing, edited by Cohen IK, et al, pp 237-246, WB Saunders, Philadelphia, 1992
2) 小野一郎：損傷，創傷治癒総論．標準形成外科学（第4版），秦　維郎ほか編，pp 92-102, 医学書院，東京，2000
3) 平山　芳：軟膏基剤．現代皮膚科大系（第5巻A），山村雄一ほか編，pp 3-30, 中山書店，東京，1981
4) Robson MC, Heggers JP : Eicosinoid, cytokines, and free radicals. Wound Healing, edited by Cohen IK, et al, pp 292-304, WB Saunders, Philadelphia, 1992
5) Ono I, Gunji H, Zhang JZ, et al : Studies on cytokines related to wound healing in donor site wound fluid. J Dermatol Sci 10 : 241-245, 1995
6) Ehrlich HP : Wound closure ; Evidence of cooperation between fibroblasts and collagen matrix. Eye 2 : 149-157, 1988
7) Tarnuzzer RW, Schltz GS : Biological analysis of acute and chronic wound environments. Wound Repair Regen 4 : 321-325, 1996
8) Berry DP, Harding KG, Stanton MR, et al : Human wound contraction ; Collagen organization, fibroblasts, and myofibroblasts. Plast Reconstr Surg 102 : 124-131, 1998

9) Ferguson MWJ, Leigh IM : Wound healing. Textbook of Dermatology (6 th ed), Vol. 1, edited by Champion RH, et al, pp 337-356, Blackwell Science Ltd, Edinburgh, 1998
10) Gunji H, Ono I, Tateshita T, et al : Clinical effectiveness of an ointment containing prostaglandin E_1 in the treatment of burn ulcers. Burns 22 : 399-405, 1996
11) Zhou LJ, Inoue M, Ono I, et al : The mode of action of prostaglandin (PG) I_1 analogue, SM-10906, on fibroblasts of hypertrophic scars is similar to PGE_1 in its potential role of preventing scar formation. Exp Dermatol 6 : 314-320, 1997
12) Zhou LZ, Ono I : Stimulative effects of DBcAMP on cytokine production of keratinocytes and fibroblasts. Br J Dermatol 143 : 506-512, 2000
13) 小野一郎：創収縮と瘢痕拘縮．創傷治癒ハンドブック，塩谷信幸編，ブレーン出版，東京，印刷中．
14) Ono I, Inoue M, Tateshita T : Effects of a collagen matrix containing basic fibroblast growth factor on wound contraction. J Biomed Mater Res, App Biomat 48 : 621-630, 1999
15) Ono I, Yamashita T, Hida T, et al : Local administration of hepatocyte growth factor (HGF) gene enhances the regeneration of dermis in acute incisional wounds. J Surg Res 120 : 47-55, 2004
16) 小野一郎，大浦武彦，真部正志ほか：熱傷患者に対する軟膏療法について；Silver sulfadiazinecream と他剤との比較．熱傷 8：3-12，1982
17) 小野一郎，大浦武彦，真部正志ほか：各種熱傷局所療法剤の臨床分離緑膿菌に対する抗菌力．日災医誌 30：647-654，1982
18) McMannus VF, Goodwin CW, Mason AD, et al : Burn wound infection. J Trauma 2 : 753-756, 1981
19) Ono I, Yamashita T, Hida T, et al : Local administration of hepatocyte growth factor (HGF) gene enhances the regeneration of dermis in acute incisional wounds. Wound Repair Regen 12 : 67-79 2004

II 創傷の治療
11 創傷被覆材

SUMMARY

創傷治癒には適度な湿潤環境を保つことが重要である。近代的創傷被覆材の役割は適度な湿潤環境を創生することが主である。湿潤環境創傷治癒のメカニズムとして痂皮形成抑制による上皮化の促進，自己融解デブリードマンの促進，活動する細胞への水分補給，治癒に有効な滲出液成分の保持，保温効果，物理的損傷からの保護などが挙げられる。近代的創傷被覆材はガーゼなど旧来の被覆材に比べて感染を助長しないことも統計的に検証されている。

近年の研究では，外傷・手術創など創傷治癒機転が正常に働く急性創傷と，何らかの原因で治癒過程が障害され治りにくくなった慢性創傷とではその滲出液に違いがあることが判明している。急性創傷では細胞増殖に促進的に働くサイトカインが含まれるが，炎症性のサイトカインは受傷後数日で低値となる。これに対して慢性創傷・難治性潰瘍の滲出液では炎症性サイトカインが高値のまま持続し，種々蛋白分解酵素が高濃度に含まれ，創傷治癒のために合成された細胞外マトリックス，サイトカイン，細胞レセプターなどを破壊し創傷治癒過程を阻害する。また上皮化に必要なグルコース含有量が少ない。炎症の持続や感染の影響で滲出液の量は急性創傷に比べて多くなる。過剰な滲出液は周囲皮膚を浸軟させ，新たな損傷を招きやすくなり，角層のバリアとしての機能も低下させる。

創傷被覆材の機能として治癒に有効な滲出液・成分は保持して，過剰液や有害成分は吸収排除することが望まれる。被覆材各種はその機能の特徴や滲出液吸収能に違いがある。それぞれを理解して適切なものを選択し創傷治癒環境を整備することが必要である。

欧米では細菌負荷を抑制するため抗菌剤（銀）を含んだ創傷被覆材が普及しつつある。また，過剰で有害な滲出液や細菌を吸引排除し，陰圧刺激で創傷治癒を促進する陰圧閉鎖療法の有効性が確立しつつある。しかし，この2つは規制・認可の問題でわが国への導入は遅れている。

はじめに

「創は乾燥させて治す」という考えが一般的な時代があった。乾燥している方が感染しにくいこと，治癒が完了すると乾燥することなどからこのような概念が流布していたと考えられる。しかし，地球上の生物は海から誕生して以来，その生存・活動に「水」が不可欠である。創傷はからだの最前線防御壁が破壊された状態である。創傷治癒は侵入する外敵に打ち勝ちバリアを再建するため炎症性細胞，線維芽細胞，血管の細胞などが活発に働かねばならない一大作業である。細胞への水分補給が枯渇すれば作業困難に陥る。このことからも「創は乾燥させた方がよく治る」という概念は正しくない。

現在では創傷治癒には適度に潤った環境が最もよいとされている。この環境を整えた創傷治癒が湿潤環境創傷治癒（moist wound healing）であり，現在では創傷治癒に適した環境を作るために創を被覆する材料を創傷被覆材（ドレッシング）と呼ぶ。

A 湿潤環境創傷治癒の概念

1．湿潤環境創傷治癒のはじまり

現在，創傷治癒にとって理想的と考えられる環境

の1つは熱傷などで生じる水疱で，創傷面の湿潤環境が保たれ，水疱が破れないかぎり外界からは遮断され細菌，異物は存在しない。また水疱内の液には白血球，マクロファージや細胞成長因子など創傷治癒に有利な成分が含まれる。湿潤環境創傷治癒の概念は熱傷治療において水疱を温存する方が破るよりもよく治ることが報告されたことにはじまる。

1943年Cope[1]は水疱の膜をbiological wound coveringとして温存する療法を提唱した。1957年Gimbelら[2]はヒトに作成した熱傷で水疱を温存した方が水疱液を吸引または水疱膜を除去した場合より40%程度上皮化が早いことを示した。その後も熱傷治療における水疱温存の有用性が多く報告された。

2．湿潤環境創傷治癒の実験的検証

1962年Winter[3]は動物実験で湿潤環境と乾燥環境における創傷治癒を比較した。ブタの皮膚欠損にフィルムを貼り創傷からの滲出液を創面に貯めて湿潤を保った方が，空気にさらして乾燥させた創傷より2倍治りが早いことを証明した。1963年Hinmanら[4]は同様に湿潤環境の方が治癒の早いことをヒトの皮膚創で検証した。その後もWinterらによる，さらに詳細な研究や他の研究者の追試により湿潤環境が創傷治癒促進作用をもつことが確認された。

B 創傷被覆材（ドレッシング材）の開発

ガーゼなど旧来のドレッシングに対して湿潤環境創傷治癒を達成するためのドレッシングを近代的ドレッシング材（modern dressing）と呼ぶことが多い。近代的ドレッシング材として市販されたのは1971年フィルムドレッシング材（オプサイト®，スミス・アンド・ネフュー社，英国）が最初である。片面に接着剤がついている透明なポリウレタンフィルムで，水分は透過しないが水蒸気や酸素は透過する。創を密封することで湿潤環境を保つものである。ついで1983年ハイドロコロイド材（デュオダーム®，わが国ではデュオアクティブ®（コンバテック社，米国）が発売された。これは湿性粘着力により単独で皮膚に粘着し創面を被覆し，滲出液を吸収しゲル化して湿潤環境を作るものである。その後，現在に至るまで各メーカーで多くの近代的ドレッシング材が開発，製造，販売されている。

C 湿潤環境創傷治癒のメカニズム

1．痂皮形成の抑制

創傷治癒過程では創縁の上皮細胞が欠損部に遊走することで上皮化が得られる。創傷が生じた直後は応急的に血液・滲出液の塊が欠損を塞ごうとする。これを乾燥状態におくと凝固して痂皮となる。痂皮の乾燥が進行するとその下床の残存真皮や皮下組織に壊死が生じる。これらは上皮化伸展の障害物となってしまい，上皮細胞は痂皮の下を潜るように進まねばならず上皮化の速度は遅くなる（図11・1-a）。また痂皮下の環境は細菌増殖の温床となり膿が貯留

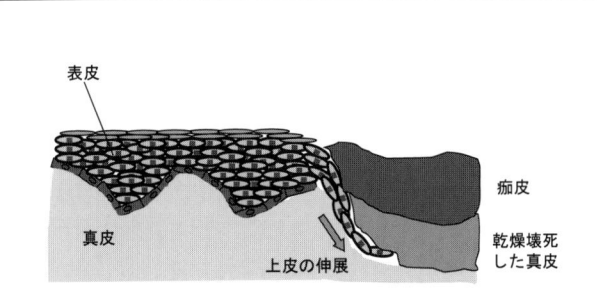

(a) 乾燥状態では痂皮が形成され，下床の残存真皮壊死を生じる。上皮はこれら障害物の下を潜るように伸展せねばならない。

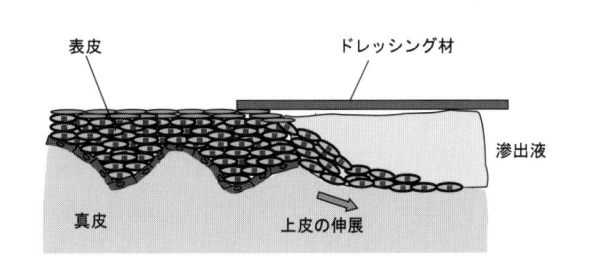

(b) 湿潤環境では痂皮形成は抑制され上皮はスムーズに伸展することができる。

図11・1　乾燥状態と湿潤状態の創の上皮化

(a) 黒く硬い乾燥した壊死組織が固着した仙骨部褥瘡である。
(b) ハイドロジェルを使って創を湿潤とした。1週間で壊死組織は浸軟して柔らかく除去しやすい状態となった。
(c) デブリードマン直後の状態

図 11・2 壊死組織に対する湿潤環境下の自己融解効果

しても隠されてしまうことがあり創傷治癒に有害である。これに対して湿潤環境では痂皮の形成が抑制され，上皮細胞は妨げなくスムーズに伸展することができる（図11・1-b）。

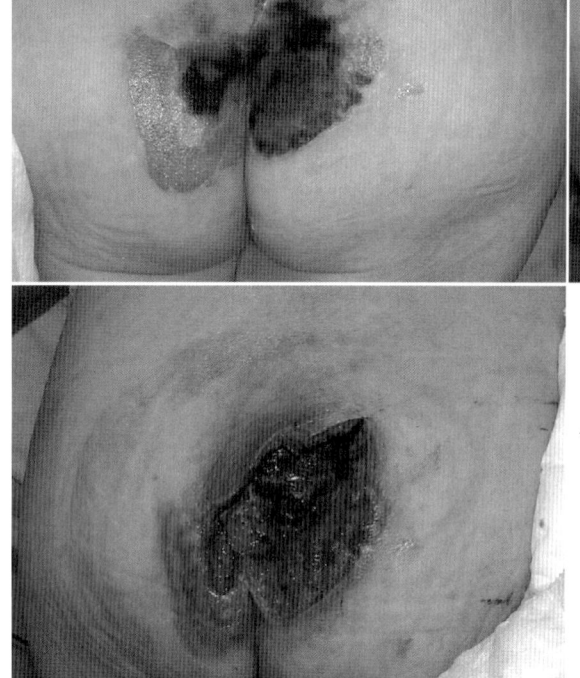

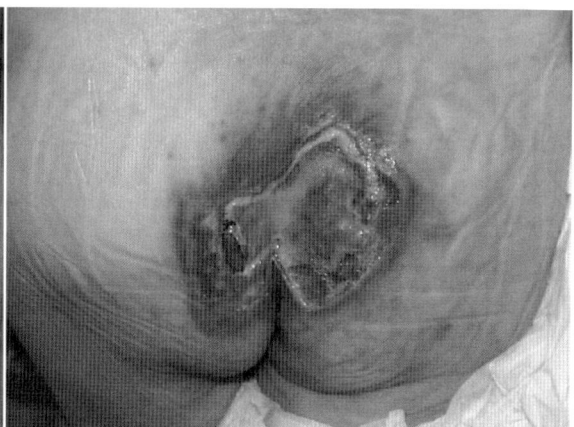

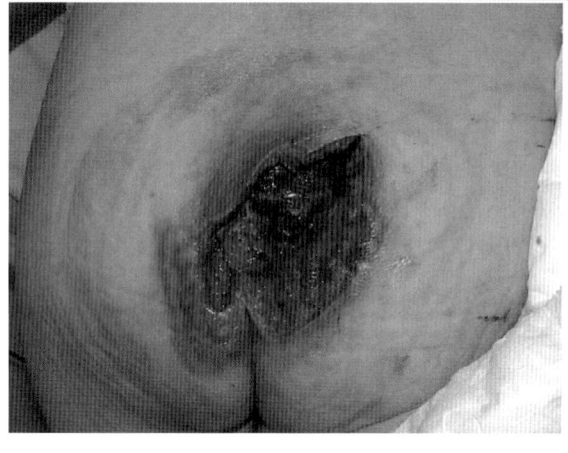

2．自己融解デブリードマンの促進

創傷には当初壊死組織や不活性化組織が存在することが多い。創傷治癒過程の初期では生体がこの壊死組織を除去しようとする自己融解デブリードマン（autolytic debridement）という機序が働く。その際に壊死組織が乾燥して硬くなっているよりも湿潤して柔らかい方が有利である（図11・2）。

3．細胞活動の支持

壊死組織を含め細菌，異物など創傷治癒の障害になるものを除去する時期を創傷治癒過程のなかで炎症期と呼び，好中球やマクロファージなどの細胞が活躍する。これに引き続く増殖期では血管新生がさかんになり，線維芽細胞などの種々細胞の働きにより治癒が進行する。乾燥状態ではこれら細胞は脱水による死の危機にさらされるが，湿潤環境はこれらの細胞の活動や遊走を容易にする。

4．滲出液成分の保持

急性創傷の滲出液には治癒を促進するサイトカインなどの有益な物質が含まれている。この滲出液を創面に留めて湿潤環境を作ることは治癒促進につながると考えられている。滲出液については後述する。

5．温度に対する効果

細胞の貪食能や分裂は28℃以下では強く障害される。ブタの皮膚を使った実験では創傷面の温度はドレッシングのない状態では21℃まで低下するが，ポリウレタンフィルムやポリウレタンフォームを用いると30℃以上に保たれることが示されている。このような保温能力は貪食細胞や上皮細胞の活性を高め，創傷治癒に有利に作用する[5]。また旧来のガーゼに対して近代的ドレッシングでは交換頻度が少なく済むことが多い。そのぶん創が外気に曝露される時間が少なくなり創傷部の温度の低下が回避される。

6. 物理的損傷からの保護

ガーゼによるドレッシングでは乾燥のため創面とガーゼが固着してしまい交換時に再生組織・上皮を剝がしてしまうことをしばしば経験する。湿潤環境ではドレッシング材が創面に固着しにくいので，このような損傷を避けることができる。また，患者の疼痛も少なくすることができる。

7. 創傷治癒と酸素濃度

湿潤環境を整え，維持するための近代的ドレッシング材では酸素透過性が高いことを特長としているものが多い。血液中のみでなく大気中からもより多くの酸素を取り入れた方が創傷治癒に有利であろうというコンセプトに基づいている。しかし，創傷を取り巻く酸素濃度が創傷治癒に与える影響は多様で，上皮細胞，線維芽細胞，マクロファージなど細胞ごとに異なっている。

上皮細胞と酸素濃度

酸素が豊富な状態では再生上皮細胞の分裂は増加する。高酸素は上皮細胞の増殖には有利である。

血管新生・線維芽細胞と酸素濃度

一方，創傷治癒における血管新生はある程度低酸素状態で促進されることが実験的に検証されている[6]。低酸素は微小循環血流を増加させ，血流による血管内皮細胞へのメカニカルストレスの増大は血管新生に促進的に働く[7]。FGF，VEGF，PDGF，TGF-β，HGFなど血管新生に関与する成長因子の多くが低酸素状態において発現が誘導され活性化し，骨髄からの内皮前駆細胞も低酸素刺激により動員されることが知られている[8]。

創傷治癒に不可欠な線維芽細胞は30〜40 mmHg以上の酸素濃度になると酸素中毒に陥り活動が抑制されることが報告されている[9]。しかし，高圧酸素療法が線維芽細胞の増殖，分化を刺激するという報告もある[10]。

創傷感染と酸素濃度

創傷内の細菌は好中球やマクロファージにより取込まれ殺菌される。殺菌には酸素から作られるスーパーオキシド，過酸化水素などの活性酸素が重要な役割を演じ，創感染制御のためには酸素供給は不可欠と考えられる。しかし，リゾチーム，ミエロペルオキシダーゼ（MPO）など酸素に依存しない殺菌作用も存在する。また酸素が欠乏すると好気性細菌も増殖できないといった状況も想定されるため創傷における細菌と酸素の関係は複雑である。

以上のように酸素供給が豊富でさえあれば創傷治癒に有利という単純な図式は成り立たない。現在のところ創傷治癒のための至適酸素濃度は不明である。

8. 湿潤環境と感染

旧来の創傷を乾燥させる治療法が感染を抑制することに主眼をおいていたことからもわかるように，一般臨床家は創傷密閉による湿潤環境の感染誘発を懸念する。

Hutchinsonら[11]は70件以上の文献を調査し，ガーゼなど旧来ドレッシングと閉鎖式の近代的ドレッシングの感染率を集計した。下腿潰瘍，褥瘡，植皮の採皮創，熱傷など多様な創傷について，旧来ドレッシング1,085例における創感染率は7.1%であるのに対し閉鎖式の近代的ドレッシング3,047例では2.6%で有意に感染率が低いことを示した。近代的ドレッシングの多くは外からの細菌を透過させず，貯留した滲出液は細菌に対する抵抗性をもつので細菌の増殖を抑制すると考えられている。

ただし，創傷の状況によっては感染を誘発・増悪させる可能性がある。したがってドレッシングによる閉鎖が可能な創であるかどうかを見分ける必要がある。そのためには創傷を急性創傷と慢性創傷・難治性潰瘍に分けて論ずるのが便利である。

D 急性創傷と慢性創傷・難治性潰瘍

創傷治癒については外傷や手術創などの急性創傷について古くから広く研究されその過程が明らかにされてきた。多くの急性創傷では創傷治癒過程の開始から完了までが正常に稼動し，組織の修復という目的を達成する。急性創傷はある意味であまり手を加えなくても自然に治癒する創傷と言える。

これに対して何らかの原因で秩序立った創傷治癒機転の阻害・破綻が起こり治りにくくなった創傷を慢性創傷または難治性潰瘍と呼ぶ。閉塞性動脈硬化症（ASO），静脈灌流障害，糖尿病などに伴う下肢の潰瘍や褥瘡がその代表である。急性創傷が感染などを合併して難治化することもある。

近代的ドレッシングを適用して湿潤環境を作ることで創傷治癒が促進されるという典型的な経過は急性創傷で得られるもので慢性創傷・難治性潰瘍では簡単には行かない。慢性創傷・難治性潰瘍の治療では創傷治癒機転が正常に働くように治癒の障害となっている因子を同定し，それを適切な手技で除去・是正して正常の修復過程を開始させることが必要となる。このように生体が本来もつ創傷治癒機転がうまく働くように環境整備することをwound bed preparation（WBP）と呼ぶ[12]。

創傷局所に対するWBPの具体的マネージメントの要点は①適宜・適切なデブリードマン（ongoing debridement），②滲出液の管理（management of exudate），③細菌の制御（resolution of bacterial imbalamce）の3つに集約される。Moist wound healingに関連するのは滲出液の管理であるが，滲出液の性状は急性創傷と慢性創傷・難治性潰瘍とで異なる。

1．急性創傷の滲出液

急性創傷ではPDGF，IL-6，TGF-α，TGF-βといった細胞増殖に促進的に働くサイトカインが含まれる。ヒトの急性創傷から採取した滲出液が培養線維芽細胞，血管内皮細胞の増殖を促進することが確かめられ[13]，それぞれのサイトカインのレベルも定量されている[14]。TNFα，IL-1のような炎症性のサイトカインは受傷後数日でピークに達するが感染がなければすぐに低値に戻る。

2．慢性創傷・難治性潰瘍の滲出液

これに対して慢性創傷・難治性潰瘍の滲出液では炎症性サイトカインが高値のまま持続する。これらは創傷が治癒に転じてはじめて低値となる。MMP，serine proteaseといった蛋白分解酵素も高濃度に含まれ，創傷治癒のために合成された細胞外マトリックス，種々サイトカイン，細胞レセプターなどを破壊し創傷治癒過程を阻害する。また，上皮化に必要なグルコース含有量が少ない。ヒトの慢性創傷・難治性潰瘍から採取した滲出液が細胞増殖に抑制的に働くことも確かめられている[15]。

炎症の持続や感染の影響で滲出液の量は急性創傷に比べて多くなる。過剰な滲出液は周囲皮膚を浸軟させ，新たな損傷を招きやすくなり，角層のバリアとしての機能も低下させる。

E 各種創傷被覆材

現在わが国で市販されている近代的ドレッシングを解説する。被覆材の選び方の基準は1994年にAgency for Health Care Policy and Research（AHCPR）からガイドラインが出版されているが，1999年Ovingtonはより新しい知見も加味した基準を示している[16]（表）。商品名はすべてを網羅するものではなく代表的なものである。

1．ポリウレタンフィルム

片面に接着剤がついている透明なフィルムで，吸水能力はないが，水（液体）は透過しないので創を密封することで滲出液を貯留し湿潤環境をつくることができる。水蒸気は透過するので体内からの発汗や不感蒸泄を妨げず，創周囲皮膚の浸軟を抑えることができ，皮膚のバリア機能を保つことができる。

表　創傷被覆材使用のガイドライン

(1) 湿潤環境を維持できる被覆材を使う
(2) 創傷の臨床所見に応じて被覆材を選ぶ
(3) 創傷内は湿潤を保つが周囲皮膚は乾いている状況を維持できる被覆材を選択する
(4) 創床を乾燥させることなく（過剰な）滲出液をコントロールできる被覆材を使う。コントロールできない滲出液（過剰滲出液）は周囲皮膚を浸軟させ，創の悪化を招く可能性がある
(5) ケア時間節約のため適用法が簡単で頻繁の交換を必要としない被覆材を選ぶ
(6) 創内の空洞は充填する。詰め込み過ぎは肉芽組織形成を阻害し，被覆材の吸水能を損なうので注意する
(7) 肛門付近など留め置くことが難しい場所はよく観察する

（Ovington LG：Dressings and ajunctive therapies；AHCPR guidelines revisited. Ostomy/wound Management 45：S 94-S 106, 1999 より引用）

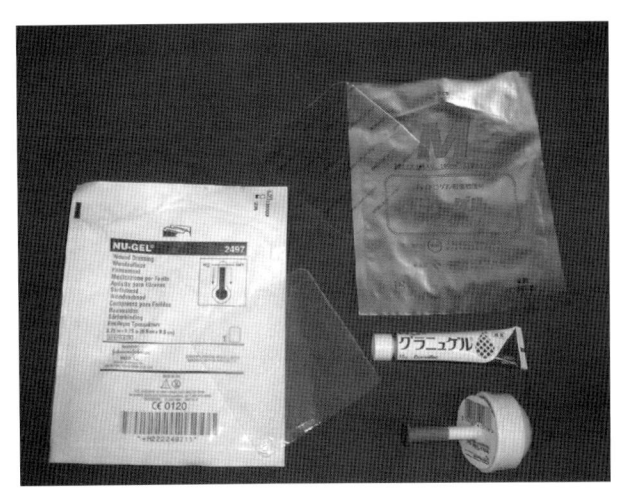

図 11・3　各種のハイドロジェル
シート状のものとペースト状のものがある。

また細菌を通さないので，外界から創への細菌侵入を防ぐことができるとされている。

使い方：感染がなく，比較的浅い創で滲出液が少ないときに適する。アルギン酸塩被覆材やハイドロジェル材を適用した上を覆うもの（トップドレッシング）として使うことも多い。創傷のない皮膚に貼付して摩擦やずれを軽減し，褥瘡発生を予防する目的で用いることもある。

商品名：オプサイトウンド®（スミス・アンド・ネフュー社），バイオクルーシブ®（ジョンソン・アンド・ジョンソン社，米国），テガダーム®（3M社，米国）

2．ハイドロジェル

浸水部分をもつ水溶性の架橋ポリマーで大部分が水で構成されている透明または半透明のジェル状材料である。シート状のものとチューブから押し出して使うペースト状のものがある（図11・3）。自体の含有水分を創内に供給するため常時湿度を保つ。滲出液の多い創には適さない。

シート状のハイドロジェル

被覆材の含む水分で創の湿潤状態を維持するとともに創からの滲出液も吸収する。冷却作用により炎症を抑え，疼痛軽減効果がある。水蒸気に対して透過性があり，また外部からの細菌侵入を防ぐとされている。

滲出液が少なく，感染のない創に用いる。透明なため創を観察することが可能である。粘着性がないので絆創膏やフィルムドレッシングで固定する必要がある。

商品名：ニュージェル®（ジョンソン・アンド・ジョンソン社），ビューゲル®（大鵬薬品，日本）

ペースト状のハイドロジェル

生体が本来もつ作用で壊死組織を融解して除去しようとする自己融解デブリードマン効果を促進するため用いることが多い。硬く固着した壊死組織に水分を与えて浸軟して自己融解デブリードマン効果を高める。肉芽形成や上皮化の促進，消炎・鎮痛効果もある。創や皮下ポケットに充填するように適用してポリウレタンフィルムなどで覆う。

商品名：グラニュゲル®（コンバテック社），イントラサイトジェル®（スミス・アンド・ネフュー社）

3．ハイドロコロイド

カルボキシメチルセルロース，ペクチン，ゼラチンなどの親水性コロイド粒子と疎水性ポリマーで構成されており，滲出液を吸収した親水性コロイド粒子が膨潤する。外層にはポリウレタンフィルムがついている。製品により親水性ポリマーと疎水性ポリマーの比率，厚さ，外層の成分が異なるため水分吸収能，水蒸気透過性，創傷面への接着性などが異なる。

使い方：湿性粘着力により単独で皮膚に粘着し創面を被覆し，滲出液を吸収してゲル化して湿潤環境を保つ（図11・4）。交換時にゲル状物質が創内に残ることがあるので注意を要する。滲出液が多いと親水性コロイド粒子がドロドロに溶け出し崩壊し，過剰な滲出液は吸収しきれず創に粘着できなくなるので滲出液が多い創には適さない。皮下ポケットや深い創には顆粒状やペースト状のハイドロコロイドを補助的に用いることができる。

商品名：デュオアクティブ® CGF, ET（コンバテック社），コムフィール®（コロプラスト社，デンマーク），テガソープ®（3M社），アブソキュア®（日東メディカル，日本）

4．アルギン酸塩

海草から抽出されたアルギン酸塩を線維状にして不織布にしたもので，カルシウムと結合して長い鎖状の重合体を形成する。滲出液中のナトリウムイオンとイオン交換を行いゲル化する。吸水作用が大きく，滲出液の多い創にも用いることができる。また

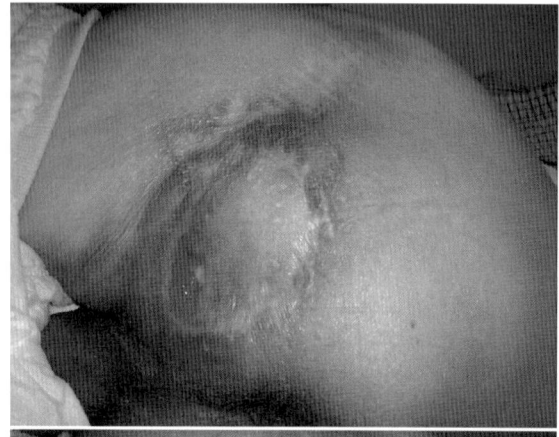

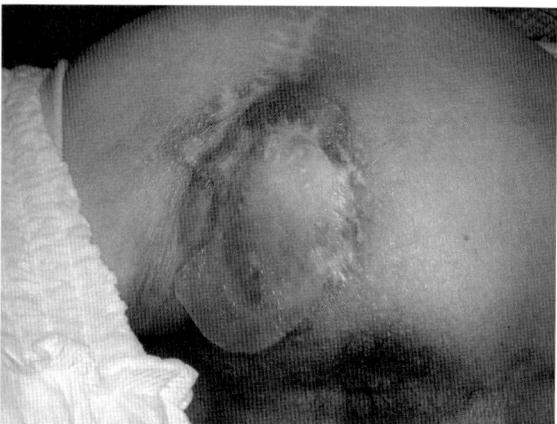

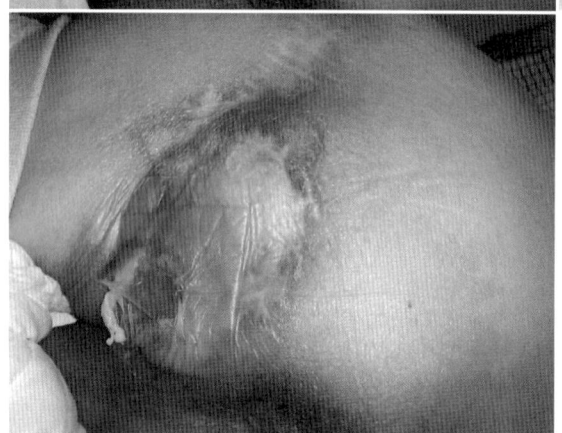

(a) 坐骨部の褥瘡
(b) 薄型のハイドロコロイド（デュオアクティブET®）を創に貼付した。
(c) 滲出液を吸収してゲル状になり湿潤を保つ。

図 11・4　ハイドロコロイド適用の実例

商品名：カルトスタット®（コンバテック社），クラビオ AG®（クラレメディカル，日本），ソーブサン®（アルケア，日本），アルゴダーム®（ジョンソン・アンド・ジョンソン社）

5．ハイドロファイバー

カルボキシメチルセルロースナトリウム（CMCナトリウム）100％からなるハイドロファイバーという線維で作られている。自重の約25倍の滲出液を線維構造に直接吸収することができゲルを形成することで湿潤環境を作る（図11・6）。線維内部に吸収した水分の横方向への広がりを抑え創周囲皮膚の浸軟を防ぐ。滲出液が多い時に適する。

使い方：アルギン酸塩と同様にトップドレッシングが必要である。皮下ポケットや瘻孔に充填して死腔を軽減するのに適する。滲出液を吸収して形成されたゲルはアルギン酸塩のものより強度があり，創部に固着しにくく，残存しにくい。

商品名：アクアセル®（コンバテック社）

6．ポリウレタンフォーム

ハイドロセルラー構造となった親水性ポリウレタ

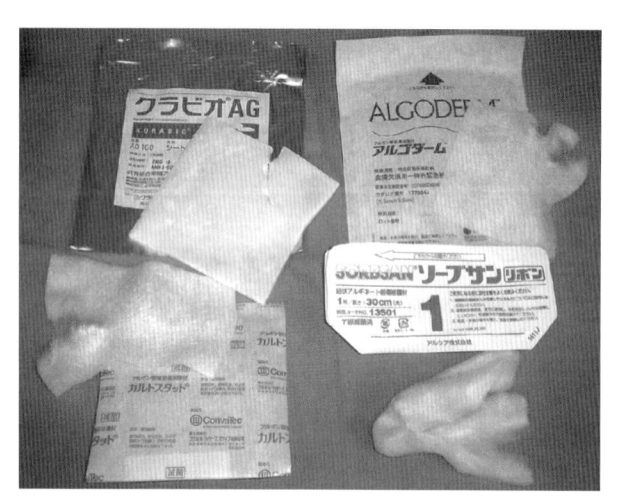

図 11・5　各種のアルギン酸塩被覆材
創にあわせてちぎって使うことが多い。

止血効果や自己融解デブリードマン効果も期待されている（図11・5）。

使い方：創に対する接着力はないので適用後にフィルムドレッシングなどのトップドレッシングを要する。創の大きさに応じてちぎって使うことが多い。創の深い部分やポケットを充填するのに適している。交換時，創にゲルが残存しやすいので注意する。

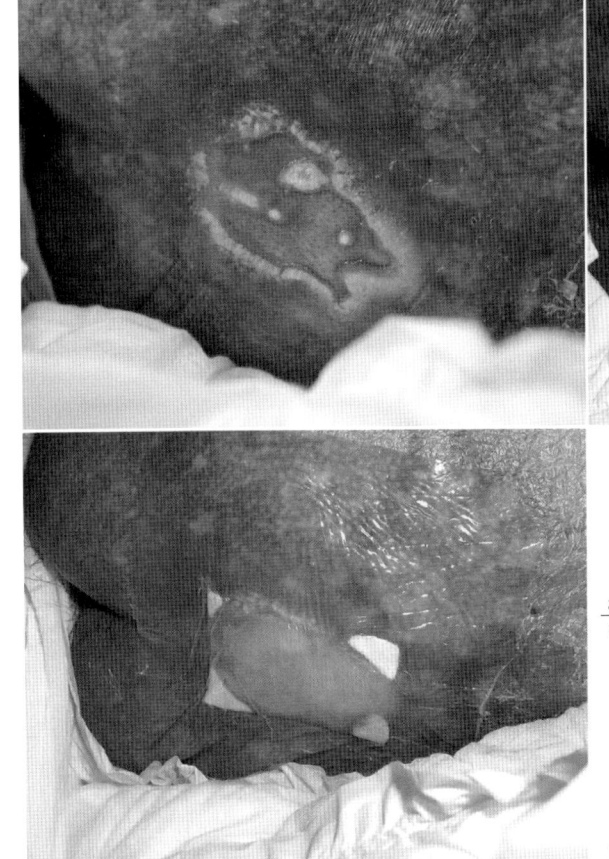

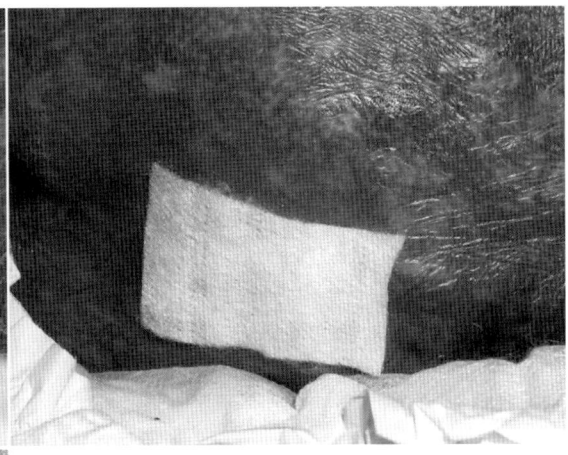

(a) 仙骨部の褥瘡
(b) ハイドロファイバーを創に置きトップドレッシングとしてポリウレタンフィルムを貼り固定した。
(c) 滲出液を吸収してゲル状になった状態

図 11・6 ハイドロファイバー使用の実例

ンフォームからなる．毛細管現象により親水性ポリウレタンフォームのセル（小部屋）が滲出液を吸水し，同時にセルを取り囲むポリウレタン部分でも水分を保持するので一度吸水した滲出液は漏れない．ポリウレタンが飽和状態になると滲出液は次のセルに移動するという形で滲出液を徐々に吸収して湿潤環境を保持する．ゲル化しないため創部に溶解物が残らない．滲出液の多い創に適用可能である．

使い方：標準タイプは接着力がないのでテープなどで被覆材周囲を固定するかトップドレッシングを要する．外層から滲出液の吸収状態を観察できる（図11・7）．端から1 cm まで滲出液の染みが広がった時が交換の目安とされる．チップ状のポリウレタンフォームと非固着性の多孔立体構造フィルムの袋に詰めたものもあり，空洞創に充填して用いる．また創部接着面全面に接着剤を塗布した粘着タイプは固定用のテープが不要である（図11・8）．

商品名：ハイドロサイト® （スミス・アンド・ネフュー社）

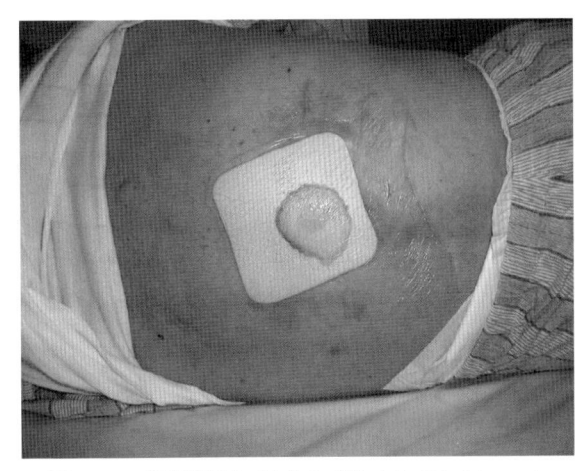

図 11・7 背部創傷に対するポリウレタンフォームの使用例
ポリウレタンフィルムをトップドレッシングとしている．外層への染み出しで滲出液の吸収状態を観察できる．

7．ハイドロポリマー

ハイドロポリマー・吸収パッド（滲出液を吸収して膨らむ），不織布吸収シート（滲出液を吸い上げる），ポリウレタン・カバーフォーム（水分を放出する）

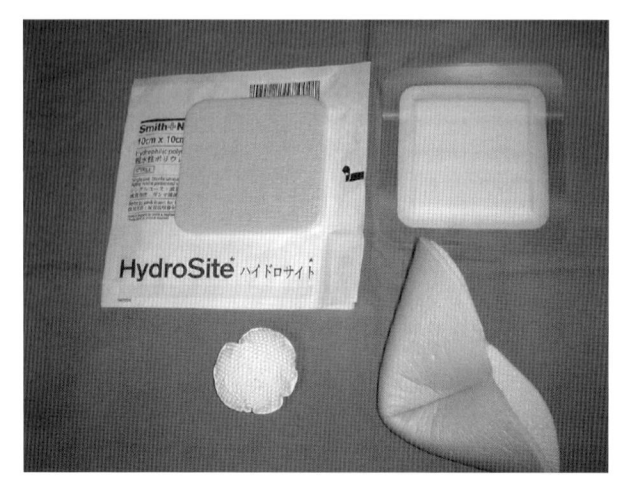

図 11・8　各種のポリウレタンフォーム

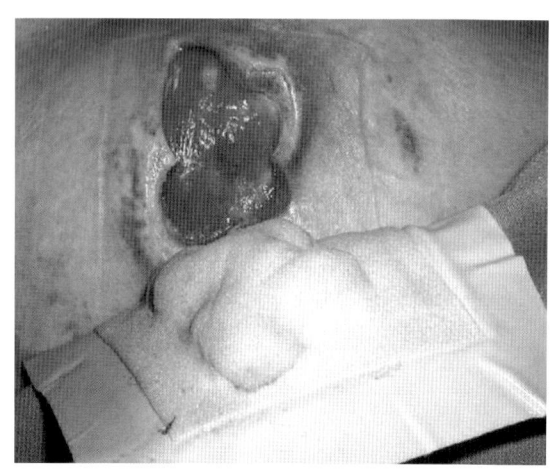

図 11・9　ハイドロポリマーを比較的深い創に貼って数日後の状態
中央のパッドは滲出液を吸収して膨らみ創の凸凹にフィットしている。

の3層構造からなる。ハイドロポリマー・吸収パッドは空洞部と壁部からなる多孔構造で，滲出液は最初に空洞部に取り込まれた後壁部に移動するので取り込まれた水分は逆もどりしない。吸水したパッドは膨らんで陥没した創面に密着し滲出液が貯まる間隙を作らない（図 11・9）。不織布吸収シートは滲出液を均一に吸い上げて液の横漏れを防ぐ。また外層のポリウレタン・カバーフォームからは水蒸気が蒸散する。

使い方：ポリウレタン・カバーフォームにはポリウレタンジェルが塗布されているので皮膚と接着させて貼付できる。滲出液が中等量から少量の創傷に適する。

商品名：ティエール®（ジョンソン・アンド・ジョンソン社）

キチン

紅ズワイガニの甲羅より抽出したムコ多糖体の一種キチンを成分とする。滲出液を吸収するが，ゲル化せずに過剰な滲出液は排除して湿潤環境を作る。抗原性が低く生体親和性が高い。

使い方：粘着力はないのでトップドレッシングを要する。

商品名：ベスキチン®（ユニチカ，日本）

F 現在および今後の動向

わが国では現時点において承認・導入されていないが，世界的に普及しつつある先進的方法が2つある。それは抗菌作用をもった創傷被覆材と陰圧閉鎖療法である。

1．抗菌作用をもった創傷被覆材

慢性創傷・難治性潰瘍の治療におけるWBPでは感染制御が重要なマネージメントの一つとなっている。そのため欧米各社では創傷の細菌負荷を抑制するため抗菌剤を含んだ創傷被覆材が開発されている。抗菌剤としては銀が用いられる。銀含有ドレッシング（ionized nanocrystalline silver dressing）を足潰瘍，下腿うっ血性潰瘍，褥瘡などの慢性創傷に使用すると創表面細菌量・滲出液量・膿排出量の減少と同時に臨床的な創傷治癒改善効果を得られると報告されている[17]。

その他にも熱傷創における効果，抗菌効果，細胞毒性，製品による効果の比較などに関して多くの基礎的，臨床的研究がなされている[18]～[24]。

現在，銀含有ドレッシングとしてActicoat®（スミス・アンド・ネフュー社），AQUACEL Ag®（コンバテック社），Actisorb Silver 220®（ジョンソン・アンド・ジョンソン社），Contreet-H®（コロプラスト社），Avance®（SSLインターナショナル社，英国）といった商品が発売されている。しかし，わが国では認可されていない（2005年4月現在）。

2．陰圧閉鎖療法

創局所に陰圧をかけることで慢性創傷の過剰で有害な滲出液や細菌を吸引排除し，細胞外液を減少させることで局所浮腫を軽減し，陰圧刺激で血流や肉芽形成を増加させて創傷治癒を促進する療法であ

る。

1997年MorykwasとArgentaら[25)26)]はブタの皮膚欠損創に125 mmHgの陰圧をかけると血流および肉芽形成率が増加し，細菌数が減少することを実験的に示した。またさまざまな原因による300例の創傷治療を行い，陰圧閉鎖療法は慢性創傷・難治性潰瘍の治療に有効であると結論した。これを契機に同療法の有用性が多数報告されるようになった[27)~29)]。

現在，欧米ではVAC (vacuum assisted closure) (KCI社，米国) として吸引装置とそのシステムが製品化され流通している。ポリウレタンまたはポリビニルアルコールからなるスポンジ状の創傷被覆（充填）材を創面に置き，その上をフィルムで密閉して吸引するものである。コンピュータ管理で陰圧を設定することができる。わが国では承認されておらず入手困難であるため各施設で利用可能な設備，器具を工夫して組み合わせて吸引療法を試みているのが実情である。

(市岡　滋)

文　献

1) Cope O : Treatment of surface burns. Ann Surg 117 : 885-893, 1943
2) Gimbel NS, Kapetansky DI, Weissman F, et al : A study of epithelization in blistered burns. AMA Arch Surg 74 : 800-803, 1957
3) Winter GD : Formation of scab and rate of epithelialization of superficial wounds in the skin of the young domestic pig. Nature 193 : 293-294, 1962
4) Hinman CD, Maibach H : Effect of air exposure and occlusion on experimental human skin wounds. Nature 200 : 377-378, 1963
5) 倉本　秋：創傷治癒に関与する局所環境因子．ドレッシング：新しい創傷管理，穴澤貞夫監，pp 41-52，へるす出版，東京，1995
6) Knighton DR, Silver IA, Hunt TK : Regulation of wound-healing angiogenesis-effect of oxygen gradients and inspired oxygen concentration. Surgery 90 : 262-270, 1981
7) Ichioka S, Shibata M, Kosaki K, et al : Effects of shear stress on wound-healing angiogenesis in the rabbit ear chamber. J Surg Res 72 : 29-35, 1997
8) Takahashi T, Kalka C, Masuda H, et al : Ischemia- and cytokine-induced mobilization of bone marrow-derived endothelial progenitor cells for neovascularization. Nat Med 5 : 434-438, 1999
9) Kanzler MH, Gorsulowsky DC, Swanson NA : Basic mechanisms in the healing cutaneous wound. J Dermatol Surg Oncol 12 : 1156-1164, 1986
10) Niinikoski JH : Clinical hyperbaric oxygen therapy, wound perfusion, and transcutaneous oximetry. World J Surg 28 : 307-311, 2004
11) Hutchinson JJ, McGuckin M : Occlusive dressings ; A microbiologic and clinical review. Am J Infect Control 18 : 257-268, 1990
12) Schultz GS, Sibbald RG, Falanga V, et al : Wound bed preparation ; A systematic approach to wound management. Wound Repair Regen 11 : S 1-S 28, 2003
13) Katz MH, Alvarez AF, Kirsner RS, et al : Human wound fluid from acute wounds stimulates fibroblast and endothelial cell growth. J Am Acad Dermatol 25 : 1054-1058, 1991
14) Baker EA, Gaddal SE, Aitken DG, et al : Growth factor profiles in intraperitoneal drainage fluid following colorectal surgery ; Relationship to wound healing and surgery. Wound Repair Regen 11 : 261-267, 2003
15) Drinkwater SL, Smith A, Sawyer BM, et al : Effect of venous ulcer exudates on angiogenesis in vitro. Br J Surg 89 : 709-713, 2002
16) Ovington LG : Dressings and ajunctive therapies ; AHCPR guidelines revisited. Ostomy/wound Management 45 : S 94-S 106, 1999
17) Sibbald RG, Browne AC, Coutts P, et al : Screening evaluation of an ionized nanocrystalline silver dressing in chronic wound care. Ostomy/wound Management 47 : 38-43, 2001
18) Thomas S, McCubbin P : A comparison of the antimicrobial effects of four silver-containing dressings on three organisms. Wound Care 12 : 101-107, 2003
19) Ballard K, McGregor F : Avance ; Silver hydropolymer dressing for critically colonized wounds. Br J Nurs 11 : 206, 2002
20) Muller G, Winkler Y, Kramer A : Antibacterial activity and endotoxin-binding capacity of Actisorb Silver 220. J Hosp Infect 53 : 211-214, 2003
21) Lansdown AB, Jensen K, Jensen MQ : Contreet Foam and Contreet Hydrocolloid ; An insight into two new silver-containing dressings. J Wound Care 12 : 205-210, 2003
22) Jones SA, Bowler PG, Walker M, et al : Controlling wound bioburden with a novel silver-containing Hydrofiber dressing. Wound Repair Regen 12 : 288-294, 2004
23) Dunn K, Edwards-Jones V : The role of Acticoat with nanocrystalline silver in the management of burns. Burns 74 : S 1-S 9, 2004
24) Fraser JF, Cuttle L, Kempf M, et al : Cytotoxicity of topical antimicrobial agents used in burn wounds

in Australasia. ANZ J Surg 74 : 139-142, 2004
25) Argenta LC, Morykwas MJ : Vacuum-assisted closure ; A new method for wound control and treatment ; Clinical experience. Ann Plast Surg 38 : 563-576 (discussion 577), 1997
26) Morykwas MJ, Argenta LC, Shelton-Brown EI, et al : Vacuum-assisted closure ; A new method for wound control and treatment ; Animal studies and basic foundation. Ann Plast Surg 38 : 553-562, 1997
27) Deva AK, Siu C, Nettle WJ : Vacuum-assisted closure of a sacral pressure sore. J Wound Care 6 : 311-312, 1997
28) Baynham SA, Kohlman P, Katner HP : Treating stage IV pressure ulcers with negative pressure therapy ; A case report. Ostomy/wound Management 45 : 28-32, 1999
29) Antony S, Terrazas S : A retrospective study ; Clinical experience using vacuum-assisted closure in the treatment of wounds. J Natl Med Assoc 96 : 1073-1077, 2004

II 創傷の治療

12 人工皮膚

SUMMARY

人工皮膚は細胞を含まないもの（2層性人工皮膚，人工真皮）と細胞を含むもの（ハイブリッド型人工皮膚，培養皮膚）に分けられる。

人工真皮は，米国のYannasら，ついで著者らにより開発されたもので，コラーゲンスポンジの上層がシリコーンフィルムで覆われた2層構造をもっている。人工真皮を皮膚欠損部に貼付すると，創面からスポンジの空隙内へ線維芽細胞や毛細血管が侵入増殖する。増殖した線維芽細胞により新たなコラーゲン線維が新生されるにつれて，元のコラーゲンスポンジは分解吸収され，再生した真皮様組織に置き換わる。皮膚欠損が小範囲の場合は，創周囲から真皮様組織上に上皮化が進み創閉鎖するが，通常は分層植皮が必要である。真皮様組織上への分層植皮は生着性に優れ，薄い分層植皮でも術後の収縮が少ない。したがって，骨や筋肉の露出した皮膚全層欠損部の再建や，広範囲皮膚欠損の再建がおもな適応となる。すでに人工真皮は市販され，多くの施設で使用され有用性が報告されている。ただし，人工真皮には，真皮様組織の再生に日数を要することや二期的に分層植皮を要すること，感染に抵抗性がないことなどの問題がある。

これらの問題点を解決する手段として，抗菌剤やサイトカインの徐放型人工真皮の開発が試みられている。

さらに，人工真皮のコラーゲンスポンジに線維芽細胞や角化細胞を播種したハイブリッド型人工皮膚も開発が進んでいる。しかし，ハイブリッド型人工皮膚には，作製や移植後の上皮化完了までに日数がかかるという欠点がある。著者らは，人工真皮のコラーゲンスポンジを線維芽細胞播種用とし，別にポアサイズが小さく，化学架橋を加えていないコラーゲンスポンジを角化細胞培養用に作製し，両者を組み合わせる方法を開発した。

はじめに

人工皮膚は広義では創傷被覆材一般を指す場合もあるが，ここでは単なる創傷被覆材とは区別して，材料自体が皮膚または皮膚の一部に置き換わるものと定義する。人工皮膚は細胞を含まないもの（acellular artificial skin）と含むもの（cellular artificial skin）に分けられる。細胞を含まないものは，当初2層性人工皮膚と呼ばれていたが，最近では人工真皮と呼称されることが多い。コラーゲンスポンジからなる足場（scaffold）が，真皮様組織を再生する。一方，角化細胞と線維芽細胞を組み込んだ人工皮膚は，ハイブリッド型人工皮膚，複合型培養皮膚あるいは単に培養皮膚と呼ばれる。

本稿では細胞を含まない人工皮膚としての人工真皮を中心に述べ，人工真皮から発展したハイブリッド型人工皮膚についても少し触れる。

A 人工真皮

1. 概念

人工真皮は，最初にYannas, Burkeら[1)2)]により，グリコサミノグリカン（GAG）の1種であるコンドロイチン6硫酸を添加したコラーゲンスポンジをシリコーンフィルムでカバーした2層性人工皮膚として開発された。著者らも1983年より，人工真皮の適

図の説明:
(a) 人工真皮を皮膚全層欠損創に貼付する。
(b) 創床，創縁から，線維芽細胞や毛細血管が侵入増殖する。
(c) 線維芽細胞がコラーゲンを生成する一方，元のコラーゲンスポンジは分解吸収され真皮様組織が再生する。
(d) シリコーンフィルムを剝いで，再生した擬似真皮組織の上に薄い分層植皮を行う。

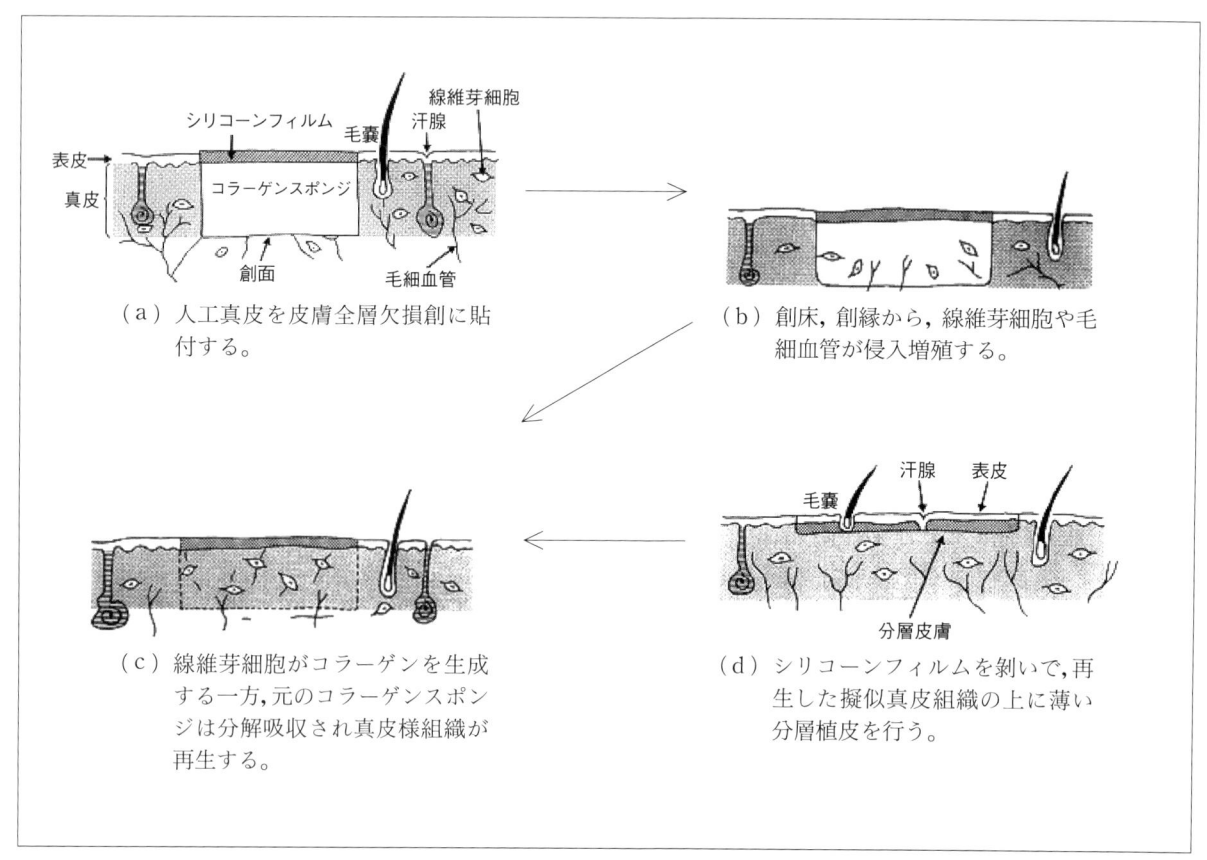

図 12・1　人工真皮を使用した皮膚全層欠損創治療の効果発現メカニズム

応を拡大するために，安全性が高く，使用法が簡便で保存の容易な材料の開発に取り組んできた。当初はYannasらの人工真皮と同じく，コンドロイチン6硫酸を添加していた[3)~5)]が，その後GAGの添加の必要性がないことがわかり[6)]，無添加に切り替えた。さらに，GAG無添加改良型を再凍結乾燥化した新しい人工真皮を開発した[7)]。再凍結乾燥型人工真皮は多施設臨床試験の結果好成績が得られた[8)]ことから，1997年よりペルナック®（グンゼ社，日本）という商品名で市販されるようになり，他施設でも広く使用されている[9)]。

人工真皮を皮膚欠損部に貼付すると，創面からスポンジの空隙内へ線維芽細胞や毛細血管が侵入増殖する。増殖した線維芽細胞により新たなコラーゲン線維が新生されるにつれて，元のコラーゲンスポンジは分解吸収され，再生した真皮様組織に置き換わる。皮膚欠損が小範囲の場合は創周囲から真皮様組織上に上皮化が進み創閉鎖するが，通常は分層植皮が必要である。真皮様組織上への分層植皮は生着性に優れ，薄い分層植皮でも術後の収縮が少ない（図12・1）。

人工真皮開発当初の臨床応用例で，感染率が高かったことから，ポリ乳酸粒子を担体とした抗生物質徐放型人工真皮を開発した[10)]。抗生物質徐放型人工真皮は動物実験のみならず，感染予防を目的とした臨床使用でも効果的であった[11)]。しかしその後，人工真皮の使用を重ねた経験から，使用法に習熟すれば抗生物質徐放型人工真皮を用いなくても，ある程度感染予防が可能であると思われたこと，また感染予防のための抗生物質の徐放化は耐性菌出現の問題点があることから抗生物質徐放型人工真皮の開発は中断した。しかし，熱傷潰瘍や褥瘡，下腿潰瘍など感染創には，通常の人工真皮を使用できない。これらの創への人工真皮適用の拡大を目的として，抗菌性材料の開発を進めている[12)]。さらに，真皮様組織の再構築を早めるために，bFGF徐放性人工真皮[13)]の開発にも取り組み好結果を得ている。

なお，わが国ではKoideら[14)]により開発された別の人工真皮，テルダーミス®（テルモ社）も開発され市販されている。また米国などではYannasらにより開発された材料がインテグラ®（インテグラ社，米国）として発売されている。

2. 材料と構造

ペルナック® の作製方法を示し(**表1**),ペルナック® と他の人工真皮の作製方法の違いを示す(**表2**)。インテグラ® はウシ由来不溶性コラーゲンを使っているが,ペルナック® はブタ由来アテロコラーゲンを使用している。アテロコラーゲンとは,コラーゲン分子の両端のテロペプタイドを除去したもので抗原性が少ない。テルダーミス® はアテロコラーゲンを使用しているが,ウシ由来材料である。インテグラ® はアルコール溶液中に保存しなければならず,使用前にアルコールを取り除く必要がある。ペルナック® は再凍結乾燥処理を加えているため,EOG ガスで滅菌しパックすることが可能となり,軽くかさばらず運搬,貯蔵が容易である。テルダーミス® はペルナック® と同じく乾燥状態で保存可能であるが,コラーゲンに化学架橋を加えられていない。インテグラ®,ペルナック® には化学架橋が加えられているため,分解吸収に約3週間かかる。このように人工真皮という範疇で括られているが種類によって材料,機能がかなり異なることを銘記するべきである。

ペルナック® の開発初期はシリコーンフィルムの厚さを 25 μm としていたが,脆弱で縫合の際に破れやすかったため,最終的に 150 μm とした。さらに縫合針刺入時に裂けやすい点を改良するため,シリコーンメッシュガーゼを組み込んだ補強タイプも開発している。水蒸気透過性は 1.5 mg/cm^2/hr となっており,正常皮膚(1.2～2.0 mg/cm^2/hr)[15]とほぼ等しい。

コラーゲンスポンジの厚さは,著者らの手製であった時は 2～4 mm の範囲内で必要な皮膚欠損創の深さに応じて作製していたが,ペルナック® は 3 mm に設定されている。スポンジの空隙の大きさ,空孔率も材料の変遷とともに変化しているがおおむね 50～110 μm,80～95%の範囲内である。サイズは現在3種類(82×60 mm,82×90 mm,82×120 mm)が作製されており,皮膚欠損面積に応じて使い分けられる。

3. 臨床応用

一部筋層や骨の露出した深い皮膚欠損創と,広範囲皮膚欠損創,具体的には腫瘍・母斑切除部,瘢痕・潰瘍切除部,皮弁採取部,III度熱傷が人工真皮使用の適応となる。ここではペルナック® を例に人工真皮の使用法を述べる。

創の広さに合わせてペルナック® を数枚準備し,生理的食塩水中で浸軟させておく。浸軟させたペルナック® を創部に貼付して,シリコーンフィルムと周囲の皮膚を,針付きナイロン糸もしくはポリプロピレン糸で縫合固定する。複数のペルナック® を貼付する場合は,互い同士も縫合する。縫合終了後は,シリコーンフィルムの上に,メッシュガーゼを被覆し,さらにその上からガーゼをあて軽く圧迫固定する。圧迫し過ぎてスポンジの空隙が押し潰されないように注意する。術後の観察は 1,2 日ごとに行う。

表 1 人工真皮ペルナック® の作製方法

① 0.3%アテロコラーゲン(pH 3,Type I)を 60 分間攪拌(1800～2000 rpm)する
② 鋳型に入れ,-40℃で急速凍結する
③ 48 時間凍結乾燥させる
④ 真空下で 24 時間熱架橋(105℃)を行う
⑤ シリコーンフィルム(150 μm)を密着させ,1昼夜室温で乾燥させる
⑥ 0.2%グルタルアルデヒド-0.05 M 酢酸溶液中にて,4℃で 24 時間架橋を行う
⑦ リン酸緩衝液に1週間浸し,グルタルアルデヒドを除去する
⑧ 15%エタノール中に浸漬させる
⑨ -135℃で急速凍結する
⑩ 48 時間再凍結乾燥させる
⑪ EOG で滅菌する
⑫ ガス除去後,無菌包装する

表 2 人工真皮の種類

商品名(開発国)	コラーゲンの種類	作製方法	滅菌・保存方法
インテグラ®(米国)	ウシ腱由来不溶性コラーゲン	コラーゲンとコンドロイチン6硫酸の共沈殿後,凍結乾燥	アルコール液中に浸漬
ペルナック®(日本)	ブタ腱由来アテロコラーゲン	気泡化液を直接凍結乾燥	EOG 滅菌・乾燥保存
テルダーミス®(日本)	ウシ真皮由来アテロコラーゲン	線維化コラーゲンと熱変成コラーゲンの混合物	EOG 滅菌・乾燥保存

内層のコラーゲンスポンジ内に毛細血管が侵入していくにつれ，同部の赤みが増していくことが観察される。万一感染の兆候が認められた場合は，直ちにシリコーンフィルムを剥がし，生理的食塩水で洗浄し，以降は軟膏治療または生理的食塩水湿布ガーゼを用いたウェットドレッシングを続ける。

通常，2～3週間で自然に真皮様肉芽組織に置き換わるので，この時点で二次植皮を行う。まず，シリコーンフィルムを剥がし，真皮様組織の表面をガーゼで軽くこするか，鋭匙でごく軽く削った後，生理的食塩水で洗浄する。二次植皮は原則として0.2～0.3 mm程度の薄い分層植皮でよい。植皮生着後は通常の植皮と同様に伸展圧迫固定を，3カ月継続する。

創面積が狭い場合は，周囲からの上皮化を待つことも可能である。また真皮用肉芽組織の上に全層植皮を加えることで，局所皮弁に近い効果を得る使用方法[16)17)]もある。

［症例1］40歳，男，熱傷後の瘢痕拘縮

右下腿に幼児期の熱傷受傷による瘢痕があり，拘縮を伴って一部潰瘍形成を繰り返していた。潰瘍および周囲瘢痕を切除して拘縮を解除すると，9×16 cmの皮膚欠損を生じた。一部骨露出を伴っており，ペルナック®を貼付し，周囲皮膚と縫合した。3週間後，シリコーンフィルムを剥ぐとコラーゲンスポンジが真皮様組織に置き換わっているのが認められた。真皮様組織の上に大腿部から採皮した厚さ0.2 mmの薄い分層植皮を加えた。植皮は100％生着し7年経過するが，植皮部は機能的，整容的に良好な結果が得られている。採皮部もほとんど瘢痕は目立たない（図12・2）。

［症例2］5歳，男，巨大色素性母斑

下背部から両臀部，下腹部，大腿上部にかけて，巨大色素性母斑を認めた。最初に下背部の母斑を切除し，ペルナック®を貼付し，3週間後シリコーンフィルムを剥がして新生した真皮様組織の上に上背部から採取した厚さ0.2 mmの分層植皮を行った。

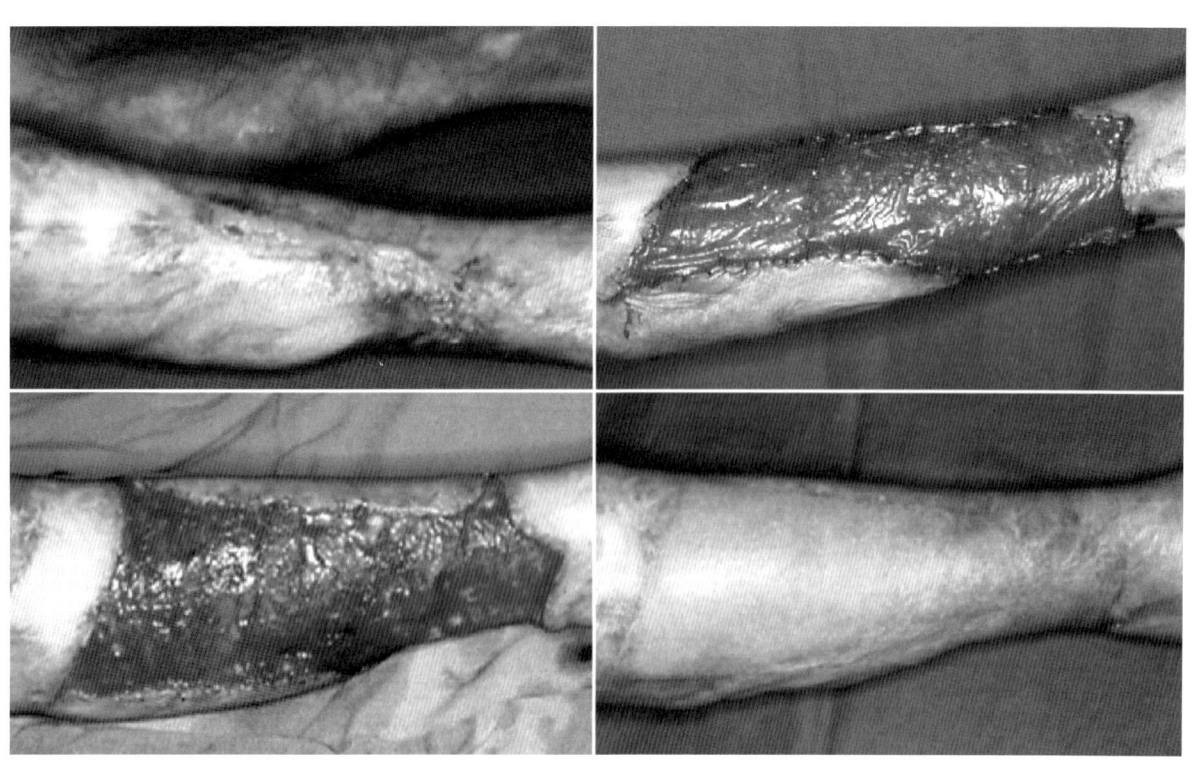

a|b
c|d

(a) 幼児期に受けた熱傷のため，右下腿に拘縮を伴う瘢痕が認められ，一部潰瘍形成を繰り返していた。潰瘍を含めて瘢痕を切除し，拘縮を完全に解除すると一部骨露出の見られる皮膚欠損部が生じた。
(b) 皮膚欠損部にペルナック®を貼付した。
(c) 3週間後にシリコーンシートを剥がすと，良好な真皮様肉芽組織の形成を認めた。この上に大腿部から採皮した薄い分層植皮を行った。
(d) 術後7年の状態。植皮部の収縮はなく機能的整容的に優れた結果が得られた。

図 12・2　症例1：40歳，男

a	b	d
c		

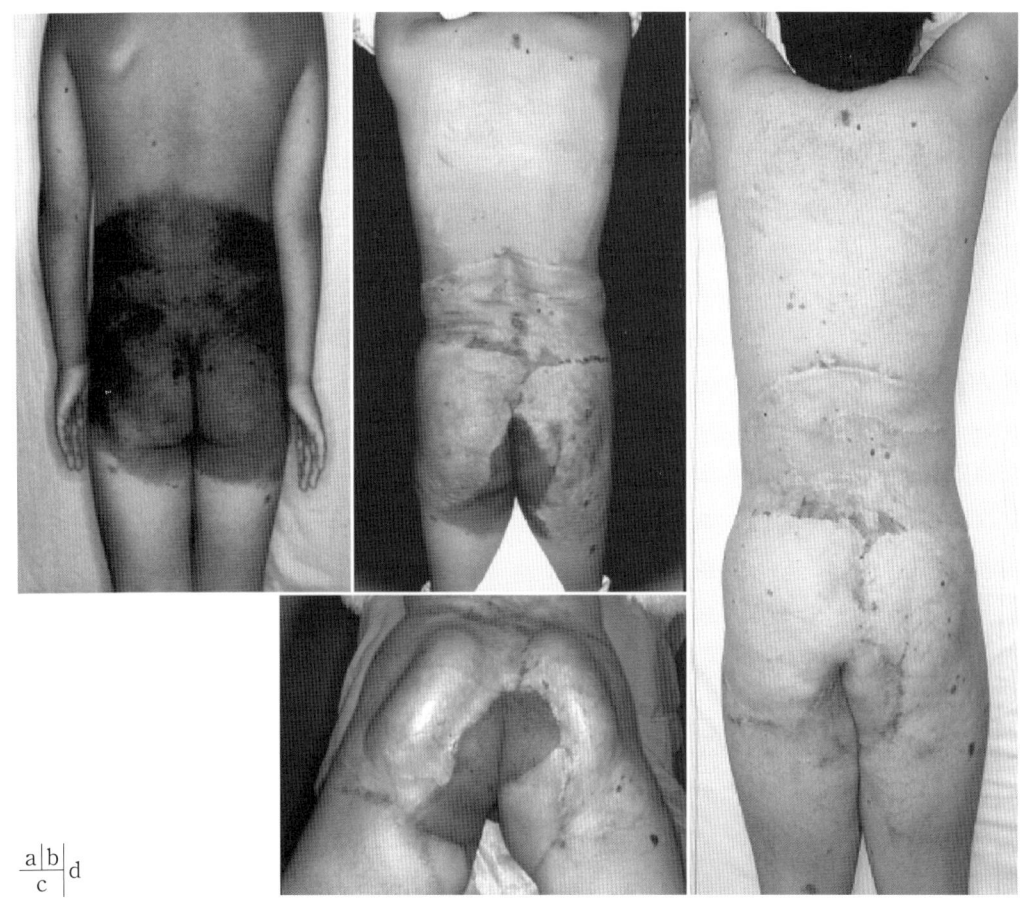

(a) 下背部から臀部にかけて巨大な色素性母斑を認める。下背部，右臀部，左臀部の順で，2年ごとにペルナックと上背からの薄い分層植皮を併用した再建手術を行った。採皮部は同一部位である。
(b) 初回手術後6年（左臀部手術後2年）の状態
(c) 初回手術後9年（左臀部手術後5年），両臀部のペルナック® 使用部に tissue expander を挿入し，皮膚を伸展した。伸展した皮膚と周囲の健常部皮膚を利用した局所皮弁で肛門周囲を再建した。
(d) 初回手術から13年後の状態。採皮部，植皮部ともに良好な外観を示している。

図 12・3 症例2：5歳，男

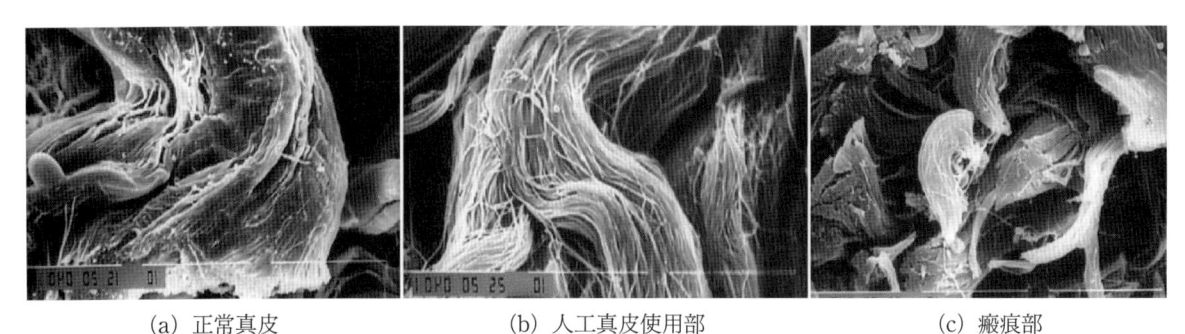

(a) 正常真皮　　　(b) 人工真皮使用部　　　(c) 瘢痕部
図 12・4 症例2の真皮部走査型電子顕微鏡像
人工真皮使用部はコラーゲン線維が厚く配列が整い，正常真皮と類似した構造を示している。一方，瘢痕部は，コラーゲンの配列が乱れている。

2年後に右臀部に，さらに2年後に左臀部に同様の手術を行った。採皮部は同一部位を用いた。最初の手術から9年後，人工真皮使用部である左右臀部皮下に tissue expander を挿入した。Tissue expander により伸展した皮膚を利用し，肛門周囲は植皮しないで再建できた（図12・3）。走査型電子顕微鏡所見でも，人工真皮使用部の真皮部は正常真皮と同様に，厚く不整のないコラーゲン線維の走行を示していた

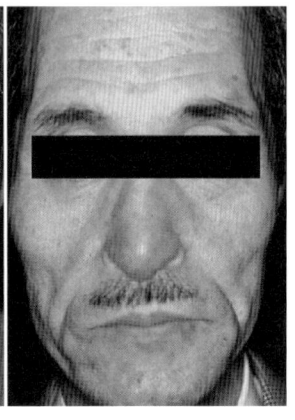

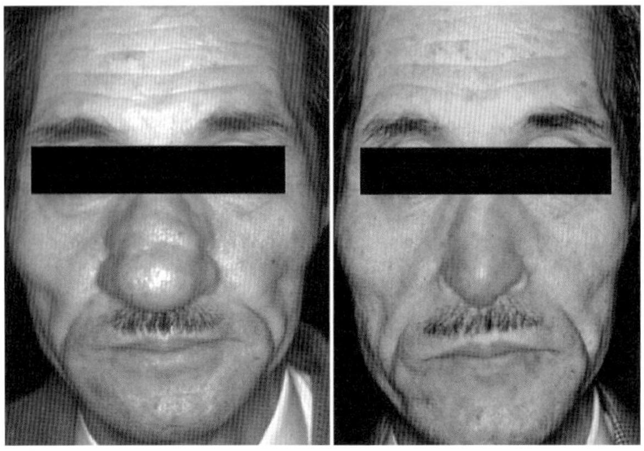

(a) 初診時所見
鼻部に著明な鼻瘤を認める。鼻瘤を切除後ペルナック®を貼付し，3週間後耳介後面からの全層植皮を行った。

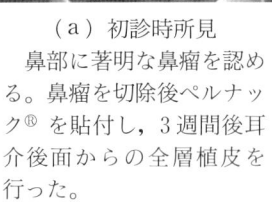

(b) 術後3年の状態
良好な概観を呈している。

図 12・5 症例3：55歳，男

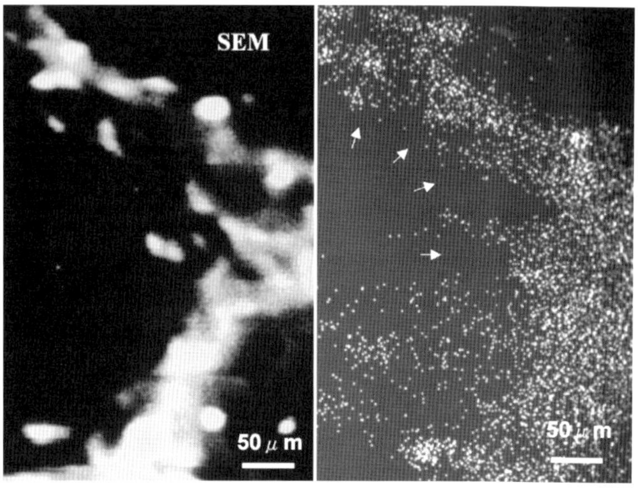

(a) SEM像

(b) EPMA像
コラーゲンスポンジ線維に沿い Ag (⇒) が均一に分布している。

図 12・6　10%Ag-SD 含有抗菌性人工真皮

(図12・4)。

[症例3] 55歳，男，鼻瘤

鼻部に認めた高度の鼻瘤を切除し，皮膚欠損部にペルナック®を貼付した。3週間後，シリコーンフィルムを剥がし，真皮様肉芽組織上に耳介後面から採取した全層皮膚を植皮した。全層植皮は完全生着し，術後1カ月は硬性ハイドロコロイド被覆材，後の2カ月間はスポンジ圧迫固定を続けた。術後3年を経過するが再発は見られず，外観は極めて良好である (図12・5)。

B 抗菌剤徐放型人工真皮

1．概念

人工真皮は外部からの細菌侵入を阻止できるよう作られている。しかし細菌により創面が汚染されている場合，その増殖を抑制することはできない。細菌によりコラーゲンスポンジが融解されると，人工真皮としての役割を果たさないばかりか，融解したコラーゲンは細菌の繁殖にとって絶好の場となり増殖を促す危険性をもつ。

創感染を予防するため，当初著者らは抗生物質含有人工真皮を開発したが[10)11)]，抗生物質の局所投与は耐性菌の出現を来たしやすい。そこで，細菌の存在する汚染創あるいは感染の危険性のある創面に使用することを目的とし，サルファジアジン銀（以下Ag-SD）を添加した抗菌性人工真皮の開発を試みた[12)]。

Ag-SD は幅広い抗菌スペクトルを有し，広範囲熱傷や褥瘡の治療にも使用されており，人工真皮の臨床使用において有利に働くものと考えられる。

2．抗菌性人工真皮の作製

コラーゲン乾燥重量当たり，1，3，5 および 10%となるよう Ag-SD 原粉末を加え，従来の方法に従い各濃度の Ag-SD 含有人工真皮を作製した。抗菌性人工真皮は Ag-SD 添加による構造上の変化を来たさず，スポンジ空隙の大きさも保たれ，コラーゲンスポンジ線維に沿い Ag が均一に分布していることが確認された（図12・6）。

3．コラゲナーゼによる分解と Ag の放出

コラゲナーゼ type I A を用いて抗菌性人工真皮を分解し，経時的に重量変化を測定して重量残存率を求めた。さらに原子吸光計を用いて分解されたコラーゲンスポンジ内に残存した Ag 量を計測し，Ag 放出率を求めた。抗菌性人工真皮のコラーゲンスポンジは，コラゲナーゼの作用により時間依存性に分解され，それに伴い Ag が放出されていることが確認された（図12・7）。また 5%以上濃度の Ag-SD 含有により，コラーゲンの分解は抑制された。これは，Ag による分解抑制効果によるものと推測される。

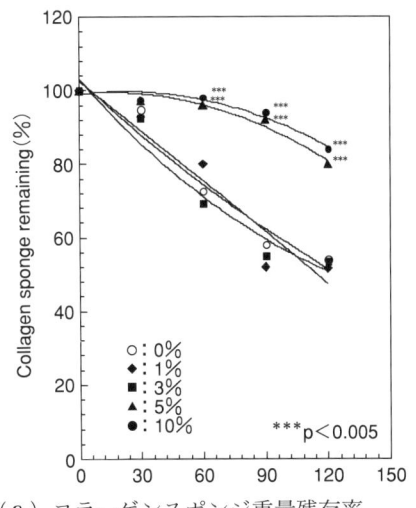

(a) コラーゲンスポンジ重量残存率
時間依存性にコラーゲンは分解されたが，5%以上濃度のAg-SD含有により分解は抑制された。

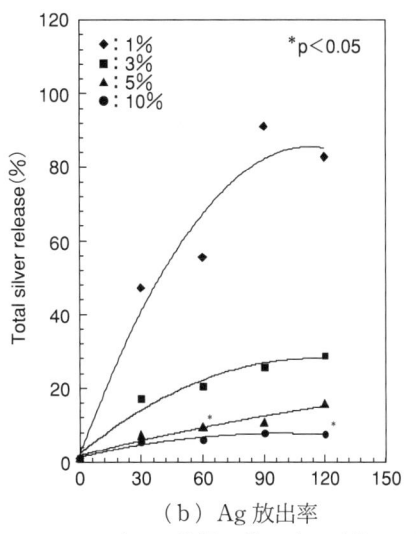

(b) Ag放出率
コラーゲンの分解に伴いAgが徐々に放出された。

図 12・7　コラゲナーゼによるコラーゲンの分解とAgの放出

4．細菌増殖抑制試験

緑膿菌および黄色ブドウ球菌を用い，寒天培地上でハローテストにおける阻止円径および人工真皮直下の菌数の計測を行った。濃度依存性に細菌増殖抑制効果が見られ，3%以上濃度のAg-SD含有により完全に細菌増殖が抑制された。

5．細胞毒性試験

ヒト皮膚由来線維芽細胞を用いた *in vitro* 実験では，5%以上濃度のAg-SD含有により毒性が認められ，抗菌剤の細菌増殖抑制作用と細胞毒性との相関性が示された。しかし，Ag放出終了によりAgの影響はなくなり，10%濃度以下のAg-SDでは，完全に細胞を死滅させるだけの毒性は示さなかった。

モルモット背部皮膚全層欠損創への移植実験では，肉眼的および病理組織学的にも良好な真皮様組織が形成され，著明な差は認められず，10%濃度以下ではAg-SDによる組織への影響はないことが確認された。

6．汚染創への抗菌性人工真皮移植

モルモット背部皮膚全層欠損創に緑膿菌もしくは黄色ブドウ球菌を播種した汚染創に，10% Ag-SD含有人工真皮とAg-SDを含まない人工真皮（コントロール）を移植し，それぞれ菌数の変化を測定した。緑膿菌および黄色ブドウ球菌ともにコントロールではコラーゲンスポンジの融解とともに感染の拡大を認めた。10% Ag-SD含有人工真皮では感染は抑制され，スポンジも残存していた（図12・8）。創面の菌数も，10% Ag-SD含有人工真皮で有意に減少が認められた（**表3**）。

C bFGF徐放性人工真皮

1．概念

人工真皮は真皮様組織形成まで，2～3週の期間を要するので，治療期間が長引くのが欠点である。また，血管系の構築に時間がかかることが，感染に対する抵抗性が低い原因の1つになっているものと思われる。したがって，真皮様組織の形成と血管系の再構築を促進することは，治療期間の短縮と感染予防に役立つものと考えられる。

創傷治癒には種々のサイトカインが関与しており，その一部に何らかの刺激を与えることで，創傷治癒促進が起こると考えられている。中でもbFGFは線維芽細胞だけでなく，血管内皮細胞，角化細胞，骨芽細胞，軟骨細胞など内，外胚葉系の種々の細胞増殖を促し，強力な血管新生作用とともに肉芽形成や上皮化促進といった創傷治癒促進作用を示すことが報告されており[18]～[20]，bFGF製剤は皮膚潰瘍治療剤として臨床応用され，効果が認められている。

しかし，bFGFは蛋白質であるため生物学的半減

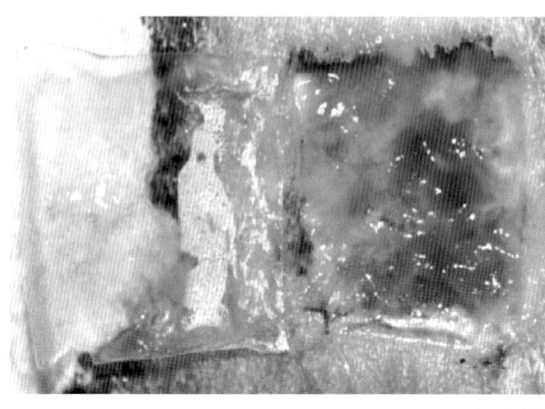

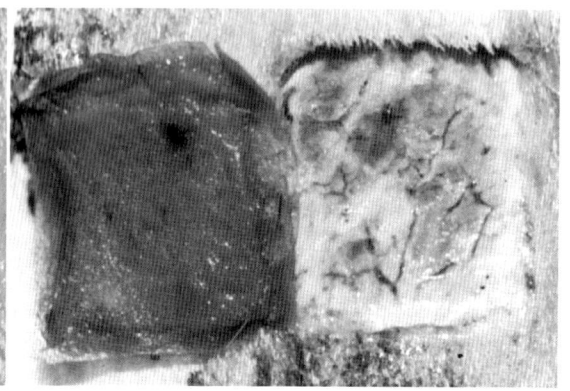

(a) 移植後1日

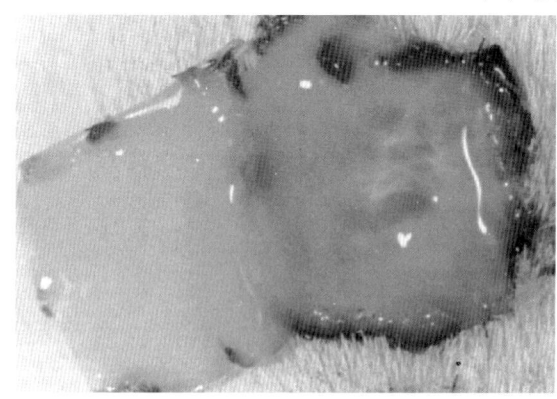

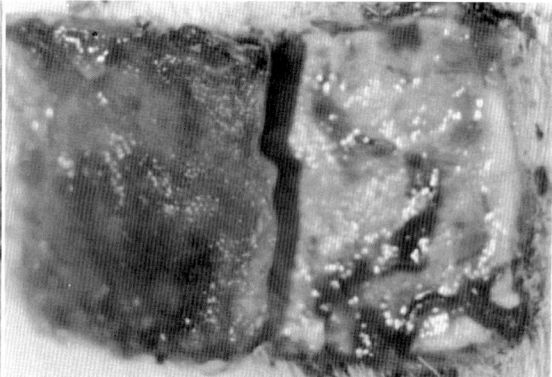

(b) 移植後3日

図 12・8 緑膿菌汚染創への人工真皮移植後の肉眼的所見
右:10%Ag-SD 含有人工真皮　左:コントロール

表 3　緑膿菌および黄色ブドウ球菌播種創への 10%Ag-SD 含有人工真皮移植後の菌数（*p<0.05）

	緑膿菌		黄色ブドウ球菌	
	1日	3日	1日	3日
コントロール	2.04×10^{10}	2.14×10^{9}	4.49×10^{4}	7.30×10^{3}
10%Ag-SD	1.93×10^{6}	1.49×10^{6}*	6.97×10^{2}*	1.07×10^{2}*

cfu/cm^2

期が短く，生体内ですぐに分解され失活してしまう。そのため局所へのbFGFの間欠的投与[21]または，徐放化[22)23)]が必要となる。そこでゼラチン粒子を担体として，bFGFを人工真皮内に添加したbFGF徐放性人工真皮を作製した[13]。

bFGFはゼラチン粒子の中でゼラチンとイオンコンプレックスを形成し[24]，ゼラチンの分解とともにbFGFが放出され活性を現わす(図12・9)。人工真皮内においてbFGF徐放による線維芽細胞の増殖，新生血管の増加により真皮様組織形成の促進と良好な母床の形成が期待できる。

2. ゼラチン粒子の作製

bFGF徐放の担体として，以下の方法に従いゼラチン粒子の作製を行った。等電点4.9,分子量99,000のゼラチン10 wt%水溶液10 mlを40℃, 450 rpmで撹拌後オリーブオイル350 ml中に加え，10分後温度を20℃に下げてさらに30分撹拌を続けた。アセトン100 mlを加え20℃, 300 rpmで撹拌し，1時間後アセトンおよびイソプロピルアルコールを用いて5℃, 5,000 rpm, 5分間の遠心分離によりゼラチン粒子を回収した。ふるいにより分別した直径40〜80 μmの粒子を, 0.1 wt%のTween 80を含む2 wt%グルタルアルデヒド水溶液中4℃,8時間撹拌

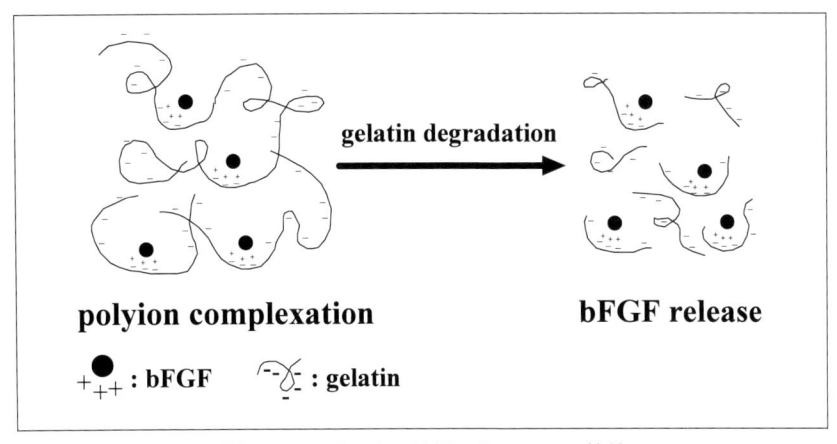

図 12・9 ゼラチン粒子からの bFGF 徐放
ゼラチン粒子の中で bFGF はゼラチンとポリイオンコンプレックスを形成しており，ゼラチンの分解とともに bFGF が粒子から放出される。

して化学架橋した。最後に粒子を 100 mM グリシン水溶液中 37°C で 30 分処理した後，0.1 wt% Tween 80 溶液を用いて粒子を遠心洗浄分離した（図 12・10）。

3．bFGF 徐放性人工真皮の作製

bFGF の至適濃度を設定するため，10, 50, および 100 μg の bFGF を含む水溶液を，凍結乾燥ゼラチン粒子へ滴下，室温で 30 分放置し bFGF 水溶液をゼラチン粒子に吸収させることにより，各濃度の bFGF 含浸粒子を得た。人工真皮への投与は，bFGF 含浸粒子 2 mg に生理食塩水 0.5 ml を加え，コラーゲンスポンジ内層から等間隔に注射器を刺入し，均一になるよう注入して徐放性人工真皮を作製した（図 12・10）。

4．FGF 残存率

マウス背部皮膚全層欠損創（1×1 cm）に，^{125}I で標識した bFGF 100 μg を添加した人工真皮を移植した。bFGF 水溶液を注入した人工真皮（以下 bFGF 単回投与群）と，bFGF 含浸ゼラチン粒子を注入した人工真皮（以下 bFGF 徐放群）の 2 群で比較した。移植後 1，3，5，7 および 10 日に，創部の ^{125}I の RI カウントを行い，bFGF の残量を測定した。

単回投与群の bFGF の残存率は，移植後 1 日で 24.7% とスポンジへ注入された約 3/4 の bFGF が消失した。一方，徐放群では，移植後 1 日で 74.7% と単回投与群とは逆に注入 bFGF の約 3/4 がスポンジ内に残存していた。また 10 日目でも 22.3% 残存しており，この残存量は単回投与群の 1 日目にほぼ等しく，bFGF の徐放性が確認された（図 12・11）。ただし，単回投与群でも 24 時間後に 1/4 が残っていたことは，コラーゲンスポンジ自体にも，ある程度徐放効果があることを示しているものと考えられる。

5．全層皮膚欠損創への FGF 徐放性人工真皮移植

モルモット背部皮膚全層欠損創（1.5×1.5 cm）に人工真皮を移植した。移植した人工真皮は bFGF 単回投与群と bFGF 徐放群とし，bFGF 濃度はともに 0, 10, 50 および 100 μg とした。移植後 3，5 および 7 日に組織を採取し，病理組織学的に各群の線維芽細胞の侵入と血管新生の比較評価を行った。

bFGF 単回投与群および 10 μg 以下濃度の bFGF 徐放群では，コラーゲンスポンジ上層に空隙が見られたが，50 μg 以上濃度の bFGF 徐放群ではコラーゲンスポンジ最上層まで線維芽細胞が密に侵入しており，上層部での新生血管も多数認められた（図 12・12）。

次に組織切片標本上で，コラーゲンスポンジ内の線維芽細胞および新生血管数の計測を行った。線維芽細胞数は両群ともに時間，濃度依存性に増加を認めたが，50 μg 以上濃度の徐放群で著明であった。新生血管数も，線維芽細胞数同様，50 μg 以上濃度徐放群で著明に増加していた。

bFGF 50 μg 以上濃度の徐放性人工真皮は，より早く血行のよい母床を形成することが確認された。

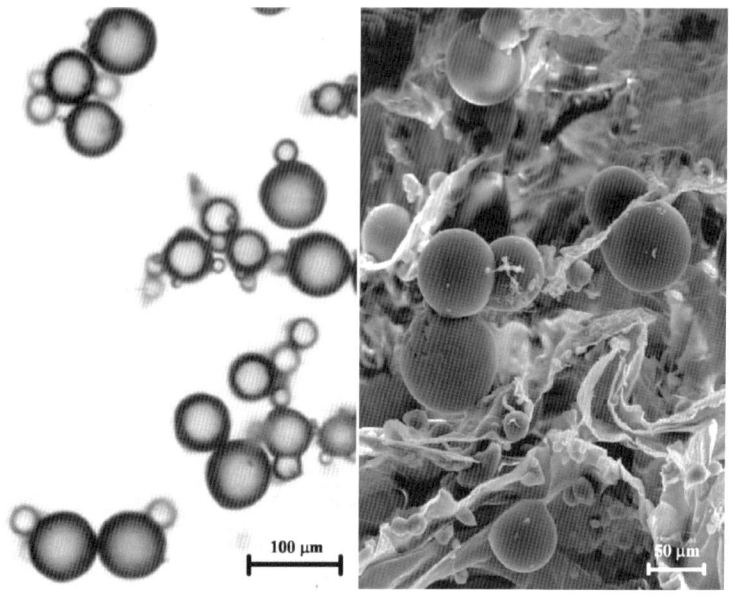

図 12・10 ゼラチン粒子の光学顕微鏡像（左）および徐放性人工真皮の電子顕微鏡像（右）
ゼラチン粒子が人工真皮のコラーゲンスポンジ内に取り込まれている。

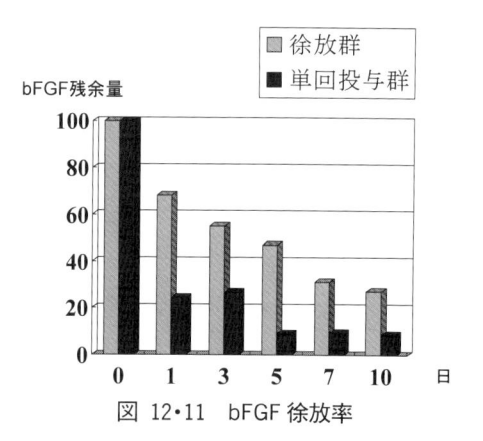

図 12・11 bFGF 徐放率

6. 褥瘡モデルの作製

次に臨床病態モデルに対する bFGF 徐放性人工真皮の効果を調べるため, 遺伝的糖尿病マウス (C 57 BLKS/J-db/db, DM マウス) を用いて, 大転子部に作製した褥瘡への移植実験を行った (図 12・13)。

遺伝的糖尿病マウスの大転子部に 0.5 ml ガラス製注射器 (内筒面積 0.75 cm^2) を垂直に当て, 加圧装置を接続し一定の圧縮空気をコンプレッサーで注射器に送り込み組織を圧迫した。375 g (500 g/cm^2) の圧力を連続 2 日間 (1 日 10 時間) 負荷した。

圧力負荷終了後 5 日に壊死組織のデブリードマンを行い, 人工真皮を創部へ移植した。移植した人工真皮は bFGF 徐放群, bFGF 単回投与群および従来の使用方法で生理食塩水のみを注入したコントロール群の 3 群とし, bFGF の投与量は 50 μg とした。人工真皮移植後 5, 7 および 10 日に創部の組織を採取し, 病理組織学的に各群の線維芽細胞の侵入, 血管新生について比較した。

DM マウスは創傷治癒遷延モデルであり易感染性を示すため, 肉眼的所見では 3 群ともに感染を認めた。コントロール群ではスポンジは完全に融解し, 感染の拡大を認めた (図 12・14-a)。bFGF 単回投与群では, 肉芽形成は起こっているものの感染を抑えきれず治癒の遷延を認めた (図 12・14-b)。一方, bFGF 徐放群は, 最初の 5 日目には感染が見られたものの, 血管新生が起こり出すにつれ感染は抑制され, 良好な肉芽形成を認めて創傷治癒が促進された (図 12・14-c)。

病理組織学的観察では, 線維芽細胞数, 新生血管数ともに bFGF 投与により時間依存性に増加を認めたが, bFGF 徐放群では bFGF 単回投与群に比べて有意に増加を認めた (図 12・15)。特に bFGF 徐放群では, 新生血管数は移植後 5〜7 日目にかけて著明な増加が見られた。

徐放性人工真皮は, bFGF の血管新生作用と線維芽細胞増殖作用により, 創傷治癒遷延モデルにおいても有効であることが確認できた。また, 1〜2 日ごとの単回投与の繰り返しでも, 同様の効果が得られることが推察できた。

7. 臨床症例

ゼラチン粒子は, 現時点では臨床での使用が認められていないため, bFGF を徐放するかわりに, 人工真皮内に 1 日 1 回 bFGF 製剤の連続投与を行った。

[症例 4] 63 歳, 女, 左足底部糖尿病性潰瘍

デブリードマン後, ペルナック® 移植を行った。bFGF 製剤を 1 日 1 ml (100 μg) 人工真皮中央部のシリコーンフィルム下に注射器で注入した。

シリコーンフィルム下に感染を認めたため, 5 日

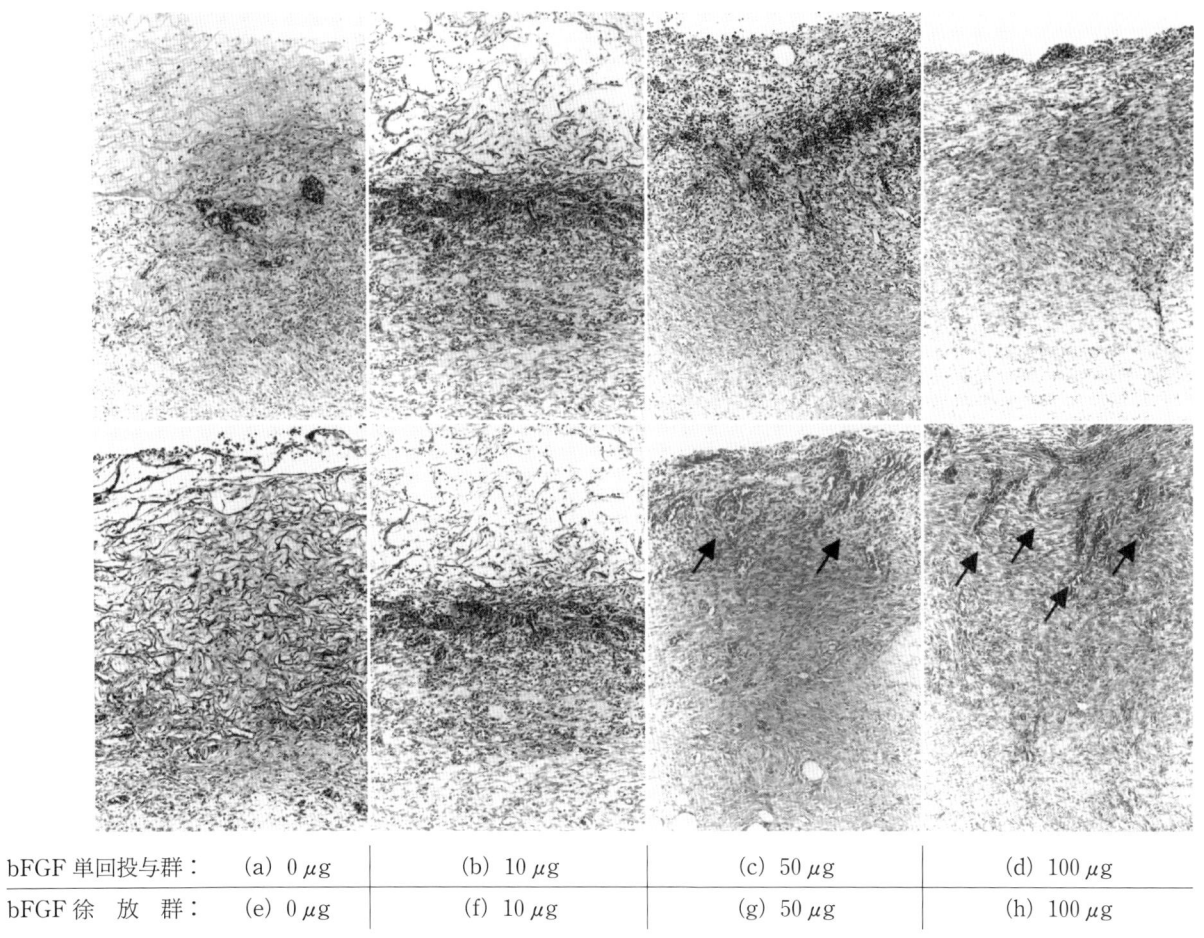

bFGF 単回投与群：	(a) 0 μg	(b) 10 μg	(c) 50 μg	(d) 100 μg
bFGF 徐 放 群：	(e) 0 μg	(f) 10 μg	(g) 50 μg	(h) 100 μg

図 12・12　人工真皮移植後 7 日の病理組織学的所見（HE 染色，×100）
→はコラーゲンスポンジ上層部の新生血管を示す。

目にシリコーンフィルムを除去した。しかし bFGF 投与部位は感染が抑制され，良好な母床が形成されていた（図 12・16）。

D ハイブリッド型人工皮膚

1. 概念

コラーゲンなどの足場に角化細胞と真皮を構成する線維芽細胞ともに含むもので，複合型培養皮膚あるいは単に培養皮膚とも呼ばれている。Bellら[25]が，コラーゲンゲル内で線維芽細胞を培養した後，角化細胞を播種して表皮を形成させ，真皮，表皮ともに含む三次元構造をもった組織を作製したのが最初の報告である。Hansbroughら[26]は，上面を膜様にしたコンドロイチン 6 硫酸添加コラーゲンスポンジの下面に線維芽細胞，上面に角化細胞を播種し，共培養することにより，ハイブリッド型人工皮膚を作製し，熱傷患者の治療に応用した。上面を膜様にすることで，角化細胞が落ち込まないよう工夫している。

著者らはペルナック®のコラーゲンスポンジに線維芽細胞を播種し，4 週間程度培養することで，スポンジの空隙が線維芽細胞の産生する細胞外マトリックスで埋まり，細胞がスポンジ内に落ち込まないようになった後に，角化細胞を播種し，さらに 1〜2 週間培養して角化細胞を重層化させ，ハイブリッド型人工皮膚を作製する方法を開発した[27]。

ハイブリッド型人工皮膚は，角化細胞，線維芽細胞をともに含むため，自家細胞を用いると移植後そのまま生着し，自分の皮膚を表皮，真皮ともに再生させることができる。問題点は，作製に数週間と長期間要することであった。

ハイブリッド型人工皮膚は，患者に移植後生着し皮膚としての機能を発揮するまでに，さらに 2 週間が必要であることを考えると，待機患者では用いることができるものの，熱傷その他の外傷，腫瘍切除後の皮膚欠損創の修復に用いるのは難しい。そこで，

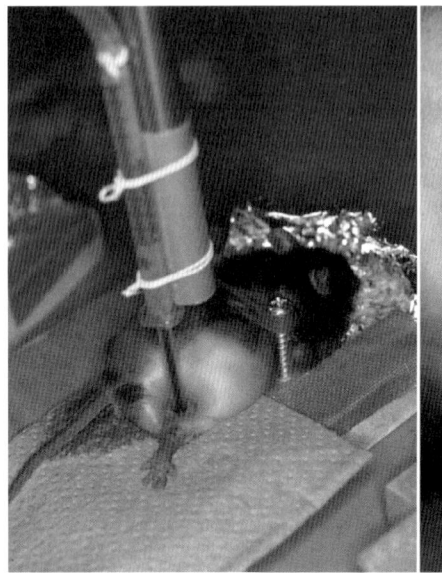

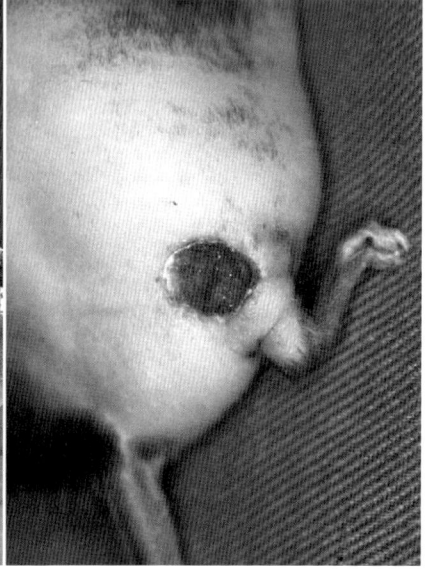

(a) マウス大転子部に 500 g/cm² の圧力で 1 日 10 時間連続 2 日間圧力負荷を行う。

(b) 負荷終了直後 5 日の状態

図 12・13　褥瘡モデルの作製

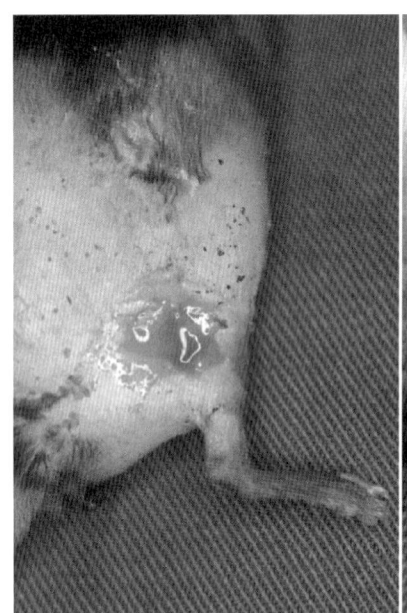

(a) コントロール群，感染によりスポンジは完全に融解している。

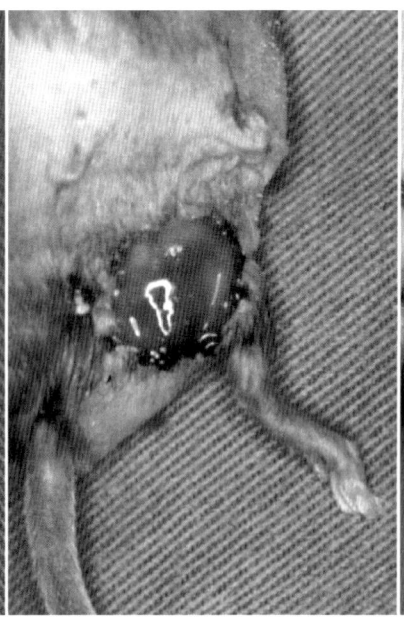

(b) bFGF 単回投与群，肉芽の形成は見られるものの感染がまだ残っている。

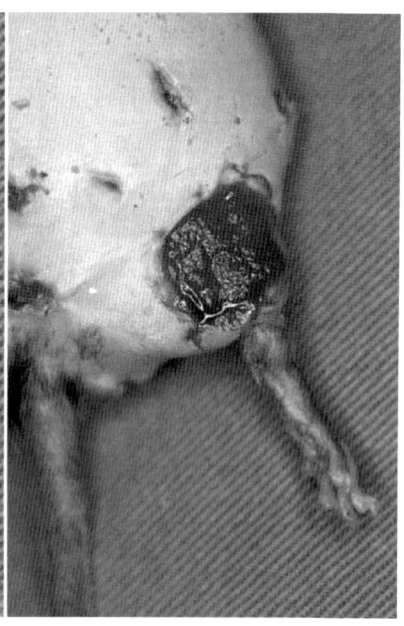

(c) bFGF 徐放群，感染は抑制され良好な肉芽形成を認める。

図 12・14　人工真皮移植後 7 日の肉眼的所見

ハイブリッド型人工皮膚の作製期間の短縮が課題となる。

2．2 種のコラーゲンスポンジを用いたハイブリッド型人工皮膚の作製

2 種類のコラーゲンスポンジを使用し，角化細胞，線維芽細胞を同時に播種，培養させることで，ハイブリッド型人工皮膚の作製期間の短縮を試みた[28]。

表皮用コラーゲンスポンジ (図 12・17-a) は，平均 15 μm と角化細胞よりもやや広いポアサイズを持ち，化学架橋を加えていない。真皮用コラーゲンスポンジ (図 12・17-b) は，人工真皮ペルナック® のスポンジ部分と同じ構造で，コラーゲンスポンジに化学架橋が加えられている。ポアサイズは線維芽細胞

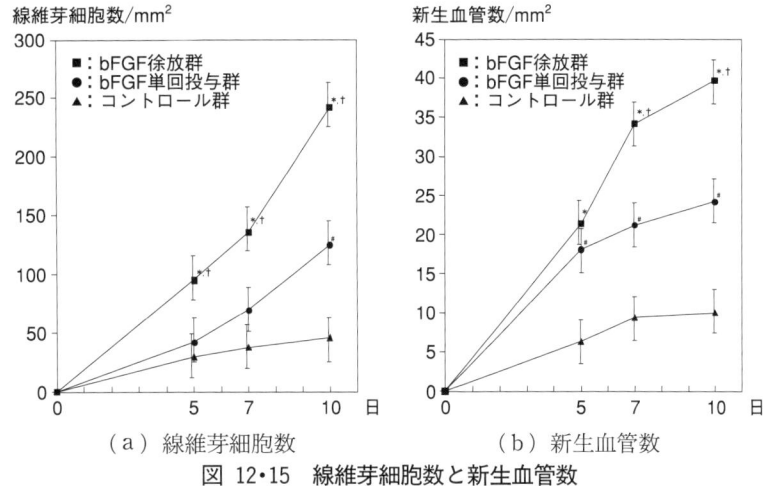

(a) 線維芽細胞数
(b) 新生血管数

図 12・15 線維芽細胞数と新生血管数
線維芽細胞数，新生血管数ともに時間依存性に増加しているが，bFGF徐放群において有意差を認めた。

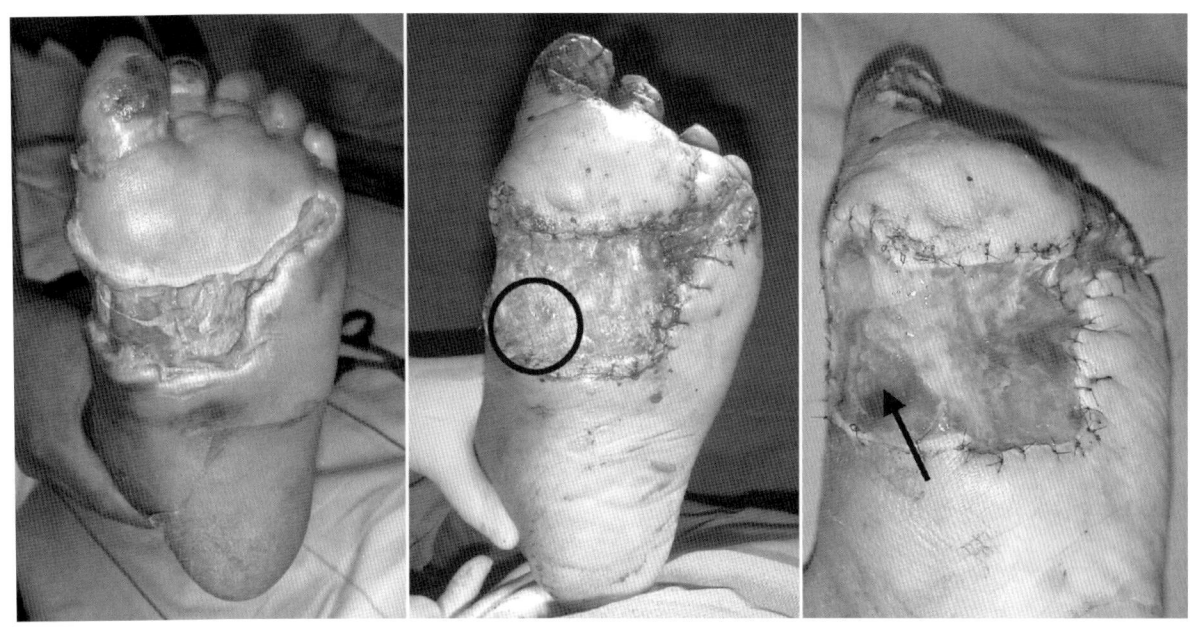

(a) 初診時所見
(b) デブリードマン後人工真皮移植を行い，bFGF製剤1日1mlを人工真皮内へ注入した（○印）。
(c) bFGF製剤5日間注入後，シリコン膜を除去した。bFGF投与部位は感染が抑制され，良好な移植母床を形成している（→）。

図 12・16　症例4：63歳，女，左足底部難治性潰瘍

が侵入しやすいように平均90μmとなっている。

まず真皮部コラーゲンスポンジ上に線維芽細胞を播種し，4時間後この上に表皮部コラーゲンスポンジを重ね，0.1mlの角化細胞無血清培地（改変MCDB培地）に懸濁した角化細胞を播種する。表皮部コラーゲンスポンジは空隙が角化細胞よりもやや広いものの，角化細胞は空隙の途中で引っかかり，下まで落ち込まない。この後，気液界面法で培養すると角化細胞の分化が進み，3〜5日で表皮部コラーゲンスポンジは分解されてなくなり，重層化した表皮層をもつ培養皮膚となる（図12・18）。この方法では皮膚採取後，角化細胞と線維芽細胞をそれぞれ培養増殖させる期間も含めて3週間弱で培養皮膚が作製できる。さらに，細胞播種後すぐに，cell-preconfluent な状態で生体に移植すること (in vivo culture) を試み，免疫不全マウスでの移植実験にも成功している[29]。本法を用いると，皮膚採取後約2週で移植が可能になる。

E 考察

著者らは京都大学医用高分子研究センター（現・再生医科学研究所）との共同研究により人工真皮の開発を始めた。Yannasらの人工真皮は広範囲熱傷治療を目的として開発された。しかし，著者らは広範囲熱傷の救命目的にはハイブリッド型人工皮膚が必要と考えており，角化細胞を含まない人工真皮の使用目的は次の2点にあると考えている。①真皮様肉芽組織を形成させて植皮生着率を向上させる，②真皮様肉芽組織上へ薄い分層植皮を行うことで，採皮部の犠牲を抑えながら厚い植皮と同様の整容的，機能的効果をあげる。

特にわれわれ日本人は白色人種と異なり分層採皮部が肥厚化しやすく目立つ瘢痕を残しやすいため，薄い分層植皮でも植皮部の収縮を最小限に抑制できる方法としての効果に期待して開発を始めた。

人工真皮の使用目的が，機能面・整容面の改善であることから，できるだけ副作用を少なくするために，コラーゲンの材料として，インテグラ®で使われたウシ不溶性コラーゲンではなく，抗原性を減らしたブタアテロコラーゲンを使用した。ブタ由来材料を使用したため，開発開始時には知られていなかった狂牛病のプリオン混入の危険性のないことも，結果的には利点となった。材料はその後，GAG無添加にしたことで，コストが低減した。また，グンゼ社との共同研究により，再凍結乾燥化に成功し，運搬，貯蔵が容易になり製品化へとつながった。ただし，化学架橋を加えることは一貫して変わっていない。これは真皮様肉芽組織が新生するまでコラーゲンの分解吸収を抑制し，スポンジ全体の収縮を抑制するためには化学架橋が必要と考えているからである。

ペルナック®の使用により，上記の目的がほぼ満たされることは，長期経過観察結果[30)31)]で裏付けられている。知覚の回復も良好であった。前駆材料とペルナック®の間の効果の差はほとんど見られなかった。

ただし，真皮様肉芽組織の上への植皮と言えども，植皮後早期にはある程度収縮し，皺が生じる。その後少しずつ改善していくものの，年単位の期間を要する。したがって，術後の収縮を予防するために，

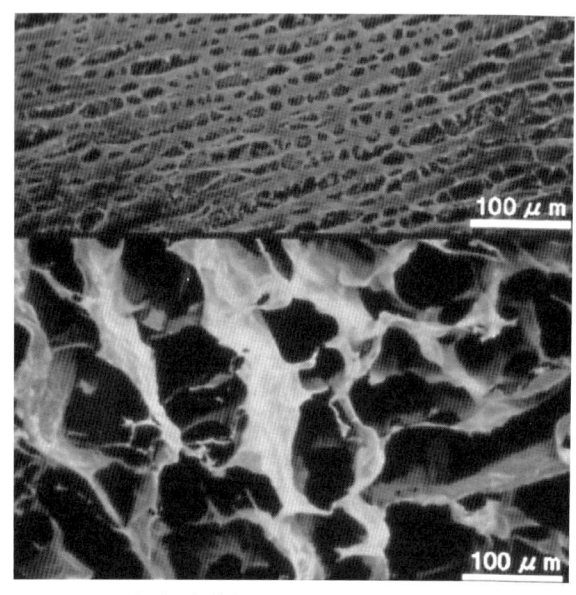

a / b
（a）表皮部コラーゲンスポンジ
（b）真皮部コラーゲンスポンジ

図 12・17　コラーゲンスポンジの電子顕微鏡像

通常の分層植皮と同じく植皮後3カ月間は伸展圧迫固定を続けた方がよい。

顔面の全層皮膚欠損の修復には，カラーマッチ，テクスチャーマッチの点から局所皮弁が好ましい。しかし，隣接部に瘢痕が残ることが欠点である。さらに隣接部の皮膚が使用できないと局所皮弁を作製できない。症例3に示したような鼻瘤は，周辺部皮膚まで病変が及んでおり，局所皮弁が不適当なので本法が適する。剝削術，レーザー照射などの皮膚表層外科治療も適応になるが再発しやすい欠点がある。

ペルナック®貼付後の耳後部からの全層植皮は，カラーマッチ，テクスチャーマッチともに優れ，ある程度の厚みも加わり局所皮弁に近い効果が得られた。ペルナック®と全層植皮との併用は，足底荷重部の再建にも有用である。人工真皮によって誘導された真皮様組織はある程度クッションとしての機能があり，足底非荷重部からの全層植皮を行うことで，高齢者では正常歩行が可能であった。

人工真皮によって誘導された真皮用組織は，症例2で示したように tissue expander の挿入が可能なことも大きな利点だと思われる。

一方，人工真皮の欠点の1つとして感染に対する抵抗性がないことが挙げられる。

創面の感染予防と創傷治癒促進を兼ね備えた材料として，Ag-SDを含有した創傷被覆材が種々開発

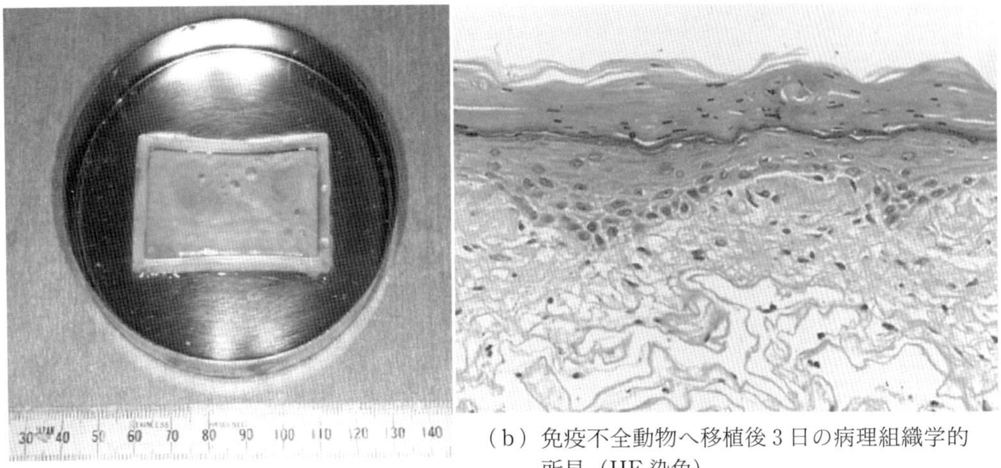

(a) 移植前　　(b) 免疫不全動物へ移植後3日の病理組織学的所見（HE染色）

図 12・18　著者らの作製したハイブリッド型人工皮膚

されている[32)～34)]．しかし，著者らが開発した抗菌性人工真皮は，コラーゲンスポンジ内に三次元的にAg-SDを含有させることにより抗菌剤の持続放出をはかり，抗菌作用を示しつつ真皮様組織形成の促進を可能とするものである．

細菌が存在した場合，放出されたAgの細菌増殖抑制作用，さらにはAg自体のもつコラーゲン分解抑制効果により，コラーゲンの融解が抑制され，スポンジ形態は維持される．コラーゲンスポンジの残存は，人工真皮として機能するうえで非常に有利に働く．しかし，抗菌剤の濃度を高くすれば，細菌増殖の抑制効果は高まるが，それだけ細胞毒性が強まり，組織障害を引き起こすことになる．細菌増殖を抑制し，なおかつ細胞毒性を最小限に抑えて，人工真皮としての機能を失うことのない抗菌剤の濃度設定が今後の課題である．

感染対策のもう1つの手段がbFGFの添加である．遺伝子クローニングにより遺伝子組換え型ヒトbFGFが得られるようになり，わが国ではbFGF製剤が褥瘡・皮膚潰瘍治療薬として発売され，数多くの臨床応用がなされている．bFGF徐放性人工真皮は，臨床使用において易感染性の潰瘍に対する有効性が確認できた．今まで感染の危険性があるため使用されなかった褥瘡や難治性潰瘍に対して，bFGF徐放性人工真皮適応の可能性を示唆するものである．

bFGF徐放性人工真皮を潰瘍創に適用した場合，コラーゲンスポンジ空隙内でゼラチン粒子が三次元的に結合しているため，初期にはスポンジ下層部に存在するゼラチン粒子からのbFGF徐放により血管新生が促進され，血管新生促進により感染が抑制される．移植後初期の感染を抑制することにより，コラーゲンスポンジ構造が保持され，残存したスポンジ上層部の空隙に残留するゼラチン粒子から徐放されるbFGFが，7日目以降線維芽細胞の増殖を促し，残存スポンジ内での真皮様組織形成を促進するというメカニズムが考えられる．

サイトカイン添加の代わりに線維芽細胞を人工真皮に添加したものは，培養真皮と呼ばれる．線維芽細胞はコラーゲンスポンジ以外にも，ゼラチン，キトサン，フィブリン，生体吸収性メッシュ，ナイロンメッシュなど種々の足場に播種されている[35)～37)]．著者らは，すでに臨床使用されており安全性が確立されているペルナック®のコラーゲンスポンジを使用した培養真皮を開発中である．

培養真皮は，用いられる細胞によって自家培養真皮，同種培養真皮に分類される．同種線維芽細胞には炎症を惹起し瘢痕形成させるという報告[38)]もあるが，米国では，吸収性メッシュやナイロンメッシュに同種線維芽細胞を播種したものが商品化され，市販されている．本邦ではKuroyanagiら[39)]がヒアルロン酸とアテロコラーゲンからなるスポンジに線維芽細胞を播種した同種培養真皮を開発し，臨床試験を進めている．同種培養真皮は大量に作製，保存することが可能であり，コストも少なくてすむ．しかし，材料自体が擬似真皮組織に置き換わるわけではなく，細胞から放出される細胞増殖因子による肉芽形成，創傷治癒促進が主目的であり，真皮を再生させるというよりは生物学的創傷被覆材として用いられていると考えられる．

ハイブリッド型人工皮膚は，最も進んだ人工皮膚であるが，血管系を持たないため，移植後血管系の再構築に約3週間かかり，3～4日で血行再開する自家植皮と比べると，感染を起こしやすく生着率が低くなる。そこで，著者らは生着率の向上，上皮化までの期間短縮のため，人工真皮と同様にbFGF含浸ゼラチン粒子の添加を試みたところ，培養皮膚移植後の血管新生の促進，上皮化完了までの日数短縮効果が得られた[40]。

現時点のハイブリッド型人工皮膚には，毛包，汗腺，脂腺など皮膚付属器が含まれておらず，真の皮膚には程遠く，真の皮膚と同じ構造をもつ究極的なハイブリッド型人工皮膚の開発が将来の課題であろう。現在著者らの開発しているcell-preconfluentなハイブリッド型人工皮膚の概念は，究極的なハイブリッド型人工皮膚と人工真皮の中間的なものと考えられる。

おわりに

人工真皮は，真皮様肉芽組織を形成させる効果があり，すでに多くの施設で使用され有用性が報告されている。細胞を含まないため，手軽に使用でき保存，運搬も容易なため，創傷治療の有用な手段の1つである。ただし問題点もあり，これを解決する手段として，抗菌剤やサイトカインの徐放化のほか，ハイブリット型人工皮膚の開発が進められている。

（鈴木茂彦，河合勝也，森本尚樹）

文献

1) Yannas IV, Burke JF : Design of an artificial skin ; I. Basic design principles. J Biomed Mater Res 14 : 65-81, 1980
2) Burke JF, Yannas IV, Quinby WC, et al : Successful use of physiologically acceptable artificial skin in the treatment of extensive burn injury. Ann Surg 194 : 413-428, 1981
3) 鈴木茂彦，一色信彦，玉田 靖ほか：GAG添加コラーゲンとシリコーンの2層構造をもつ新しい人工皮膚の作成と使用経験．日形会誌 6 : 221-231, 1986
4) Suzuki S, Matsuda K, Isshiki N, et al : Experimental study of a newly developed bilayer artificial skin. Biomaterials 11 : 356-360, 1990
5) Suzuki S, Matsuda K, Isshiki N, et al : Clinical evaluation of a new bilayer "artificial skin" composed of collagen sponge and silicone layer. Br J Plast Surg 43 : 47-54, 1990
6) Matsuda K, Suzuki S, Isshiki N, et al : Influence of glycosaminoglycans on the collagen sponge component of a bilayer artificial skin. Biomaterials 11 : 351-355, 1990
7) Matsuda K, Suzuki S, Isshiki N, et al : Re-freeze-dried bilayer artificial skin. Biomaterials 14 : 1030-1035, 1993
8) 鈴木茂彦，一色信彦，平良達三ほか：再凍結乾燥型2層性人工皮膚（GM 901）の多施設における臨床使用結果．形成外科 36 : 479-487, 1993
9) Soejima K, Nozaki M, Sasaki K, et al : Reconstruction of burn deformity using artificial dermis combined with thin split-skin grafting. Burns 23 : 501-504, 1997
10) Matsuda K, Suzuki S, Isshiki N, et al : A bilayer "artificial skin" capable of sustained release of an antibiotic. Br J Plast Surg 44 : 142-146, 1991
11) Matsuda K, Suzuki S, Isshiki N, et al : Evaluation of a bilayer artificial skin capable of sustained release of an antibiotic. Biomaterials 13 : 119-122, 1992
12) Kawai K, Suzuki S, Tabata Y, et al : Development of an artificial dermis preparation capable of silver sulfadiazine release. J Biomed Mater Res 57 : 346-356, 2001
13) Kawai K, Suzuki S, Tabata Y, et al : Evaluation of basic fibroblast growth factor-impregnated gelatin microspheres incorporated into an artificial dermis. Biomaterials 21 : 489-499, 2000
14) Koide M, Osaki K, Konishi J, et al : A new type of biomaterial for artificial skin ; Dehydrothermally cross-linked composites of fibrillar and denatured collagens. J Biomed Mater Res 27 : 79-87, 1993
15) Lamke LO, Liljedahl SO : Evaporative water loss from burns, grafts and donor sites. Scand J Plast Reconstr Surg 5 : 17-22, 1971
16) Suzuki S, Matsuda K, Maruguchi T, et al : Further applications of "bilayer artificial skin". Br J Plast Surg 48 : 222-229, 1995
17) Suzuki S, Shinya K, Kawai K, et al : Application of artificial dermis prior to full-thickness skin grafting for resurfacing the nose. Ann Plast Surg 43 : 439-442, 1999
18) McGee GS, Davidson JM, Buckley A, et al : Recombinant basic fibroblast growth factor accelerates wound healing. J Surg Res 45 : 145-153, 1988
19) Rifkin DB, Moscatelli D : Recent developments in the cell biology of basic fibroblast growth factor. J Cell Biol 109 : 1-6, 1989
20) Klingbeil CK, Cesar LB, Fiddes JC : Basic fibroblast growth factor accelerates tissue repair in models of impaired wound healing. Prog Clin Biol Res 365 : 443-458, 1991

21) Okumura M, Okuda T, Nakamura T, et al : Acceleration of wound healing in diabetic mice by basic fibroblast growth factor. Biol Pharm Bull 19 : 530-535, 1996
22) Tabata Y, Hijikata S, Ikada Y : Enhanced vascularization and tissue granulation by basic fibroblast growth factor impregnated in gelatin hydrogels. J Control Release 31 : 189-199, 1994
23) Yamada K, Tabata Y, Yamamoto K, et al : Potential efficacy of basic fibroblast growth factor incorporated in biodegradable hydrogels for skull bone regeneration. J Neurosurg 86 : 871-875, 1997
24) Tabata Y, Ikada Y : Protein release from gelatin matrices. Adv Drug Del Rev 31 : 287-301, 1998
25) Bell E, Ehrlich HP, Buttle DJ, et al : Living tissue formed in vitro and accepted as skin-equivalent tissue of full thickness. Science 211 : 1052-1054, 1981
26) Hansbrough JF, Boyce ST, Cooper ML, et al : Burn wound closure with cultured autologous keratinocytes and fibroblasts attached to a collagen-glycosaminoglycan substrate. JAMA 262 : 2125-2130, 1989
27) Maruguchi T, Maruguchi Y, Suzuki S, et al : A new skin equivalent ; Keratinocytes proliferated and differentiated on collagen sponge containing fibroblasts. Plast Reconstr Surg 93 : 537-544, 1994
28) Kim BM, Suzuki S, Nishimura Y, et al : Cellular artificial skin substitute produced by short period simultaneous culture of fibroblasts and keratinocytes. Br J Plast Surg 52 : 573-578, 1999
29) Morimoto N, Suzuki S, Kim BM, et al : In vivo cultured skin composed of two-layer collagen sponges with preconfluent cells. Ann Plast Surg 47 : 74-82, 2001
30) Suzuki S, Kawai K, Ashoori F, et al : Long-term follow-up study of artificial dermis composed of outer silicone layer and inner collagen sponge. Br J Plast Surg 53 : 659-666, 2000
31) 鈴木茂彦，河合勝也，松田和也：人工真皮移植による巨大色素性母斑に対する治療の実際と長期経過観察について．形成外科 44：573-580, 2001
32) Ersek RA, Denton DR : Silver-impregnated porcine xenograft for damaged or missing skin. Contemp Surg 23 : 83-93, 1984
33) Fox CLJr, Modak S, Stanford JW, et al : Silver sulfadiazine poly-hydroxylethylmethacrylate (PHEMA) dressing. Burns 7 : 295-297, 1981
34) Kuroyanagi Y, Kim E, Kenmochi M, et al : A silver-sulfadiazine-impregnated synthetic wound dressing composed of poly-L-leucine spongy matrix ; An evaluation of clinical cases. J Appl Biomater 3 : 153-161, 1992
35) Mao JS, Liu HF, Yin YJ, et al : The properties of chitosan-gelatin membranes and scaffolds modified with hyaluronic acid by different methods. Biomaterials 24 : 1621-1629, 2003
36) Demling RH, DeSanti L : Management of partial thickness facial burns (comparison of topical antibiotics and bio-engineered skin substitutes). Burns 25 : 256-261, 1999
37) Hansbrough JF, Cooper ML, Cohen R, et al : Evaluation of a biodegradable matrix containing cultured human fibroblasts as a dermal replacement beneath meshed skin grafts on athymic mice. Surgery 111 : 438-446, 1993
38) Lamme EN, van Leeuwen RT, Mekkes JR, et al : Allogeneic fibroblasts in dermal substitutes induce inflammation and scar formation. Wound Repair Regen 10 : 152-160, 2002
39) Kuroyanagi Y, Yamada N, Yamashita R, et al : Tissue-engineered product ; Allogeneic cultured dermal substitute composed of spongy collagen with fibroblasts. Artif Organs 25 : 180-186, 2001
40) 佐生泰美，川添　剛，郷司みちよほか：cell-preconfluent 培養皮膚への徐放性 bFGF 添加効果．熱傷 29：24-30, 2003

13 培養表皮の移植

SUMMARY

Greenらの培養法により，ヒト表皮細胞が確実に大量培養できるようになった。この成果はすぐに臨床に応用され，自家培養表皮シートで重症の広範囲熱傷患者の治療が可能になった。ただ，薄い表皮移植であるため広範囲のⅢ度熱傷創を治療するには移植結果が安定せず，解決すべき点も多い。現時点で奨められる移植の方法としては，同種皮膚で熱傷面をカバーした後に自家の培養表皮を移植する方法であり，移植片の生着がよく，この治療法の利点が生かされる。またこの治療法は，熱傷瘢痕，尋常性白斑，巨大色素性母斑，皮膚移植部位の醜形，刺青などを治療するのに有効である。採皮部位の犠牲も少なく広範囲の皮膚醜状面を治療できる。移植片の生着もよく，移植後の機能・外観も優れている。今後，整容改善を目的とする分野で有用な治療法となろう。

同種培養表皮は，現在市販されているどの創傷被覆材よりも，創傷治癒促進効果において優れている。凍結保存した培養表皮移植あるいは凍結乾燥培養表皮移植でも治療効果は変わらない。新鮮培養表皮と違いすぐに使用でき，創傷被覆材としての有用性は高い。培養表皮移植による治療法が報告されて以来すでに20年以上が経過し，この間めざましい臨床成績を示してきた。皮膚は今日の再生医療の先駆的存在で，企業化された製品もあり，今後研究，開発に一層拍車がかかれば，表皮に加え真皮を備えた培養皮膚を臨床応用できるようになる日も近いと考える。

はじめに

1865年スイスのReverdinが遊離植皮術を報告した。その後，皮膚移植や採皮技術の発展と相まって，現在では皮膚移植術は形成外科のみならず，外科系一般の手技として創傷治療に大いに役立っている。本稿で述べる培養表皮については，1952年Billinghamら[1]がその治療の可能性を示唆していたが，それから23年の後，Rheinwaldら[2]の研究成果により，ようやく実現できる運びとなった。彼らの研究によって培養が難しいとされていた表皮細胞は，短期間に，大量に，しかも確実に培養できるようになった。そして1981年に初めて自家培養表皮移植が熱傷患者の治療に応用され，その後，体表面のほとんどにⅢ度熱傷を負った患児がこの治療法により救命され，培養表皮移植による治療の有用性が全世界に広く知れわたることになった[3,4]。著者は1985年，本邦ではじめて広範囲熱傷患者への自家培養表皮移植に成功した[5]。その後，熱傷創をはじめ各種の皮膚欠損創への自家ないし同種培養表皮移植による治療結果を報告してきた[6~16]。本稿では，現在までの著者の成績を報告するとともに，皮膚再生医療の展望について述べる。

A 培養表皮の作製

1．表皮幹細胞の培養法

ヒト表皮幹細胞の培養はRheinwaldら[2]のlethally irradiated 3T3 cellをfeeder layerにして培養する方法に準じて行う。3T3 cellによる培養法にも，著者らの培地中のCa^{++}を調節して行う方法[6,17]があるが，臨床では彼らの方法に準じて行っている。

患者から切手1〜2枚の大きさの皮膚を採取し，アルコールで処理した後，ゲンタマイシン40 mg/20 mlを含む生理食塩水中に浸し，約3時間，37℃のincubator中で除菌する。この皮膚を2 mm角の大きさに細切し，0.02% EDTA/phosphate buffered saline solution–PBS（−）溶液中に約10分間浸した後，0.2〜0.25%トリプシン/Dulbecco's modified Eagle's medium（DME）培地（Ca^{++} free）に入れ，4℃で1昼夜静置する。以上の処理と併行して，あらかじめ培養しておいた3T3 cellに6,000 rad放射線照射し$2×10^4/cm^2$の濃度で培養シャーレ（Falcon社製100 mm dish，またはNunc社製の600 cm^2 dishを使用）に播種する。翌日，トリプシン処理した皮膚を20% fetal calf serum（FCS）を含むDME培地に入れ，約40分間攪拌する。この溶液をナイロンメッシュガーゼで濾過し，表皮幹細胞浮遊液を得る。$2〜4×10^4/cm^2$の播種濃度となるよう培地で希釈し，3T3 cell feeder layer上に撒く。表皮細胞の培養液はDMEとF-12培地とを3：1に混合し，10% FCS, insulin 5 μg/ml, Adenin $1.8×10^{-4}$M, Transferin 5 μg/ml, Triiodothironine $2×10^{-9}$M, hydrocortisone 0.4 μg/ml, choreratoxin 10^{-10}Mを含む組成からできている。1回目の培地交換後は，上記の培地にEGF 10 ng/mlを加える。37℃, 10% CO_2 incubator中で表皮幹細胞を培養する。通常，1週間に2回培地交換する。

2．表皮幹細胞の培養経過

培養後3〜5日に，細長い紡錘状の3T3 cellで取り囲まれた網目の中に，表皮基底細胞のコロニーが認められる。基底細胞は小型で，細胞質に比べて大きな核をもち，増殖が旺盛である。培養するにつれ表皮細胞のコロニーはしだいに大きくなり，敷石状パターンを示してくる。周囲のコロニーと癒合・拡大し，早ければ1週間から10日でシャーレ全面が表皮細胞で覆われる（confluent）。その間，大部分の3T3 cellはシャーレから剥がれ，培地交換とともに消失してしまう。その後，表皮細胞はところどころで重層化し始める。Confluentになって1週間過ぎれば，厚い表皮を移植できるようになる（図13・1）。

大量の培養表皮を移植する時には，以下のような手順で継代培養する。表皮細胞がconfluentになる数日前に，0.05% trypsin/EDTA溶液で，表皮細胞をシャーレから剥がし，初代培養と同様，lethally irradiated 3T3 cellとともに培養する。初代培養時に比べるとシャーレ面への表皮細胞の接着・増殖は，はるかに効率よい。1シャーレを3シャーレに継代すると，約1週間で次の継代ができる。このような操作で4〜5継代まで培養できるが，5継代までいくと細胞の形は大型化し，増殖力が弱くなってくる。

3．培養成績

表皮幹細胞は表皮の基底細胞層に存在する。有毛部では毛包のバルジ領域に，手掌や足底といった無毛部では表皮基底部に存在する[18]。このため表皮細胞を培養すると細胞の増殖力は旺盛で，わずかな皮膚から大人の体表面を覆うのに十分な培養表皮を得ることができる。Greenの培養法で行うと，乳児から60歳代の年齢の人の皮膚まで，確実に初代培養できる。$2×10^4/cm^2$の播種濃度で表皮細胞を撒けば，初代培養では2〜3週間で，継代培養では10日前後には移植できる。年齢が若ければ，あるいは表皮細胞の播種濃度を上げれば培養から移植までの期間は短縮するが，1週間以上の差はない。たとえば，50歳代でも約10 cm^2の皮膚から初代培養では600〜1,200 cm^2，これを3回継代すると約1.5 m^2以上の表皮ができる。これは培養開始から約1カ月間で可能である。実に1,500倍以上にまで拡大でき，年齢が低ければ，これ以上の成績もあげられる。このように短期間に大量のシートを確実に移植できる点が3T3 cellをfeeder cellとして培養するGreen法の最大の利点と言える。全身どの部分の皮膚でも培養できるが，培養表皮移植でも皮膚移植と同様に採取部位の特異性があるため，瘢痕修正など整容的治療の意味合いを持つ疾患では，採取部付近の皮膚を培養して移植する[19]。培養表皮移植を成功させるには，表皮幹細胞を移植片中に多く含む培養表皮を移植することが重要である。分化した表皮細胞を移植しても，移植後しだいに剥がれ落ち移植は失敗する。品質のよい培養表皮の作製には，適切な培養環境を保つことはもちろんであるが，特にfeeder cellをよい状態に維持しておくことが大切である。

4．シャーレからの培養表皮シートの剥離

シャーレからシートの状態で表皮を剥がすのにDispaseやEDTAなどのカルシウムキレイト剤を

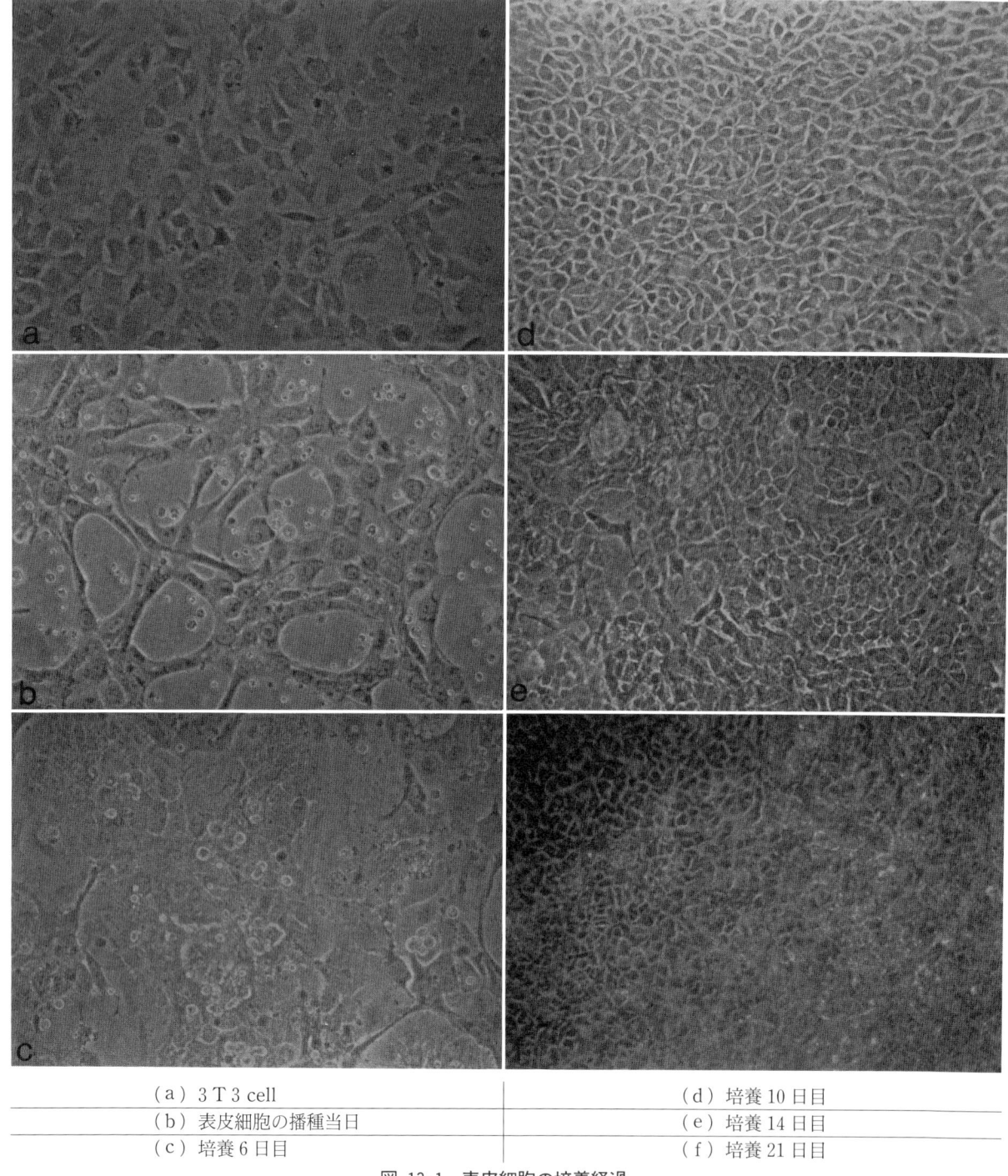

(a) 3T3 cell	(d) 培養10日目
(b) 表皮細胞の播種当日	(e) 培養14日目
(c) 培養6日目	(f) 培養21日目

図 13・1　表皮細胞の培養経過

使う。300 unit/ml 濃度のディスパーゼ溶液に浸し，37℃のインキュベータ中に静置する。約40分でシャーレの辺縁から表皮が剥がれてくるのを確認したのち，溶液を除いて PBS(−)溶液で2〜3回洗浄し，酵素液および FCS を除去する。シャーレのサイズに合わせたキャリアガーゼ(滅菌和紙などを使用)を表皮の上にかぶせる。その後，表皮の縁をピンセットでつまみ，キャリアガーゼと一緒にして表皮をシャーレから剥がす。表皮はかなり丈夫なため，切

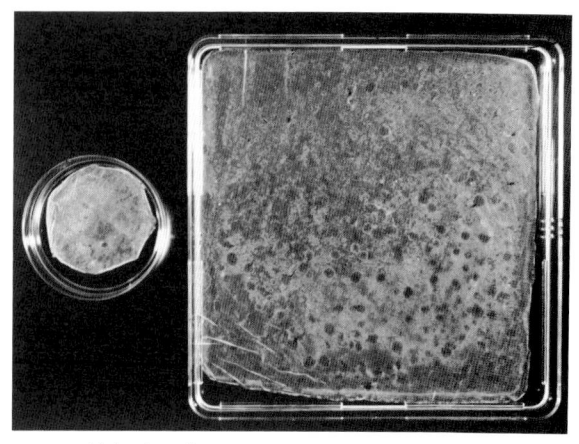

（左）底面積 60 cm²　（右）底面積 600 cm²
図 13・2　シャーレから剥がした培養表皮シート

れたりバラバラになったりはせず，シャーレとほぼ同じ大きさのまま1枚のシートで剝がれる（図13・2）。

5．培養表皮シートの保存

培養表皮シートを保存しておくため，グリセロールを含む凍結培地に浸し，4℃2時間，－80℃1昼夜と段階的に冷却した後，－135℃の deep freezer の中に貯蔵する。この表皮はおもに同種植皮として用いる。1年間凍結保存しても，表皮基底細胞の viability は80％以上に保たれている。

6．移植前の培養表皮の病理組織学的検討

移植前の表皮シートを光顕で観察すると，5～10層程度の表皮細胞（表皮ケラチノサイト）の厚さからなり，基底層から角質層へと分化している（図13・3）。しかし，生体の表皮と違い均等な厚さではなく，厚い部分もあれば薄い部分もある。表皮基底側は細胞質に比べて大きな核を含む小型の細胞で，基底細胞と考えられる。柵状配列をとる生体の表皮基底細胞と違い，この細胞は基底層に沿って横に長く配列している。上層へ向うに従って細胞の形は大きくなり，最終的には核が消失し，顆粒細胞から角質細胞と考えられる細胞層で表皮上層が形成されている。

透過電顕では，表皮固有のデスモゾーム，トノフィラメントが有棘層を中心に観察される。また，上層ではケラトヒアリン顆粒，さらに表層では細胞膜が肥厚し cornified envelope が形成され，角質細胞の所見が認められる（図13・4）。移植前の表皮には，基底膜の構造は認められない。

走査電顕で表皮基底側を見ると，細胞は小型で表面には無数の小突起があり，互いの細胞同士が強固につながりあっている。一方，表層では大型な扁平の細胞が屋根瓦状に重なり合い，表皮角質層を形成している（図13・5）。生体の表皮に比べ，培養表皮自体はまだ薄く，角質層も未発達ではあるが，表皮の特徴を備えている。

生体の表皮にはケラチノサイト以外にランゲルハンス細胞，メラノサイト，メルケル細胞がある。培養表皮にこれらの細胞が含まれているかを検討した。メラノサイトの幹細胞はバルジ下部に存在する[20]。表皮細胞の培養中，ドーパ染色陽性の樹枝状突

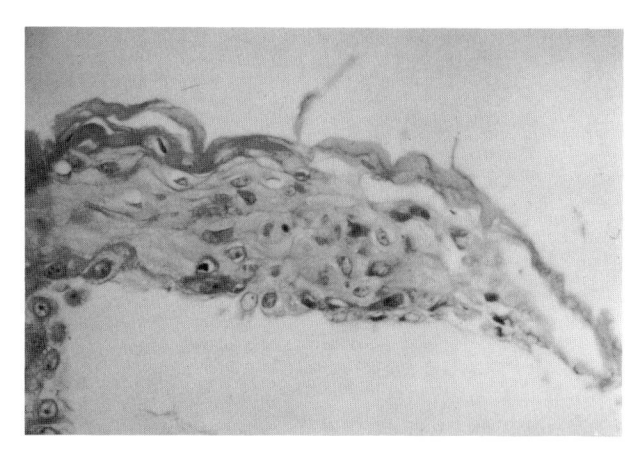

図 13・3　移植前の培養表皮の断面像（HE染色，×400）

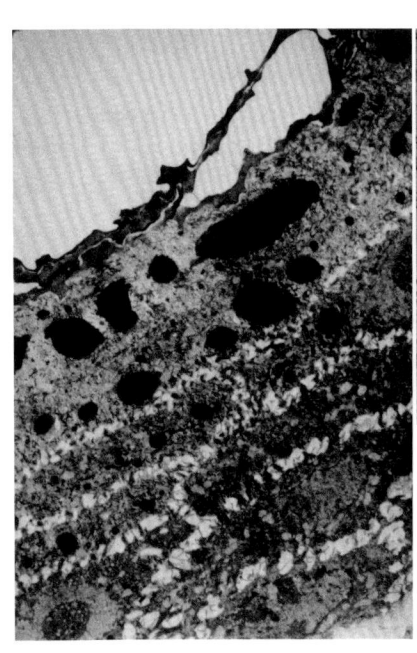

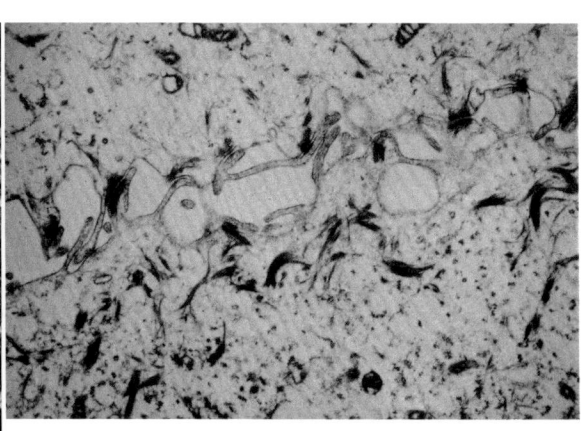

◀（a）表皮の上層部（×5,000）
▲（b）表皮のデスモゾーム（×20,000）
図 13・4　培養表皮の透過電顕像

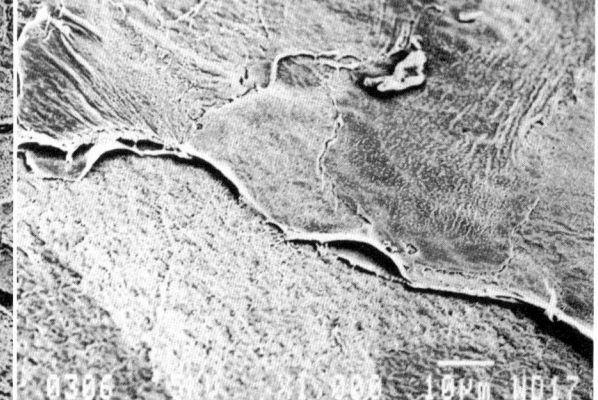

(a) 表皮の基底層側　　　　　　　　　　　　　　(b) 表皮の角質層側
図 13・5　培養表皮の走査電顕像（×1,000）

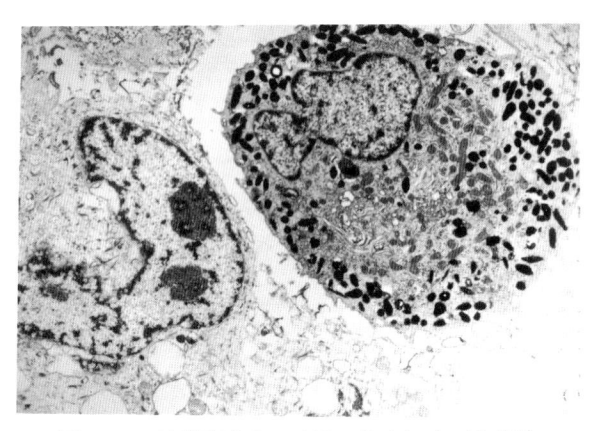

図 13・6　培養表皮中のメラノサイト（×12,000）

図 13・7　過去 19 年間の培養表皮の移植

起を有するメラノサイトが見られる。
　培養シャーレから剝がした移植片をドーパ染色すると，表皮基底細胞層にメラノサイトが配列し，基底細胞 14 個あたり 1 個のメラノサイトが基底層に見られる。この所見は継代培養でも同様である。電顕ではステージごとのメラニン顆粒の合成が進行しており（図 13・6），表皮ケラチノサイト内にメラニン顆粒が移入されている所見が見られる。このことから，単に創傷部を閉鎖するだけでなく，色素脱失などの整容治療にも培養表皮移植は有用な方法と言える。
　上記のように移植前の培養表皮にはメラノサイトが含まれているが，著者らの免疫組織学的検査ならびに immunoblotting の結果では，class II 抗原を発現するランゲルハンス細胞は見られない[21]。メルケル細胞も同様，培養表皮には認められない。

B 自家培養表皮移植

　著者の施設では，1985 年から培養表皮の臨床応用を開始し，過去 19 年間に 506 症例を自家培養表皮移植（330 例）および同種培養表皮移植（176 例）で治療してきた（図 13・7）。自家移植例の内訳としては，新鮮熱傷（48 例），熱傷瘢痕（130 例），巨大色素性母斑（33 例），尋常性白斑（23 例），皮膚移植後の異状（色素沈着，網状植皮術後の網目様異常）（23 例），刺青（35 例）などがある（図 13・8）。

1. 培養表皮の移植手技

　手術当日シャーレから剝がした表皮を，少量の PBS（-）溶液に浸して培養室より手術室に運ぶ。キャリアガーゼに乗せた表皮は，表面が表皮基底側，キャリアガーゼ側は表皮角質層側にあたる。
　移植床を十分止血しフィブリン糊を散布した後，表皮基底側を創面に対応するように移植する。この後，キャリアガーゼを取り除く。移植片の被覆材としてワセリン軟膏ガーゼを以前使用していたが，現在ハイドロコロイド材を主として用いている。移植片自体を直接創面に縫合固定できないために，これ

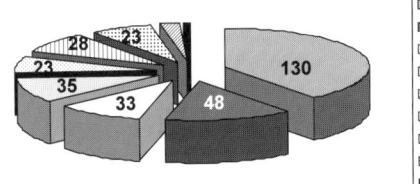

図 13・8 自家培養表皮による治療例の内訳

を医療用瞬間接着剤で皮膚面に固定し，ゲンタシンまたは0.5%硝酸銀を含む生食ガーゼ，ついでその上を乾ガーゼで覆いステープルやナイロン糸でずれないようにしっかりと縫合固定する。四肢ではシーネまたはギプス固定を行う。創面からの出血が多い場合には，翌日移植する。

2．移植部の術前および術後管理

従来の皮膚移植と違い培養表皮は生体の表皮に比べて非常に薄い。角質層も形成されていない。移植部が乾燥すると痂皮化するため，生着した後も角質層が形成されるまで湿潤状態を維持する。培養表皮移植の成否は，移植床の条件，特に真皮成分の有無，感染の有無などに大きく左右される。培養表皮は基底膜を介して移植床と生着するが，基底膜の形成ならびに表皮の分化には，表皮・真皮間の相互作用が重要な役割を果たしている。ところが，培養表皮をシャーレからDispaseやEDTAなどのカルシウムキレイト剤により剝がす過程で基底膜成分が破壊されてしまうため，真皮成分がない全層欠損創に移植しても生着は望めない。また創の感染により移植片は数日で融解し，感染創に移植しても生着は期待できない。皮膚全層欠損創の治療では，後述するようにあらかじめ真皮成分を移植床に形成し，無菌創に移植する。皮膚異常を治療する患者でも，感染予防のため移植の4〜5日前より抗生物質を内服させる。術後1週間は抗生物質を点滴し，その後は内服に切り換え，傷が治癒するまで続ける。

移植後の注意としては，乱雑に包帯交換するとせっかく生着しかかった培養表皮も剝がれやすく，ずれやすいので丁寧な操作が必要である。移植後4〜5日までは被覆材を残したまま上層部のガーゼのみを交換する。これを3〜4日おきに行う。熱傷創のような創の汚染が懸念される場合を除き，被覆材は通常2週間は取り換えない。感染兆候を認める場合には，被覆材を除き抗生剤含有のチュールガーゼに変更し滲出液をドレナージする。移植片の生着が悪ければ，ストックしておいた自家培養表皮を追加移植する。創面の上皮化完了後も3週間ほどはチュールガーゼやアダプティクガーゼでカバーし保護する。移植部が丈夫になった時点で皮膚移植後の後療法に準じ，レストンスポンジやサポーターで半年から1年間移植部位を圧迫固定する。この間，ステロイド軟膏やヒルドイド軟膏，ビタミンE含有軟膏などを経過に応じて塗布するとともに，露出部位であれば遮光する。また，瘢痕形成を予防するためトフラニスト®を3カ月から半年間投与し，色素沈着の予防のためビタミンCを内服するよう指導する。

C 自家培養表皮移植の臨床成績

分層皮膚欠損創，全層皮膚欠損創，瘢痕部剝削創への自家培養表皮移植の結果を検討すると，移植片の生着率，移植後の皮膚の外観，質感，機能，表皮の分化，皮膚再生などにおいて異なる成績がみられる。

1．分層皮膚欠損創への移植結果

対象疾患としては，II度の深達性熱傷創，刺青，白斑などがある。

培養表皮の最適母床は，分層皮膚採皮創のような感染のない真皮成分が残っている創面である。このような創に移植すると，移植片は完全に生着し，厚目の分層皮膚採皮創でも5〜7日で創は上皮化・治癒する（図13・9-a, b）。自然治癒箇所に比べ約1/3〜1/2の期間で治り創部痛もほとんどない。移植床との接着は強固なものとなり，表皮が剝がれるようなことはない。移植面は肥厚性瘢痕になることも少なく，非常に柔らかい。移植後1週の病理組織学的所見では，移植前の薄い表皮も，10数層に一様に分化し，厚くなっており，正常表皮の形態ができている。PAS染色，免疫組織染色で基底膜形成を調べると，ラミニン5，Type IVコラーゲン，Type VIIコラーゲン染色陽性の基底膜が構築されている（図13・9-c〜e）。Rete ridgeも同時期に形成され，真皮側では膠原線維，弾性線維を含め正常な真皮構造が見られ皮膚が再生している。

感染のないII度の深達性熱傷創，あるいはII度と

150　II. 創傷の治療

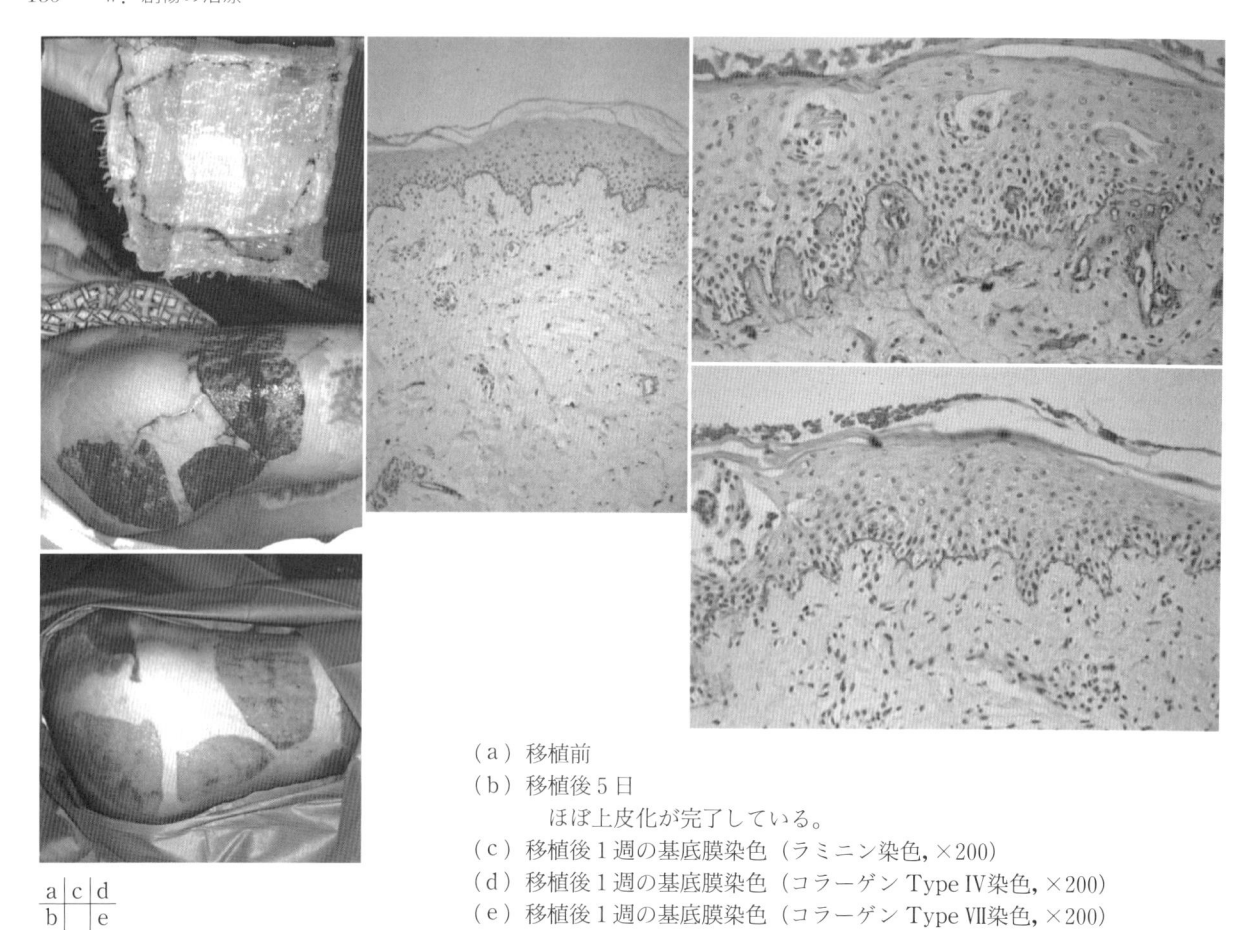

a	c	d
b		e

(a) 移植前
(b) 移植後5日
　　ほぼ上皮化が完了している。
(c) 移植後1週の基底膜染色（ラミニン染色, ×200）
(d) 移植後1週の基底膜染色（コラーゲン Type IV染色, ×200）
(e) 移植後1週の基底膜染色（コラーゲン Type VII染色, ×200）

図 13・9　厚めの分層皮膚採皮創への自家培養表皮移植例（18歳, 男）

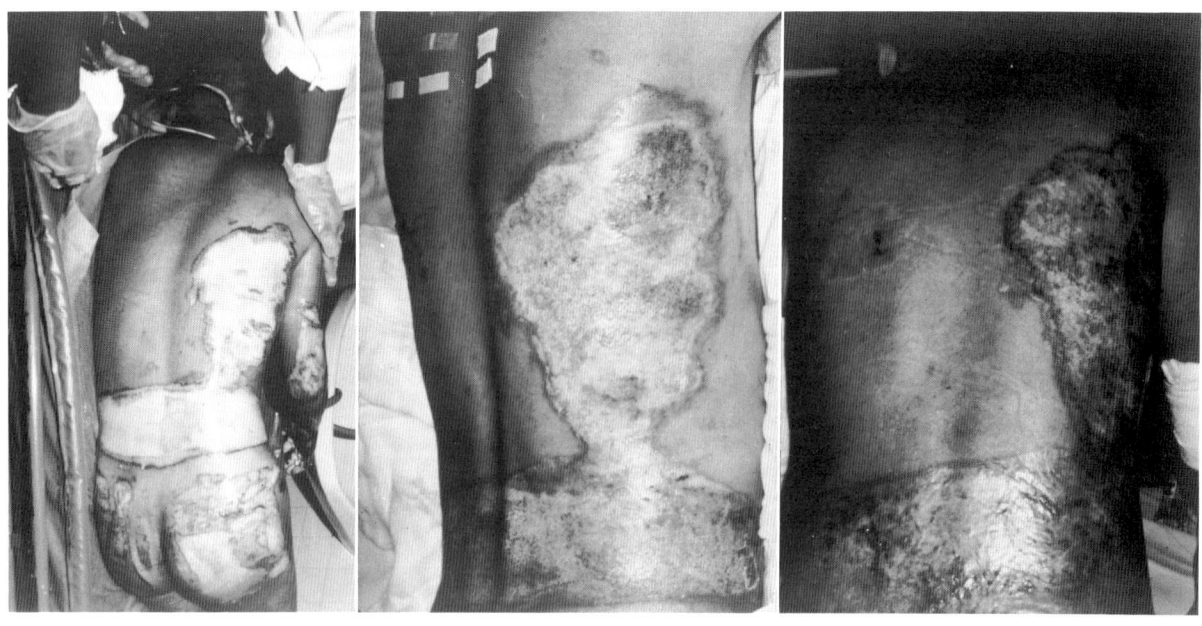

(a) 受傷直後
Deep burn と deep dermal burn が混在していた。

(b) 移植後1週
計 1,200 cm² の培養表皮を移植した。

(c) 移植後2週

図 13・10　熱傷創への自家培養表皮移植（背部, 腰部）

Ⅲ度の混在性熱傷創を治療する場合には，真皮成分を極力残すようにデブリードマンしてから培養表皮を移植する．その結果，移植後7日前後で平均90％以上の培養表皮が生着し，2週間後には厚い表皮で創面がカバーされ，治癒する（図13・10）．ただ，この時点ではまだ移植床との基底膜形成が遅く，乱雑な操作で表皮が剥がれかかることもあるので，慎重なガーゼ交換が必要である．いずれにしても，この深さの熱傷創であれば，感染が生じないかぎり，培養表皮移植だけで治療できる．移植部位も採皮創の場合と同様，早期より柔らかく拘縮は少ない．

広範囲刺青の治療にも本法は有用である．電動デルマトームやフリーハンド・ダーマトームを使用して，刺青の色が見えなくなるまで削る．よく止血した後に自家培養表皮を移植すると，ほぼ2週間程度で上皮化が完了する（図13・11）．通常，真皮深層まで深く削るため，移植部の瘢痕化は避けられないが，数年経過すると健常皮膚に似かよった皮膚の外観，機能が得られるようになる．

培養表皮には，表皮ケラチノサイトとともにメラノサイトが含まれている．このことは，単に創傷部を閉鎖するだけでなく，尋常性白斑などの脱色素性皮膚科疾患の治療にも有用である．PUVA治療に奏功せず，しかも病変が数年以上安定期にある白斑を治療対象とする．手術に際しては，冷却した生理食塩水をかけながら白斑部をグラインダーで削る．あるいは，フリーハンドデルマトームや電動デルマトームで瘢痕を生じない程度に浅く皮膚表面を削り，培養表皮を移植する．メラノサイトの移植が目的であるので，シャーレから培養表皮を剥がす際には，Dispaseの反応時間を長くして移植片を収縮させ，単位面積あたりのメラノサイトの密度を濃くしたものを移植すると結果がよい．移植片は完全に生着し傷跡も目立たない．3カ月ほどすると色素沈着を認め，6カ月から1年で周囲の健康な皮膚の色調に似かよってくる（図13・12）．また，白斑部の白髪が，色調改善とともに黒髪に変わってくる．病理組織学的には，表皮基底層に正常皮膚と同様な密度でメラノサイトが配列し，表皮細胞へのメラニン顆粒の取り込みが認められる．現在までに行ってきた症例では特に白斑の再発は認めていない．

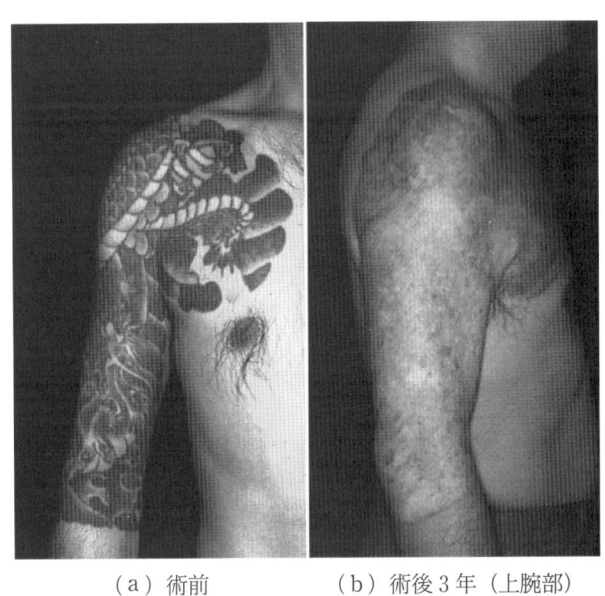

（a）術前　　　（b）術後3年（上腕部）
図 13・11　自家培養表皮移植による刺青の治療（58歳，男）

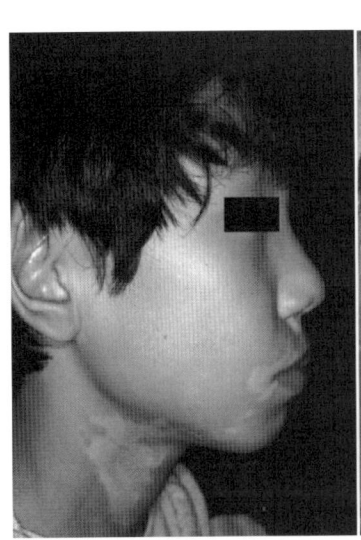

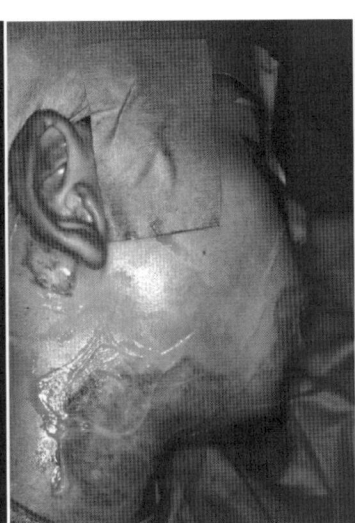

（a）術前　　（b）白斑部を薄く削り自家培養表皮を移植した状態　　（c）移植後1年8カ月　周囲健常皮膚と同じ色調が得られている．
図 13・12　自家培養表皮移植による尋常性白斑の治療（9歳，男）

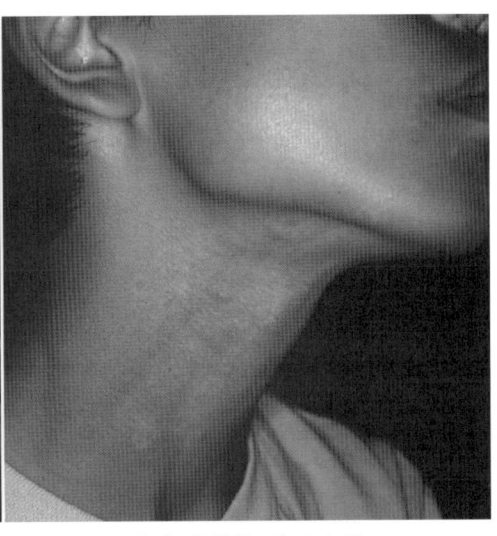

2. 全層皮膚欠損創への移植結果

対象疾患としては広範囲Ⅲ度熱傷，体表面の大部分を占めるような巨大色素性母斑が挙げられる。

自家培養表皮移植により多数の重症熱傷患者が救命されてきたが，いまだ確立した手術法として認識されていない。これはⅢ度熱傷創への生着率の低さにある。著者が以前に広範囲のⅢ度熱傷潰瘍へ移植した結果では，生着率は0～80％，平均約18％でよい結果は得られなかった。広範囲の熱傷面を覆えるだけの相当量の培養表皮を移植できるようになるには，少なくとも培養開始から3週間以上はかかる。さらに，重度の熱傷患者では全身状態が不安定なため手術時期も遅れがちとなる。著者らが当初，培養表皮を移植した症例では，受傷後平均して約47日に培養表皮を移植していた。この時期，不良肉芽創をデブリードマンしても数日で移植面は汚染され，移植床の環境は悪い。加えて，真皮成分が欠損しているため培養表皮はスムースには生着しない。生着しても表皮の厚くなるのが遅く，移植後10日たっても顆粒層までも分化していない。基底膜は移植後6週になって再構築されている。Anchoring fibril ができるには約5カ月を要し，完全な基底膜構造ができるにはかなりの期間を必要とする[22)23)]。また，3年以上経過しても rete ridge の形成は見られず，表皮と移植床との境界は平坦で，表皮の分化度も悪い。これは，瘢痕上皮に見られる所見と組織的には変わりがなく，不全角化を示すもの，あるいは角質層の過形成などの所見が得られている。このように，細菌に汚染された不良肉芽面へ移植しても成果は期待できない。

そこで，培養表皮移植により広範囲のⅢ度熱傷創を治療するには，皮膚移植による治療に比べより以上に熱傷創の管理が大切であるとともに，生着しやすい移植床づくりが必要となる。欧米では広範囲熱傷創の一時的被覆材として cadaver skin が用いられてきた。Cuono ら[24)]は自家真皮に代わるものとして同種真皮に着目した。熱傷面に移植した cadaver skin が拒絶される前に表皮を剝がし，同種真皮上に自家培養表皮を移植するという方法を報告した。Odessey[25)]の調査によると，この移植法では平均90％以上の生着率が得られ，熱傷肉芽創にそのまま培養表皮を移植した場合よりよい結果であったと報告している。自家培養表皮と同種皮膚とを併用して治療した著者の経験では，同種皮膚が生着している間は創の感染もほとんどなく，また同種真皮上に移植したため生着率70％以上という成績が得られた。移植片は同種真皮としっかり固着し，水疱を生じることもなく，スムースに傷が治癒した。そして，体表面の95％，85％を受傷した患児を救命することが

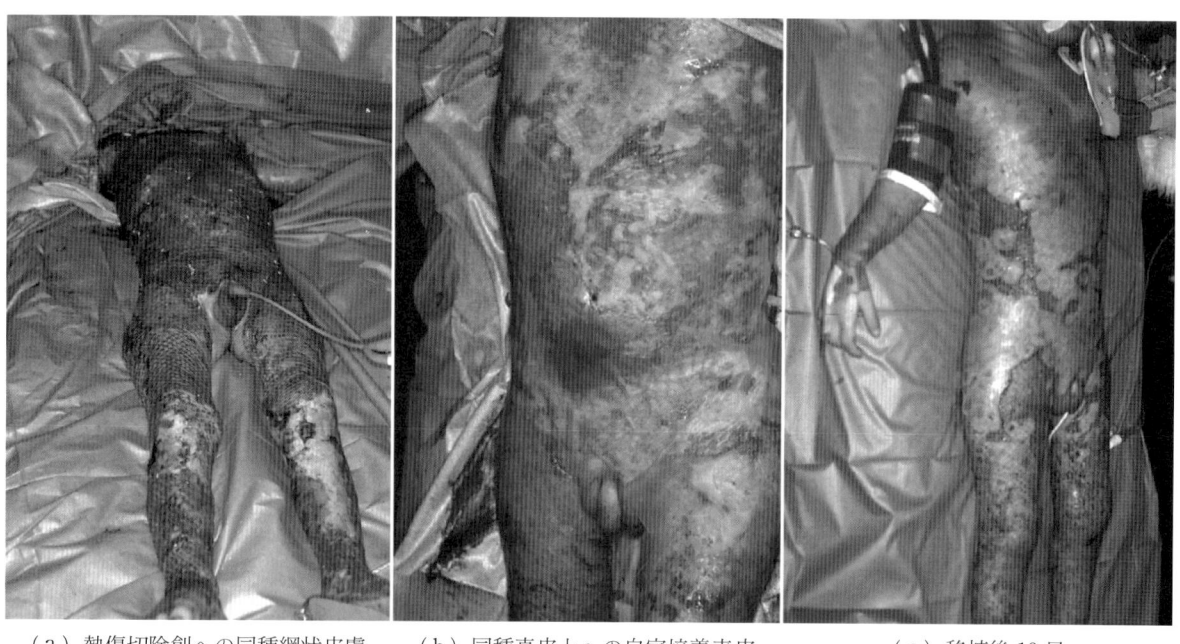

(a) 熱傷切除創への同種網状皮膚移植　　(b) 同種真皮上への自家培養表皮移植　　(c) 移植後19日　熱傷面の大部分が上皮化完了している。

図 13・13　同種皮膚と自家培養表皮移植による広範囲熱傷創の治療（2歳，男，TBSA 95％Ⅱ～Ⅲ度熱傷）

できた（図 13・13）。移植部位は柔らかく，正常皮膚に似かよった外観を示した[13]。

巨大色素性母斑の治療では創感染については心配ないが，母斑細胞が皮膚全層にあるため母斑を全切除すれば全層皮膚欠損創となり真皮成分は残らない。培養表皮をそのまま移植しても生着率は悪いので，III度熱傷創の治療で述べたように，同種皮膚と併用して治療する[14]。患児の両親から分層皮膚を採取し移植する。しかし，重症熱傷患者と違い同種移植片に対する拒絶反応は正常に保たれているので，新鮮な同種皮膚を移植すると 10 日程度で拒絶されてしまう。そこで，移植片の抗原性を抑えるため 1 カ月以上凍結保存操作を行うとともに，GVHD の血液処置に準じて放射線照射し，そのうえで母斑切除創に同種皮膚を移植する。同種皮膚移植後 1 週から 10 日に抗原性の高い表皮をガーゼなどでこすり剥がしてから，同種真皮上に移植する。このように行うと培養表皮の生着もよい（図 13・14）。一方，同種皮膚が手に入らない場合には，真皮層をいくらかでも残すようにして母斑を電動デルマトーム，フリーハンド・ダーマトームを使って深く削り移植する。ただ母斑が残存しているため結果は劣る。

3．瘢痕剥削創への移植結果

広範な陳旧性の扁平な熱傷瘢痕（色素沈着，脱失，軽度の凹凸がある瘢痕），皮膚移植後の色素沈着ある

（a）術前

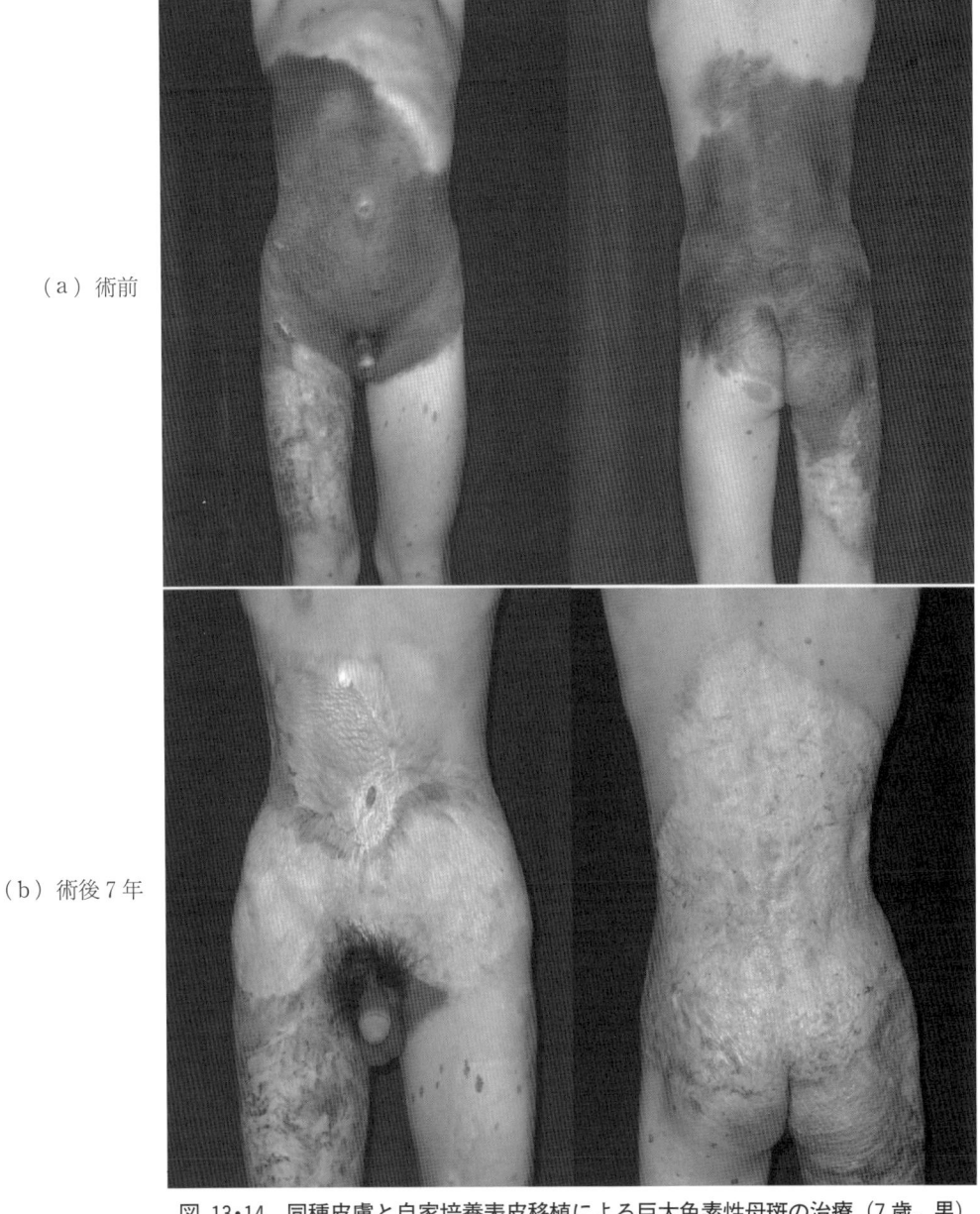

（b）術後 7 年

図 13・14　同種皮膚と自家培養表皮移植による巨大色素性母斑の治療（7 歳，男）

いは網状植皮術後の網目様異常などが治療の対象となる[18)~22)]。

熱傷瘢痕の治療

手術法

疾患により手術法も若干違うが，Schreu'sのグラインダー，電動デルマトーム，フリーハンド・ダーマトームなど使用して，瘢痕部の表面を削り自家培養表皮を移植する。線状の瘢痕拘縮がある場合には，あらかじめZ形成術などの方法により前もって拘縮を取り除いてから移植する。同時に培養表皮を移植することもある。

手術の結果

瘢痕部表面を薄く削って真皮様組織上に移植すると，培養表皮はほぼ完全に生着し，移植後1～2週で大部分の創は上皮化治癒する。その後の経過観察の結果では，外観・質感が改善した例，効果がなかった例などが見られた。これは，移植床に真皮成分が残存しているか否かの違いが大きい。II度熱傷後の色素沈着や脱失を認める瘢痕では，真皮層が残存しているため結果がよい。移植後1年経過すると，色素脱失あるいは色素沈着が改善し正常皮膚の色調に似かよってくる（図13・15）。移植部位は柔らかく，さらに圧迫治療により凹凸ある瘢痕も平らになってくる。皮膚紋理（しわ）が再生し，皮膚の弾性，水分保持能とも正常皮膚に近い値をとり肌触りもよい。移植例の中には，ところどころ発毛している例も見られる。病理組織学的には移植後数週間で基底膜が形成される。Transglutaminase I，Filaggrin，Kerati 6などの表皮分化マーカーは，移植後10カ月で正常表皮に類似してくる。

一方，III度熱傷後の硬い瘢痕では，同様な治療を行っても外観・機能・組織のいずれの面においても改善しない。

網状皮膚移植部をデルマトームで削ってから移植すると，網目様異常も目立たなくなる（図13・16）。また，皮膚移植後の色調不整を示す例，例えば下腹部の皮膚を顔面に移植された症例（図13・17），あるいは手掌部に移植された症例なども，顔面や手掌部由来の皮膚を培養して移植すると周囲の正常皮膚に似かよった色調が得られるようになる。このように，皮膚の色調異常を示すような症例に自家培養表皮移植による治療法は優れた治療法と言える。

D 同種培養表皮移植の臨床成績

著者らが2005年までに同種培養表皮移植を行った176症例の内訳とその結果を示す（図13・18）。同種培養表皮移植の適応としては，分層皮膚採皮創，superficial dermal burn，deep dermal burn，刺青切除創などがある。また小範囲熱傷潰瘍，糖尿病性

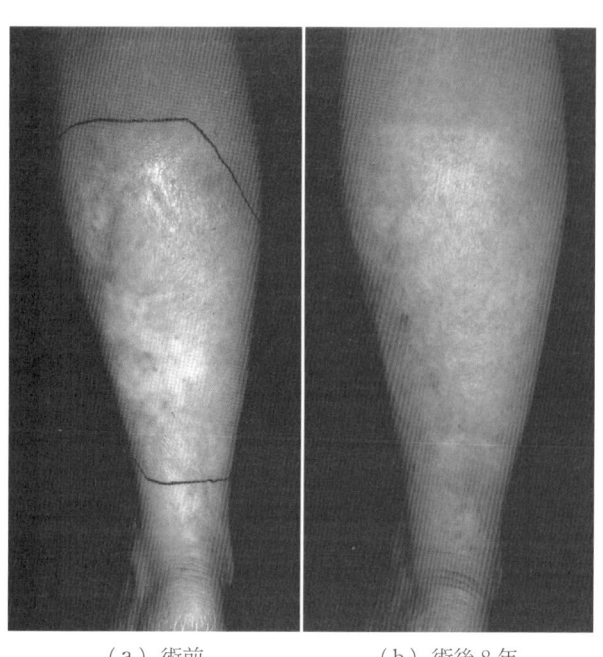

　　　（a）術前　　　　　（b）術後8年
図 13・15　色素脱失・沈着熱傷を伴う熱傷瘢痕の治療
　　　　　　　　　　　　　　　　（21歳，女）

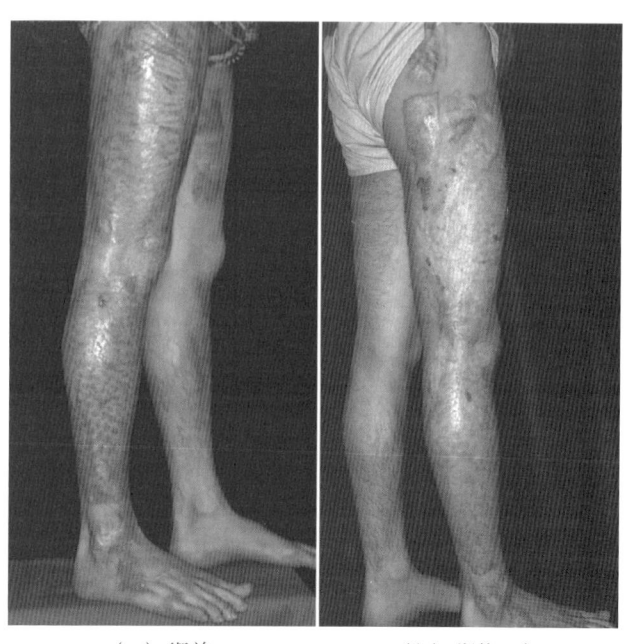

　　　（a）術前　　　　　（b）術後4年
図 13・16　網状皮膚移植後の網目様異常の治療（31歳，男）

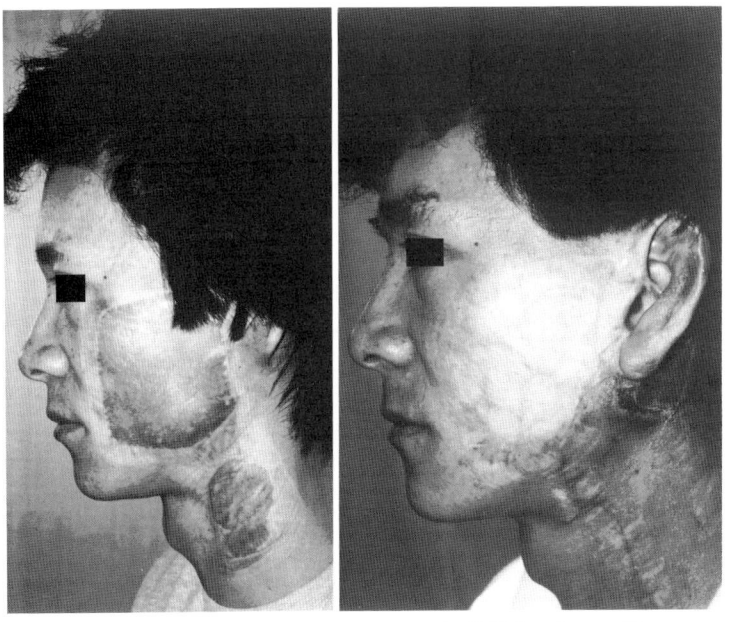

(a) 術前　　　　（b) 移植後2年6カ月
図 13・17　皮膚移植後の色素沈着症例

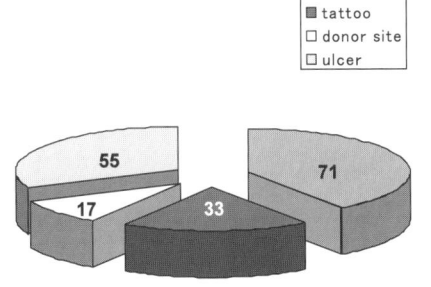

図 13・18　同種培養表皮による治療例の内訳

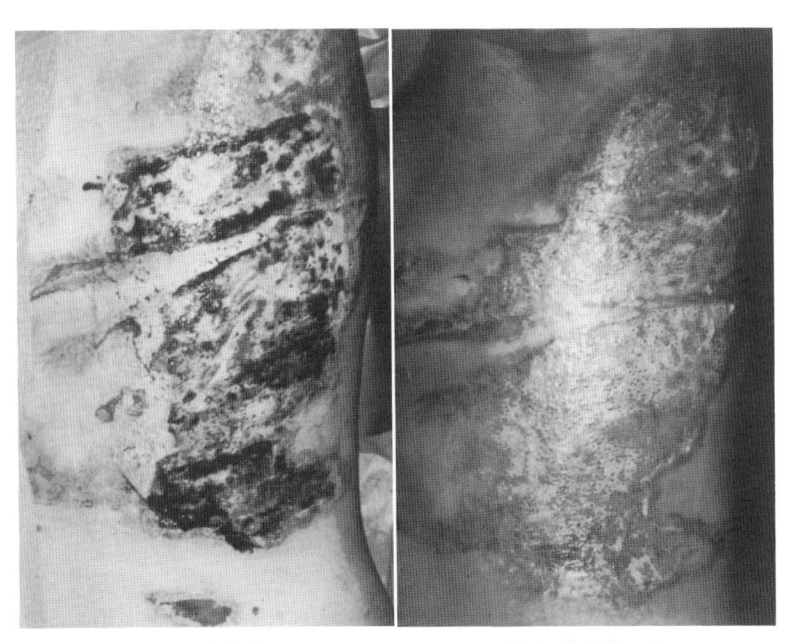

(a) 移植前　　　　（b) 移植後7日
図 13・19　同種培養表皮移植による熱傷創の治療

潰瘍などにも有用である。移植片の種類としては，新鮮培養表皮，凍結培養表皮，凍結乾燥培養表皮がある。

1. 分層皮膚採皮創の治療

新鮮培養表皮を移植すると移植片はほぼ完全に固着し，移植後1週から10日で創は表皮化・治癒する。凍結培養表皮移植，凍結乾燥培養表皮でもほぼ同様な結果が得られる。同種培養表皮移植を採皮創に移植するとコントロール（自然上皮化部位）に比べて約半分の期間で治り，採皮部の痛みも格段に少ない。移植片に対する拒絶反応も肉眼的に見られず，あたかも生着したかのような印象である。移植部位はコントロール部に比べて瘢痕化が少なく柔らかい。

2. 熱傷創の治療

SDB では水疱膜を除いて，DDB では表面の壊死創を削ってから移植する。移植片が創面に表皮化し

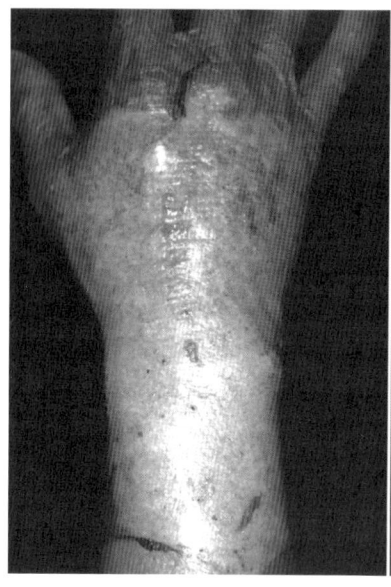

(a) 右手背に凍結乾燥同種培養　　　　　　(b) 治療後2カ月
　　　　　表皮移植を行った。左手背に　　　　　　　右手背は瘢痕形成が少ない。
　　　　　は保存的治療を行った。

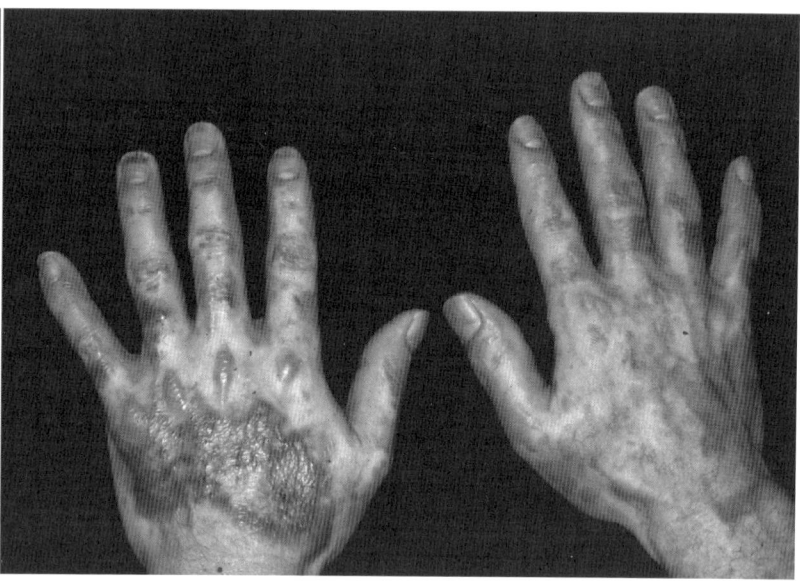

図 13・20　同種凍結乾燥培養表皮移植による熱傷創の治療（37歳，男）

ている間に，皮膚付属器からの表皮の遊走が促進され，1週間から10日程度で治癒する（図13・19）。採皮創への移植結果と同様，自然上皮化部分に比べて痛みも軽度で瘢痕形成も少ない（図13・20）。小範囲のIII度潰瘍の場合には，1週おきに移植する。これにより良好な肉芽が形成されるとともに，周囲皮膚からの上皮化により短期間で治癒する。

3．移植後の組織像

新鮮，凍結あるいは凍結乾燥同種培養表皮の採皮創への移植結果では，移植した表皮は厚くなり1週間前後で角質層まで分化している。同種移植片に対する明らかな拒絶反応は見られない（図13・21）。

E 考　察

1．表皮細胞の培養について

皮膚は生体内部を保護する宇宙服のようなものである。広範囲に渡って皮膚が損傷すると，生命の保持に重大な支障を来たすようになる。真皮および表皮からできている皮膚の中でも，表皮基底細胞から分化した角質層が，外界の環境から生体を直接保護する重要な働きをなしている。そこで，この表皮を培養するためにGreenらの3T3 cellを使った培養法[2]やcollagen gelでコーティングしたシャーレ面で培養する方法[26]，あるいはBoyceらのMCDB 153培地を使った無血清培養法[27]が報告されている。著者の経験からは，後二者の方法では初代培養が難しく，現在までの臨床例の大半はGreenらの培養法で行われている。この方法により初代培養での線維芽細胞からの増殖にも悩まされず，しかも低密度での培養が可能となった。約1 cm^{2}の皮膚から継代培養してゆくと，最終的には約2 m^{2}の表皮ができると報告されている[28]。著者の経験でも，約10 cm^{2}の分層皮膚があればヒトの全体表面を覆うことができる。表皮細胞の増殖・分化もよく，厚い表皮シートの移植も可能である。健常な皮膚がわずかしか残っていないような広範囲熱傷患者では理想的な培養法と言え，実際これによって広範囲のIII度熱傷面をカバーし，救命することもできるようになった。

3T3 cellがシャーレ面での表皮細胞の接着・増殖・分化にfeeder cellとしてどのように効果的に働いているかは，いまだよくわかっていない。今までの見地からは，3T3 cellが何らかの物質，たとえばコラーゲン，ラミニン，フィブロネクチンなどを産生してシャーレ面を調整し，あるいはFGFなどを培地中に放出して，表皮細胞の培養環境に合った条件を整えるのではないかということが指摘されている。これらに加え，表皮細胞のコロニーが拡大する

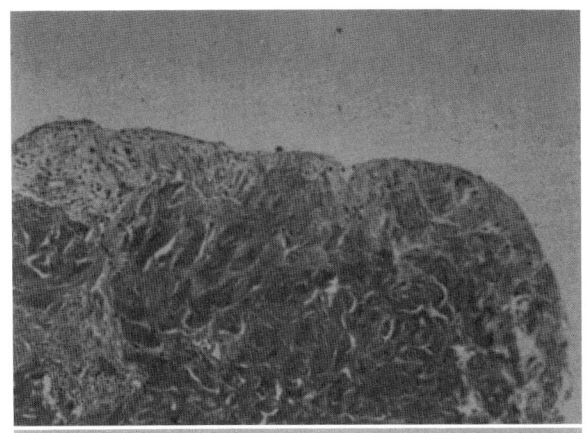

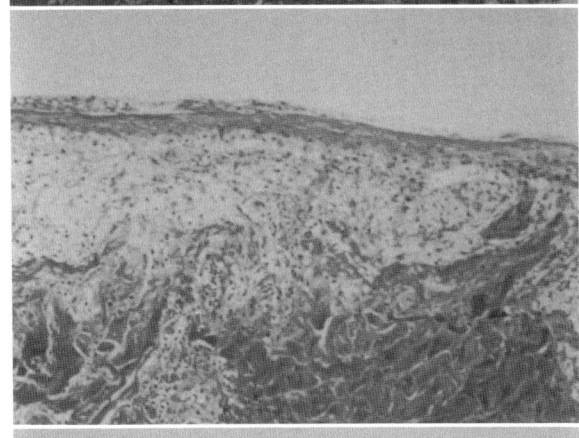

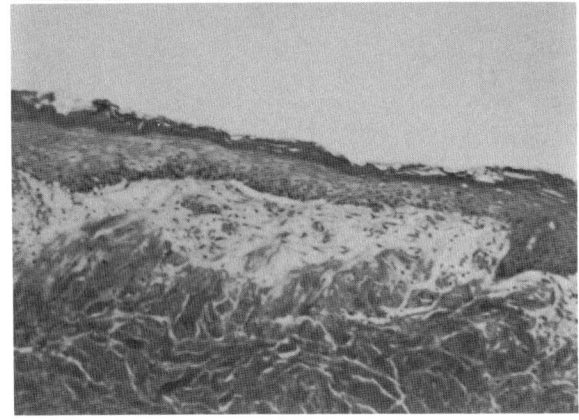

(a) コントロール
(b) 凍結培養表皮移植
(c) 新鮮培養表皮移植

図 13・21 採皮創への同種培養表皮移植，移植後 6 日の病理組織学的所見（HE 染色×100）

を目指す必要があるが，現在までに Green 法により上記の事態が生じたとの報告はない。

2. 自家培養表皮による熱傷の治療

1984 年 Gallico ら[4]は，97％以上の熱傷患児 2 例を自家培養表皮移植で救命した。培養表皮を生体に移植すると，短期間に広範囲の創面が上皮化治癒することがわかり[29]，その後，多くの熱傷施設でこの治療法が試みられている。しかしながら，この治療法の将来性は皆認めているものの，重症熱傷の確実な治療法としての地位を占めるまでには至っていないのが現状である。これは皮膚移植とは違い，シャーレの中で人為的に作られた培養表皮の移植ということに起因している。この治療法を効果的に行うにあたっては，以下の事柄に注意すべきであると考えられる。

第 1 に，移植が成功するには，生体に近い表皮になるよう，品質のよい培養表皮を移植する必要がある。ところどころ穴が開いたような表皮，あるいはバラバラになりそうな表皮，また薄い表皮では，どうしても移植の成績は悪い。

つぎに，移植床の状態を把握し，培養表皮が生着しやすいような適切な移植床作りが大切である。培養下での無菌的な環境から一転して，細菌に汚染された不良肉芽面に移植されると，培養表皮の運命は明らかである。細菌自体，あるいは滲出液に含まれる蛋白分解酵素により表皮の形態は壊され，数日で跡形もなく消失してしまう。実際，ここで示したⅢ度熱傷面への培養表皮の平均生着率が 18％と悪いのは，保存的な熱傷面の管理により，不良肉芽創に移植した結果を反映している。しかし，感染がないⅡ度の深達性熱傷，あるいはⅡ度とⅢ度の混在性熱傷には，従来の皮膚移植に比べ，移植片の生着についても遜色がないし，移植後の外観もよい。諸家の治療結果も同様で，広範囲のⅢ度の熱傷創を保存的に治療してから不良肉芽面へ移植した場合，生着率が平均で 15％前後であるのに対し，健康な肉芽面では 80％の成績を得ている[30]。

このような移植床の状態による治療成績の大きな違いは，移植部の細菌感染，それに真皮の欠損などが関係している。この点，培養表皮移植では，今までのような熱傷創の管理および移植法では，治療効果にも限界があることを示すものである。しかし，

時期には，真皮由来の 3T3 細胞と表皮細胞とが相互に接触していることが重要であると考える。これは表皮細胞のコロニーが 3T3 cell で囲まれていないと，コロニー辺縁の表皮細胞の形は大型化し，増殖が悪くなる傾向が見られるからである。

3T3 cell という異種細胞由来のウイルス感染，FCS 使用による BSE 感染の危険性などを危惧するむきもあり，今後 feeder cell なしでの無血清培養法

健康な皮膚がわずかしか残っていない広範囲熱傷患者の治療では，現在のところ自家培養表皮移植による治療法が最終的に残された唯一の手段であり，今後もその有用性は変わらない。そこで，この治療法を生かすにあたっては，以下に示すように，培養表皮が生着するに適した母床への移植，さらにはあらかじめ移植床を整備しておくことが重要になってくる。

受傷後まだ創面の感染が起こらない時期に，早めにデブリードマンして同種皮膚で創面をカバーし創状態を無菌的に保ちながら，培養表皮の用意ができた時点で移植片の拒絶反応が起こらない早期に同種皮膚移植部の表面を剝削して，同種の真皮上に移植する方法[24]が報告されている。この方法だと脂肪層も温存でき，しかも良好な同種真皮面に移植するため，移植片の生着もよい。スキンバンク制度が発達している諸外国での培養表皮の生着率が60〜80％と高いのは，上記のような方法をとった結果と考えられる。著者の経験でも広範囲熱傷患者に親の皮膚を移植し，その後自家培養表皮を移植した症例では，不良肉芽面に培養表皮を移植した症例に比べて格段に成績がよい。移植片の70％以上が生着し，短期間に創の閉鎖をみている。

培養表皮は従来の皮膚移植と違い表皮のみの移植であるため，移植床への生着機序が異なる。皮膚移植では移植床と移植片との間に血管系が再構築し，血流が再開して移植片が生着する。ところが，培養表皮では上記と違い，移植床との間で基底膜が形成されて，はじめて生着したものと言える。表皮と真皮にある基底膜は，真皮および表皮から形成される。しかし，真皮が欠損した肉芽創や瘢痕上に移植すると，この基底膜の再構築過程は真皮上に移植した場合とは異なる。採皮創への結果でもわかるように，真皮の上に移植すると培養表皮はほぼ100％完全に生着し，しかも基底膜は移植後1週でできる。移植後の外観もよく，組織でも正常の皮膚構造ができている。ところが，熱傷肉芽面に移植しても，同様な結果は見られない。この点，同種の真皮上では，自家の真皮の場合と似たような効果が得られる。自家であろうが同種であろうが，いったん母床より真皮内へ血行が再開すると，真皮と培養表皮との接着性が高まり，基底膜は早期に再構築される。このことは，基底膜の再構築を促進する作用が，同種真皮で

も機能しているのではないかと考えられる。

上述のように，熱傷面への同種植皮は，従来言われてきたように生体包帯としてだけでなく，自家培養表皮移植の成績を上げるうえからも効果的であることが示された。特に人工真皮で真皮を再建することが難しい現在，同種皮膚移植は有用な手段である。現在，わが国でもスキンバンク制度が確立し広範囲熱傷患者に使用できるようになってきた。今後，自家培養表皮との併用治療が一層進むものと考える。

3．培養表皮による皮膚異常の治療について

熱傷の治療にもまして，自家培養表皮は皮膚異常を治療するのに有用な手段である。熱傷後の瘢痕や皮膚移植後の色素沈着を治療する場合，従来special skin grafting法が行われてきた。しかし，異常部分の広さに見合う皮膚が必要で，治療する面積が広ければ採取部の犠牲も大きく，その使用にもおのずと限界があった。この点，培養表皮移植による治療法だと採取部の犠牲も考慮する必要がなく，広範囲の皮膚表面の異常を治療できる。しかも，移植床の感染がないため，移植片はほぼ完全に生着する。培養表皮もdonor specificityを有しており[19]，移植部近傍から採皮した培養表皮を移植すると周囲の正常皮膚に似かよってくる。そして，培養表皮には正常の機能をもつメラノサイトが含まれており，移植後の外観もよく，白斑などの色素脱失の治療にも有効な治療法である。また，分層皮膚とは違い移植片の拘縮を起こす原因となる真皮部分が含まれていないため，周囲皮膚との継ぎ目がなく，目立たない。移植片自体による拘縮も引き起こさない。成熟瘢痕を残すように皮膚表面を浅く削って移植する限りにおいては，移植部の拘縮はまったく見られない。かえって，術前より移植した部位が柔らかい傾向にある。これらは皮膚移植では見られない特徴で，培養表皮の使用に際しての大きな利点とも言える。

一方，移植床に真皮成分がないと瘢痕上皮となり皮膚の機能，外観の点からも治療効果はないので，この治療法を行う場合には適応症例を十分考慮する必要がある。

広範な刺青でも数回の治療で刺青を完全に取り除くことができる[12]。前腕から肘，上腕部にかけて刺青を切除し移植したような症例でも正常な真皮上に移植する限りにおいて関節拘縮はなく，従来の皮膚移

植よりはよいという印象を得ている。このように自家培養表皮移植は熱傷創の治療とともに，整容的意味合いを持つ疾患の治療には，患者の希望に沿った治療法であると言え，今後，形成外科方面で広く使用されるようになるものと考える。

一方，巨大色素性母斑の治療においては問題点も多い。母斑の全切除に加えて整容的改善も要求される。母斑の面積が比較的狭い場合には分割切除で，あるいは皮膚移植単独，もしくは人工真皮と皮膚移植とを併用して治療すれば，整容上よい結果が得られる。しかし，体表面の半分以上を占めるような広範囲巨大色素性母斑，母斑が点在し採皮部がないような症例では上記の治療を行うのも難しい。このような場合，III度熱傷創の治療に準じた治療が必要となるが，同種皮膚の提供者の有無，移植片の抗原性をいかに少なくするか，移植床側の移植片に対する拒絶反応への対策などの問題点が生じてくる。これに関して，今まで廃棄していた母斑を有効活用できないか研究中である。

4．In vitro での真皮再生

皮膚再生医療の究極の目的は，生体皮膚に近い真皮・毛包・脂腺・汗腺といった皮膚付属器を兼ね備えた tissue engineered skin を in vitro あるいは in vivo で再生することにある。真皮は，線維芽細胞が分泌したコラーゲン線維や弾性線維，それに各種のグリコサミノグリカンより形成され，スポンジ様構造をなす。この中に微細な血管網が張り巡らされ，体温を調節し皮膚への栄養分を補給している。真皮により皮膚の性状や質感が左右される。ゆえに，機能的，外観的に優れた培養皮膚を得るには真皮の開発，研究が大変重要となる。

Boyce ら[31]は皮膚再生を目指し，コラーゲンとグリコサミノグリカンから構成されるコラーゲンスポンジを scaffold にして，表皮細胞と線維芽細胞を培養した複合培養皮膚を開発し重症熱傷治療に応用した。III度熱傷創への移植結果では，自家網状皮膚移植の生着率と大差ない生着率 90% という好成績で，移植後の皮膚の質感，外観とも優れた成績を残している。Suzuki ら[32)33)]はハイブリッド型の人工皮膚を開発した。これは独自に開発した人工真皮（ペルナック®）に表皮細胞と線維芽細胞を播種し，移植片への血管侵入を促進するために徐放化 bFGF（線維芽細胞増殖因子）を添加したものである。現在，臨床治験を申請中で今後の臨床報告が待たれる。

一方，フィブリン糊は表皮幹細胞の維持能力に優れており[34]，フィブリン糊上で表皮細胞を培養し移植する方法も報告され[35)36)]，著者の施設でも臨床応用してきた（図 13・10）。さらに，猪口ら[37]は表皮細胞に加えて線維芽細胞を含む培養皮膚を熱傷患者に移植し，平均 80% という高い生着率を得た。無細胞真皮（商品名：アロダーム®）は米国および韓国で販売されて，主として体内充填材として形成・美容外科方面で使用されている。高見ら[38]は同種真皮を scaffold にして，そこに表皮細胞，線維芽細胞を培養して熱傷創に移植した。拒絶反応の対象となる細胞成分がないため，移植片の抗原性も低く，また生体由来の真皮マトリックス上で培養するため，培養皮膚の形態も皮膚構造に類似し移植後の結果も優れている。このように各種の scaffold に表皮細胞単独あるいは線維芽細胞を組み込んだ複合型の培養皮膚が報告され，将来的には新規 scaffold の開発，微小血管系や皮膚付属器の構築を目指した研究が推進されてくると思われる。現時点では，上記に挙げた培養皮膚を移植しても皮膚付属器の再生をみたとの報告はない。Oshima ら[39]は，遺伝子組み換えマウスによる実験で毛包部のバルジにある幹細胞が毛包，内外毛根鞘，脂腺，表皮への多分化能を示すことを報告した。ヒトの毛包幹細胞が同様に多分化能を示すとすれば，皮膚付属器の再生が可能なことを示唆するものである。

5．創傷治療材としての同種培養表皮，同種線維芽細胞の有用性

深達性II度熱傷は創部の感染などにより，容易にIII度熱傷に移行する。深達性II度熱傷の上皮化を促進させることは，患者の苦痛を早期に取り除くだけでなく，治療期間の短縮にもつながる。また，二次的に瘢痕拘縮が生じる可能性も少なくなる。自家移植だと，移植できるようになるには，培養を始めて約 2 週間かかる。ところがあらかじめ大量に培養しておいた凍結培養表皮あるいは凍結乾燥培養表皮を保存しておけば，同種移植片としてすぐに移植できる。同種培養表皮は通常の創傷被覆材と違い単に創面を保護するだけではなく，培養表皮が産生する各種のサイトカインやマトリックスを放出するため，

創傷治癒が促進され採皮創やⅡ度深達性熱傷創のような皮膚付属器が残っている創面に移植するとあたかも生着したかのように創は表皮化し，従来の創傷被覆材に比べて約半分の期間で治癒する。新鮮同種培養表皮，凍結保存培養表皮，凍結乾燥培養表皮の採皮創での治癒期間を比較しても3者ともほぼ同じ成績である。早期に表皮化するため，瘢痕形成が少なく傷跡がきれいで，移植部位は柔らかい。同種移植に伴う移植片に対する拒絶反応も肉眼的には見られず，臨床応用された当初は同種培養表皮は永久生着すると思われていた。その後の研究により数週間以内に拒絶反応を受け脱落してしまうことが判明した[40〜43]が，拒絶反応を惹起する表皮ランゲルハンス細胞が培地交換とともに消失するため，移植片の抗原性の低下が示唆されている[44,45]。

一方，線維芽細胞は増殖性に優れ，培養表皮と同じく VEGF をはじめとして各種のサイトカインやコラーゲン，フィブロネクチンといった細胞外マトリックスを産生し創傷治癒を促進する。そこで，表皮細胞の代わりに線維芽細胞を組み込んだ同種皮膚代替物が市販されている。欧米ではバイオブレン（ナイロンメッシュ）に線維芽細胞を組み込んだ Transcyte™（スミス・アンド・ネフュー社，UK）が熱傷創の治療材として，またバイクリルメッシュ（吸収縫合糸）に線維芽細胞を組み込んだ Dermagraft™（同社）が難治性皮膚潰瘍の治療材として認可されている。日本では，黒柳[46]がヒアルロン酸とアテロコラーゲンからなる scaffold に新生児由来の線維芽細胞を組み込んだ培養真皮を開発し，熱傷潰瘍，下腿潰瘍，褥瘡などの難治性潰瘍の新たな治療法として多施設で臨床展開中である。その他，Ⅰ型コラーゲンに新生児由来の同種表皮細胞と同種線維芽細胞を播種した Aprigraf™（Organogenesis 社，米国）などがある。このように同種細胞を組み込んだ創傷治療材については，市販の biological dressing 製材より優れた臨床成績を示しており，市場も広いため産業界も踏み込みやすい立場にあり，今後一層，研究・開発・臨床応用に拍車がかかるものと思われる。

（熊谷憲夫）

文献

1) Billingham RE, Reynolds J : Transplantation studies on sheet of pure epidermal epithelium and on epidermal cell suspension. Br J Plast Surg 5 : 25-36, 1952
2) Rheinwald JG, Green H : Serial cultivation of strains human epidermal keratinocytes ; The formation of keratinizing colonies from single cells. Cell 6 : 331-343, 1975
3) O'Connor NE, Mulliken JB, Banks-Schlegel S, et al : Grafting of burns with cultured epithelium prepared from autologous epidermal cells. Lancet 1 : 75-78, 1981
4) Gallico GG, O'Connor NE, Compton GC, et al : Permanent coverage of large burn wounds with autologous cultured human epithelium. New Engl J Med 311 : 448-451, 1984
5) 熊谷憲夫，仁科博道，保坂登美子ほか：ヒト培養表皮移植に関する研究；自家培養表皮移植による広範囲熱傷創の治療．日形会誌 5 : 463-474, 1985
6) Kumagai N, Nishina H, Tanabe H, et al : Clinical application of autologous cultured epithelia for the treatment of burn wounds and burn scars. Plast Reconstr Surg 82 : 99-110, 1988
7) 熊谷憲夫，田辺博子，鈴木 出ほか：創傷面への同種培養表皮移植―移植効果ならびに移植片の抗原性について．日形会誌 8 : 574-585, 1988
8) 熊谷憲夫：培養表皮による熱傷創の治療：TOPICS. 皮膚病診療 10 : 1088-1093, 1988
9) 熊谷憲夫，田辺博子，鈴木 出ほか：創傷面への同種培養表皮移植―移植結果ならびに移植片の抗原性について．日形会誌 8 : 574-585, 1988
10) 熊谷憲夫，田辺博子，荻野洋一：熱傷創，採皮創への自家および同種培養表皮移植．熱傷 16 : 23-31, 1990
11) 熊谷憲夫，田辺博子：培養表皮移植による皮膚醜形の治療．手術 45 : 692-698, 1991
12) Kumagai N : Grafting of autologous and allogeneic cultured epithelium after excision of tattoos. Eur J Plast Surg 17 : 312-315, 1994
13) 松崎恭一，熊谷憲夫，福士信哉ほか：同種皮膚・自家培養表皮移植による広範囲熱傷患者の治療；治療4年後の移植部の検討．形成外科 38 : 193-200, 1995
14) Kumagai N, Oshima H, Tanabe M, et al : Treatment of giant congenital nevi with cryopreserved allogeneic skin and fresh autologous cultured epithelium. Ann Plast Surg 39 : 483-488, 1997
15) Kumagai N, Uchikoshi T : Treatment of extensive hypomelanosis with autologous cultured epithelium. Ann Plast Surg 39 : 68-73, 1997
16) Kumagai N : Clinical application of autologous cultured epithelia for the treatment of burns and disfigurement of skin surfaces. Methods Mol Biology Epithelial Cell Culture Protocols, edited by Wise C, pp 185-196, Human Totowa Press, New Jersey, 2002
17) 田辺博子，熊谷憲夫，打越敏之：移植前培養表皮シートの形態学的評価；培地中のカルシウム濃度調整によ

る分化誘導後．日形会誌 10：855-869，1990
18) Rochat A, Kobayashi K, Barrandon Y：Location of stem cells of human hair follicles by clonal analysis. Cell 76：1063-1073, 1994
19) Kumagai N, Oshima H, Tanabe M, et al：Favorable donor site for epidermal cultivation for the treatment of burn scars with autologous cultured epithelium. Ann Plast Surg 38：506-513, 1997
20) Nishimura EK, Jordan SA, Oshima H, et al：Dominant role of the niche in melanocyte stem-cell fate determination. Nature 416：854-860, 2002
21) 熊谷憲夫，田辺博子：自家および同種培養表皮移植の展望．日外連学会誌 23：79-80，1991
22) 相原正記，伊沢宏和，熊谷憲夫ほか：移植されたヒト培養表皮における基底膜の免疫組織化学的研究．日形会誌 8：410-418，1988
23) Aihara M：Ultrastructural study of grafted autologous cultured human epithelium. Br J Plast Surg 42：35-42, 1989
24) Cuono C, Langdon R, McGuire J：Use of cultured epidermal autografts and dermal allografts as skin replacement after burn injury. Lancet 1：1123-1124, 1986
25) Odessey R：Addendum；Multicenter experience with cultured epidermal autograft for treatment of burns. J Burn Care Rehabil 13：174-180, 1992
26) Karasek MA, Charlton ME：Growth of postembryonic skin epithelial cells on collagen gels. J Invest Dermatol 56：205-210, 1971
27) Boyce ST, Ham RG：Calcium regulated differentiation of normal human epidermal keratinocytes in chemically defined clonal culture and serum free serial culture. J Invest Dermatol 81：33 S-40 S, 1983
28) Green H, Kehinde O, Thomas J：Growth of cultured human epidermal cells into multiple epithelia suitable for grafting. Proc Natl Acad Sci USA 76：5665-5668, 1979
29) Compton CC, Gill JM, Bradford DA, et al：Skin regenerated from cultured epithelial autografts on full-thickness burn wounds from 6 days to 5 years after grafting；A light, electron microscopic and immunohislochemical study. Lab Invest 60：600-612, 1989
30) Auböck J, Fritsch P：Epidermal allografts in human；An uttainable dream? Dermatologica 175：161-165, 1987
31) Boyce ST, Kagan RJ, Yakuboff KP, et al：Cultured skin substitutes reduce donor skin harvesting for closure of excised, full-thickness burns. Ann Surg 235：269-279, 2002
32) Maruguchi T, Maruguchi Y, Suzuki S, et al：A new skin equivalent；Keratinocytes proliferated and differentiated on collagen sponge containing fibroblasts. Plast Reconstr Surg 93：537-544, 1994
33) 佐生泰美，森本尚樹，川添 剛ほか：人工真皮を用いたハイブリッド型人工皮膚の開発．形成外科 47：857-865，2004
34) Pellegrini G, Ranno R, Stracuzzi G, et al：The control of epidermal stem cells (holoclones) in the treatment of massive full-thickness burns with autologous keratinocytes cultured on fibrin. Transplantation 27：868-879, 1999
35) Ronfard V, Rives JM, Neveux Y, et al：Long-term regeneration of human epidermis on third degree burns transplanted with autologous cultured epithelium grown on a fibrin matrix. Transplantation 70：1588-1598, 2000
36) Carsin H, Ainaud P, Le Bever H, et al：Cultured epithelial autografts in extensive burn coverage of severely traumatized patients；A five year single-center experience with 30 patients. Burn 26：379-387, 2000
37) 猪口貞樹：自家複合型培養皮膚移植．医学のあゆみ 200：231-235，2002
38) 高見佳宏，島崎修次，山口 亮ほか：無細胞真皮マトリックスを担体とした tissue engineered skin（複合型培養皮膚）の臨床応用．形成外科 47：867-873，2004
39) Oshima H, Rochat A, Kedzia C, et al：Morphogenesis and renewal of hair follicles from adult multipotent cells. Cell 104：233-245, 2002
40) Eisinger M：Regeneration of epidermis by cells grown in tissue culture. J Am Acad Dermatol 12：402-408, 1985
41) Auböck J, Irschick E, Romani N, et al：Rejection, after a slightly prolonged survival time of Langerhans cell-free allogeneic cultured epidermis used for wound coverage in humans. Transplantation 45：730-737, 1988
42) Volc-Platzer B, Leibl H, Luger T, et al：Human epidermal cells synthesize HLA-DR alloantigens in vitro upon stimulation with γ-interferon. J Invest Dermatol 85：16-19, 1985
43) Gielen V, Faure M, Mauduit G, et al：Progressive replacement of human cultured epithelial allografts by recipient cells as evidenced by HLA class I antigens expression. Dermatologica 175：166-170, 1987
44) Hefton JM, Amberson JB, Biozes DG, et al：Loss of HLA-DR expression by human epidermal cells after growth in culture. J Invest Dermatol 83：48-50, 1984
45) Morhenn VB, Benike CJ, Cox AJ, et al：Cultured human epidermal cells do not synthesize HLA-DR. J Invest Dermatol 78：32-37, 1982
46) 黒柳能光：厚生科学再生医療プロジェクト；同種培養真皮の開発．医学のあゆみ 200：247-251，2002

14 同種移植の現況

SUMMARY

再生医学が目覚しい発展を遂げている今日でも，形成外科領域では同種皮膚をはじめとした同種組織移植の必要性が高い。現在の同種組織移植は，組織の全体を用いる古典的な方法だけではなく，無細胞化によって同種組織の結合組織部分だけを利用する方法や，反対に同種の細胞成分だけを取り出して利用する方法などへとその適応が拡大している。今後も，同種組織移植が抱えている医学的・社会的問題を解決する方向性を明示しながら，その利用法がさらに発展していくものと考えられる。

はじめに

現代医学において失われた臓器・組織を再建する方法としては，自己の組織再生，組織工学（再生医療），人工臓器の利用，および同種・異種組織移植がある。これらの方法を形成外科治療に対応させてみると，自己組織再生としては創傷治癒の促進から植皮をはじめとする種々の組織移植術，組織工学としては培養皮膚や培養軟骨，人工臓器としては人工皮膚や人工骨，同種組織移植としては同種皮膚や同種骨移植などとなる。医学の進歩に呼応して，形成外科治療におけるそれぞれの方法の比重は時代によって変化している。今後の方向性としては，同種移植から再生医療の方向にシフトしていくものと予想されるが，当面は同種移植の必要性が消滅するとも考えられない。なぜなら生体組織は細胞機能的にも組織構造的にも，人工組織よりはるかに勝るものであって，拒絶反応と感染媒介の危険性と組織の入手が限定されることを除けば，理想的な組織再建手段であるからである[1]。異種組織に関しては，同種組織よりも大量に入手できる点を除いて，同種組織に比べて移植特性の優位性に乏しいことから，今後の利用拡大は考えにくい。ただし，人工皮膚材料が動物のコラーゲンを主原料としていることに見られるように，異種組織の一部を利用することは今後も行われるであろう。

同種移植として，形成外科で用いられている組織，あるいは研究対象となっている組織には，皮膚，骨，軟骨，血管，神経，気管などがある。移植された同種組織のうち，その細胞成分は免疫学的拒絶のために永久生着し得ない[2]。同種の線維芽細胞など，ある種の細胞には強い拒絶は生じないとする報告もあるが，移植免疫反応がまったく生じないという証拠は得られていない[3,4]。なお，眼科で用いられている同種角膜移植は，皮膚などの上皮と異なり免疫学的拒絶の確率が低いことが知られているが，まったく拒絶反応が生じないわけではもちろんない[5]。

この細胞成分に対する免疫反応は，組織を凍結処理することで低下することが知られている[6]。これは，凍結操作によって同種細胞表面の抗原部分が損傷されて，低抗原化するためであると考えられる。しかし，同種の細胞が移植後によく生存していれば，いずれ移植免疫に関係する表面抗原が再構築されて，レシピエント（患者）の抗原提示細胞に認識されることになる。すなわち凍結処理をしても永久生着は不可能であると考えられる[6,7]。

同種組織に対する拒絶反応は，凍結処理のほかに，重症熱傷のように免疫機能の低下した状態でも遅延することが知られている[8]。また最近では四肢同種移植の成功例が報告されているように，免疫抑制剤を使用することで上皮のような拒絶反応の強い組織でも長期間あるいは永久に生着する可能性があると考えられている[6,9]。

一方，移植された同種組織のうち，結合組織部分（マトリックス部分）は，一般に拒絶されないことが知られている[10)~12)]。同種皮膚移植後，皮膚のマトリックス部分である真皮が生着して創部に残存することがしばしば経験されるのはこのためである。生着したマトリックスはコラーゲンがその主成分であり，徐々に代謝（分解と吸収）され，自己のマトリックスで置換されていくことになる[13)]。この意味では"永久生着"というよりも，"同種マトリックスは結合組織の鋳型として長期間残存し機能する"ことになるであろう。

　こうした同種移植の原則を踏まえたうえで，以下に同種組織移植の現況と今後の方向性について述べる。

A 生細胞を有する同種皮膚移植

　形成外科で最も広く用いられている同種組織は，同種分層皮膚である。米国およびわが国では，凍結保存皮膚を用いることが一般的で，これは死体（心臓死）から採取した同種皮膚を，凍結保護剤を添加した皮膚保存液中でプログラムフリーザーにより－80℃までゆっくりと凍結し，そののち急速に液体窒素中に移し，－196℃で長期間保存したものである。この操作によって組織のviabilityが保たれ，細胞成分を生きたまま保存することが可能である[14)]。凍結保護剤としては，10% Dimethyl Sulfoxideか15%グリセロールが用いられることが多い。

　米国では1970年代から，わが国では1990年代から，地域的な個々の熱傷センターにスキンバンクが設立され，同種皮膚の採取と保存が非営利的に運営されるようになった。わが国ではその後，杏林大学スキンバンクなどの個別施設から発展して，東京圏の諸施設を統合した東京スキンバンクネットワークが確立されていった[15)]。さらに2004年からは近畿スキンバンクネットワークとも統合されて，全国規模の日本スキンバンクネットワーク*が設立されることとなった。これにより同種皮膚移植の安全性と利便性がさらに向上するものと考えられる。

　凍結保存同種皮膚の適応は，重症熱傷を主体とした広範囲皮膚欠損の創被覆（biological dressing）

---
*日本スキンバンクネットワーク：事務局は杏林大学臓器組織移植センター内に設置されている。

である。同種皮膚移植の効果として，熱傷指数40～80の重症熱傷において，10～20%の死亡率の改善が得られている[15)]。この効果の要因としては，同種皮膚が他の創傷被覆材と比べて創被覆効果が高く，また細菌感染に強いことだけではなく，バンクとして同種皮膚が常時入手し得る体制が確立したことによって，多くの施設で早期からの広範なデブリードマンが可能となってきたことが挙げられよう。

　実際の使用では，まず凍結保存同種皮膚を急速に解凍した後，生理食塩水で十分に洗浄し，デブリードマンされた創面に貼付する。通常は周辺をステープラーなどで固定し，通常の植皮のように軽度圧迫固定を行う（図14・1）。創面に直接シート状あるいは網状植皮様に貼付する場合と，高度に拡大した自家網状植皮の上に拡大率の小さい網状植皮として重層貼付する場合がある。移植後は，患者の全身状態によるが，1週間から3カ月ごろまでに拒絶反応によって表皮層が剝離し表層がびらんとなる。感染や炎症が強い時はより早期に表皮剝離が生じ，同種皮膚全体が融解することもある（図14・2-a, b）。生着がよい場合は，表皮剝離後も真皮部分が創面によく残存し，その上を周囲からの自家再生上皮が伸展し，自己の上皮で被覆されることも経験される（図14・2-c～e）。こうした残存真皮面に培養表皮シートを貼付移植する方法が，真皮成分のない皮膚全層欠損創に培養表皮を移植する場合の標準的手技となっている[12)]。

B 生細胞を有しない同種皮膚移植 (Euro Skin Bankとガンマグラフト™)

　日本や米国と異なり欧州の代表的なスキンバンクであるEuro Skin Bankでは，同種皮膚を高濃度のグリセロール（85%）によって脱水保存する方法が採られている[16)]。この方法では表皮を含めて細胞成分は生存し得ないのであるが，1980年代後半からこうした高濃度グリセロール処理同種皮膚の臨床的有用性が報告されている[17)~18)]。使用方法は凍結保存同種皮膚と同様である。本保存法の利点は，処理方法が簡単で，4℃で保存可能であること，および高濃度のグリセロール自体に抗菌性と殺ウイルス効果が認められることであるとされている[16)]。著者らも高濃度グリセロール処理が真皮マトリックスに対する影

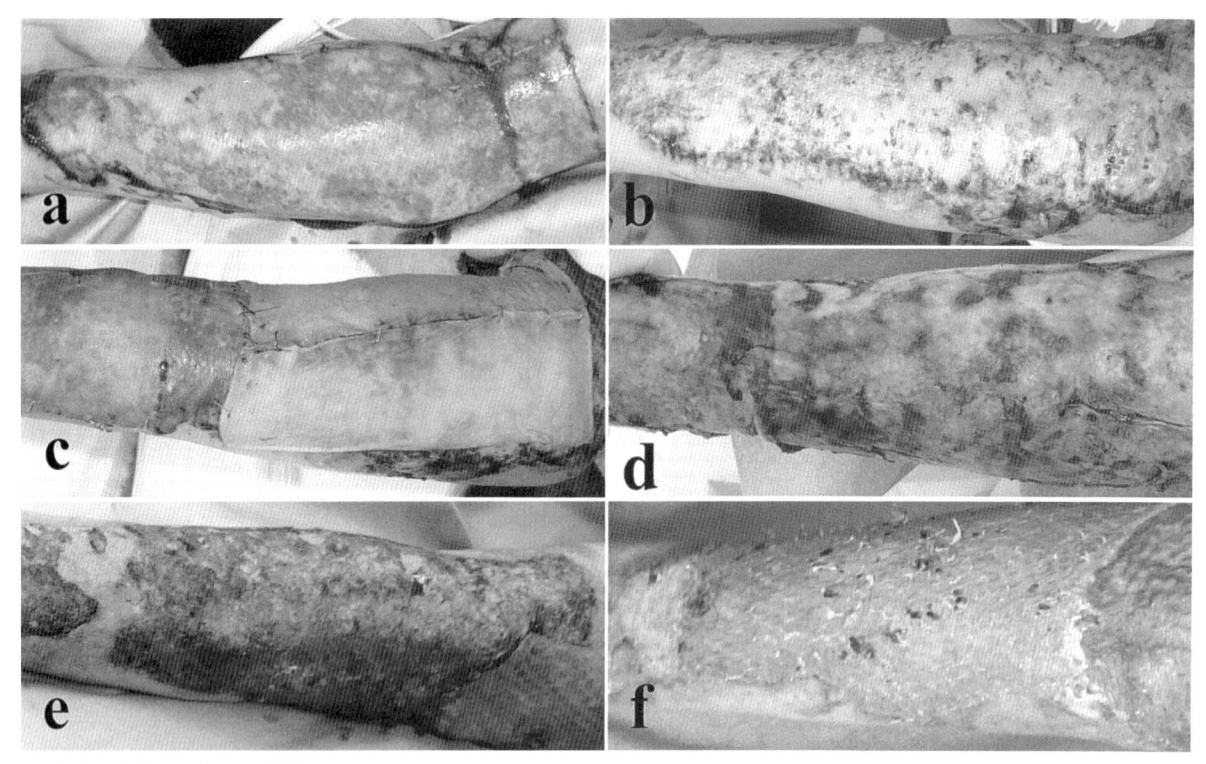

(a) デブリードマン直前
　　火炎熱傷による左前腕のIId～III度熱傷創であった。
(b) デブリードマン後の状態
(c) シート状凍結保存同種皮膚の移植直後の状態
(d) 同種皮膚移植後3週
　　同種皮膚の一部に表皮剝離を認めるが，同種皮膚は創面によく密着している。
(e) 同種皮膚移植後3週，同種皮膚移植部の表層を搔爬して，創面を新鮮化した状態
　　創面に密着し残存した同種皮膚の真皮部分には，血管新生を認める。この上に自家網状植皮を移植した。
(f) 自家植皮後2週
　　植皮の生着は良好である。

図 14・1　凍結保存同種皮膚による熱傷治療例（64歳，男）

響を検討したが，基底膜構造の減弱や真皮コラーゲンの変性などの明らかな損傷を認めなかった[19]。よってグリセロール処理法はわが国においても今後検討されるべき同種皮膚保存法であると考えられた。

またグリセロールよりも確かな同種皮膚滅菌法としてγ線照射とエチレンオキサイドガス滅菌が試みられている[19)20]。このうち前者を用いたものは米国で商品化されている（Ganma Graft™，Promethean Life Science社，米国）。後者については基礎的な報告が散見されるものの，臨床応用はなされていない。Ganma Graft™は致死線量のγ線を照射した同種分層皮膚であり，室温保存が可能で，プリオン以外の感染媒介の危険性や免疫原性はほぼ皆無と考えられている[15]。ガンマグラフト™は皮膚潰瘍などへの使用例が見られるが，高線量のγ線による真皮マトリックスの損傷は否定できず，また臨床的な有用性も明らかではない[21]。

C 無細胞化した同種皮膚移植

皮膚全層欠損創への培養表皮の生着不良性や，薄い自家植皮に移植後の瘢痕拘縮が強いことなどから，創傷治癒における真皮成分の重要性が認識されている。人体は真皮をはじめとした結合組織の再生に乏しいので，これを移植の形で創面に付加する代用真皮が開発されてきた。現在臨床使用可能な代用真皮は，動物由来のコラーゲンマトリックスと，同種皮膚の細胞成分をすべて除去した同種無細胞真皮マトリックス（acellular allogeneic dermal matrix, ADMと略す）とに大別される[1)13]。ADMは元来は自家植皮時に同時に真皮を付加するために開発され

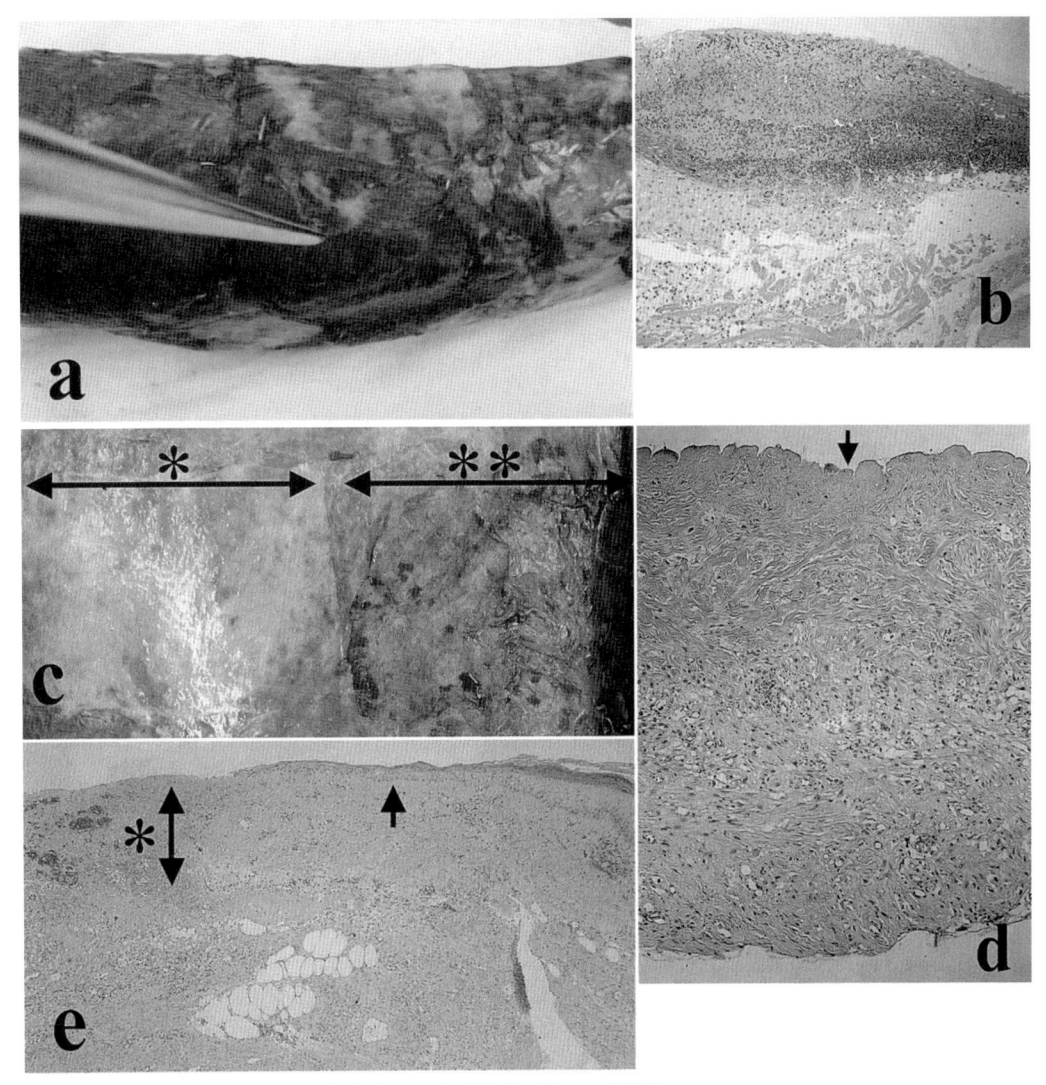

(a) 同種皮膚の拒絶反応による表皮壊死と表皮剥離（摂子で把持）
　　本例では細菌感染を伴っている。
(b) 同種表皮壊死部の病理組織学的所見
　　真皮と表皮が剥離し，表皮の一部には壊死脱落を認める。細菌感染の併発により，好中球の集積が著明である（HE染色，×100）。
(c) 同種皮膚移植の有無による創面の違い（移植後2週）
　　腹部のⅢ度熱傷創切除後，左側には同種皮膚を移植した（＊部）。右側は軟膏ガーゼで被覆した（＊＊部）。同種皮膚移植部は同種皮膚の生着した真皮部分により被覆されているが，非移植部は脂肪組織が露出したままである。同種皮膚による biological dressing 効果が確認できる。
(d) 同種皮膚の生着した真皮部分の病理組織学的所見
　　同種皮膚の真皮乳頭構造（→）も残存している（HE染色，×100）。
(e) 生着した真皮部分の辺縁（＊部）では，自家再生上皮の進展（→）を認めることがある（HE染色，×40）。

図 14・2　凍結保存同種皮膚移植後の経過

たが，その後皮膚以外の結合組織の代用や，培養皮膚の担体部分としても用いられるようになってきた。この項では，こうした ADM の最近の動向を含めて述べる。

1. 同時植皮における代用真皮としての利用

以前より同種真皮の抗原性が表皮のそれに比べて低いことが報告されていたが，1985年に Heck ら[11]が，同種皮膚の移植後にその真皮部分が拒絶されずに残り，その上に表皮シートが生着することを示した。すなわち皮膚の細胞成分を除いた，おもにⅠ型コラーゲンからなる真皮マトリックス部分には同種間での抗原性を無視し得ることが明らかとなった。このことから同種皮膚をあらかじめ無細胞化してか

無細胞化処理

1 表皮層剥離

（凍結融解 / Trypsin, Dispase / 高張食塩水）

2 真皮細胞除去

（デタージェント / PBS洗浄）

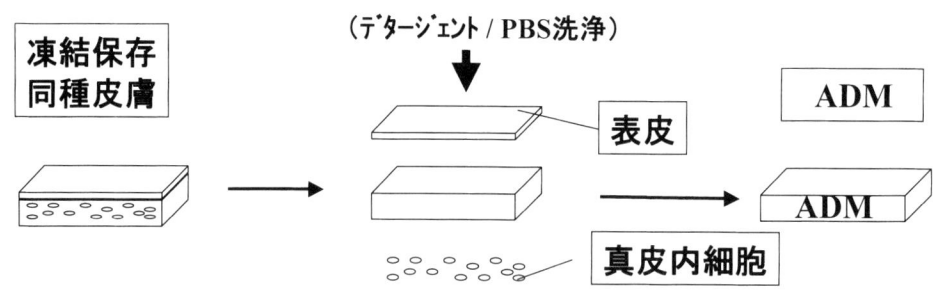

図 14・3　無細胞同種真皮マトリックス（ADM）の作製方法

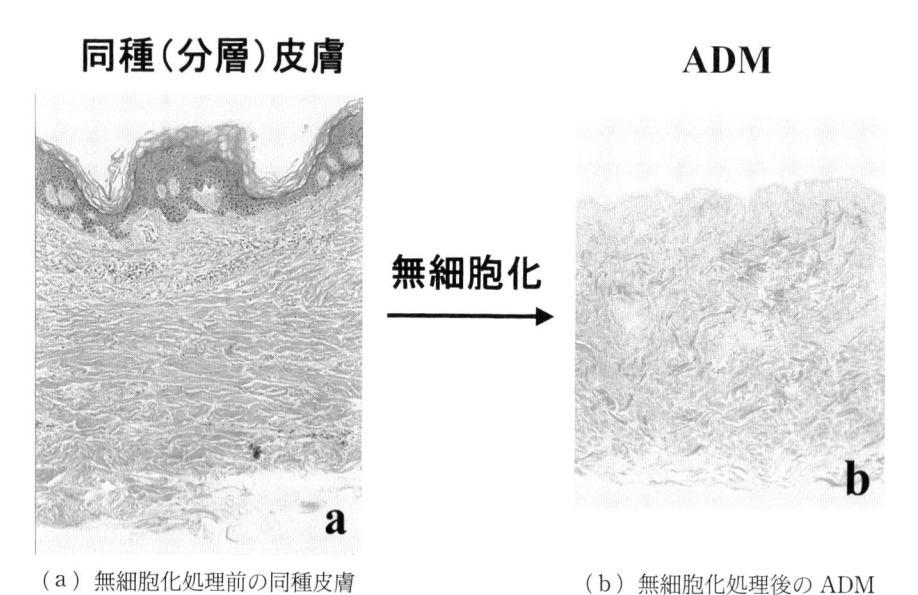

（a）無細胞化処理前の同種皮膚　　　　（b）無細胞化処理後の ADM

図 14・4　ADM の病理組織学的所見（HE 染色, ×100）

ら移植すれば，その真皮マトリックス部分は"永久生着"するという可能性が考えられるようになった。これが同種無細胞真皮マトリックス（ADM）の基本概念である。無細胞化した同種皮膚の移植特性については 1964 年頃から散発的な報告があったが，その重要性は認識されて来なかった。1990 年頃から ADM 上に自家植皮を同時重層移植する試みがなされるようになり，1995 年以降 ADM と植皮との移植特性についての報告が相次いでなされた[22)23)]。その後の広範な臨床的検討から，ADM が薄い自家分層植皮との同時移植部に真皮成分を付加することが可能であり，薄めの分層植皮の性状を厚めの植皮のそれに近づけ，植皮の瘢痕を軽減し得ることが示され

ていった[24)]。著者らもこれまで同種分層皮膚を無細胞化処理して作製した ADM と分層植皮の同時重層移植についての臨床的検討を行い，ADM により網状植皮の瘢痕が改善することを認めている[25)]。

ADM の作製方法は比較的簡単で，その基本は分層皮膚の表皮層を剥離・除去するステップと，真皮内の細胞を除去するステップの 2 つの手順からなる（図 14・3）[13)23)]。表皮層の除去には蛋白分解酵素（トリプシンあるいは dispase）を用いる方法，凍結融解法，高張食塩水処理法などがある。真皮内細胞の除去法としては，デタージェント（Triton×100 あるいは Sodium Dodecyl Sulfate）で洗浄する方法と，リン酸緩衝液中で震盪洗浄する方法が代表的である

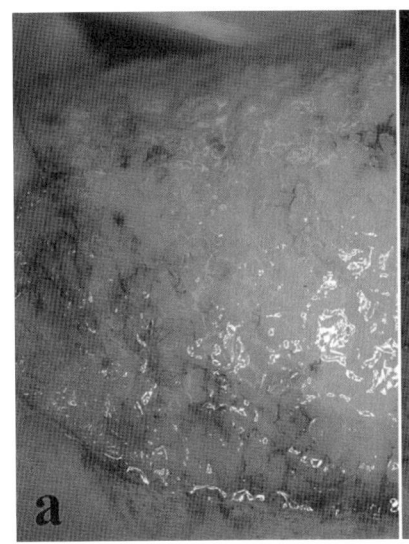

(a) 大腿部のIII度熱傷創をデブリードマンした。

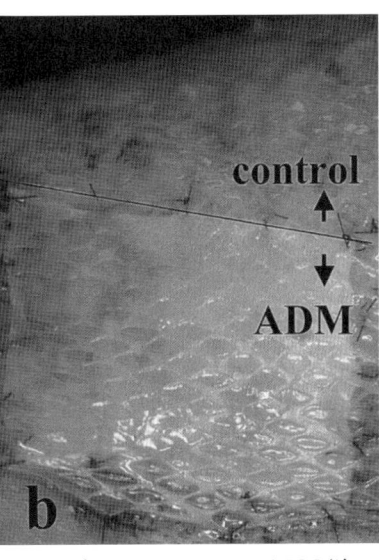

(b) 創面に5×5 cmのADM（実線の下方，白色四角形部分）を移植し，その上に薄めの（0.0175 mm）自家網状植皮を重層移植した。上方は網状植皮のみのコントロール部である。

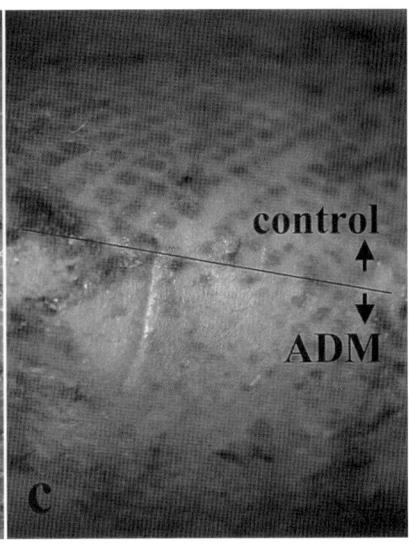

(c) 移植後3週の所見。ADM，植皮とも生着は良好であり，ADM移植部の網状瘢痕が軽減している。

図 14・5　ADMと自家植皮の同時移植例（38歳，女）

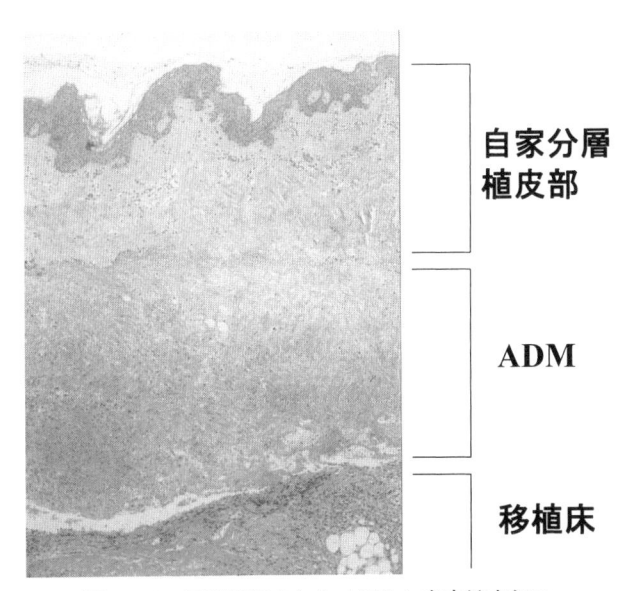

図 14・6　同時移植されたADMと自家植皮部の病理組織学的所見

移植ADM，植皮とも，血管新生を伴いながら良好に生着している。炎症細胞浸潤を認めるものの，異物巨細胞や免疫反応による組織壊死を認めない（HE染色，×40）。

（図14・3）。これらの方法により，真皮コラーゲンマトリックス構造の温存されたADMが作製される（図14・4）。ADMの使用目的によって，その作成方法を選択することができる。たとえば，真皮・表皮境界部の基底膜を温存する目的であれば，蛋白分解酵素を用いないようにすることになる。

ADMの使用に際しては，ADMの裏表（真皮・表皮境界面が表面）を区別すること，血腫に弱いので移植床の止血を十分に行うことが重要である。ADMを移植部に貼付した後，薄めの自家植皮でカバー（同時重層移植）する。その後は通常の植皮と同様の手順と処置でよい。重層する自家植皮片は，シート状よりも網状植皮の方が生着性が高い。ADMと自家網状植皮（同時重層移植）の臨床経過を示す（図14・5）。病理組織学的にも，移植ADMの良好な生着が認められた（図14・6）。

なお，移植されたADMはそのコラーゲンマトリックスを鋳型として徐々に自己のコラーゲンで置換されていき，数カ月の経過で吸収・消失すると考えられている[26]。移植部に炎症や感染が生じると，この吸収速度が速まる。

ADMは現在，米国（アロダーム™，ライフセル社，米国），韓国（シュアダーム™，ハンスバイオメド社，韓国）で商品化されている。わが国では同種組織の取り扱いに極めて慎重であることから，商品化のめどが立っていない。

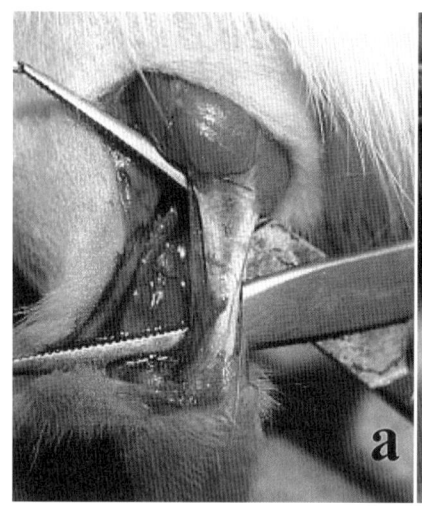

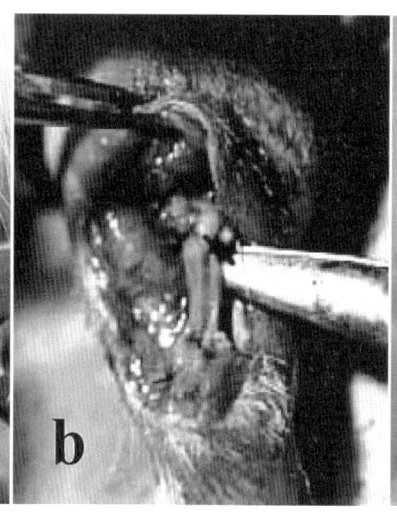

(a) SDラットのアキレス腱
(b) 同腱を1cm切除した欠損部にロール状のヒトADMを移植した。
(c) 移植後1カ月，ADMを鋳型として，線維性の腱様組織が形成された。

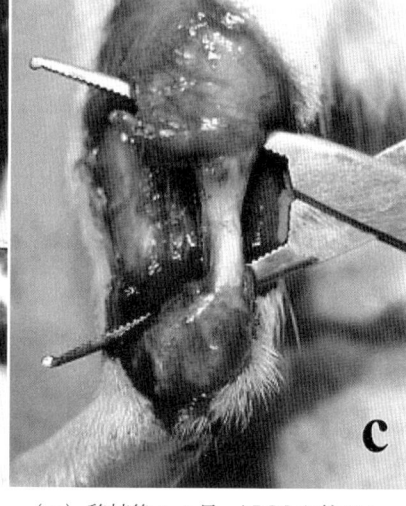

図 14・7 代用腱としての ADM 移植

2. 皮下結合組織の代用としての利用

皮下移植材料としての ADM に対する基礎研究は Oliver ら[26]によって 1970 年代からなされていたが，実用化はされなかった。1990 年代に入り，ADM（アロダーム™）の商品化が大きな契機となって，ADM の皮下移植が再び注目されるようになった。現在までに，陥没瘢痕への応用[27]，口唇組織の増大[28]，硬膜の代用[29]などに試みられている。ADM の主成分である I 型コラーゲンは，生体における普遍的な結合組織線維であることから，これら以外にも代用結合組織として ADM が用いられ得る可能性があろう。著者らは現在，ラットのアキレス腱欠損部にロール状に成形した ADM を移植し，その経過を観察している。これまでの所，ADM が代用腱としても機能し得ることが示唆されてきた（図 14・7）。

皮下や体内深部に移植した ADM の長期的な安定性についてはこれまでのところ十分には検討されていない。著者らは皮下移植された ADM が少なくとも 5 カ月までは移植部に残存することを確認したが[23]，移植 ADM 周囲に被膜を形成する傾向があること，および ADM の吸収量が予測できないことは大きな問題点であると考えられた。なお ADM の吸収を遅延させるためには，マトリックスを分解や吸収に抵抗するように変化させるか，あるいは移植後の血管新生を促進させて，生着性を向上させることが重要と考えられる。こうした取り組みの例として，前者に対してはアルデヒドによるコラーゲンの架橋が[30]，後者に対しては，マトリックスの線維芽細胞や増殖因子による修飾がある[31)32]。今後さらに検討すべき課題である。

3. 複合型培養皮膚の担体として

近年，複合型培養皮膚の真皮部分あるいは担体・足場（scaffold）として ADM を用いる方法が試みられるようになった。わが国では著者らが線維芽細胞を組み込んだ ADM 上に，重層化した表皮層を接着させた自家複合型培養皮膚を作成し（図 14・8），その臨床応用に成功した[1)33]。

方法として，まず重症熱傷患者の初回植皮手術時に約 2×3 cm 大の分層皮膚片を採取した。この分層皮膚片を dispase（1000 u/ml PBS，合同酒精）中で 37℃ 3 時間インキュベートし，表皮層と真皮層を分離した。得られた表皮層から角化細胞を，真皮部分から線維芽細胞をそれぞれ分離培養した。培地は feeder layer や脳下垂体抽出物を用いない，Defined Keratinocyte-SFM® と MEM（いずれも Invitrogen 社，米国）を使用した。継代培養に移行した後，第 2, 3 継代から複合型培養皮膚の作製に移行した。まず線維芽細胞を $1×10^5$/cm^2 の濃度で ADM の真皮側（裏面）に播種し，24 時間培養後，ADM の基底膜側（表面）に表皮細胞を $1×10^5$/cm^2 の濃度で播種した。表皮細胞播種から 2 日後に培養液に 10％ウシ胎児血清を加えて表皮細胞の分化誘

(a) 移植直前のADMを担体とした複合型培養皮膚
(b) 模式図
(c) 作製方法

図 14・8 ADMを担体とした自家複合型培養皮膚

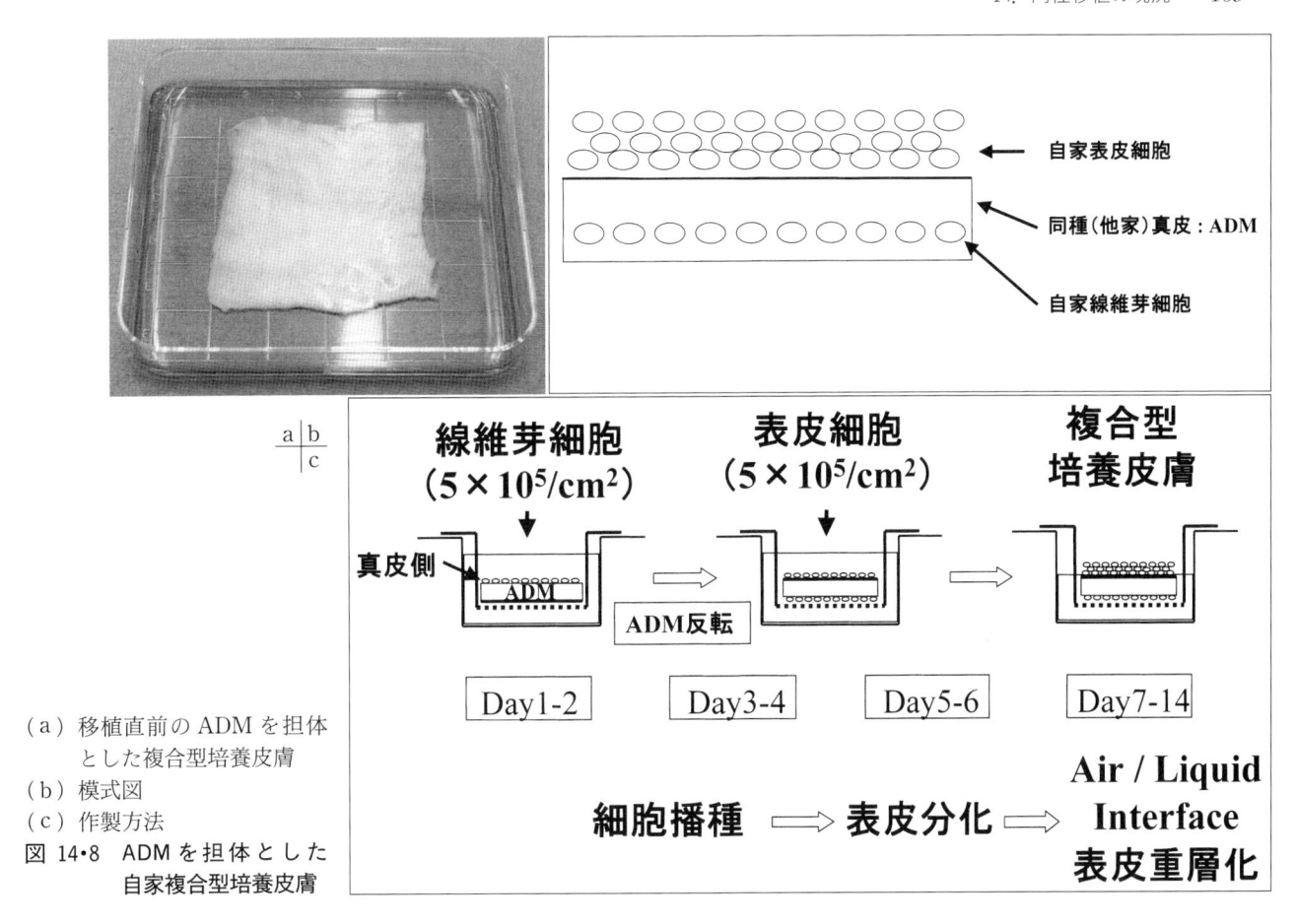

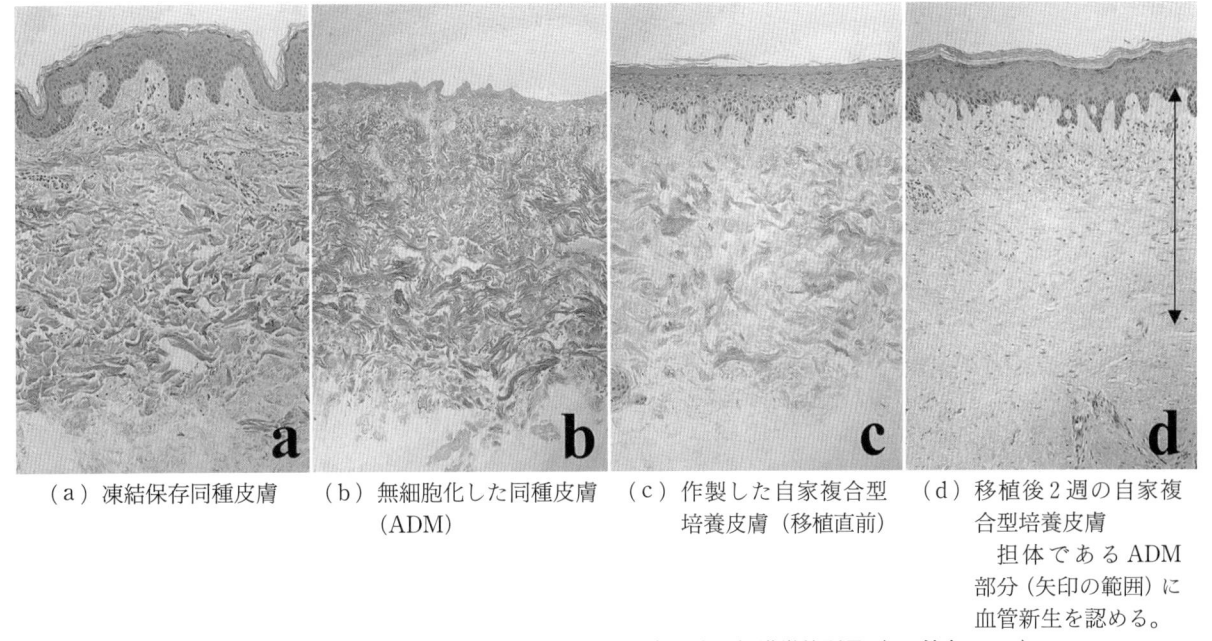

(a) 凍結保存同種皮膚
(b) 無細胞化した同種皮膚（ADM）
(c) 作製した自家複合型培養皮膚（移植直前）
(d) 移植後2週の自家複合型培養皮膚
　担体であるADM部分（矢印の範囲）に血管新生を認める。

図 14・9　ADMを担体とした自家複合型培養皮膚の病理組織学的所見（HE染色, ×40）

導を行った。さらに1週間気相培養することで表皮層を重層化させ，ADMを担体とした複合型培養皮膚を作製した（図 14・8, 14・9）。

作製した複合型培養皮膚（5 cm角あるいは5×3 cm大）をデブリードマンしたIII度熱傷創に移植した。辺縁を縫合固定し，ワセリンガーゼを貼付して，タイオーバーによる軽度圧迫固定を行った。移植後5日目からガーゼ交換を開始した（図 14・10）。

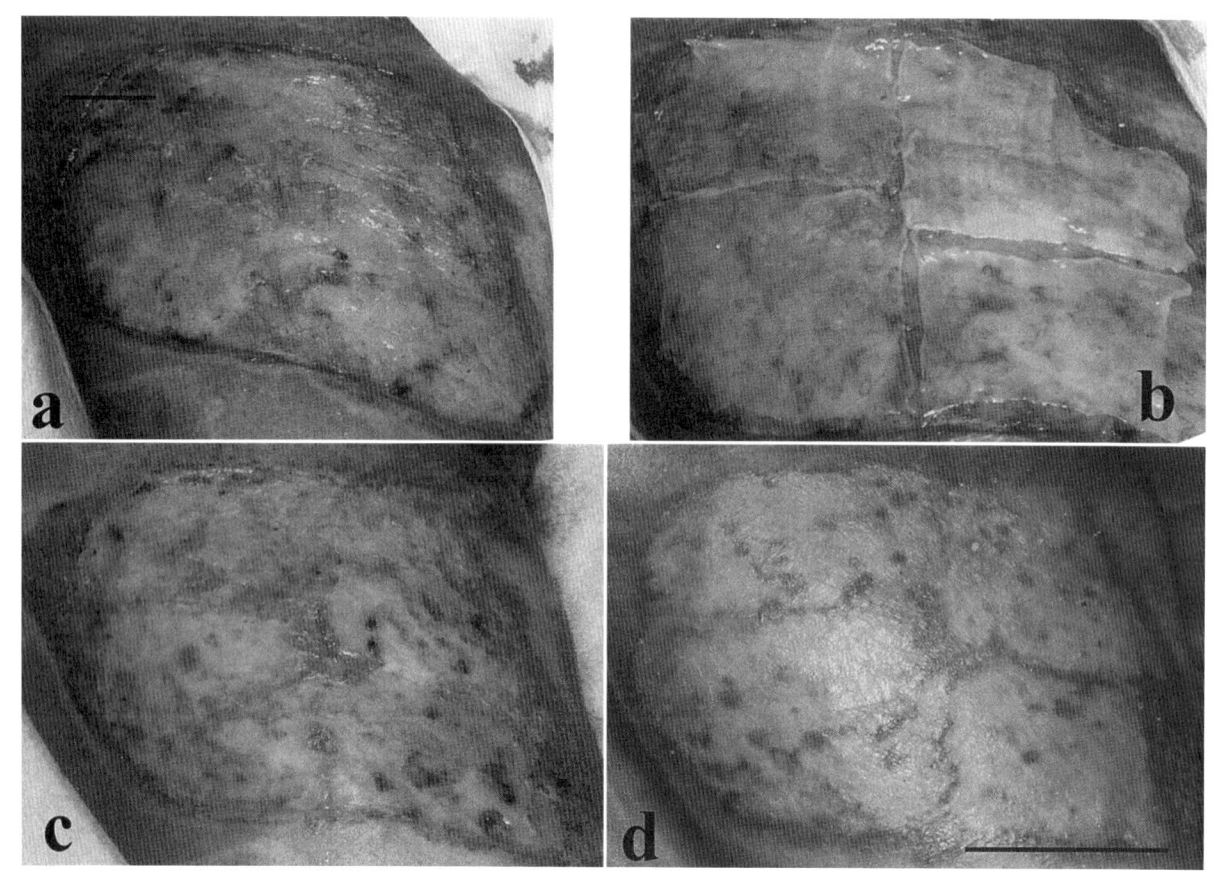

(a) 右大腿部のIII度熱傷をデブリードマンした。
(b) この創面に約5cm角の自家培養真皮（白色四角形部分）を4枚移植した。
(c) 移植後14日の所見
　　培養皮膚の生着は良好である。
(d) 移植後42日の所見
　　培養皮膚は安定している（下方の実線は5cmを示す）。
図 14・10　ADMを担体とした自家複合型培養皮膚移植例（36歳, 女）

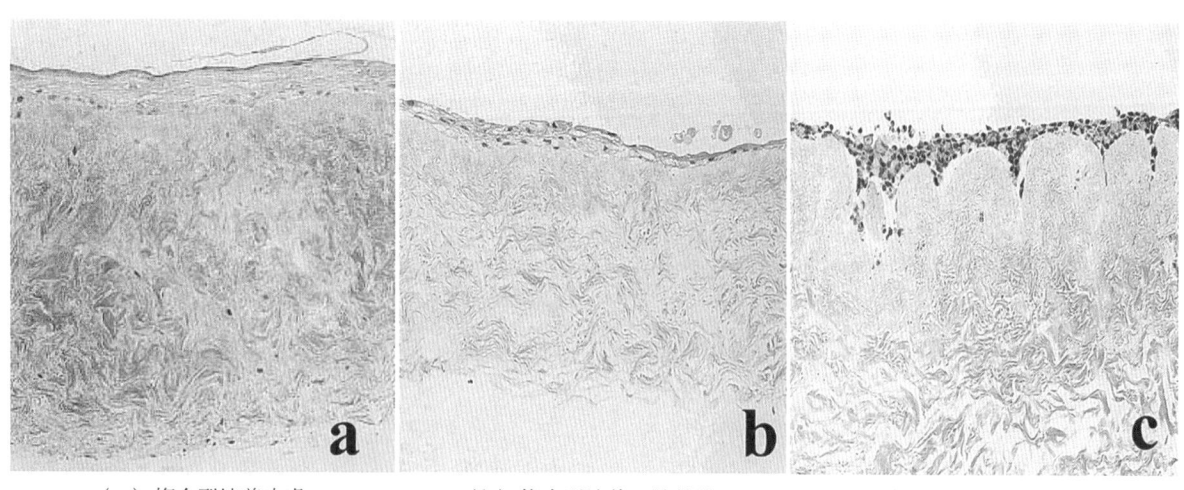

(a) 複合型培養皮膚　　(b) 複合型培養口腔粘膜　　(c) 複合型培養上皮小腸粘膜
図 14・11　ADMを担体とした複合型培養上皮（HE染色, ×100）

　これまでにADMを担体とした自家複合型培養皮膚を4例の広範囲重症熱傷例に移植し，移植後2週の所見から平均96％以上の生着を得た。移植後3カ月までの観察で移植部は安定しており，拒絶反応や表層のびらん化を認めなかった（図14・9, 14・10）。培養開始から移植までの平均日数は21日であった[1]。

ADMを担体とした自家複合型培養皮膚は，基底膜構造が培養時にすでに存在しており，足場である真皮構造も最も生理的であることが特徴である。症例数は少ないもののⅢ度熱傷創面への生着率としては，従来の複合型培養皮膚移植と比べて遜色はない（たとえばコラーゲンスポンジを担体としたBoyceら[34]の成績は，小児例で90％以上）。

本複合型培養皮膚は，同種皮膚を自己の細胞で置き換えるものであり，同種組織の組織工学による自己化という，皮膚再生医学の新しい方向性を有するものでもあろう。現在，著者らはこの手法をさらに拡大して，ADMを担体とした培養口腔粘膜や培養腸管粘膜の作製を試みている（図14・11）。

D その他の同種組織移植

1. 骨・軟骨

同種骨移植の歴史は古いが[7]，形成外科領域での使用は限定されている。現在は自家骨移植（遊離あるいは血管柄付き）や，人工骨（ハイドロキシアパタイトなど）を用いることの方が一般的である。それは，整形外科と異なり形成外科ではあまり大量の代用骨を必要とせず，また血行や長期安定性においてより信頼性の高いものを用いる必要性があることによる。同種骨移植は，結合・支持組織としての骨の鋳型を再建するものであって，骨芽細胞などの生細胞移植を意味しない。よって，同種の細胞成分は生存する必要がないので，通常は加熱処理によって滅菌性を向上させたうえで，凍結保存（−80℃）されたものを用いている[35]。問題は同種移植骨の吸収が避けられないことである。

同種軟骨も，骨と同様に結合・支持組織の鋳型として用いられたことがあった。同種軟骨は拒絶反応を惹起しないと考えられた時期もあったが[36]，今日ではやはり拒絶が生じることが認められている[37]。軟骨に関しては現在，組織工学的な培養自家軟骨に関心が高まっている。

2. 血管・気管・神経

同種血管移植は同種心臓弁とともに，おもに心臓血管外科領域で，基礎的研究と臨床応用がなされている。形成外科でも同種血管移植の基礎的研究が行われてきたが，臨床応用には至っていない。それは形成外科で扱う血管が末梢の血管であり，その不足分は通常自家の血管移植で補いうるからであろう。同種血管移植に用いる血管は，無細胞化処理して血管の鋳型（scaffold）として移植する方法[38]と，内皮細胞のviabilityを保った凍結保存処理後に移植する方法[39]とがある。凍結処理によって抗原性・免疫原性が低下し，長期間拒絶されないことが経験されている。しかし，やはり拒絶が生じないわけではなく，長期成績に対する否定的な報告も見られる[40]。そのため凍結保存同種血管移植は，心臓血管外科領域でも，現時点では人工血管感染症例などの緊急的かつ救命的な適応に限られている。同様に形成外科での適応もかなり限定されるものと考えられる。

同種気管についても凍結保存型[41]と無細胞型[42]の両者について検討されてきている。無細胞型の気管は，移植後にその周囲から自己の気管粘膜上皮細胞が伸展・再生して，移植された同種の結合組織面を被覆することによって治癒すると考えられている。このメカニズムは，同種皮膚移植後に拒絶されずに創部に残存する同種真皮が，周囲からの自家再生上皮で被覆される場合と同様のものである。また，生細胞を有する同種皮膚を移植した後に創が自然に治癒し，免疫抑制剤を用いていないにもかかわらず永久生着したかのように見られることがあるが，この現象も同様のメカニズムで説明し得る。

同種神経移植としては，凍結保存した同種神経移植のラットでの成功例が報告されているが，臨床応用には至っていない[43]。現在は同種ではなく，組織工学的人工神経に関心が集まっている。

3. 四肢同種移植

1998年，フランスのDubernardらが手の同種移植に成功して以来，米国，中国などで同様の同種四肢移植が試みられてきた[9]。これまでのところドナー選択（マッチング）の努力と免疫抑制剤の併用とによって，3年以上の長期生着例が報告されている。移植後の手関節や手指の機能回復も良好のようである。すなわち本法は手術手技としては確立しつつあるものと考えられよう。しかし，最初の報告例が免疫抑制剤拒否により移植肢の切断に至っており[44]，免疫抑制剤の副作用が現在の最も重要かつ深刻な問題と考えられる。

E 細胞の利用

同種組織から細胞成分だけを分離培養し，その生物学的な活性を利用する方法が開発されてきた。これらはおもに創傷治癒促進のために利用されている。

1. 同種培養表皮

Yanagaら[45]は小児の深達性II度熱傷創面に同種培養表皮シートを貼付し，同種培養表皮のもつ強い上皮化促進効果（上皮化までの期間が貼付部で約8日，非貼付部で約21日）を報告した。その後も同様の報告[46]が散見される。同種培養表皮移植は魅力的な方法ではあるが，培養方法が異種細胞である3T3 feeder layerを用いていることの問題点や，貼付された同種表皮細胞の機能の詳細とその運命などについての不明な点が残る。

2. 同種培養真皮

同種線維芽細胞から分泌される種々の増殖因子と細胞外マトリックスによって，肉芽の増生や上皮化の誘導などを通じて，創傷治癒を促進させる目的で，種々の同種培養真皮が開発されている。

米国ではHansbroughら[47]が，バイオブレン®に同種新生児の線維芽細胞を組み込んだ培養真皮（Transcyte™，スミスアンドネフュー社）と，バイクリルメッシュに同種線維芽細胞を組み込んだ培養真皮（Dermagraft™，同社）を開発した。後者は植皮の下に同時移植された時期もあったが，現在では両者とも難治性潰瘍の治癒促進や良好な植皮床の形成のために用いることを主としている。なおTranscyte™の細胞は凍結保存操作によって死細胞となっている。

わが国では，黒柳らがヒアルロン酸とコラーゲンからなる2層性スポンジに同種線維芽細胞を組み込んだ培養真皮を開発し，現在広範な治験を展開中である[48]。これは凍結保存されており，使用に際して解凍し創面に貼付する。このことは必要に応じてただちに使用できるので利点ではあるが，逆に解凍直後の細胞の機能や状態が通常の培養状態よりも低下している可能性も考えられる[48]。今のところ臨床治験の多くは小範囲の皮膚欠損に対して行われており，反復貼付によって良好な植皮床が形成されたとの報告がなされている。

これらの試みは，同種線維芽細胞に対する移植後の免疫学的拒絶反応の程度が極めて低いという知見に基づいている[3]。しかし最近，線維芽細胞であっても同種であれば何らかの免疫反応が生じている可能性も指摘され始めた[4]。今後の検討が必要であろう。

3. 同種複合型培養皮膚

同種複合型培養皮膚は表皮細胞，線維芽細胞ともに同種の培養細胞を用いたもので，培養真皮と同様に創傷治癒促進を目的として用いられている。米国では少なくとも2種類が製品化（Aprigraf™，Organogenesis社とOrCel™，Ortec International社）されている[49]。前者は担体としてコラーゲンゲルを，後者はコラーゲンスポンジを用いている。現在米国で認められているこれらの適応は分層植皮の採皮部，表皮水疱症，難治性潰瘍などに限られている。同種複合型培養皮膚がこのような小範囲の創傷治癒促進だけではなく，同種皮膚（スキンバンク）の代用となり得るかが，今後の大きな注目点であろう。

F 同種移植の問題点と今後の展望

重症熱傷治療の現状からみても，形成外科領域では，同種皮膚を主体とした同種組織の利用が当分のあいだ続くものと考えられる。また同種組織全体から同種組織の一部へ，さらに同種の細胞成分へなどとその利用法が拡大しつつある。

現在抱えている同種組織移植の医学的な問題は，拒絶反応と，感染症を媒介する可能性および移植後の組織吸収に集約される。また同種移植の社会的問題としては，少ないドナーと法的な問題が挙げられる。

拒絶に関しては，無細胞化や細胞のviabilityを消失させることによって少なくともマトリックス部分については解決されてきた。細胞成分については生体内で同種のマトリックスを足場として再生させる方法（ADMや同種骨，無細胞化気管）と，in vitroで自家培養細胞を組み込む方法とが進められている（ADMを担体とした複合型培養皮膚など）。

感染症の媒介については完全にこれを否定することはできていないものの，より厳格なドナースク

リーニングと新しい滅菌法の導入が試みられている。今後は移植組織の違いや，移植目的によって異なる処理方法を取ることで，同種移植の安全性を高めることが可能であろう。たとえば熱傷に用いるbiological dressing であれば，viability はないが高濃度のグリセロールなどで滅菌度を向上させた同種皮膚を用いることも，選択肢の一つとなり得る。移植後の吸収については，コラーゲンの架橋処理や細胞や増殖因子を用いて生着を促す方法が有効であるかもしれない[31)32)]。

社会的問題としては，日本では組織移植のシステムと社会的認知が欧米と比べ，やや遅れていることが根本的な問題である。そのためドナー不足のみならず，バンク運営の経費や同種組織の価格などもこれからの課題として残されている。こうしたなかで，近年日本組織移植学会が中心になり，組織バンクの法的整備と確立に向けた検討と提言を行っている[50)]。各組織バンクとこうした学会が協力して，社会的関心を高め，ドナーの拡大と，適切な保存・供給体制を構築していくことが必要である。形成外科学会がこうした動きにこれからも積極的に関与していくことを希望するものである。

（高見佳宏）

文　献

1) 高見佳宏，島崎修次，山口　亮ほか；無細胞真皮マトリックスを担体とした tissue engineered skin（複合型培養皮膚）の臨床応用．形成外科 47：867-873, 2004
2) Nanchahal J, Ward CM：New grafts for old? A review of alternatives to autologous skin. Br J Plast Surg 45：354-363, 1992
3) Bell E, Sher S, Hull B, et al：The reconstitution of living skin. J Invest Dermatol 81：S 2-S 10, 1983
4) Lamme EN, van Leeuwen RTJ, Mekkes JR, et al：Allogeneic fibroblasts in dermal substitutes induce inflammation and scar formation. Wound Repair Regen 10：152-160, 2002
5) 田中秀治，篠崎尚史編著：9-II 心停止後の臓器提供—臓器各論（腎臓，眼球）．移植コーディネーター概論, pp 74-82, へるす出版, 東京, 2004
6) 平瀬雄一：移植術の進歩；超冷凍保存による同種移植．創傷の治療　最近の進歩（第1版），森口隆彦編, pp 153-165, 克誠堂出版, 東京, 1993
7) Burchardt H, Enneking WF：Transplantation of bone. Surg Clin North Am 58：403-427, 1978
8) Ninnemann JL, Fisher JC, Frank HA：Prolonged survival of human skin allografts following thermal injury. Transplantation 25：69-72, 1978
9) Pei GX, Gu LQ, Wan HJ, et al：手同種移植の臨床経験．日本マイクロ会誌 16：307-315, 2003
10) Medawar PB：A second study of the behavior and fate of skin homografts in rabbits. J Anat 79：157-180, 1945
11) Heck EL, Bergstresser PR, Baxter CR：Composite skin graft；Frozen dermal allografts support the engraftment and expansion of autologous epidermis. J Trauma 25：106-112, 1985
12) Cuono CB, Langdon R, McGuire J：Use of cultured epidermal autografts and dermal allografts as skin replacement after burn injury. Lancet 1 (8490)：1123-1124, 1986
13) 松田隆昌，高見佳宏：代用真皮の分類とその課題．熱傷 20：221-230, 1994
14) 今川理映子，田中秀治，浅水智絵ほか：組織の保存方法：皮膚．日本組織移植会誌 2：91-102, 2003
15) 田中秀治，島崎修次，高見佳宏：スキンバンクの意義と展望．熱傷の治療　最近の進歩，百束比古編著, pp 48-53, 克誠堂出版, 東京, 2003
16) Hermans RP, Hoekstra MJ, Kropman GM, et al：The history and function of the Euro Skin Bank. Annals of Burns and Fire Disasters 9：36-37, 1990
17) Kreis RW, Vloemans AF, Hoekstra MJ, et al：The use of non-viable glycerol-preserved cadaver skin combined with widely expanded autografts in the treatment of extensive third-degree burns. J Trauma 29：51-54, 1989
18) Schiozer WA, Hartinger A, von Donnersmarck GH, et al：Composite grafts of autogenic cultured epidermis and glycerol-preserved allogeneic dermis for definitive coverage of full thickness burn wounds；case reports. Burns 20：503-507, 1994
19) 郭静苹，高見佳宏：消毒・滅菌処理による無細胞真皮マトリックスの特性変化について．杏林医学雑誌 35：85-96, 2004
20) Ghosh MM, Boyce S, Layton C, et al：A comparison of methodologies for the preparation of human epidermal-dermal composites. Ann Plast Surg 39：390-404, 1997
21) Har-Shai Y：First national workshop on treatment modalities for healing chronic wounds. Israel Medical Association Journal 3：706-709, 2001
22) Livesey SA, Herndon DN, Hollyoak MA, et al：Transplanted acellular allograft dermal matrix；Potential as a template for the reconstruction of viable dermis. Transplantation 60：1-9, 1995
23) Takami Y, Matsuda T, Yoshitake M, et al：Dispase/detergent treated dermal matrix as a dermal substitute. Burns 22：182-190, 1995
24) Wainwright DJ：Use of an acellular allograft dermal matrix (AlloDerm) in the management of full-thickness burns. Burns 21：243-248, 1995

25) Takami Y, Tanaka H, Wada T, et al : Characterization of an acellular allogenic dermal matrix and its clinical application. Jpn J Burn Injuries 26 : 261-267, 2000
26) Oliver RF, Barker H, Cooke A, et al : ³H-collagen turnover in non-cross-linked and aldehyde-cross-linked dermal collagen grafts. Br J Exp Path 63 : 13-17, 1982
27) Achauer BM, VanderKam VM, Celikoz B, et al : Augmentation of facial soft ; Tissue defects with Alloderm dermal graft. Ann Plast Surg 41 : 503-507, 1998
28) Castor SA, To WC, Papay FA, et al : Lip augmentation with Alloderm acellular allogenic dermal graft and fat autograft ; A comparison with autologous fat injection alone. Aesthetic Plast Surg 23 : 218-223, 1999
29) Chaplin JM, Costantino PD, Wolpoe ME, et al : Use of an acellular dermal allograft for dual replacement ; An experimental study. Neurosurgery 45 : 320-327, 1999
30) Oliver RF, Grant RA, Cox RW, et al : Effect of aldehyde cross-linking on human dermal collagen implants in the rat. Br J Exp Path 61 : 544-549, 1980
31) Yao M, Takami Y, Ogo K : Effect of cultured dermal substitute composed of collagen sponge seeded with fibroblasts in simultaneous skin graft overlay. J Kyorin Medical. Society 32 : 59-69, 2001
32) 副島一孝, 野﨑幹弘：血小板由来創傷治癒促進因子 (Platelet derived wound healing factors : PDWHF) の血管新生促進効果について. 第9回ケロイド・肥厚性瘢痕研究会記録集, pp 47-52, メディカルトリビューン, 東京, 2004
33) 山口亮, 高見佳宏, 郭静苹ほか：Tissue Engineered Skin に適した無細胞真皮マトリックスの開発. 熱傷 30 : 152-160, 2004
34) Boyce ST, Warden GD : Principles and practices for treatment of cutaneous wounds with cultured skin substitutes. Am J Surg 183 : 445-456, 2002
35) 田中秀治, 篠崎尚史編著：10-II-4 組織移植各論・骨. 移植コーディネーター概論, 田中秀治ほか監修, pp 121-122, へるす出版, 東京, 2004
36) Gibson T, Curran RC, Davis WB : The survival of living homograft cartilage in man. Transplant Bull 4 : 105-106, 1957
37) Heyner S : The antigenicity of cartilage grafts. Surg Gynecol Obste 136 : 298-305, 1973
38) Kaushal S, Amiel GE, Guleserian KJ, et al : Functional small ; Diameter neovessels created using endothelial progenitor cells expanded ex vivo. Nature Med 7 : 1035-1040, 2001
39) 末松義弘, 髙本眞一, 本村 昇；同種心臓弁・血管移植の実際. 今日の移植 14 : 401-409, 2001
40) Kuang AA, Renz JF, Ferrell LD, et al : Failure patterns of cryopreserved vein grafts in liver transplantation. Transplantation 62 : 742-747, 1996
41) Jacobs JP, Quintessenza JA, Andrews T, et al : Tracheal allograft reconstruction ; The total North American and worldwide pediatric experience. Ann Thorac Surg 68 : 1043-1051, 1999
42) Inoue H, Tsukada H, Osada H, et al : Study in hybridized tissue engineered trachea by using acellular trachea scaffold. Wound Repair Regen 12 : A 4, 2004
43) 内田 満, 平瀬雄一, 小川祐一郎ほか：超冷凍保存による軟骨組織同種移植に関する実験的研究：第5報・同種移植を前提とする神経の長期保存. 日形会誌 12 : 279-287, 1992
44) Lanzetta M, Petruzzo P, Vitale G, et al : Human hand transplantation ; What have we learned? Transplant Proc 36 : 664-668, 2004
45) Yanaga H, Udoh Y, Yamauchi T, et al : Cryopreserved cultured epidermal allografts achieved early closure of wounds and reduced scar formation in deep partial—thickness burn wounds (DDB) and split—thickness skin donor sites of pediatric patients. Burns 27 : 689-698, 2001
46) 松崎恭一, 熊谷憲夫, 井上 肇ほか：培養細胞を組み込んだ皮膚代替物による熱傷治療. 熱傷の治療 最近の進歩, 百束比古編著, pp 112-120, 克誠堂出版, 東京, 2003
47) Hansbrough JF, Morgan JL, Greenleaf GE, et al : Composite grafts of human keratinocytes grown on a polyglactin mesh-cultured fibroblast dermal substitute function as a bilayer skin replacement in full-thickness wound on athymic mice. J Burn Care Rehabil 14 : 485-494, 1993
48) 黒柳能光, 久保健太郎, 松井宏道ほか：同種培養真皮の製造と供給システム. 熱傷 29 : 38-48, 2003
49) Still J, Glat P, Silverstein P, et al : The use of a collagen sponge/living cell composite material to kreat donor sites in burn patients. Burns 29 : 837-841, 2003
50) 北村惣一郎：「日本組織移植学会」ヒト組織を利用する医療行為の安全性確保・保存・使用に関するガイドライン. 日本組織移植会誌 2 : 41-57, 2003

II 創傷の治療

15 毛包と毛髪の創傷治癒

SUMMARY

毛包は，外胚葉由来の上皮系の組織と中胚葉由来の結合組織により構成され，お互いの綿密な相互作用によって再生コントロールされている。加えて，生涯を通じて毛周期と呼ばれるサイクルである再生と退縮を繰り返す生体内で特異な器官でもある。また，最近の研究により，毛包内のバルジと言われる特定の部位には，毛髪・表皮・脂腺などに分化する幹細胞（stem cell）が存在することがほぼ明らかになってきた。このような自己再生能力に富んだ毛包を研究し理解することは，正常の皮膚創傷治癒の理解を深めると言えよう。

II度熱傷や分層採皮創における上皮化は，残存付属器，特に，毛包から起こる。その意味において，上皮化現象は，一部の毛包細胞（外毛根鞘細胞）の表皮角化細胞への転換現象ととらえることができる。したがって，皮膚の創傷治癒の概念にたてば，毛包が正常の皮膚創傷治癒過程において重要な位置を占めることがわかる。創傷を観察した際に残存毛包があれば，そこからのよりよい細胞増殖を促進させるにはどのようにしたらよいかということを考えながら治療するように心がけたい。

ここでは，まず創傷治癒に必要な基本的な毛包の生態や分子生物学を理解し，毛包を介しての将来の再生医療につなぐ研究を解説するとともに，実際の臨床の現場における毛髪を含めた手術療法も紹介した。

はじめに

毛髪（hair）と毛髪を包む組織である毛包（hair follicle）を加えて毛器官（hair apparatus）と呼ぶ（図15・1）。毛器官の最深部には毛球（hair bulb）があり，その中の毛母（hair matrix）から毛髪が産生される。毛器官は，人種，性，年齢により性状が異なり，その調節には毛乳頭（hair dermal papilla）が重要な働きをする。毛包は皮膚の付属器であるが，最近ではその主従関係は逆転し，毛包が主で，表皮が従であるため，本来の表皮は毛包間表皮（interfollicular epidermis）とも呼称される。

A 毛包の創傷治癒

1. 創傷治癒に関わる毛の生態

身体の各部位における毛周期，毛の密度，毛の深さは異なる。各部位におけるおおよその毛の生態を知ることは，同部位の創傷治癒の理解を深める。

1）毛周期

毛包は部位によりそれぞれの周期をもち，成長期（anagen）（I～VI期），退行期（catagen），休止期（telogen）を繰り返す。成長期は部位や年齢によって異なるが,最も成長期の期間の長い頭部で2～7年と言われている（休止期は3～4カ月）。成長期は毛包が下方へ伸展されるので，成長期の毛包を多く有す部位は上皮化が早く，採取部にも有利である。男性型脱毛症は，成長期毛数の減少が原因であるから，男性型脱毛を呈している前頭部や頭頂部から採皮す

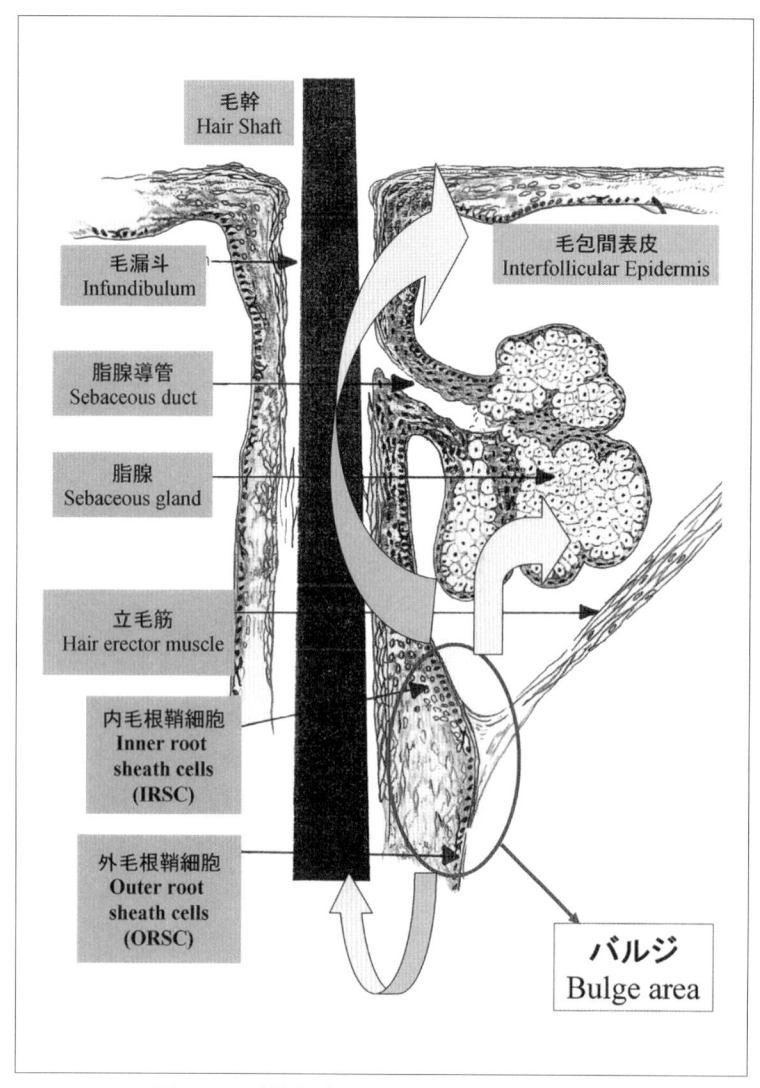

図 15・1 創傷治癒に関与する毛器官上部構造
毛包は表皮，脂腺，毛髪に分化する。

表 1 人体各部位の成長期と休止期の長さ

部位	成長期	休止期
頭　部	2～7年	3～4カ月
顎　髭	1年	2.5カ月
陰　部	1～2年	6カ月～1年
下　腿	5カ月	5～6カ月
前　腕	3カ月	3カ月
睫　毛	30～45日	3カ月
上口唇	3カ月	1.5カ月

(倉田荘太郎：毛髪の生態．毛髪疾患の最新治療―基礎と臨床(植毛)(第1版)，平山　峻編，pp 4-6，金原出版，東京，2004 より引用)

ると，上皮化に長時間かかるか潰瘍化するので注意が必要である。人体の各部位の成長期と休止期の長さを示す（**表1**)[1]。

2）毛の密度

よりよい創傷治癒のために，単位面積当たりの残存毛包の数の多さは一つの決め手となる。生涯にわたって付属器の数は基本的には変化しないため，からだの成長に応じて毛の密度は低くなる。小児期から成長に従いしだいに皮膚が伸展されるため，毛包間の距離が拡大するのである。したがって，同じ深さの熱傷を負った場合の小児と成人の上皮化に差があるのは，単位面積あたりの残存毛包の数が小児に多いからと説明できる。頭部では体表面積は胎生期の約3倍，躯幹で約9倍，上肢で約9.5倍，下肢で約10.5倍に拡大する[2]。また，体幹部では頭部に比べて1/5～1/3の密度である[3]から創傷治癒は遅くなる。また，成人以降も頭部では単位面積あたりの毛の数が減じるとの報告もある[1]ので，年齢ととも

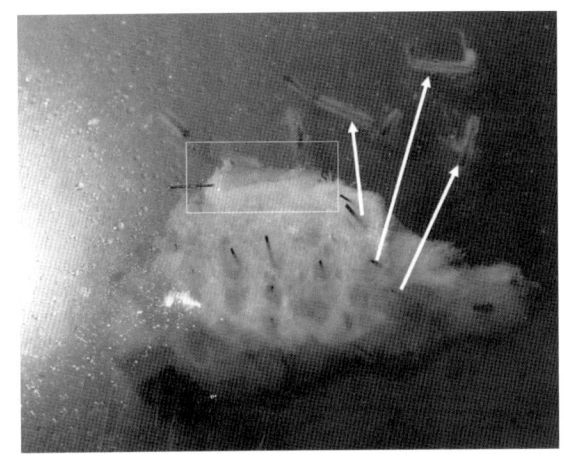

図 15・2 頭部皮膚の顕微鏡拡大写真
真皮深層まで切除されて，残存毛包が確認される。白く囲まれた部位は表皮が残っている。毛包を単離している。

に創傷治癒遅延が起こるかもしれない。

3）毛の深さ

身体の各部位によって，毛の深さは異なる。頭部では，皮下組織まで毛包が占拠しているが，体幹部や四肢では真皮中間層までである。したがって，頭部では真皮深層までの創傷でも上皮化が期待できる（図15・2）。また，毛包脂腺系の特に脂腺が深部まで発達している外鼻では，深い創傷でも早期の上皮化が起こりやすく，瘢痕も目立ちにくい傾向にある。

4）その他

酸やアルカリによる化学損傷の場合には，化学物質が付属器から進入，吸収されるため，浅い熱傷でも付属器の傷害があり上皮化が遅延する（図15・3）。したがって，浅いⅡ度熱傷と判断されても手術療法の適応となりやすい。初期治療の如何によって早期に化学物質が除去されてなかったり，損傷深度のわりには上皮化が遅延している場合などには，付属器損傷を疑い，できれば生検を行って付属器の損傷の有無を判断することをすすめる。

2．毛包細胞（特に外毛根鞘細胞）の分子生物

近年の分子生物学の進歩により，毛包のバルジと呼ばれる特殊環境部位に皮膚の上皮系のあらゆる細胞の幹細胞が存在することがほぼ明らかになった[4)5)]。毛包細胞からは常に細胞が供給されているが，いったん何らかの損傷で表皮が欠損した場合は，毛包は驚くべき早さで残存毛包から同心円状に皮膚表面へと細胞増殖を始める（図15・4）。このような現象がなぜ起こるのかについては解明されていない。その糸口を解説する。

1）毛包の幹細胞

新生児マウスのバルジ領域に label-retaining cell が局在する[6)]ことが判明されて以来，外毛根鞘細

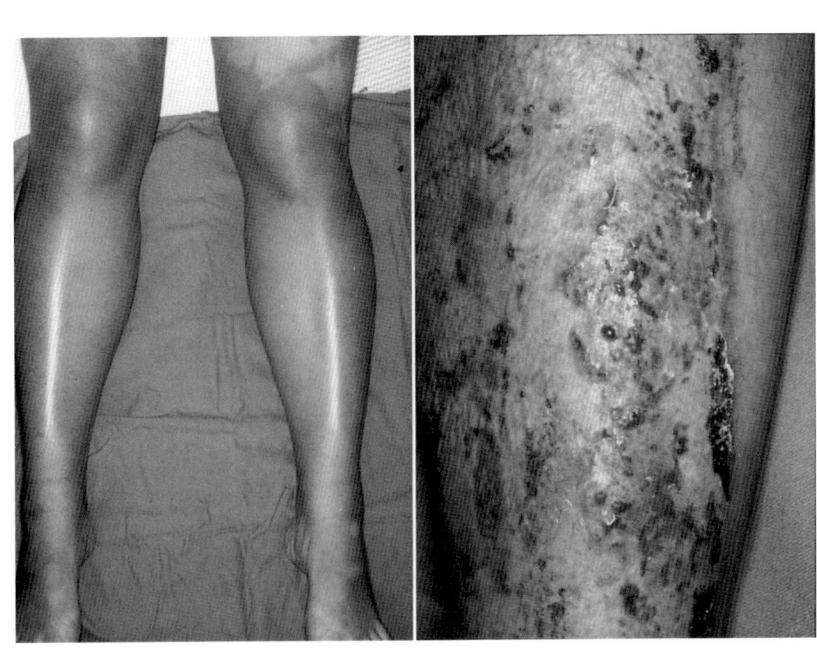

（a）受傷直後　　　　　　（b）受傷後4週
図 15・3 酢酸による化学損傷症例（27歳，女）
Ⅰ度からⅡ度浅層の熱傷創のようにみえるが，実際には受傷後4週を経てもまだ上皮化が完了していない。

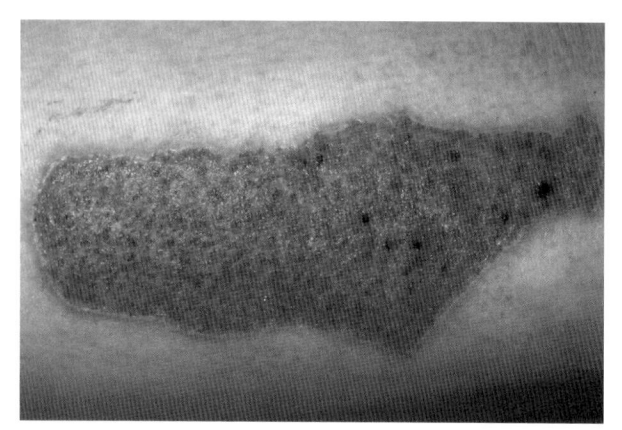

図 15・4　分層採皮創 5 日目の臨床像
残存毛包に一致して蕾が花を開くように上皮化が進む。

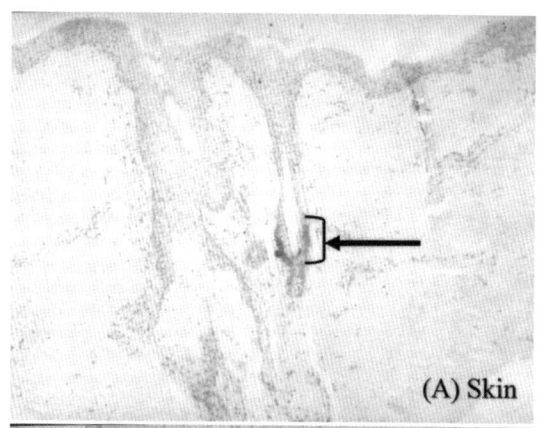

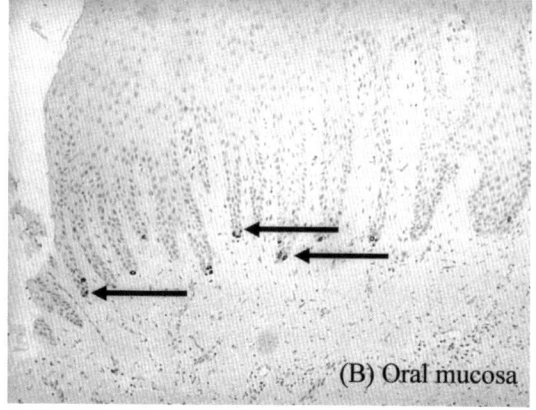

a / b　（a）頭部皮膚（×40）
　　　（b）口腔歯肉粘膜（×100）
図 15・5　幹細胞が比較的特異的に同定される
　　　　　ケラチン 19[11]の免疫組織化学的染色

胞には，表皮角化細胞への分化[7)~9)]だけでなく，バルジ領域に毛髪や脂腺への分化能をも有する幹細胞がある（図 15・5）ことがしだいに明らかになってきた[4)5)10)11)]。Oshima ら[4)]は，遺伝子改変マウス（Rosa 26）の毛包内バルジを野生型マウス毛包内に移植したキメラ毛包の動態観察により，バルジ領域から下方に幹細胞が遊走し毛母細胞の供給源となっていることを見出した。また，マウスでは，創傷時表皮のみならずバルジ領域の細胞群も活性化されることが観察されており，表皮再生に必要な細胞を供給すると考えられる[6)]。一方，ヒトでは，クローン分析により齧歯類のバルジ領域に相当する部分は，そのやや下方の外毛根鞘に相当すると考えられている[9)]。この際，角化細胞の遊走に必須の因子として転写因子である STAT 3（signal transducer and activator of transcription）の重要性が指摘されている。STAT 3 は，IL-6，G-CSF，EGF，HGF により活性化される転写因子であるが，表皮と毛包に特異的に STAT 3 を欠損させたノックアウトマウスでは，加齢とともに脱毛と皮膚潰瘍が生じる[12)13)]。いったん創傷が生じると，欠損部からの間葉系シグナルがバルジ領域の幹細胞を刺激するプロセスは STAT 3 依存性と考えられる[13)]。同様に，STAT 3 の下流にある c-Myc を表皮毛包に過剰発現させたマウスでは，幹細胞から角化細胞が過剰に供給された結果，幹細胞が枯渇され皮膚潰瘍を多発する[14)]。このような転写因子の活性化は重要ではあるが，その詳細な機序解明には至っていない。

2）毛包細胞（外毛根鞘細胞）の培養

上皮化現象は，一部の毛包細胞（外毛根鞘細胞）の表皮角化細胞への転換現象ととらえることができる[15)]。このような観点にたつと，毛包細胞の培養方法の確立は正常の上皮化機構の解明や再生医療への発展を考慮すると重要である。毛包細胞の培養方法は 2 つの方法が確立されている。1 つは，頭部やヒゲからの抜去毛包（図 15・6）から[16)~18)]，もう 1 つは，手術による頭皮切除後顕微鏡下に単離する方法（図 15・2，15・7）[19)20)]である。2 つの方法とも毛包由来角化細胞（外毛根鞘細胞）の培養が可能である（図 15・8-a）が，抜去毛包の培養では，細菌による感染をときどき伴うことがあるのに対し，単離毛包の培養では，その危険性は極めて低い。さらに，単離毛包の培養では，同時に同部位の表皮からの培養も可能であることと，培養後 2 週ほど経過したのちに別の培養皿に毛包を移すことにより 2 回目の培養も可能である。両者の方法論的比較を示す（表 2）。いずれにしても，ともに毛包由来角化細胞の培養が可能で，通常の表皮角化細胞用の培地で増殖する（図 15・8-b）。現在では，ウシ胎仔血清や 3 T 3 マウス線維芽細

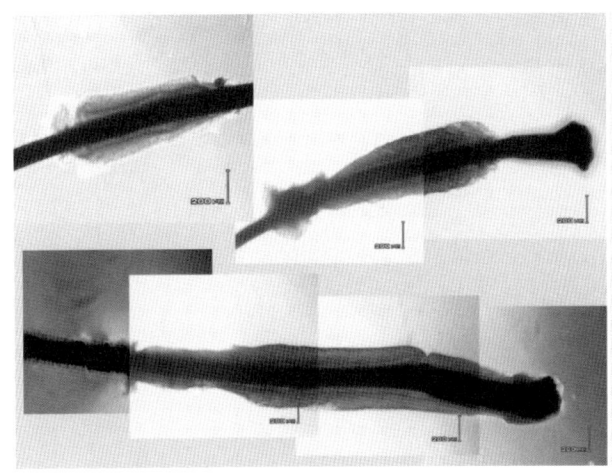

図 15・6　顎ヒゲの抜去毛包の拡大像

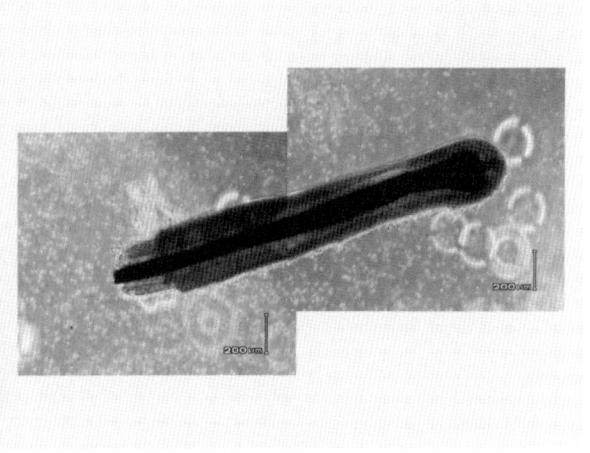

図 15・7　図 15・2 から単離された毛包の拡大像
下部毛包で，周囲の結合織性毛包が含まれている。

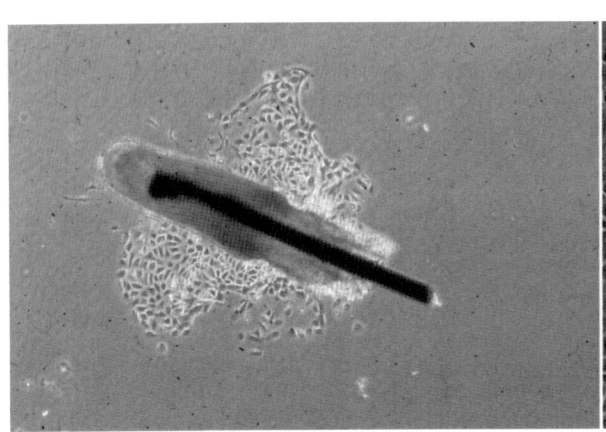

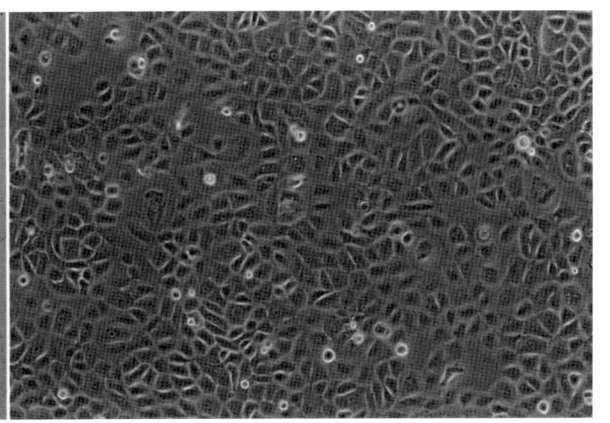

（a）培養所見　　　　　　　　　　　　（b）継代培養
　　　　　　　　　　　　　　　毛包由来角化細胞が十分に増殖し confluent となっている。

図 15・8　単離毛包からの毛包由来角化細胞の培養

表 2　毛包由来角化細胞の 2 つの培養方法の比較

	抜去毛包	単離毛包
患者への犠牲	ほとんどない	頭部皮膚切除
麻酔の必要性	無麻酔	局所麻酔必要
感染の危険性	危険性あり	ほとんどなし
表皮角化細胞	得られない	得られる
数回利用	不可	2 回まで可
顕微鏡使用	不要	必要

胞の feeder layer も必要とせずに培養可能である[21]。したがって，この培養毛包由来角化細胞は，通常の表皮角化細胞同様，臨床応用が可能である[18,22]。しかし，複合皮膚（上皮＋間葉）[21]ではないため生着に問題があることは，通常の培養表皮移植と同じである。主として最高の biological dressing として働くものと考えられる[22]。培養表皮移植と異なる点は，抜去毛包の培養の場合には採皮を必要としないという最大の利点をもっている（図 15・9）。

3）抜去毛包移植

培養皿での毛包由来角化細胞の培養が可能であるならば，培養皿を創面に置き換えれば移植された毛包からの上皮化が起こる可能性を秘めている。それには，毛包が in vitro だけでなく in vivo においても上皮化能を有しているか検討する必要がある。

ウサギのヒゲを用手的に抜去し耳介皮下に挿入し 2 週後に移植部位を採取したのち病理組織学的に移植毛包の動向を確認すると，毛髪を中心に毛包の上皮成分が粉瘤様構築を形成する。さらに，それらは互いに結合し，本来の耳介の毛包上皮成分と結合し，皮膚表面の表皮とも連続している像が連続切片で観察された（図 15・10）。したがって，抜去毛包は，in

180　II. 創傷の治療

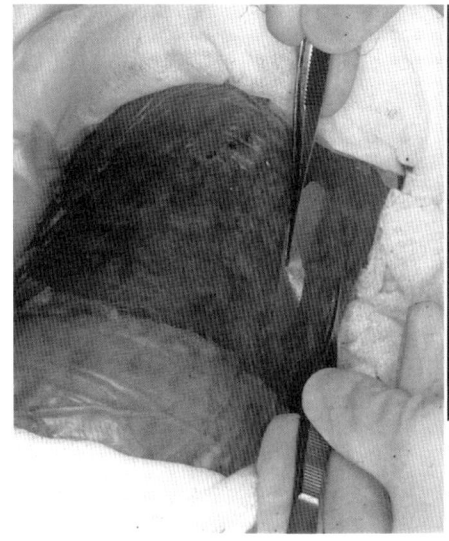

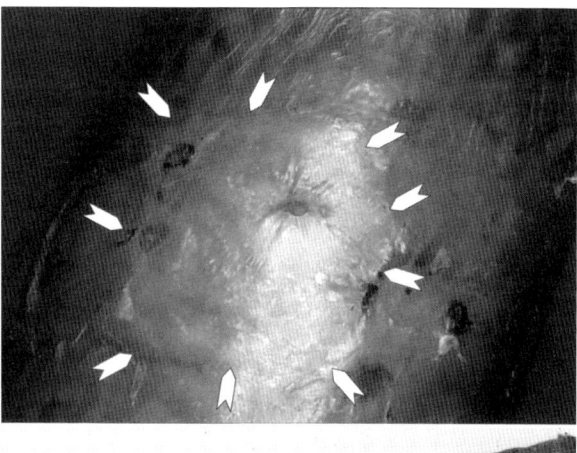

(a) 熱傷後潰瘍に患者自身の毛包由来の培養角化細胞シート移植を施行している。
(b) 術後2カ月の臨床像
(c) 術後2カ月の病理組織学的所見
　　培養毛包由来角化細胞は生着しているが，rete ridge はない（HE 染色，×200）。

図 15・9　毛包由来の培養角化細胞シートの移植例(21歳，男)

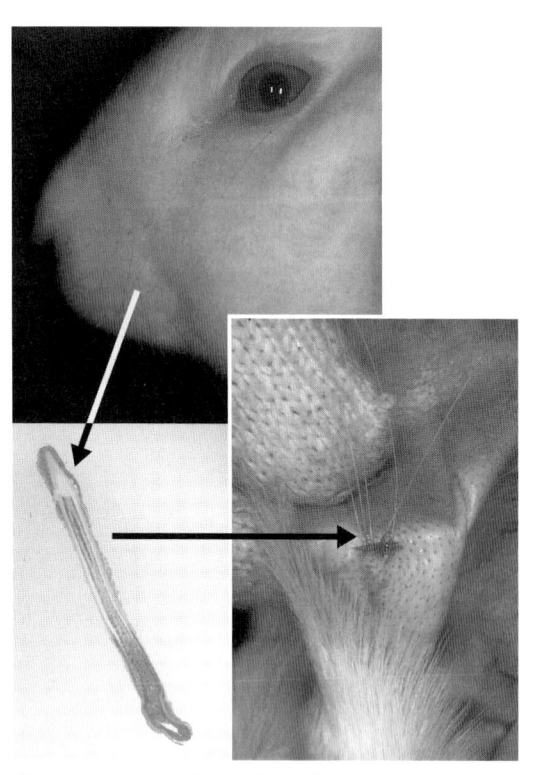

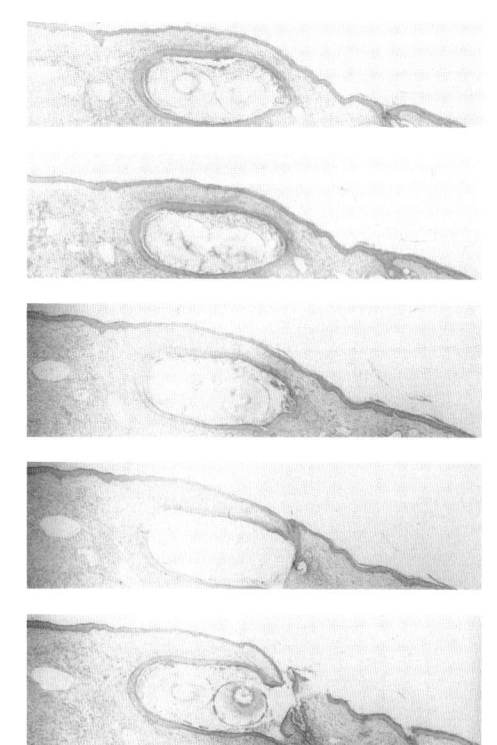

(a) ウサギのヒゲを用手的に抜去し，耳介内面皮下に挿入した。
(b) 抜去毛包移植後2週の連続切片組織像

図 15・10　ウサギのヒゲの抜去毛包移植実験
　2つの毛包が1つの粉瘤用構築を示して耳介本来の毛包上皮成分と結合し，さらに耳介の表皮とも連続している。

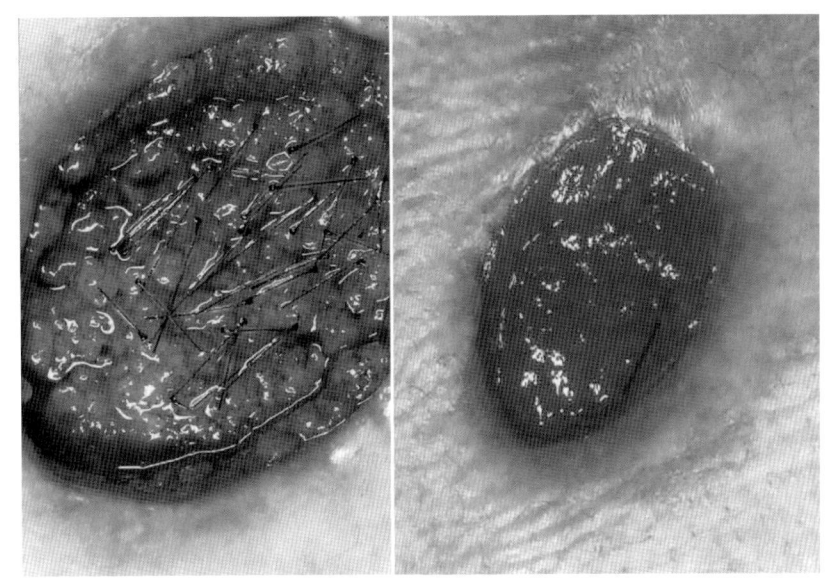

(a) 移植直後の状態
　創傷治癒機転の働かない皮膚潰瘍に対して，本人からの抜去毛包を数本移植した。
(b) 移植後1週の状態
　毛包は生着しなかったが，その後急速に創が閉鎖した。Biological dressing として毛包上皮が働いたと考えられる。

図 15・11　抜去毛包移植臨床例（30歳，男）

vivo においても上皮化能を有している[15]。実際に，抜去毛包の創面への移植が創傷治癒を促進させる可能性がある。創傷治癒遅延が起きている皮膚潰瘍に本人からの抜去毛包を創面に移植してみると，毛包は生着しなくてもその後急速に治癒に至った症例を経験した（図 15・11）。培養表皮移植と同じ機序により，特殊な biological dressing 作用が働いたと考えられるが，解明にはさらなる検証が必要である。一方，このような観点から，単離した毛包を後述する単一毛包移植のように移植することによって，頭部熱傷創を毛髪付きで上皮化させる臨床応用の報告がある[23]。

4）毛包細胞の表皮角化細胞への転換について

いったん創傷が生じると，創傷部から何らかのシグナル伝達を介して転写因子である STAT 3 の活性化を経て[13]一部の毛包細胞（幹細胞領域＝バルジ）が急激に増殖して皮膚表面に躍り出てくる現象が，臨床上上皮化である（図 15・4）。残存毛包を中心に花が咲くように同心円状に細胞が遊走していくわけである。つまり，上皮化現象は，一部の毛包細胞の表皮角化細胞への転換現象ととらえることができる[15]。では，親である毛包細胞は，いつ，子である表皮角化細胞へ転換するのであろうか。このような観点にたつと，毛包の培養所見（図 15・8）は，*in vitro* と *in vivo* の違いはあるものの，そのものが上皮化現象を再現していることがわかる。つまり，毛包由来角化細胞の培養は，上皮化現象モデルと言うことができる。著者らは，この上皮化モデルを利用して毛包由来角化細胞がいつ表皮角化細胞へ転換するのかを以下の実験よりとらえることができた。

細胞膜のリン脂質は，細胞の形態維持，機能に必須である。その主要構成成分である脂肪酸は，細胞の増殖や分化を規定する重要な一因子である（図 15・12）。そこで，毛包細胞とその子孫である表皮角化細胞の *in vivo* と *in vitro* における細胞膜の脂肪酸組成を解析した[20)24)]。サンプルは正常頭皮から得られた表皮と毛包で，Folch 法で脂質を抽出した。薄層クロマトグラフィーでリン脂質（細胞膜）分画を採取し，メチル化後ガスクロマトグラフィーで19種の脂肪酸を分析した。その結果，*in vivo* 毛包細胞は，部分的必須脂肪酸欠乏状態を示し，*in vivo* 表皮角化細胞に比べ，パルミチン酸（16：0）が有意に高値であった。毛包細胞は培養すると次第にパルミチン酸と必須脂肪酸であるリノール酸（18：2）とアラキドン酸（20：4）を消費し，2〜3週間以上培養する（上皮化現象が進む）と二培養細胞ともに必須脂肪酸欠

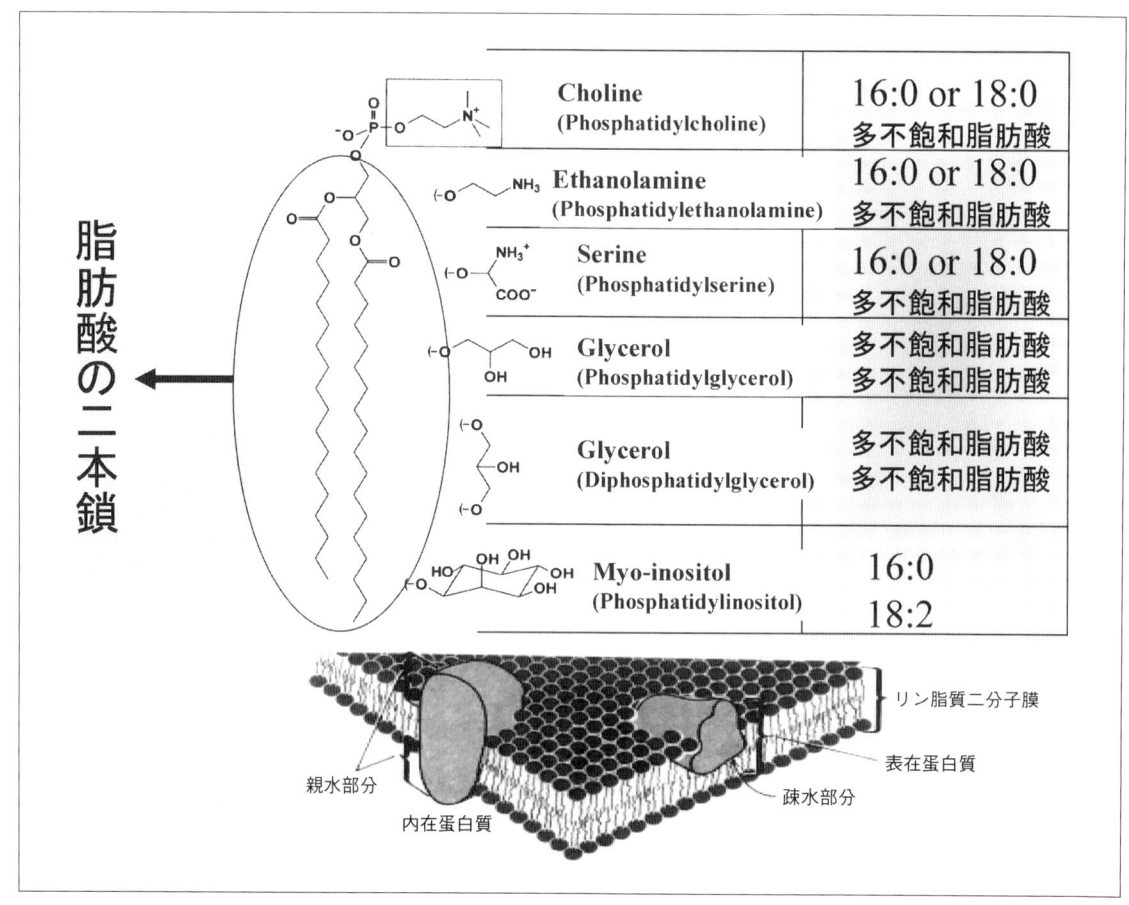

Choline (Phosphatidylcholine)	16:0 or 18:0	多不飽和脂肪酸
Ethanolamine (Phosphatidylethanolamine)	16:0 or 18:0	多不飽和脂肪酸
Serine (Phosphatidylserine)	16:0 or 18:0	多不飽和脂肪酸
Glycerol (Phosphatidylglycerol)	多不飽和脂肪酸	多不飽和脂肪酸
Glycerol (Diphosphatidylglycerol)	多不飽和脂肪酸	多不飽和脂肪酸
Myo-inositol (Phosphatidylinositol)	16:0	18:2

図 15・12　細胞膜の構造
1つの脂質に2本鎖の脂肪酸を有している。

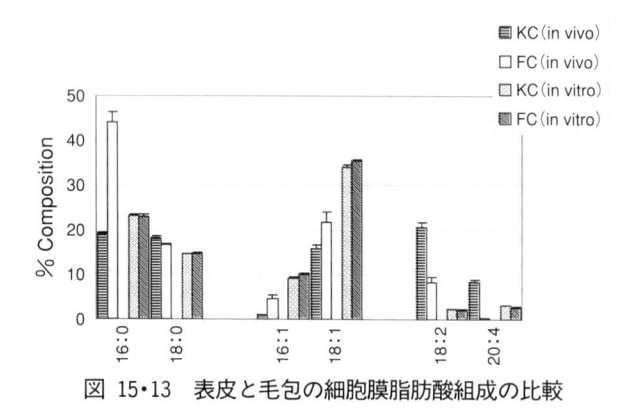

図 15・13　表皮と毛包の細胞膜脂肪酸組成の比較

乏状態の膜脂肪酸パターンを示し，両者の膜脂肪酸の組成は同一となった（図 15・13）。したがって，一視点ではあるが，細胞膜の組成からの観点では，毛包由来角化細胞は増殖を始めて2～3週で表皮角化細胞へと転換すると考えられる。

一方，毛髪は，ケラチンと脂質でできているが，その脂質中の脂肪酸はそのほとんどがパルミチン酸（16：0）である[20]。つまり，毛包内に過剰に存在する

パルミチン酸は，毛髪形成への重要な供給源と考えられる。飽和脂肪酸であるパルミチン酸は，表皮角化細胞のみならずあらゆる細胞の細胞膜を構成する基本単位である。体内に摂取されたグルコースは，解糖系やペントースリン酸経路を経て最初にまずパルミチン酸が作り出される（図 15・14-a）。その後，細胞内の酵素により多くの単不飽和脂肪酸と飽和脂肪酸が産出されることになる。多不飽和脂肪酸は体内では作ることができないので必須脂肪酸と呼ばれる。毛包内に過剰に存在するパルミチン酸は，表皮角化細胞へと転換するに従いその組成を減じる。そこで，パルミチン酸の表皮角化細胞への影響を検討してみると，パルミチン酸は有意に表皮角化細胞の増殖を促進させることが判明した（図 15・14-b）[25]。これは，パルミチン酸を過剰に有している毛包細胞が，急激に自らの細胞を増殖させる時，いち早く細胞膜を作り出すのに有効に働くものと考えられる。細胞が増殖して細胞数が2倍になれば，膜脂肪酸も2倍必要であるはずであるから，細胞膜構成成分の

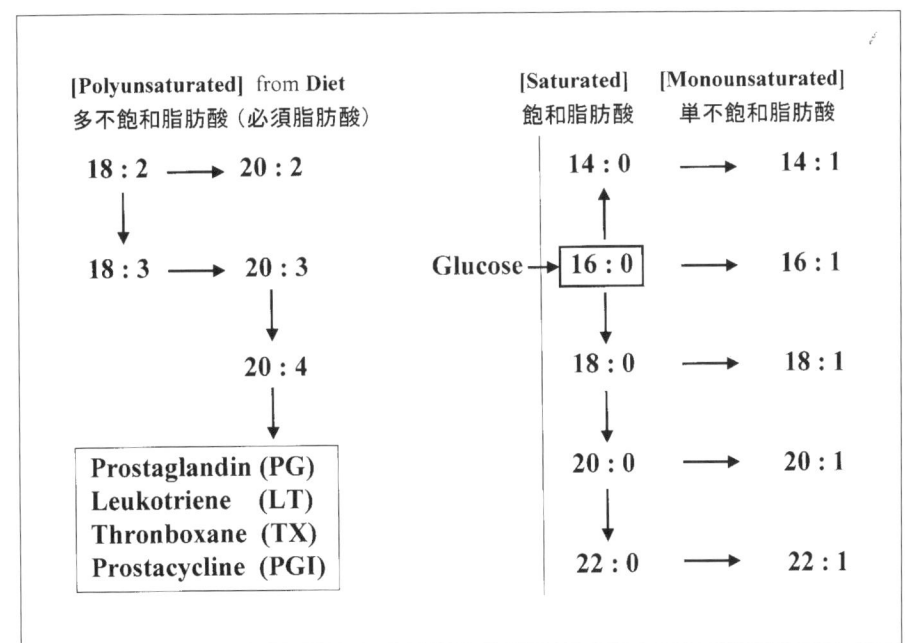

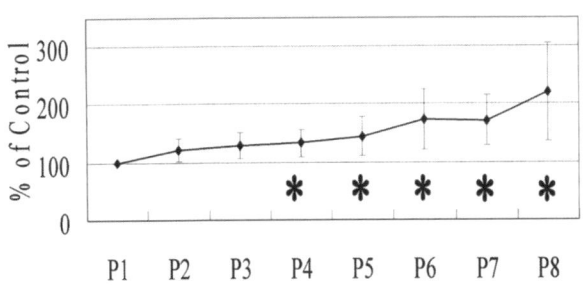

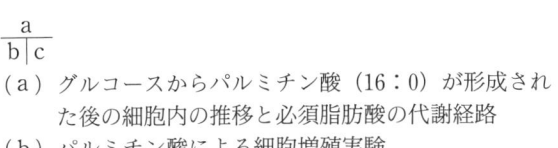

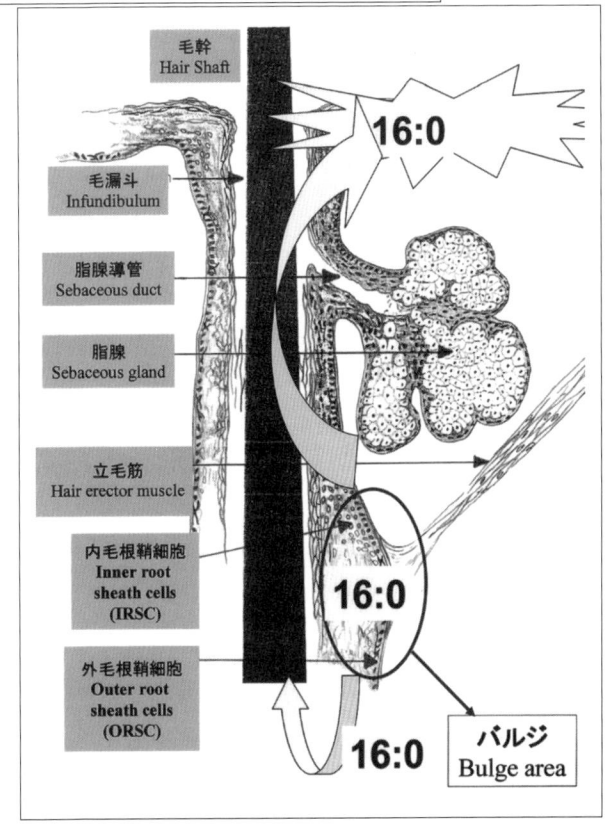

```
  a
 ---
 b|c
```

(a) グルコースからパルミチン酸（16：0）が形成された後の細胞内の推移と必須脂肪酸の代謝経路
(b) パルミチン酸による細胞増殖実験
　　培養表皮角化細胞へパルミチン酸（16：0）を添加した結果，細胞増殖が有意に促進された．
(c) 毛包内パルミチン酸の動向の模式図
　　毛包細胞はパルミチン酸（16：0）を常に蓄えており，毛髪形成と非常時の上皮形成に備えている．

図 15・14　毛包におけるパルミチン酸（16：0）の役割

基本であるパルミチン酸が急激に消費されて細胞膜を作り出す過程が，まさに上皮化現象そのものであろう（図15・14-c）．つまり，毛包細胞は，普段から豊富なパルミチン酸を蓄えており静的環境では毛髪形成に勤しんでいるが，いったん上皮が傷害を受けると，急激な細胞増殖に必要なパルミチン酸を細胞膜利用に消費されるべく動的環境にも備えていると考えられる．

B 毛髪の創傷治癒

1. 毛包（毛髪を含む）の再生能について

毛包の幹細胞から皮膚の表皮形成が起こることはすでに述べた．では毛髪そのものの創傷治癒とも言える毛の再生についてはどうであろうか．

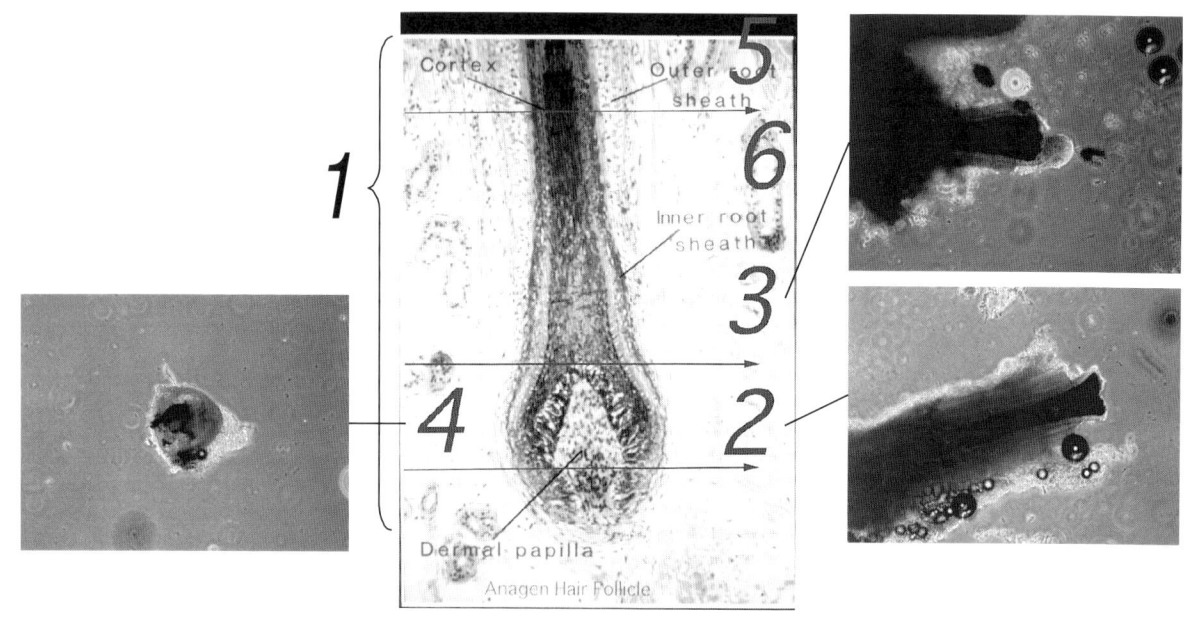

1. 正常毛包　2. バルブ下半分を切断　3. バルブをすべて切断
4. バルブのみ　5. 毛包半切上半分　6. 毛包半切下半分
図15・15　毛包の分割移植実験

　Oliver[26]は，ラットの実験で，毛包は下部1/3を切断しても再生するが1/2切断されると再生しないことを示し，毛包誘導能は下半分の結合織性毛包に存在すると報告した。また，腋臭症患者の手術時，毛球部を切除したのにもかかわらず腋毛が再生されることから，以前より毛包の再生には毛母細胞ではなく上方の脂腺部分の重要性が指摘されていた[27]。さらに，人の毛包から毛球部を切断しても再生し，さらには半切した上半分からも下半分からも新たな毛包が再生するとの報告もある[28)29]。臨床的には，毛包の分離やflap操作時にさまざまなレベルで損傷が起こったとき創傷治癒機転が働き毛包の再生が起こるのかどうか興味深い。

　そこで，著者らは，図15・15に示すレベルで毛包を切断しそれぞれをボランティアの前頭部に移植する臨床実験を施行した。バルブを半分カットしたもの，バルブをすべてカットしたもの，バルブのみなど6段階各10本を移植した。その結果，毛球部の移植以外のすべてのもので発毛が観察された（図15・16)[30]。これらの結果は，Oliver[26]やKimら[28)29]の報告と一致しており，また臨床的にもある程度の損傷を受けたドナー毛包からも発毛の可能性があることを示しており興味深い。さらに，植毛時における株分けが長時間に及ぶことから，採取された毛包組織が4℃でどの程度保存可能かについて調べてみる

と，単離した毛包はHank's solution，DMEM，RPMIなどの培養液中で保存した場合，外毛根鞘細胞や毛乳頭細胞は7日間にわたり培養可能であった。しかしながら器官培養については2日間保存した毛包は成長を示したが，3日間保存したものでは成長が見られなかった。そこで7日間4℃で保存した毛包をヌードマウスに移植したところ高率に毛包の再生が観察された。このことは，4℃7日間という保存で受けた損傷が，生体内に移植されることで創傷治癒機転が働き正常な毛包再生を促したことを示している[31]。また，一時期でも血流が途絶えることがアポトーシスを誘導することから，これを抑制させることがよりよい毛包の保存に重要と考えられている[32]。

2. 植毛術

　毛は糸のように細いケラチン蛋白の線維と脂質からなると，一般には認識されている。しかし，これまで述べてきたように，1本1本の毛は小さいながらも複雑な構造をもち，成長期，退行期，休止期という毛周期を繰り返しながら毛髪を作り出す一つの器官である。すなわち，植毛術とは，これらの構造と機能を損なうことなく毛包という器官を採取部位から移植部位へ移植する点で，他の臓器移植手術となんら変わることはない。現在のところ他家毛組織

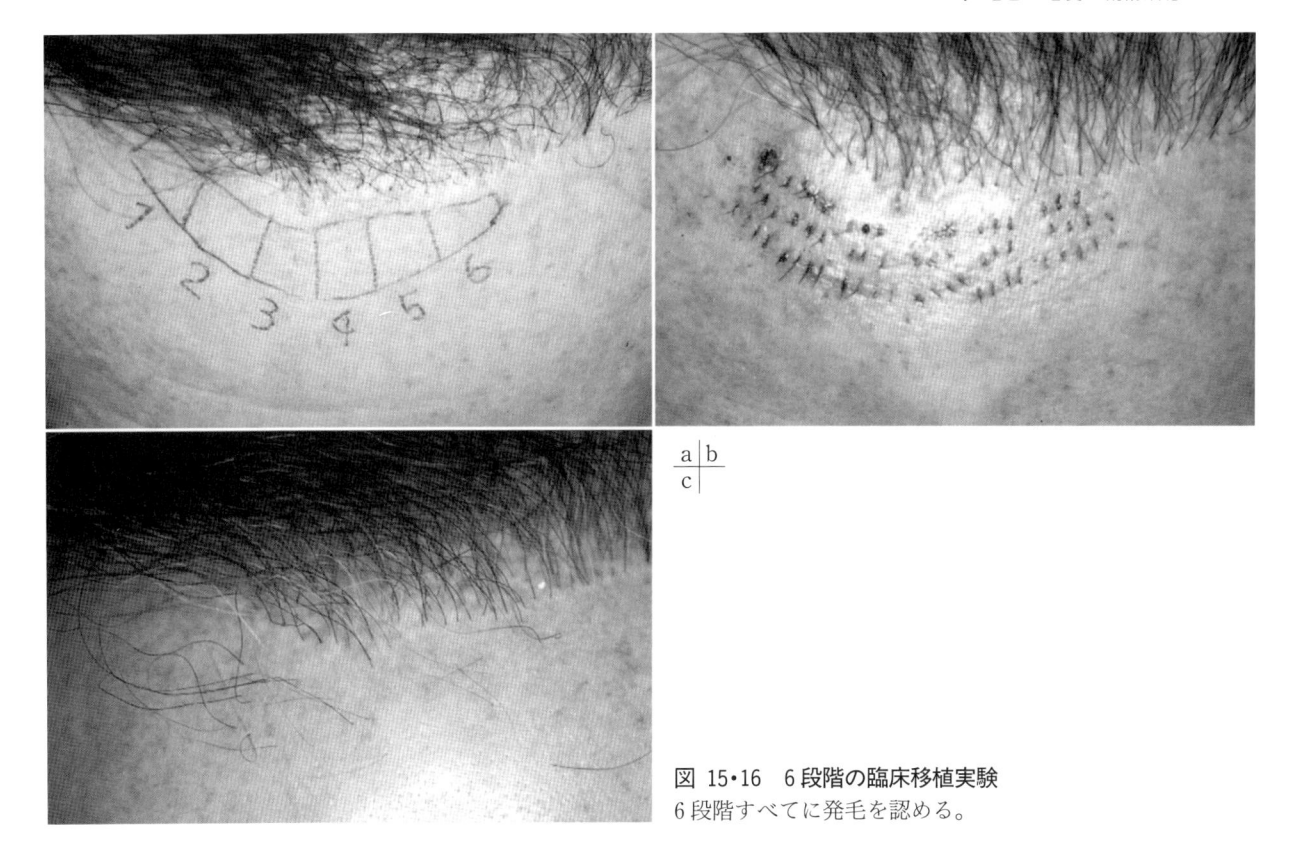

図 15・16 6段階の臨床移植実験
6段階すべてに発毛を認める。

は拒絶され生着しないため，臨床的にはドナーが患者本人である自家移植に限られる。

毛髪疾患においてはさまざまな病態があり，毛包・毛髪の創傷治癒に関連する場合も多いと思われるが個々の毛髪疾患の解説は他の著作に譲り，この項では創傷治癒機転が直接的に観察される植毛術について述べる。いわゆる植毛術の対象は数々の脱毛症患者であるが，原則として原疾患の治療で回復が望めるものは除く。植毛術の対象疾患のおもなものは以下のようなものである。

(1) 男性型脱毛症(外用，内服療法に反応しないもの)
(2) 瘢痕性脱毛（熱傷，外傷による）
(3) 女性型脱毛症(女性の男性型脱毛症，びまん性脱毛症)
(4) 眉毛，性毛（腋窩，陰部）の薄毛または無毛症

植毛術には大きく分けて毛包単位移植 (follicular unit transplantation) と flap 法がある。いずれにしても，移植に際しての大原則はドナー優位である。将来，移植された毛髪以外の移植部位が脱毛し，かえって移植毛が目立ち違和感をもつことになる可能性を考慮すべきである。また，毛髪はある程度一定の角度（皮毛角）をもって皮膚表面を貫いており，日本人の頭部の皮毛角は 45°〜55°で，後頭部が最小で前頭部が最大である[33]。毛髪の手術の場合には，この皮毛角と毛流を常に考慮に入れて手術を計画する必要がある[33)34]。

1) 毛包単位移植

日本人の毛包は1〜3本がグループを形成して生えていることが多い[1)34]。したがって移植する際にもこのグループごと行う方法が近年主流となっている[34)〜38]。採取部はおもに後頭部である。この部位は男性ホルモンの影響を受けにくく，男性型脱毛症患者においても十分な毛量が得られることが多い。移植必要量に応じて 1 cm² あたり約 150 本として計算し，1,500 本必要であれば 1×15 cm を後頭部から採取し創部は縫縮する。採取した帯状の後頭部組織を個々の毛包を傷つけないように毛包単位ごとに株分けする。次に移植部位に植毛用メス，植毛針，注射針 (18〜21 G) などを用いて挿入用の穴を作成する。それぞれの穴に分離した毛包を挿入し手術を終了する。移植するための穴を開ける作業と移植毛の挿入が同時に可能である植毛器も開発されている[39]。生着した毛包は移植条件により異なるが，そのまま成長期が続くものといったん休止期に入るものがあ

a	d
b	c

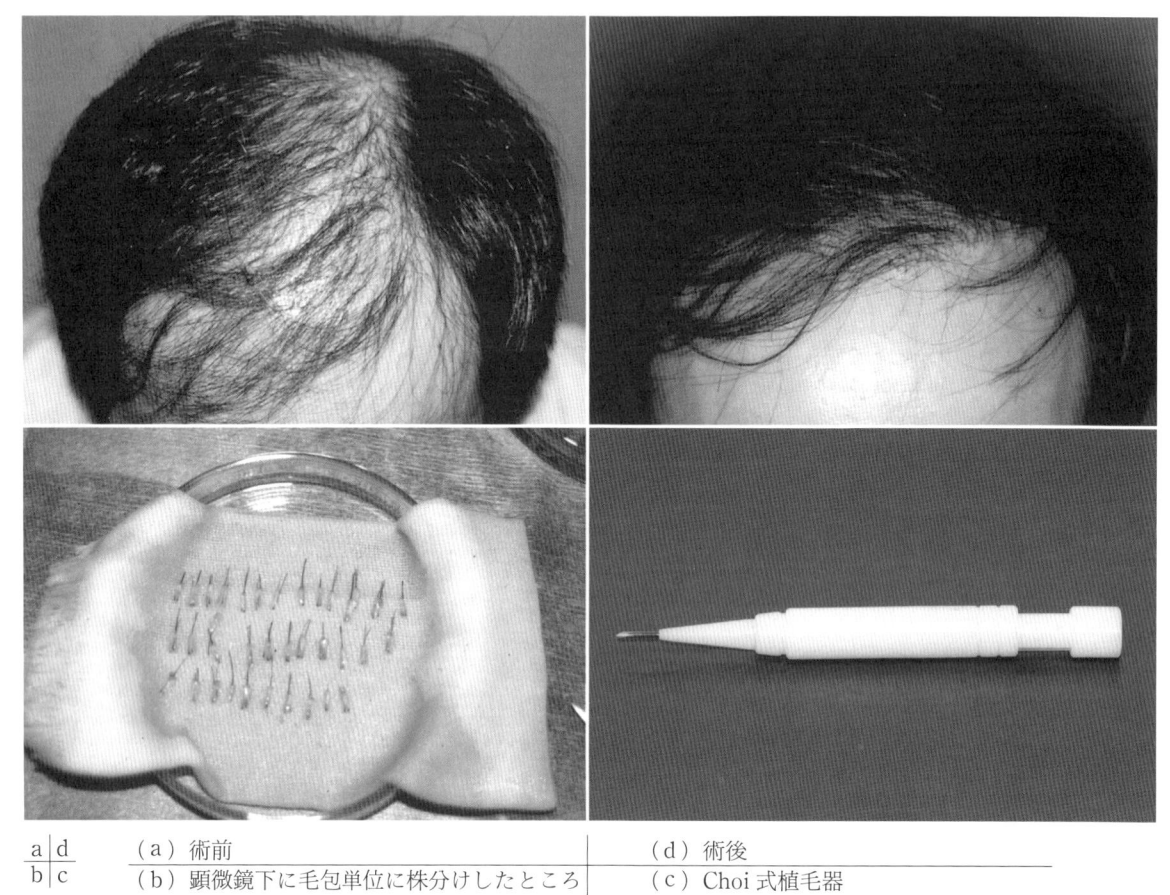

(a) 術前 　　　　　　　　　　　　　(d) 術後
(b) 顕微鏡下に毛包単位に株分けしたところ　(c) Choi式植毛器

図 15・17　毛包単位移植（症例はエザキクリニックによる）

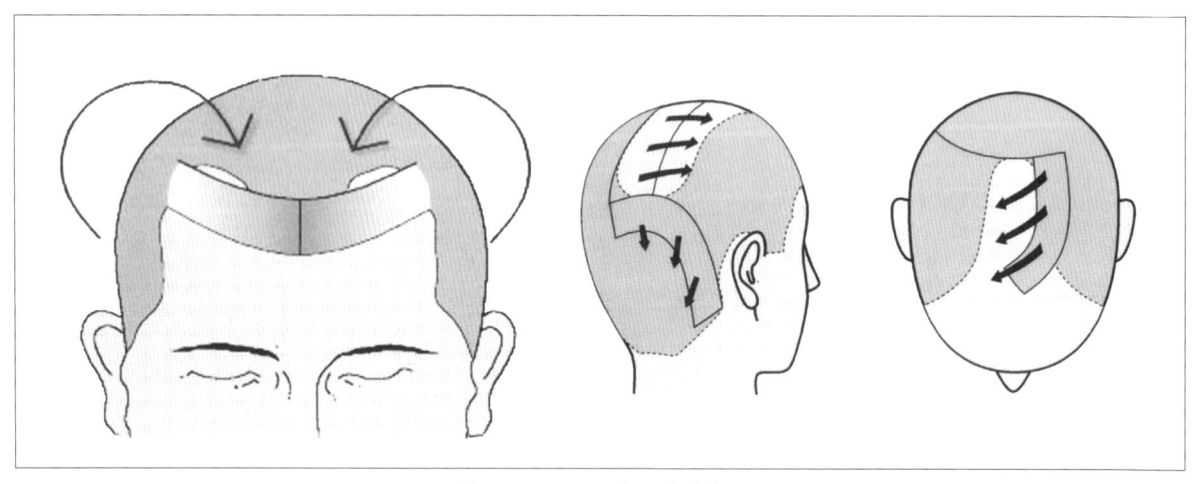

図 15・18　Flap法のデザイン

る。通常約1カ月以内に一度脱落し，3～5カ月以上経て新しく生えると言われているが，実際にはそのまま休止期を維持しながら脱落しないものもある。生着率は一般に極めて高く90％を超えると考えてよい（図15・17）。

2）Flap法

Flap法が注目を浴びたのは1975年に浅側頭動静脈を栄養血管とするtemporo-paieto-occipital flapが報告されてからで，それまでの円柱植毛法に比べて一度に多量の毛を高密度で移動できることで急速に広まった[40]。そののち幾度かの改良がなされrandom patternでも生着することが報告されている[41]。またbilateral temporo-parietal flapやoccipito-parietal flap（図15・18）などさまざまな方法が発表されている[42)43)]が，いずれの方法も非脱毛部から脱毛部へ一度にそのままの密度で移動できるこ

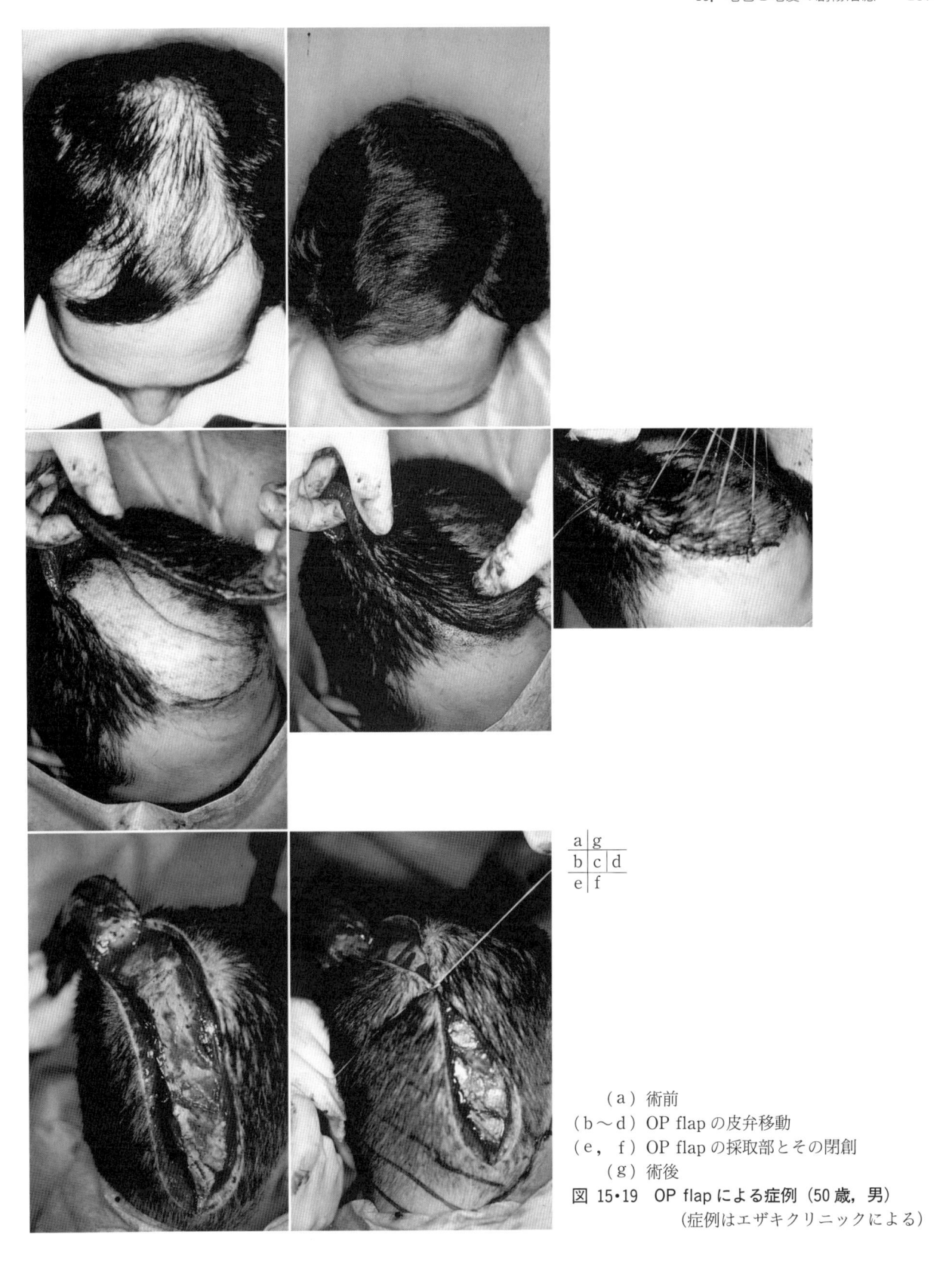

(a) 術前
(b～d) OP flap の皮弁移動
(e, f) OP flap の採取部とその閉創
(g) 術後

図 15・19 OP flap による症例（50歳，男）
（症例はエザキクリニックによる）

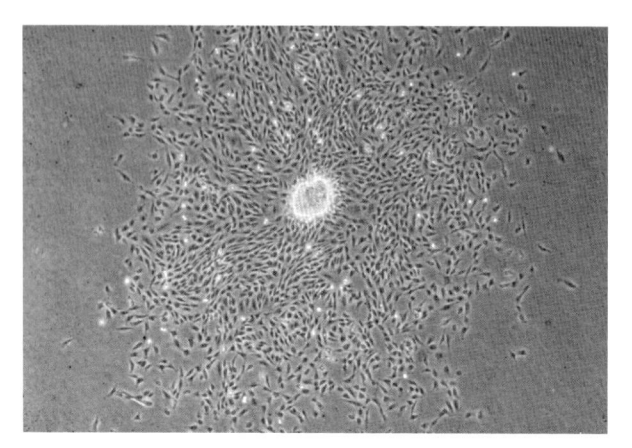

図 15・20 毛乳頭培養
培養毛乳頭細胞を示す。通常の線維芽細胞同様，増殖能は優れている（位相差顕微鏡写真，×100）。

とが大きな利点と言える．しかしながら手術手技に熟練を要しフラップ壊死のリスクを伴うこと，縫合部特に前額生え際の瘢痕が目立つ場合があることから適応の際には症例を選ぶ必要がある（図15・19）．

3）細胞培養と植毛

Oliverら[44]は，ラットの髭の毛乳頭を耳に移植することにより髭に匹敵する太さの毛を誘導することを報告していたが，人体では現在のところ同様の結果は得られていない．Reynoldsら[45]が，ヒトの異性間で毛乳頭ではなく結合織性毛包が毛を誘導し得たという報告をしているが，再生した毛は微細で臨床的に有用とは言えない．しかしながら移植された毛組織の一部が，微小であるとは言え他家でも毛包誘導が可能であったことは興味深い所見である．培養細胞を用いて人体に毛髪を再生することができれば，採取部の犠牲は最小限となり移植できる毛髪の数は飛躍的に増やすことができると思われる．近年，培養毛乳頭（図15・20）や結合織性毛包を用いて毛髪を再生させる研究は世界で行われており，夢の技術が実現するのもそう遠くないかもしれない．

（寺師浩人，倉田荘太郎）

文　献

1) 倉田荘太郎：毛髪の生態．毛髪疾患の最新治療―基礎と臨床（植毛）（第1版），平山　峻編，pp 4-6，金原出版，東京，2004
2) 大浦武彦，有賀昭俊，土田幸英：毛の成長と形成外科手術．形成外科 15：257-264, 1972
3) Montagna W：毛包，毛とその成長．毛の医学，小堀辰治監修，pp 15-39, 文光堂，東京，1987
4) Oshima H, Rochat A, Kedzia C, et al：Morphogenesis and renewal of hair follicles from adult multipotent stem cells. Cell 104：233-245, 2001
5) Lavker RM, Sun TT, Oshima H, et al：Hair follicle stem cells. J Investig Dermatol Symp Proc 8：28-38, 2003
6) Cotsarelis G, Sun TT, Lavker RM：Label-retaining cells reside in the bulge area of pilosebaceous unit；Implications for follicular stem cells, hair cycle, and skin carcinogenesis. Cell 61：1329-1337, 1990
7) Lenoir MC, Bernard BA, Pautrat G, et al：Outer root sheath cells of human hair follicle are able to regenerate a fully differentiated epidermis in vitro. Dev Biol 130：610-620, 1988
8) Yang JS, Lavker RM, Sun TT：Upper human hair follicle contains a subpopulation of keratinocytes with superior in vitro proliferative potential. J Invest Dermatol 101：652-659, 1993
9) Rochat A, Kobayashi K, Barrandon Y：Location of stem cells of human hair follicles by clonal analysis. Cell 76：1063-1073, 1994
10) Lavker RM, Miller S, Wilson C, et al：Hair follicle stem cells；Their location, role in hair cycle, and involvement in skin tumor formation. J Invest Dermatol 101：S 16-S 26, 1993
11) Michel M, Torok N, Godbout MJ, et al：Keratin 19 as a biochemical marker of skin stem cells in vivo and in vitro；keratin 19 expressing cells are differentially localized in function of anatomic sites, and their number varies with donor age and culture stage. J Cell Sci 109：1017-1028, 1996
12) Sano S, Itami S, Takeda K, et al：Keratinocyte-specific ablation of Stat 3 exhibits impaired skin remodeling, but dose not affect skin morphogenesis. EMBO J 18：4657-4668, 1999
13) Sano S, Takeda J, Yoshikawa K, et al：Tissue regeneration；Hair follicles as a model. J Investig Dermatol Symp Proc 6：43-48, 2001
14) Waikel RL, Kawachi Y, Waikel PA, et al：Deregulated expression of c-Myc depletes epidermal stem cells. Nat Genet 2：165-168, 2001
15) 寺師浩人，田原真也，松尾由紀：抜去毛包移植による上皮化；ウサギのヒゲと耳介を利用した動物実験とその臨床応用に向けて．熱傷会誌 28：32-35, 2002
16) Limat A, Noser FK：Serial cultivation of single keratinocytes from outer root sheath of human scalp hair follicles. J Invest Dermatol 87：485-488, 1986
17) 倉田荘太郎，板見　智，寺師浩人ほか：無血清培地によるヒト外毛根鞘細胞の培養；熱傷創面被覆への基礎実験．日形会誌 11：1-10, 1991
18) Kurata S, Itami S, Terashi H, et al：Successful transplantation of cultured human outer root sheath cells as epithelium. Ann Plast Surg 33：290-294, 1994

19) Weterings PJ, Vermorken AJ, Bloemendal H：A method for culturing human hair follicle cells. Br J Dermatol 104：1-5, 1981
20) Terashi H, Izumi K, Rhodes LM, et al：Human stratified squamous epithelia differ in cellular fatty acid composition. J Dermatol Sci 24：14-24, 2000
21) 寺師浩人，泉 健次，Feinberg SE, et al：ウシ胎仔血清を使用しない皮膚表皮及び口腔粘膜（歯肉）角化細胞の培養方法と培養上皮シート作成方法．日形会誌 22：1-5, 2002
22) 森 義顕，葉玉哲生，内田雄三ほか：下肢伸長促進目的で作成された大腿動静脈瘻による難治性下腿潰瘍の1例．臨外 46：1027-1030, 1991
23) Navsaria HA, Ojeh NO, Moiemen N, et al：Reepithelialization of a full-thickness burn from stem cells of hair follicles micrografted into a tissue-engineered dermal template (interga). Plast Reconstr Surg 113：978-981, 2004
24) 寺師浩人，Izumi K, Rhodes LM ほか：毛包細胞と表皮角化細胞の細胞膜リン脂質脂肪酸組成の相違点—脂肪酸によるよりよい上皮化への環境作り (1)．Prog Med 20：2328-2329, 2000
25) 寺師浩人，Izumi K, Rhodes LM ほか：パルミチン酸 (16：0) による培養表皮角化細胞の増殖効果—脂肪酸によるよりよい上皮化への環境作り (2)．Prog Med 20：2329-2331, 2000
26) Oliver RF：Whisker growth after removal of the dermal papilla and lengths of follicle in the hooded rat. J Emryol Exp Morphol 15：331-347, 1966
27) Inaba M, Anthony J, McKinstry C：Histologic study of the regeneration of axillary hair after removal with subcutaneous tissue shaver. J Invest Dermatol 72：224-231, 1979
28) Kim JC, Choi YC：Regrowth of grafted human scalp hair after removal of the bulb. Dermatol Surg 21：312-313, 1995
29) Kim JC, Choi YC：Regeneration of the human scalp hair follicle after horizontal sectioning；Implications for pluripotent stem cells and melanocyte reservoir. Hair research for the next millennium, edited by van Neste D, et al, pp135-139, Elsevier, London 1996
30) 倉田荘太郎，江崎哲雄：植毛時における毛包の損傷と移植後の再生について．日臨皮外会誌，印刷中, 2005
31) Kurata S, Ezaki T, Itami S, et al：Viability of isolated single hair follicles preserved at 4°C. Dermatol Surg 25：26-29, 1999
32) Krugluger W, Moser K, Moser C, et al：Enhancement of in vitro hair shaft elongation in follicles stored in buffers that prevent follicle cell apoptosis. Dermatol Surg 30：1-5, 2004
33) 小川 豊，冨士森良輔：私たちの植毛術についての考え方．形成外科 15：271-278, 1972
34) 今川賢一郎：Follicular unit transplantation による男性型脱毛症の治療．形成外科 47：379-389, 2004
35) Unger WP：Recipient area hair direction and angle in hair transplanting. Dermatol Surg 30：829-836, 2004
36) Nordstom REA："Micrografts" for improvement of the frontal hair line after hair transplantation. Aesthetic Plast Surg 5：97-101, 1981
37) Uebel CO：Micrografts and minigrafts；A new approach for baldness surgery. Ann Plast Surg 27：476-487, 1991
38) Bernstein RM, Rassman WR, Szaniawski W, et al：Follicular transplantation. Int J Aesthet Rest Surg 3：119-132, 1995
39) 石井良典：Choi 式植毛器を用いた single & bundle hair grafts. 形成外科 47：369-377, 2004
40) Juri J：Use of parieto-occipital flaps in surgical treatment of baldness. Plast Reconstr Surg 55：456-460, 1975
41) Ezaki T, Kasori Y：The occipito-parietal flap method in the treatment of male baldness. Aesthetic Plast Surg 19：469-472, 1995
42) Elliott RA Jr：Lateral scalp flaps for instant results in male pattern baldness. Plast Reconstr Surg 60：699-703, 1977
43) Ezaki T, Kasori Y：Bilateral temporoparietal flaps in the treatment of male baldness. Aesthetic Plast Surg 19：41-47, 1995
44) Oliver RF, Jahoda CAB：Dermal-epidermal interactions. Clin Dermatol 6：74-82, 1988
45) Reynolds AJ, Lawrence C, Cserhalmi-Friedman PB, et al：Trans-gender induction of hair follicles. Nature 402：33-34, 1999

16 軟骨の創傷治癒と移植

SUMMARY

軟骨は細胞成分（軟骨細胞）と細胞間物質（軟骨基質）から構成される。細胞成分に比べて軟骨基質の割合が豊富な点が他の組織と異なっており，構造上の特徴を有している。軟骨基質のおもな構成成分は線維成分とプロテオグリカンである。軟骨基質の構成成分の違いにより弾性軟骨，硝子軟骨，線維軟骨に分けられる。また，軟骨のその他の特徴としては血管，神経を欠く。軟骨は自己の再生能力に乏しい組織であり，軟骨細胞のみでは修復が困難である。この理由は先に述べたように，血管が存在せず，さらに基質中の軟骨細胞はほとんど移動せず，成熟した細胞は加齢とともに増殖能を失っていくためである。このため周囲の組織すなわち軟骨膜，滑膜，軟骨下の骨髄組織の増殖によって修復が行われる。しかし，これらの助けを借りても，大きな欠損がある場合にはこれを修復するのは難しい。耳介軟骨や肋軟骨では軟骨膜から軟骨形成能を有することはよく知られているが，軟骨膜から再生された軟骨は過形成や骨化を認める。関節軟骨は，損傷欠損が生じたときに硝子軟骨が再生されることは稀で，線維組織や線維軟骨のいずれかに置換されることが多い。

軟骨欠損部の修復に対しては，①軟骨細胞自身の増殖，②軟骨下骨の骨髄と連絡させて骨髄からの未分化幹細胞による軟骨細胞の増殖を誘導，③軟骨移植，④軟骨膜移植，⑤骨膜移植，⑥自家軟骨細胞移植，などが試みられてきた。中でも自家軟骨細胞移植は生体外の培養下という環境の中で軟骨細胞を育てるという方法である。これは軟骨細胞を脱分化，増殖させたのち，軟骨細胞が生体に移植後に再分化する能力を利用したものである。軟骨細胞の良好な増殖能が得られるため移植量が十分に得られ，ドナーの犠牲が少ないことが利点である。

ここでは諸家の軟骨の損傷の修復について文献的考察を加えながら，著者らが行ってきたヒト培養軟骨細胞を用いた実験的研究とヒトへの臨床応用についての新しいトピックスを紹介する。

はじめに

軟骨は自己修復，再生能に乏しい組織である[1)~4)]。したがって軟骨はそれ自身の損傷修復のみでなく，他の間質結合組織と違って，生体の防御や他の組織の修復，創傷治癒に関与することはほとんどない。

顔面，鼻，耳介の先天異常，外傷などの軟骨欠損部，漏斗胸，外傷による関節軟骨欠損，軟骨病変に伴う変形性関節症など形成外科領域のみでなく整形外科領域においても軟骨欠損部の修復は難しい[5)~14)]。したがって損傷部位で軟骨の再生が困難であるのならば，軟骨組織，軟骨膜もしくは軟骨を形成する細胞を移植するのが最も適した修復の方法と考えられる。自家組織移植である軟骨移植（耳介軟骨，肋軟骨，鼻中隔軟骨）はすでに多くの実験が積み重ねられ，臨床応用もさかんに行われて，その治療法が確立されている[15)16)]。軟骨膜移植についてはSkoogら[5)]が軟骨膜が軟骨形成能を有することを利用して軟骨欠損の修復を試みた。軟骨移植は短期では良好な臨床成績が報告されているが，長期成績は必ずしも良好でなく，現在では軟骨膜単独での移植は行われていない[17)18)]。

いずれにしても軟骨，軟骨膜は自家組織であるた

めその採取量に限界があることは否めない。著者は従来の自家組織移植のさらに進んだ治療方法として自家軟骨細胞移植に着目した。本稿ではこれまで著者が行ってきたヒト培養軟骨の実験的研究の結果とヒトへの臨床応用への実際の治療結果について述べる。

A 概念

1. 軟骨の特徴

軟骨は他の結合組織と同じく細胞成分と細胞間マトリックスから構成される。特徴的なのは細胞成分に比べて軟骨基質が非常に豊富にあることである。軟骨には血管が存在しないので, その代謝は軟骨膜, 関節液からの浸透を介して行われる[1)19)20)]。

1) 軟骨細胞

軟骨細胞は円形, 卵円形の大きな細胞となり, しばしば円柱状に数個の細胞が集まって軟骨小嚢に包まれている。細胞の核は大きく, ときに2核含まれているのが特徴的である。1個ないし数個の核小体を有している[1)21)]。

2) 軟骨基質

軟骨基質は線維成分とプロテオグリカンからなる。線維成分はコラーゲンとエラスチンである。軟骨組織のコラーゲンは, Ⅰ, Ⅱ, Ⅴ, Ⅵ, Ⅸ, Ⅹ, Ⅺ, ⅩⅣ型コラーゲンが存在する。Ⅱ型コラーゲンは軟骨湿重量の約15〜22％, 軟骨コラーゲンの約80〜90％を占め, 軟骨に特異的なコラーゲンである。このⅡ型コラーゲン線維にⅨ, Ⅺ型コラーゲンの会合した複合体線維は重要である。これが, 網目構造を形成し, 軟骨組織の力学的支持体となり, 軟骨の伸張性を維持している。また, 編目の間に多量の水分子を含む軟骨プロテオグリカンとヒアルロン酸の巨大会合体が封じ込められており, これより軟骨の粘弾性が維持されている[1)22)〜24)]。エラスチンは弾性軟骨に特異的であるが, 線維軟骨にも少量存在し, 硝子軟骨にはほとんど含まれない[1)12)18)19)]。

プロテオグリカンとは糖側鎖グリコサミノグリカン（grycosaminoglycan; GAG）を有する糖蛋白の総称である。古くはムコ多糖と言われた。重要な軟骨型プロテオグリカンは大型コンドロイチン硫酸プロテオグリカンで軟骨に大量に存在し, 多い場合には組織重量の50％を占めている。Doegeら[25)]は最近, コア蛋白の全構造を明らかにして軟骨のプロテオグリカンをアグリカンと名付けた（図16・1）。その構造は分子量が約22万の大きさのコア蛋白に100本以上のコンドロイチン硫酸やケタラン硫酸, オリゴ糖が結合している。この分子はヒアルロン酸と特異的に結合して大きいaggregateを作る。その他の軟骨の小型のプロテオグリカンはデコリン, ビグリカン, フィブロモジュリンが存在する。軟骨の組織学的特徴は主としてⅡ型コラーゲンとアグリカンから構成される豊富な細胞外マトリックスにある。軟骨細胞外マトリックスの構築はⅡ型コラーゲンに加えてⅪ型コラーゲン, Ⅸ型コラーゲンが加わり[26)], アグリカン, デコリン, ビグリカン[27)]などの小型のプロテオグリカン, さらにフィブロモジュリンも加わってコラーゲンフィブリルの形成を調節する[27)28)]（図16・1）。

軟骨のⅡ型コラーゲンは免疫組織化学的に抗Ⅱ型コラーゲン抗体で検出される。軟骨のプロテオグリカンは組織化学的にトルイジンブルーによるメタクロマジア, アルシアンブルーまたはサフラニンなどによって検出される[1)]。

2. 軟骨の種類

軟骨基質の構成成分は線維成分プロテオグリカンである。この基質の構成成分の差によって軟骨は以下の3つに分けられる[1)19)21)]。

1) 弾性軟骨

耳介, 外耳, 外鼻, 喉頭蓋に存在する。基質にはコラーゲン（約53％）とエラスチン（約19％）の含有量が多く, プロテオグリカン（約12％）の量も多い[1)]。

2) 硝子軟骨

関節軟骨, 肋軟骨, 鼻中隔軟骨, 喉頭軟骨の大部分, 気管, 気管支軟骨に存在する。基質にはコラーゲンが多く含まれる（約30〜60％）が, エラスチンは存在しない。プロテオグリカンの量も多い（約20〜40％）[1)]。

3) 線維軟骨

椎間板, 半月板, 恥骨結合部, 腱の骨への付着部に存在する。

基質にはコラーゲンが約78％と豊富に含まれ, エラスチンは約0.6％と少ない。少量のプロテオグリカンが含まれる（約2.4％）[1)]。

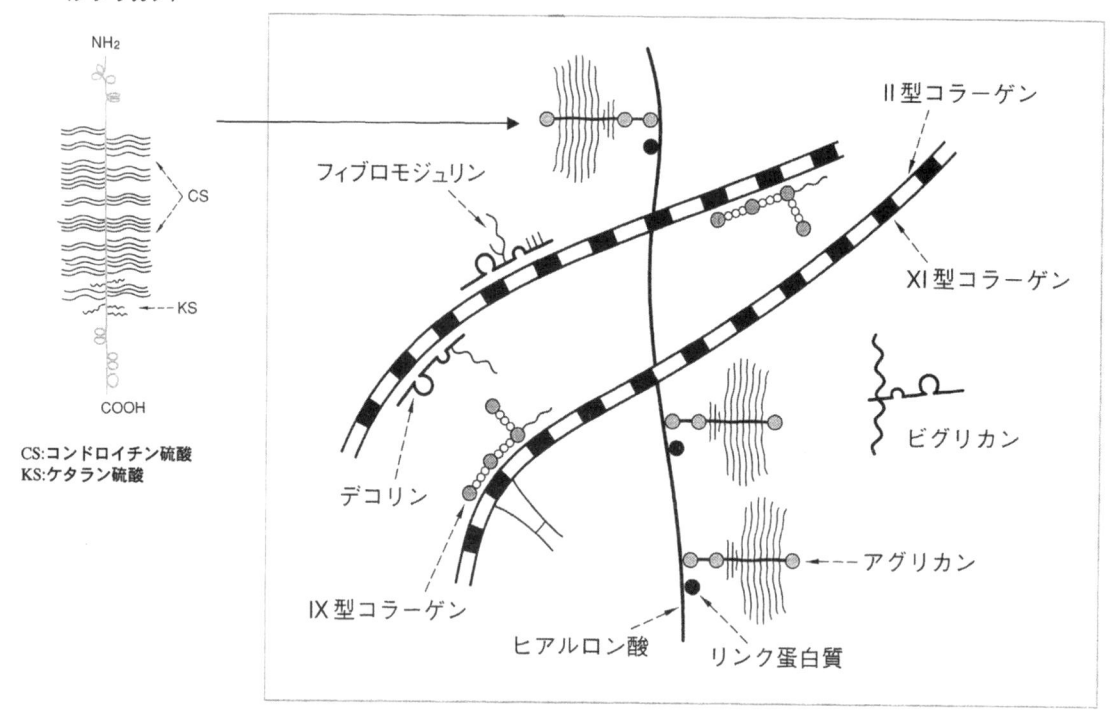

II．創傷の治療

図 16・1 軟骨型プロテオグリカン（アグリカン）と軟骨細胞外マトリックスの構造
（蔡　詩岳：軟骨基質 2．プロテオグリカン．骨と軟骨のバイオロジー：基礎から臨床への展開，藤井克之ほか編，p 106，p 110，金原出版，東京，2002 より引用改変）

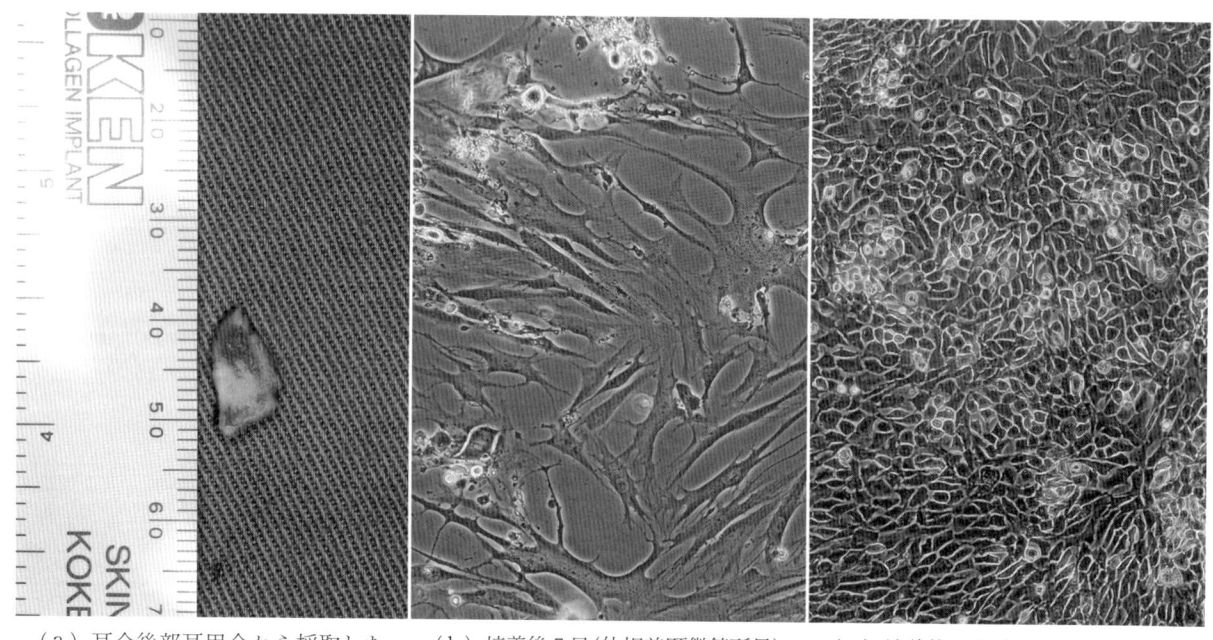

CS：コンドロイチン硫酸
KS：ケタラン硫酸

（a）耳介後部耳甲介から採取した軟骨の大きさを示す。

（b）培養後 7 日（位相差顕微鏡所見）
ヒト耳介軟骨細胞が脱分化して増殖状態にある。

（c）培養後 3 週（位相差顕微鏡所見）
脱分化状態から再分化へ向かう。細胞は小さく丸くなり，軟骨組織様になってゆく。

図 16・2 採取した耳介軟骨の大きさと培養下で増殖する耳介軟骨細胞の所見

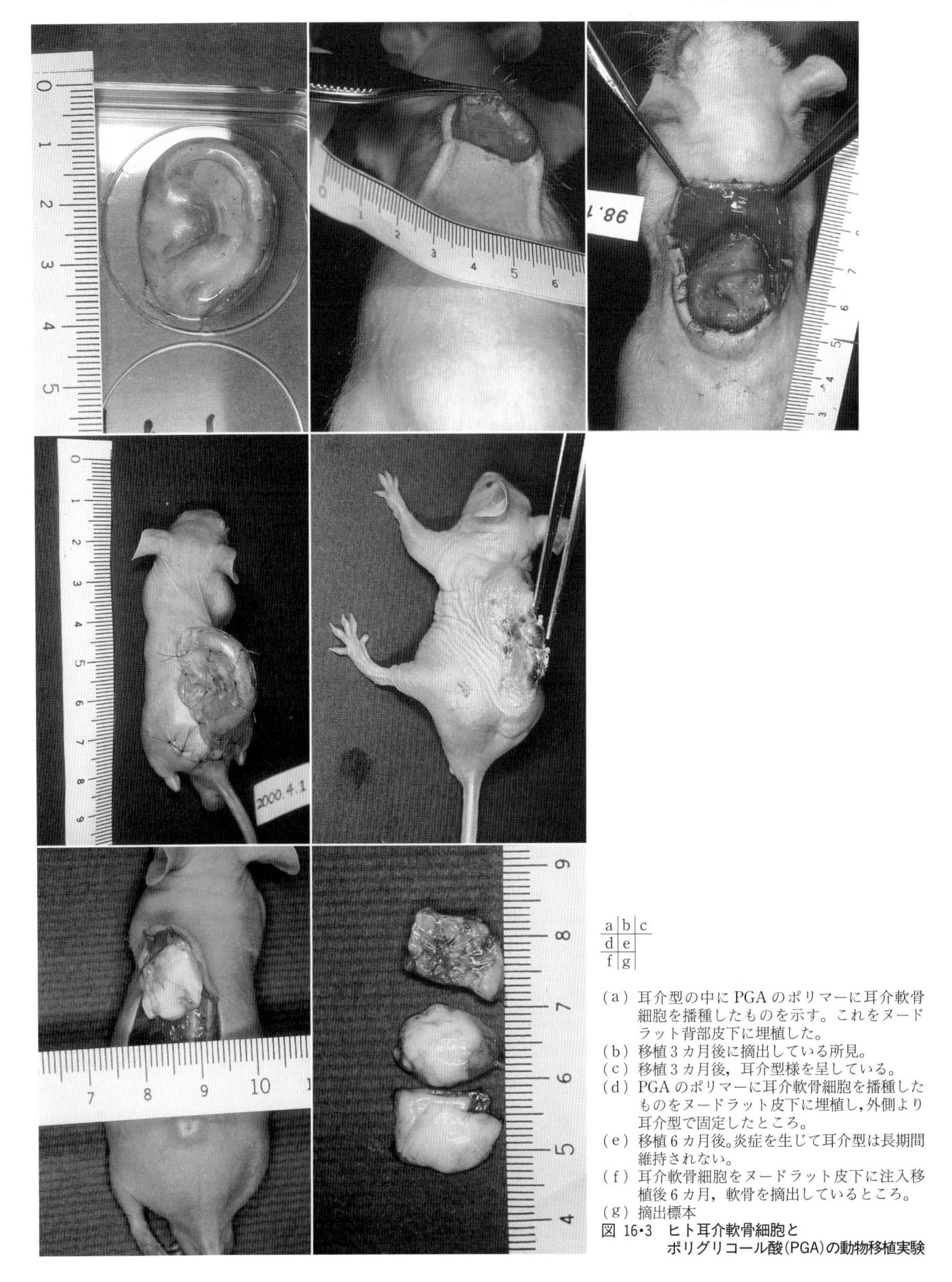

(a) 耳介型の中にPGAのポリマーに耳介軟骨細胞を播種したものを示す。これをヌードラット背部皮下に埋植した。
(b) 移植3カ月後に摘出している所見。
(c) 移植3カ月後，耳介型様を呈している。
(d) PGAのポリマーに耳介軟骨細胞を播種したものをヌードラット皮下に埋植し，外側より耳介型で固定したところ。
(e) 移植6カ月後。炎症を生じて耳介型は長期間維持されない。
(f) 耳介軟骨細胞をヌードラット皮下に注入移植後6カ月，軟骨を摘出しているところ。
(g) 摘出標本

図16・3 ヒト耳介軟骨細胞とポリグリコール酸(PGA)の動物移植実験

B 軟骨の修復機転

1．軟骨細胞自身の増殖

関節軟骨の部分損傷の時に見られる。軟骨細胞の再生能力は弱く，損傷部の辺縁に限局性に軟骨の増殖が認められるに過ぎない。関節軟骨はひとたび損傷を受けたり変性すると本来の硝子軟骨によって修復されることは困難であるとされている[1〜4)13]。

2．骨髄の stem cell（未分化幹細胞）から増殖した細胞による軟骨細胞への分化

関節軟骨の軟骨欠損部を修復する方法として軟骨下骨を貫通し，骨髄内と連絡する方法が試みられている[29]。臨床的には軟骨下の骨の drilling[30]，abrasion[31]，microfracture[32]などの手法が用いられている。

3．軟骨膜細胞から軟骨細胞への分化

耳介軟骨や肋軟骨で見られ，軟骨膜の軟骨膜細胞が軟骨細胞へ分化することにより修復される[5〜12]。臨床的にはカリフラワー様耳介変形（レスラー耳，柔道耳）では外傷後の軟骨膜下に新生軟骨ができることから，この修復機転は証明されている。また，Skoog ら[5)33]は家兎を用いた実験で耳介軟骨膜から軟骨が形成されることを示した。

4．軟骨移植

軟骨移植は小耳症への肋軟骨移植や鼻変形への耳介軟骨，鼻中隔軟骨移植など臨床では多く汎用されてきた。軟骨の生着と修復についてはすでに実証されている[15〜17)34]。軟骨移植後の長期経過観察においてもその生着については問題はなく，幼若な移植軟骨は成長の可能性をもつと考えられている[34〜37]。

5．軟骨膜移植

Skoog ら[5]は軟骨膜が軟骨形成能を有することを利用して軟骨膜移植による軟骨形成の実験を報告して以来，数多くの実験が行われてきた[5〜11]。Homminga ら[18]は膝関節の軟骨欠損部に肋軟骨膜をフィブリン糊を用いて移植した。臨床的には短期では良好な成績が報告されるが，長期的成績は必ずしもよくはなく，現在では軟骨膜単独での移植は行われていない[17)18]。

6．骨膜移植

軟骨膜同様，骨膜にも骨，軟骨形成能があることを利用して軟骨欠損部の修復が試みられている[38)39]。

7．自家培養軟骨細胞移植

培養した軟骨細胞を移植する試みは 1968 年 Chesterman ら[40]によって初めて行われた。その後，Grande ら[41]はウサギ培養自家軟骨細胞を軟骨欠損部に移植し，骨膜でカバーすることを試み，良好な結果を得たと報告した。その後，1994 年 Brittberg ら[42]がはじめて臨床においてヒトの関節軟骨細胞移植に成功した。本邦では Ochi ら[43]が関節軟骨細胞をコラーゲンゲル内で培養したものを骨膜の下へ移植する方法を臨床で試みている。著者らはヒト自家耳介軟骨細胞の培養に成功し，鼻，顎の augmentation の治療に用いて良好な結果を報告した[44]。

C ヒト軟骨細胞の培養方法

耳介後部耳甲介より約 1 cm² の軟骨を採取する。軟骨片をペニシリン G（400 unit/ml：明治製菓社）とストレプトマイシン（1 mg/ml：明治製菓社），アンフォテリシン B（2.5 μg/ml：インヴィトゲン社，UK）添加リン酸緩衝液で除菌後，0.3％コラゲナーゼ（Sigma 社，米国）で酵素処理した後，70 μm ポアサイズの cell strainer（BD バイオサイエンス社，米国）で濾過後，軟骨細胞を得る。得られた軟骨細胞は 0.5〜1×10⁴/75 cm² の細胞で播種し，初代から 3 継代めを移植に用いた。培地は F-12 培地と DME 培地を等量混合したものに 10％自家血清（動物実験では 10％ウシ胎児血清）を添加し，増殖因子として FGF 5 ng/ml（科研製薬）を添加した。FGF は増殖がよい場合は用いない。移植までに初代培養から約 3〜4 週間を要する（図 16・2）。トリプシン処理後細胞を回収し，トリプシンの酵素効果を止めて，生食で洗浄したのち，自己血清を加えて移植に用いる。また，軟骨細胞は 1×10⁶/1.8 ml（凍結液）クライオチューブで凍結保存可能である。いつでも再培養することができるので追加移植が可能である。

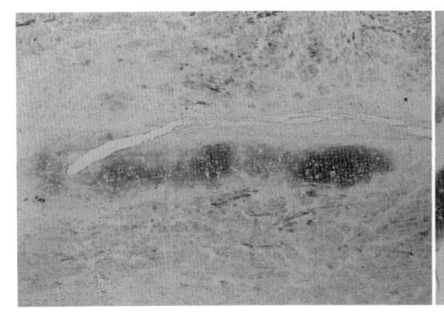

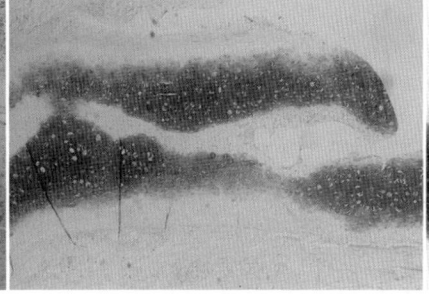

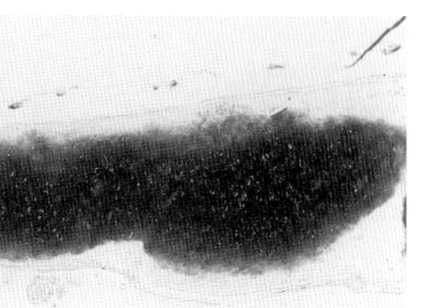

移植後1ヵ月
未熟な軟骨が形成されており，軟骨基質が形成されている。

移植後2ヵ月
軟骨細胞，軟骨基質が1ヵ月後に比べて増加している。

移植後6ヵ月
軟骨基質が豊富に形成されている。

(a) トルイジンブルー染色（×40）
メタクロマジアが染色され，軟骨基質のプロテオグリカンが形成されていることがわかる。

b｜c｜d

(b) アルシアンブルー-PAS染色（×40）
軟骨基質のプロテオグリカンが染色されている。移植後に形成された軟骨のまわりに軟骨膜が形成されていることがわかる。

(c) エラスチカワンギーソン染色（×40）
耳介軟骨に特有の弾性線維が染色されている。

(d) 抗II型ヒトコラーゲン抗体染色
豊富なII型コラーゲンが存在するマトリックスがすでに形成されている。

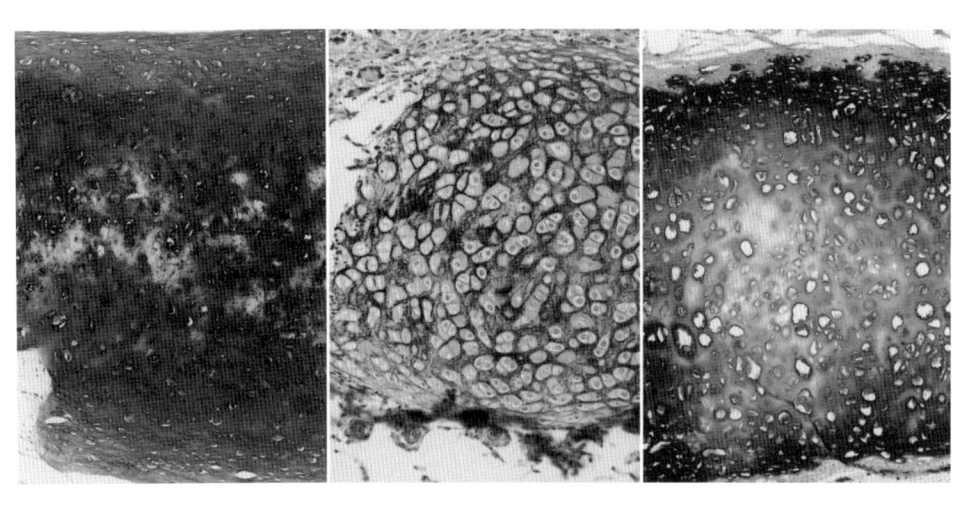

図 16・4　培養耳介軟骨移植後の病理組織学的所見

D 動物実験

ヌードマウス（BALB/C, Slc/nu）10週齢とヌードラット（F 344/N, rnu/rnu）を用いた。耳介型の鋳型（scafford）からなるポリグリコール酸（PGA）のポリマーに上記方法で培養したヒト培養耳介軟骨細胞を浸漬してヌードマウスおよびヌードラット背部皮下に埋植した。また，培養耳介軟骨細胞のみをヌードマウス背部皮下に注入移植した（図16・3）。

E 臨床応用

移植法：耳介後部耳甲介から採取した軟骨を上記に述べた方法で体外で酵素処理してヒト耳介培養軟骨細胞を単離した。得られた耳介軟骨細胞を培養系で増殖させた。頭蓋顔面変形，鼻，顎の変形した部位の骨上，骨膜上を剥離してできた皮下ポケット内に自家耳介培養軟骨細胞の移植を行った。移植方法は5 ccの注射シリンジに1×10^6〜5×10^6個/mlの耳介培養軟骨細胞を充填し，augmentationする部位の骨膜上皮下を剥離してポケットの中に耳介培養軟骨細胞を注入する。培養軟骨細胞を注入後は挿入部を5-0ナイロンで縫合する。

代表的な症例を示す（図16・4〜16・7）。

F 考察

軟骨は自己の再生能力に乏しい組織であり，軟骨細胞のみでは修復が困難である。これまで軟骨の修復には軟骨移植，骨膜，軟骨膜移植，骨髄からのstem cellによる軟骨細胞の増殖の誘導が行われてきた。臨床的には大きな欠損の場合は軟骨移植が選択され，多くの臨床応用がなされてきた。しかしながら軟骨移植も採取量に限界があることやドナーの犠牲があることなどが問題となる。生体において軟骨細

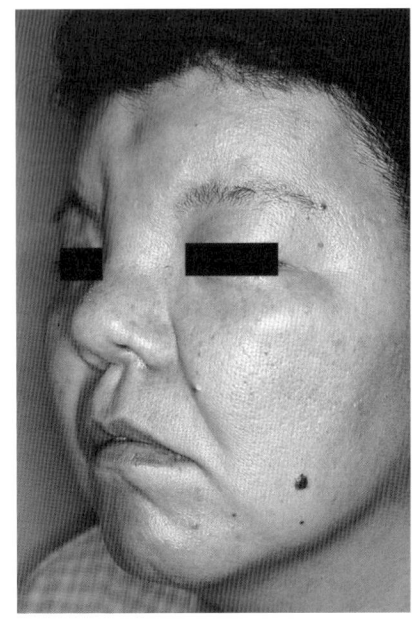

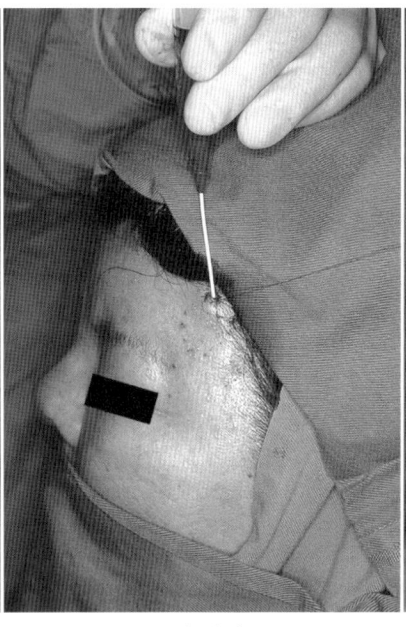

(a) 移植前の所見　　　　　　　　（b）術中　　　　　　　　　　　（c）術後1年6カ月
　　　　　　　　　　　　　　自家培養耳介軟骨細胞を移植して　　　変形は改善している。
　　　　　　　　　　　　　　いるところ。

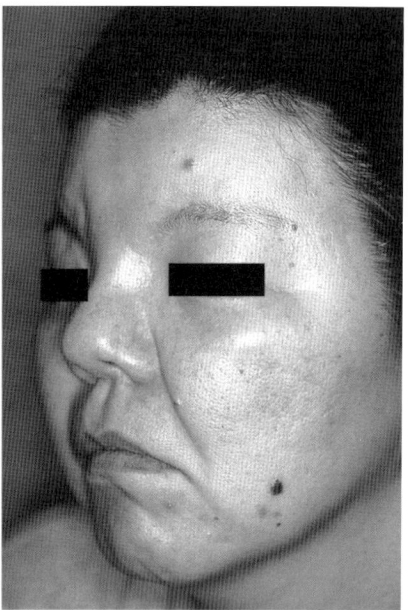

図 16・5　症例1：44歳，女

骨異形成症術後前頭部，側頭部の陥凹変形，鼻変形に対して自家培養耳介軟骨細胞を18.5 ml 移植した。

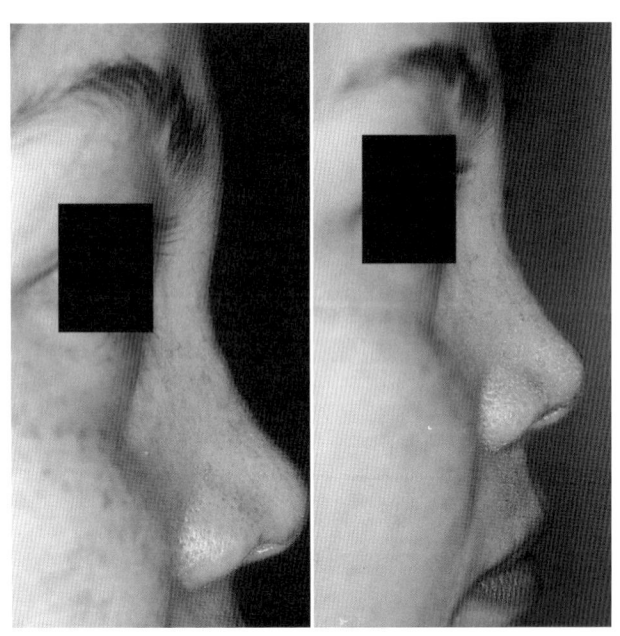

(a) 移植前，鞍鼻の所見　　（b）自家培養耳介軟骨移
　　　　　　　　　　　　　　植後2年の所見

図 16・6　症例2：32歳，女

顔面外傷後の鞍鼻に対し，自家培養耳介軟骨細胞を2 ml 移植した。

胞は基質中でほとんど移動せず，成熟した細胞は加齢とともに増殖能を失っていく。ところが，いったん軟骨組織から酵素処理によって基質を取り除き，培養下で育てると軟骨細胞は脱分化して増殖が可能になる。大量に増殖させた軟骨細胞を再び生体へ移植すると成熟した軟骨組織へと置き換わる。これは単層培養で脱分化した軟骨細胞の再分化能を利用したものである。このメカニズムを理解すると，最も合理的な軟骨の修復方法としては自家軟骨細胞移植が考えられる。そこで多くの研究者が自家軟骨細胞の培養と移植を試みてきた[41]～[49]）。

1994年Brittberg ら[42]）がはじめて臨床においてヒトの関節軟骨細胞移植に成功した。非荷重部から関節軟骨を採取し，酵素処理を加えて，軟骨細胞を分離し，2～3週間の単層培養で細胞数を増やす。脛骨から採取した骨膜で軟骨欠損部をカバーし，その中へ培養した軟骨細胞を注射器で注入するという移植方法である。本邦では越智ら[43]）が関節軟骨細胞をコラーゲンゲル内で培養したものを骨膜の下へ移植することを試みている。

一方，Vacanti ら[45][46]）はティッシュエンジニアリングという新しい手法を開発した。彼らは動物実験で分離した動物の軟骨細胞を吸収性の人工合成ポリマー（PGA，PLAなど）からなるscaffold（鋳型）に播種して，一定の期間培養した後，ヌードマウス背部に移植して，ヒト組織を再生した。この方法は種々のscaffoldの形に応じて，その形態を in vitro で再現できる点が優れているが，これまで臨床応用

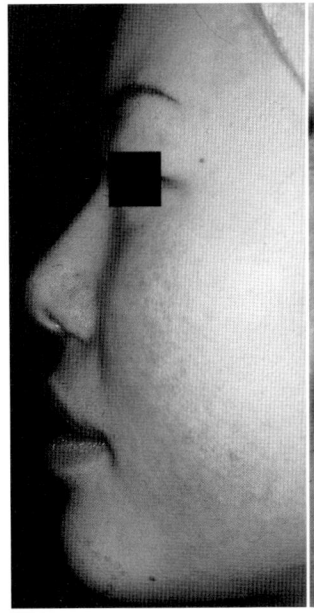

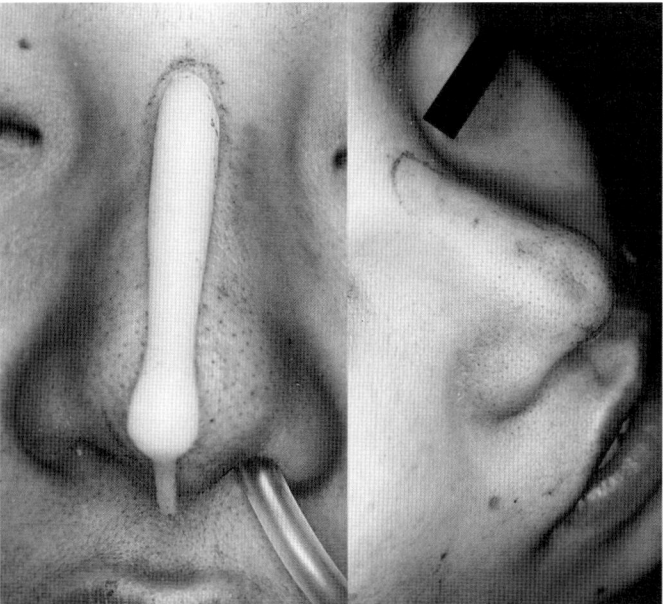

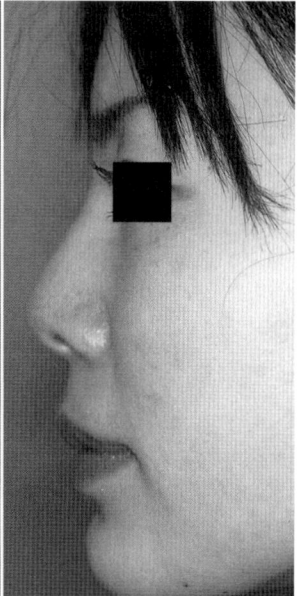

(a) 移植前の所見　　　　（b）術中。シリコンインプラントを抜去したところ。鼻尖部の　　　（c）自家培養耳介軟骨
　　　　　　　　　　　　　　　皮膚が薄くなっている。　　　　　　　　　　　　　　　　　　　　　移植後2年の所見

図 16・7　症例3：23歳，女

19歳時，他院で隆鼻目的で鼻にシリコンインプラントを挿入した。4年後，鼻背部の皮膚が菲薄化し，赤みを呈し，鼻腔内にシリコンが一部露出していた。鼻のシリコンを抜去し，同時に自家培養耳介軟骨細胞を3.5ml移植した。

の報告はない。著者らも当初，Vacantiらが報告したように単離した培養軟骨細胞とscaffoldを組み合わせれば軟骨細胞の細胞数が少なくできると考えた。しかし，現在実験的に使用されているscaffoldは吸収素材のポリマーなので移植後に吸収される際，炎症反応を起こすことがわかった。このため著者らはscaffoldは用いていない。将来的に生体材料に近いscaffoldが開発されれば，これらの問題が解決されるかもしれない。

著者らはヒト耳介，肋軟骨軟骨細胞を培養し，ヌードマウスの皮下に移植し，移植後の軟骨形成について検討した。こうした基礎研究を重ねたうえで，ヒト自家耳介軟骨細胞の培養に成功し，鼻，顎のaugmentationの治療に自家耳介軟骨細胞を用い，良好な結果が得られたので報告した[44]。現在までに，頭蓋顔面変形，鼻，顎のaugmentationの治療に対して50症例移植を行い良好な結果を得ている。

今後の研究と臨床応用への展望

自家培養軟骨移植はまだ始まったばかりの治療方法である。今後さらに多くの知見が得られ，進歩して行くものと考えられる。これからの研究課題として，軟骨の修復能を有する増殖因子であるTGF-β，bFGF（FGF 2），HGF，BMPなどの有用性が報告されている[50]～[53]。これらの増殖因子と軟骨細胞増殖，マトリックス形成，分解にどのように関わってくるかが解明されれば軟骨形成，修復の解明がなされてゆくものと考える。

今後，臨床的には自家培養軟骨移植が目指す疾患の1つは小耳症の耳介再建である。従来行われてきた小耳症の肋軟骨移植は安定した治療成績が得られている。しかし，肋軟骨は硝子軟骨であるため耳介軟骨のような弾性はない。したがって，弾性軟骨である耳介軟骨で再建するのが生理的であると考えられる。また，肋軟骨採取部の軟骨欠損量，痛み，瘢痕などのドナーの犠牲も問題となる。自家培養軟骨移植の技術は日々進歩しており，近い将来，自家培養耳介軟骨移植による小耳症の耳介再建が行われるようになるだろうと思われる。

（矢永博子）

文　献

1) 梶川欽一郎：軟骨．結合組織（第1版），pp 393-416，金原出版，東京，1984
2) 藤田尚夫，藤田恒夫：軟骨組織．標準組織学総論（第4版），pp 181-185，医学書院，東京，2002
3) Convery FR, Akeson WH, Keown GH, et al：The repair of large osteochondral defects；An experimental study in horses. Clin Orthop 82：253-262,

1972

4) Newman AP：Articular cartilage repair. Am J Sports Med 26：309-324, 1998

5) Skoog T, Ohlsen L, Sohn SA：Perichondrial potential for cartilaginous regeneration. Scand J Plast Reconstr Surg 6：123-125, 1972

6) 仁科博道：耳介軟骨細胞における脂質蓄積と石灰化および骨化との関連性について．日形会誌 3：289-302, 1983

7) 高戸 毅，波利井清紀，中塚貴志：軟骨膜の軟骨形成能に関する研究 第1報：家兎耳介軟骨膜を用いた実験．日形会誌 6：14-22, 1986

8) 高戸 毅，波利井清紀，中塚貴志：軟骨膜の軟骨形成能に関する研究 第2報：家兎肋軟骨膜を用いた実験．日形会誌 6：139-147, 1986

9) 細川 瓦，秦 維郎，矢野健二ほか：家兎耳介軟骨膜移植による軟骨再生について；有茎移植と遊離移植とにおける軟骨再生率について．形成外科 30：271-276, 1987

10) 細川 瓦：家兎耳介軟骨膜の軟骨新生能に関する実験的研究．日形会誌 8：209-223, 1988

11) 仁科博道：軟骨膜．図説臨床形成外科講座1（創傷治癒，組織移植），添田周吾ほか編, pp 92-93, メヂカルビュー社, 東京, 1987

12) 仁科博道：軟骨損傷の治癒機序．図説臨床形成外科講座1（創傷治癒，組織移植），添田周吾ほか編, pp 36-37, メヂカルビュー社, 東京, 1987

13) 高岡邦夫：1. 骨軟骨の生理，骨・軟骨の損傷修復．新臨床整形外科全書．第1巻A, 若松英吉ほか編, pp 115-129, 金原出版, 東京, 1983

14) Campbell CJ：The healing of cartilage defects. Clin Orthop 64：45-63, 1969

15) Tanzer RC：Deformity of the auricle；Congenital deformityes. Reconstructive plastic surgery, Vol. 3 (2 ed), edited by Converse JM, pp 1671-1719, Sanders, Philadelphia, 1977

16) Blent, B：Repair and grafting of cartilage and perichondrium. Plastic surgery (Vol. 1), edited by McCarthy JG, pp 559-582, Sanders, Philadelphia, 1990

17) Hvid I, Andersen LI：Perichondrial autograft in traumatic chondromalacia patellae. Acta Orthop Scand 52：91-93, 1981

18) Homminga GN, Bulstra SK, Bouwmeester PS, et al：Perichondral grafting for cartilage lesions of the knee. J Bone Joint Surg Br 72：1003-1007, 1990

19) 小野啓郎：1. 骨・軟骨の生理，軟骨の解剖．新臨床整形外科全書（第1巻A），若松英吉ほか編, pp 16-20, 金原出版, 東京, 1983

20) 吉岡順郎：1. 骨軟骨の生理，軟骨の栄養系．新臨床整形外科全書（第1巻A），若松英吉ほか編, pp 65-69, 金原出版, 東京, 1983

21) 井上明夫：1. 骨・軟骨の生理，軟骨の一般組織学．新臨床整形外科全書（第1巻A），若松英吉ほか編, pp 31-33, 金原出版, 東京, 1983

22) 沖花裕行，内田淳正，下村 浩：1. 骨・軟骨の生理，骨・軟骨の構成成分．新臨床整形外科全書（第1巻A），若松英吉ほか編, pp 39-56, 金原出版, 東京, 1983

23) 吉田 衛，木全弘治：プロテオグリカン，コラーゲン研究の最近の進歩．The BONE 11：65-79, 1997

24) 吉田 衛：軟骨基質1. コラーゲン（collagen）．骨と軟骨のバイオロジー，基礎から臨床への展開，藤井克之ほか編, pp 99-103, 金原出版, 東京, 2002

25) Doege KJ, Sasaki M, Kimura T, et al：Complete coding sequence and deduced primary structure of the human cartilage large aggregating proteoglycan, aggrecan；Human-specific repeats, and additional alternatively spliced forms. J Biol Chem 266：894-902, 1991

26) Vaughan L, Mendler M, Huber S, et al：D-periodic distribution of collagen type IX along cartilage fibrils. J Cell Biol 106：991-997, 1988

27) Fisher LW, Termine JD, Young MF：Deduced protein sequence of bone small proteoglycan I (biglycan) shows homology with proteoglycan II (decorin) and several nonconective tissue proteins in a variety of species. J Biol Chem 264：4571-4576, 1989

28) 蔡 詩岳：軟骨基質2. プロテオグリカン．骨と軟骨のバイオロジー：基礎から臨床への展開，藤井克之ほか編, pp 99-110, 金原出版, 東京, 2002

29) Wakitani S, Goto T, Pineda SJ, et al：Mesenchymal cell-based repair of large, full-thickness defects of articular cartilage. J Bone Joint Surg Am 76：579-592, 1994

30) Pridie KH：A method of resurfacing osteoarthritic knee joints. J Bone Joint Surg Br 41：618-619, 1959

31) Johnson LL：Arthroscopic abrasion arthroplasty historical and pathologic perspective；Presents status. Arthroscopy 2：54-69, 1986

32) Rodrigo JJ, Steadman JR, Silliman JF, et al：Improvement of full-thickness chondral defect healing in the human knee after debridement and microfracture using continuous passive motion. Am J Knee Surg 7：109-116, 1994

33) Ohlsen L, Skoog T, Sohn SA：The pathogensis of cauliflower ear. An experimental study in rabbits. Scand J Plast Reconstr Surg 9：34-39, 1975

34) 伊藤 理，秦 維郎，矢野健二ほか：遊離自家軟骨移植についての文献的考察．日形会誌 12：93-104, 1992

35) Dupertuis ML：Growth of young human autogenous cartilage grafts. Plast Reconstr Surg 5：486-493, 1950

36) Peer LA：Experimental observation on the growth of young human cartilage grafts. Plast Reconstr Surg 1：108-116, 1946

37) Tanzer RC：Microtia a long term follow-up of 44 reconstructed auricles. Plast Reconstr Surg 61：161-166, 1978

38) Rubak JM : Reconstruction of articular cartilage defects with free periosteal grafts. Acta Orthop Scand 53 : 175-180, 1982
39) O'Driscoll SW, Keeley FW, Salter RB : The chondrogenic potential of free autogenous periosteal grafts for biological resurfacing of major full-thickness defects in joint surfaces under the influence of continuous passive motion ; An experimental investingation in the rabbit. J Bone Joint Surg Am 68 : 1017-1035, 1986
40) Chesterman PJ, Smith AU : Homotransplantation of articular cartilage and isolated chondrocytes. An experimental study in rabbits. J Bone Joint Surg Br 50 : 184-197, 1968
41) Grande DA, Pitman MI, Peterson L, et al : The repair of experimentally produced defects in rabbit articular cartilage by autologous chondrocyte transplantation. J Orthop Res 7 : 208-218, 1989
42) Brittberg M, Lindahl A, Nilsson A, et al : Treatment of deep cartilage defects in the knee with autologous chondrocyte transplantation. N Engl J Med 331 : 889-895, 1994
43) Ochi M, Uchio Y, Kawasaki K, et al : Transplantation of cartilage-like tissue made by tissue engineering in the treatment of cartilage defects of the knee. J Bone Joint Surg Br 84 : 571-578, 2002
44) Yanaga H, Koga M, Imai K, et al : Clinical application of biotechnically cultured autologous chondrocytes as novel graft material for nasal augmentation. Aesthetic Plast Surg 28 : 212-221, 2004
45) Vacanti CA, Langer R, Schloo B : Synthetic biodegradable polymers seeded with chondrocytes provide a template for new cartilage formation. Plast Reconstr Surg 88 : 753-759, 1991
46) Cao YL, Vacanti JP, Paige KT, et al : Transplantation of chondrocytes utilizing a polymer-cell construct to produce tissue engineered cartilage in the shape of a human ear. Plast Reconstr Surg 100 : 297-302, 1997
47) Ting V, Sims CD, Brecht LE, et al : In vitro prefabrication of human cartilage shapes using fibrin glue and human chondrocytes. Ann Plast Surg 40 : 413-421, 1998
48) Rodriguez A, Cao YL, Ibarra C, et al : Characteristics of cartilage engineered from human pediatric auricular cartilage. Plast Reconstr Surg 103 : 1111-1119, 1999
49) van Osch GJ, van der Veen SW, Verwoerd-Verhoef HL : In vitro redifferentiation of culture-expanded rabbit and human auricular chondrocytes for cartilage reconstruction. Plast Reconstr Surg 107 : 433-440, 2001
50) Sellers RS, Peluso D, Morris EA : The effect of recombinant human bone morphogenetic protein-2 (rhBMP-2) on the healing of full-thickness defects of articular cartilage. J Bone Joint Surg Am 79 : 1452-1463, 1997
51) Hunzike EB, Rosenberg L : Induction of repair in partial thickness articular catilage lesions by timed release of TGF-bata. Trans Orthop Res Soc 19 : 236, 1994
52) Fujisato T, Sajiki T, Liu Q, et al : Effect of basic fibroblast growth factor on cartilage regeneration in chondrocyte-seeded collagen sponge scaffold. Biomaterials 17 : 155-162, 1996
53) Wakitani S, Imoto K, Kimura T, et al : Hepatocyte growth factor facilitates cartilage repair ; Full thickness articular cartilage defect studied in rabbit knees. Acta Orthop Scand 68 : 474-480, 1997

17 骨の創傷治癒

SUMMARY

骨は，高度に石灰化した組織であるために静的な組織のように思われる。一度成長が終了すると，マクロ的にはその形態はほぼ変化することはないが，ミクロ的に観察するとリモデリングといわれる骨芽細胞による骨形成と破骨細胞による骨吸収を繰り返すダイナミックな活動を営む組織である。

骨は骨折などにより損傷が生じると，軟骨や皮膚などの創傷治癒とは異なり，本来の機能と構造をもった骨組織を再構築する特異な組織である。骨の創傷治癒のメカニズムは，骨の障害とともに開始され，出血と血腫形成，炎症反応に続いて肉芽組織の形成，骨原生細胞の誘導と増殖，骨芽細胞の分化による基質形成と石灰化，そして最終的に骨の改造機転といった一連の細胞生物学的反応を経て骨組織が再生する。

しかし，この一連の骨組織の修復機構が阻害されると，骨の創傷治癒は遷延し骨欠損を生じる。このため，さまざまな治療がこれまで試みられてきた。新たな治療法の一つとして，近年，培養細胞テクノロジーを駆使したティッシュエンジニアリングが脚光を浴びている。本稿では，骨の基本構造，正常な骨の創傷治癒について記述し，さらにティッシュエンジニアリングによる骨の再生について加筆した。

はじめに

自己組織が損傷されると，自らの治癒能力によって組織は修復される。この際，ほとんどの組織は，一連の治癒過程を経て，本来の組織とは異なる線維性組織に置換される。例えば，軟骨の損傷部位では線維性軟骨，皮膚では瘢痕組織によって置換され，本来の組織構造は再現されない。一方，骨が損傷された場合は，軟骨や皮膚とは異なり，本来の機能と構造をもった骨組織が再構築される。

骨は，骨質・骨膜・骨髄・関節軟骨の基本構造に，豊富な血管や神経が加わって構成されている。骨髄には，造血幹細胞が存在し，造血組織として重要な役割を担っている。また，多分化能を有する未分化間葉系細胞は，近年，骨芽細胞のみではなく，筋芽細胞，軟骨細胞，脂肪細胞，線維芽細胞へも分化し得ることが報告され，支持組織を形成する一連の細胞群の貯蔵庫として，細胞の供給を行っていることがわかった。

骨の創傷治癒では，骨の損傷（すなわち骨折）が起こると，まず骨折部は出血し，血腫が形成される。その後，血腫部では，2つの骨化メカニズム（骨膜から骨組織が形成される膜性骨化，および間葉系細胞から軟骨形成を経て，骨組織が形成される内軟骨性骨化）によって，新しい骨（仮骨）が形成される。骨折した骨は，仮骨により癒合され，一定の期間，および一定の創傷治癒経過を経て力学的強度を取り戻し治癒する。この一連の骨組織の修復機構が阻害されると，骨の創傷治癒は遷延し，難治な偽関節や骨欠損を生じる。このため，骨組織の構造や正常な骨の創傷治癒過程について理解しておくことは重要である。

本稿では，骨組織の構造を形態学的な立場から概説するとともに，ティッシュエンジニアリングを用いた骨再生などを中心に新しい知見を加えて述べる。

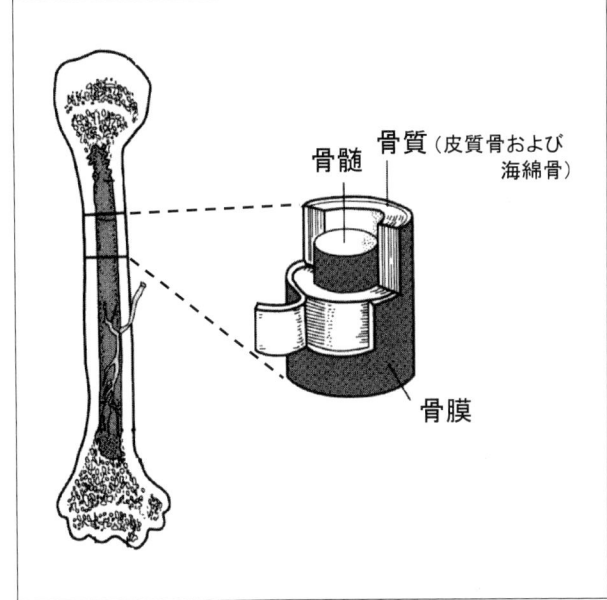

図 17・1　骨の基本構造
(Kristic RV：Die Gewebe des Menschen und der Saugetiere. p 221, Springer-Ver lag, Berlin, 1978 より引用改変)

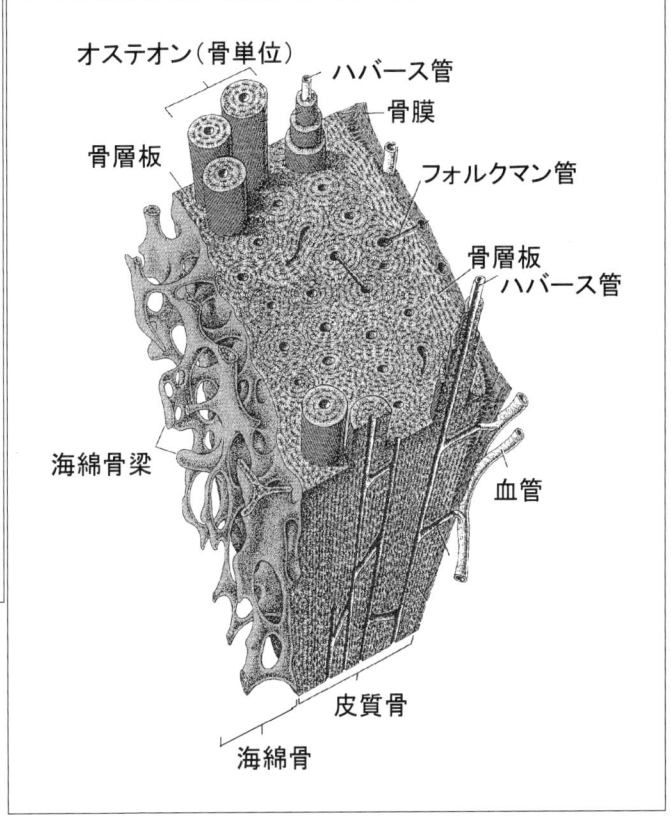

図 17・2　骨の微細構造
(Kristic RV：Die Gewebe des Menschen und der Saugetiere. p 221, Springer-Ver lag, Berlin, 1978 より引用改変)

A 骨の形態学的構造

1．骨の種類

骨は，骨形状から次の5種類に分類されている．
(1) 大腿骨，上腕骨など四肢を形成する長管骨（long bone）
(2) 腸骨，頭蓋骨などの扁平骨（flat bone）
(3) 指骨，中足骨などの短管骨（short bone）
(4) 脊椎椎体，手根骨などの立方骨（cuboid bone）
(5) 膝蓋骨など半球状を呈する種子骨（sesamoid）

2．骨の基本構造

骨は，骨質（皮質骨および海綿骨），骨膜，骨髄から構成されている（図17・1）．基本的には，骨の種類に関わらず，最も外側の骨膜に覆われた皮質骨とその内部の骨髄内に存在する海綿骨を共通構造として有している．骨質を構成する皮質骨と海綿骨の割合は，部位によって異なっている．このため，皮質骨と海綿骨の力学的強度は骨によって異なる．また，骨膜は，骨膜に含まれるシャーピー線維（Sharpey's fibers，Ⅰ型コラーゲン）により，骨皮質にしっかりと結合している．

骨組織は，骨細胞とその周囲を埋めている骨基質から構成されている．骨基質は，硬い無機性基質（ハイドロキシアパタイト，水酸化リン灰石の結晶体），および柔らかい有機性基質（プロテオグリカンやⅠ型コラーゲン）に分類される．一方，骨は絶えず動的にリモデリングを繰り返しており，骨吸収を促す破骨細胞と，骨形成を促進する骨芽細胞の両者の機能のバランスにより制御されている．無機性基質の大部分はハイドロキシアパタイト，有機性基質の90％はⅠ型コラーゲンである．

1）皮質骨

長管骨では，80％以上が皮質骨からなっている．特に，骨幹部は皮質骨からなり，海綿骨は存在しない．骨皮質を形成する構造単位は，オステオンと呼

(a) 2カ月　　　　　　　　　(b) 6カ月　　　　　　　　　(c) 12カ月

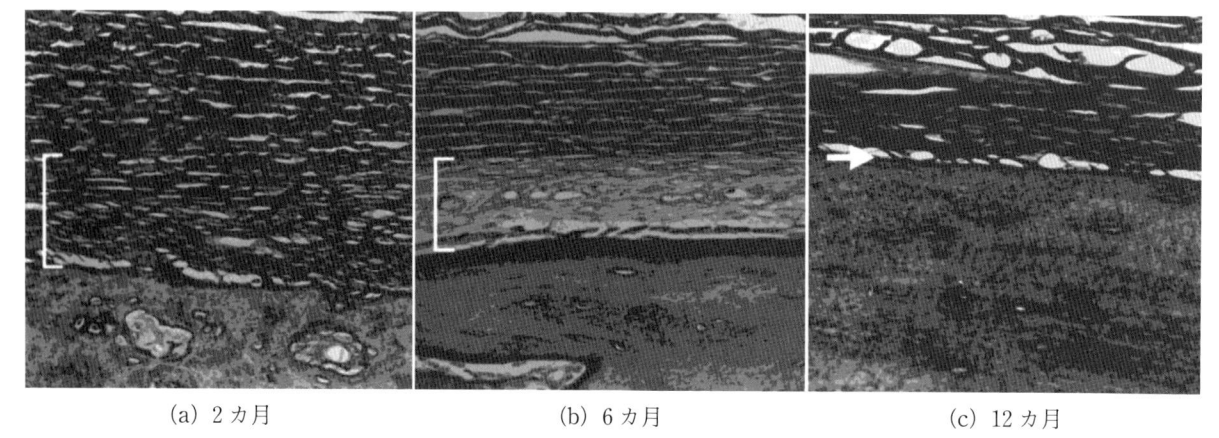

図 17・3　イヌ橈骨部骨膜の組織

骨膜は，上層の線維層と下層の骨形成層の2層構造を有する．加齢により，骨形成層の厚さは減少し，骨形成層（→）は消失し，骨膜組織は線維層のみから構成される（Toluidine Blue 染色，×50）．
（朝倉真一：培養骨膜細胞とフィブリン複合体を用いた骨のティッシュエンジニアリング．近大医誌 25：183-198，2000 より引用）

ばれている（図 17・2）．一つの骨単位の中心には，ハバース管があり，骨を栄養する血管が走る．これを取り囲んで同心円の層板構造（lamellae）があり，層板間に骨小腔（lacunae）が点在して，この中に骨細胞（osteocyte）が存在する．ハバース管と骨細胞は，骨細管（bone canaliculi，微細な細胞突起）を通して吻合している．また，ハバース管を横に連絡するフォルクマン管を通じて，骨皮質の外部の血管と連絡している．オステオンは，破骨細胞と骨芽細胞によって吸収と形成を繰り返しており，1つのオステオンの寿命は100〜300日であると言われている．

2）海綿骨

脊椎椎体は，外側を皮質骨に覆われた海綿骨の塊である．量的には80％以上が海綿骨からなっており，皮質骨の外殻の割合は20％前後に過ぎない．海綿骨は，薄く，不定形の板状を呈しており，互いに連結して，三次元の網目状構造を特徴とする骨梁から構成されている．骨梁の表面は，皮質骨のオステオンに相当する三日月型を呈した半円柱状の微細構造があり，これをパケットと呼んでいる．骨梁の中には血管が存在しないため，ハバース管を中心とするhaversian system は存在しない．

3）骨膜

骨膜は，骨から周囲組織への単なる移行組織ではなく，骨の発生，成長，再生に重要な役割を果たしていることが広く知られている．骨膜は2層に分類される（図 17・3）．上層は緻密に織りなされた膠原線維を主体とし，少量の弾性線維を交える線維層（fibrous layer）である．下層は，血管に富む疎性結合組織で，造骨能を有する未分化間葉系細胞（骨形成細胞，osteoprogenitor cell）を含んでおり，骨形成層（cambium layer）と呼ばれている．骨膜は年齢に応じて機能的，形態的に変化し，小児では厚く，血管が豊富で骨形成能はさかんである．一方，成長期を過ぎると骨膜は薄くなり，骨形成能は乏しくなる[3]という特徴をもっている．通常の骨膜剝離操作において，下層（骨形成層）は骨皮質に付着して残る場合が多く，骨膜の全層を剝離する際には注意を要する．

骨形成細胞は骨折，炎症などに際して，プロスタグランディン，TFG-β1あるいはBMPなどの生理活性物質を産出するだけでなく，これらの刺激によって骨や軟骨を形成する細胞へ分化する．Nakase ら[4]は，BMP-4の遺伝子発現が，骨折後12〜72時間という早期に骨形成層の細胞に限局して観察されたことを報告している．また，Rundle ら[5]は，ラット大腿骨の骨折後1日の骨膜細胞に，レトロウイルスを用いてBMP-4遺伝子を導入し，骨性仮骨の大きさ，骨密度が著明に増加したとしている．これらの報告は，骨形成層におけるBMP-4産生が，骨折治癒に重要な役割を果たしていることを示唆している．

4）骨髄

骨髄は骨髄腔を満たす柔らかい組織で，造血がさかんな赤色髄（赤骨髄）と，造血機能が減退して生ずる黄色髄（黄骨髄）に分類されている．骨髄を構

成する細胞として，造血細胞と骨髄間質細胞が知られている。さらに骨髄間質細胞には，細胞が大きく，血液や脂肪細胞へ分化する造血系幹細胞（hematopoetic stem cell）と骨芽細胞や軟骨細胞へ分化する間葉系幹細胞（mesenchymal stem cell）が存在している。

1999 年，ヒト骨髄間質細胞から多分化能を有する幹細胞が同定され，近年注目されている[6]。その細胞は human meschencymal stem cell（hMSC：ヒト間葉系幹細胞）と呼ばれ，骨・軟骨・脂肪細胞への多分化能を保持していることが報告された。その後，骨髄間質細胞中に神経細胞への分化能を有する細胞が存在していることが示された[7]。このことは，中胚葉由来の骨髄間質細胞の中に，外胚葉由来である神経細胞に分化できる細胞が存在していること，つまり胚葉を超えた分化能を骨髄間質細胞が有していることを意味しており，発生学的に大変興味深い。

3．骨の細胞[8)9]

骨の構成細胞は，(1) 骨芽細胞，(2) 骨細胞，(3) 破骨細胞である。骨芽細胞は，有機性基質を産生し，その部位に石灰沈着が生じて層板状の無機性基質ができあがる。骨細胞は，骨基質内の骨小腔に存在し，骨基質形成能を失った細胞である。また，破骨細胞は，骨基質の融解を行う。骨芽細胞，骨細胞，破骨細胞は，互いに関連し依存しあって機能している。

1）骨芽細胞

骨芽細胞は，単核で立方状の形態を有し，皮質骨内面や海綿骨の骨梁表面では単層状に配列する特徴を示す（図 17・4）。大きさは，20〜30 μm である。骨芽細胞は骨形成を司る細胞であり，I 型コラーゲン，プロテオグリカンを中心とした骨基質蛋白を合成し，類骨（osteoid）を形成する。また，細胞外に強いアルカリフォスファターゼ（ALP）活性を示す基質小胞（matrix vesicle）をさかんに放出して，これが類骨の石灰化に重要なハイドロキシアパタイト結晶形成の核となって骨の石灰化を制御することから，ALP 活性は骨芽細胞のマーカーとして頻用されている。骨芽細胞は，分化段階により異なる骨基質を産生することが知られており，I 型コラーゲンおよびオステオネクチン（前駆細胞），オステオポンチンおよび骨シアロプロテイン（未熟骨芽細胞），オステオカルシン（成熟骨芽細胞）が産生される。また，

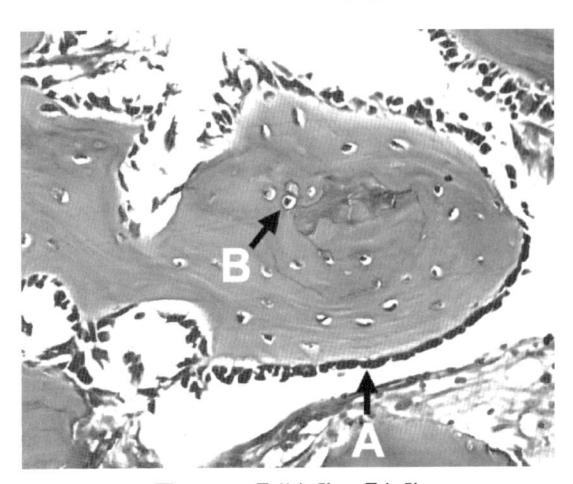

図 17・4 骨芽細胞と骨細胞
イヌ脛骨骨幹端部の骨梁表面には単層に配列する骨芽細胞（→ A）が，骨小腔には骨細胞（→ B）が見られる（HE 染色，×100）。

骨芽細胞は，局所増殖因子（TGF-β および IGF など）を産生する。

2）骨細胞

骨細胞は，骨芽細胞によって産生された骨基質にはまり込んだ細胞で，骨小腔（osteocytic lacunae）の中に存在する。骨芽細胞の約 10〜20％が骨細胞に分化すると言われ，残りの骨芽細胞は骨表面にとどまり，骨形成を行わない扁平な壁細胞（lining cell）となる[9]。骨細胞は，骨組織に含まれる細胞の中で最も多く，数多くの長いマイクロフィラメントに富んだ細胞突起を持つことが形態的特徴となっている（図 17・4）。骨細胞は，この細胞突起を骨小腔から骨細管中に伸ばして，骨細胞同士（骨細胞突起間の接触，gap junction）や，壁細胞，内骨膜や骨膜下の骨芽細胞に接触し，高度に発達した細胞間ネットワークを形成している。このネットワークを通して，骨細胞が骨表面の骨芽細胞や破骨細胞とコミュニケーションしていると考えられている[10]。

骨細胞の形態は，年齢や機能的活動により変化する。骨細胞のおもな機能は，(1) ビタミン D や上皮小体ホルモンに反応して細胞周囲の骨を吸収する（骨細胞性骨融解，osteocytic osteolysis），(2) 骨細胞突起間に連結されたチャンネルを通してミネラルを輸送し，骨の恒常性を維持する，(3) 血液の Ca 濃度を調節する，などである。

3）破骨細胞

破骨細胞は血中の未分化間葉系細胞から分化し，骨髄のマクロファージ（単球）など前駆細胞との融

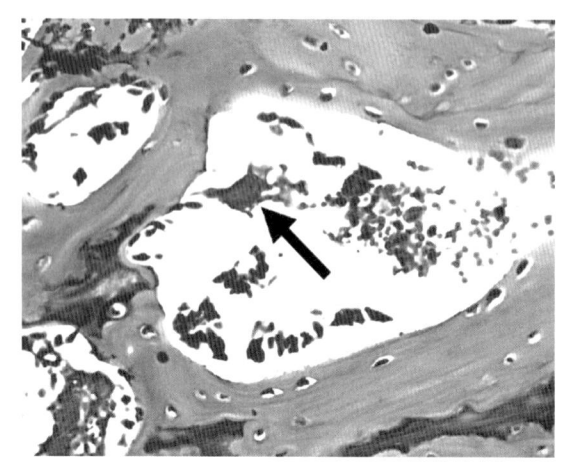

図 17・5 破骨細胞
大型の多核細胞（→）が見られる（HE染色，×100）。

合により発生したと考えられている。破骨細胞は多核巨細胞で，骨表面の侵食窩（Howship's lacunae）の中に存在し，骨吸収を司っている（図17・5）。

破骨細胞は，酸性フォスファターゼ強陽性に染色され，波状縁（brush border）と呼ばれる微小突起を有している。この突起の水素イオン輸送機構により酸性濃度を上げて骨塩を融解させ，基質のコラーゲンを吸収し，骨の再造形（リモデリング）と血中Ca濃度の調節を行っている。骨吸収抑制因子であるカルシトニンが破骨細胞に作用すると，波状縁が減少して扁平になることが知られている。近年，破骨細胞の分化，機能制御メカニズムの解明が進み，RANKLというサイトカインが分化誘導因子として注目されている[11]。

B 骨の創傷治癒

1. 骨の修復機転[12]

骨の損傷（すなわち骨折）は，骨組織の連続性が断たれることである。この骨組織の連続性を再び獲得するために，通常，膜性骨化と内軟骨性骨化の2つの骨化現象が生じて骨再生が行われる。内軟骨性骨化では，Wolffの法則[13]（外的および内的な機械的負荷に対し，骨はその外形および内部構造を変じることにより適応する）に従い，骨形成の過程に機械的ストレスが必要である。一方，膜性骨化による骨形成では，機械的ストレスを必要としないと考えられている点で異なっている。

1）膜性骨化

損傷された骨膜は，新生組織の著しい再生反応を示す。骨膜の骨形成層に存在する骨形成細胞は，旺盛な増殖反応を示し，直接的に線維性骨を形成する。この過程では，軟骨細胞を介することなく，骨膜に存在する骨形成細胞が骨芽細胞に直接分化して骨組織が再生するため，膜性骨化あるいは線維性骨化と言われる。頭蓋骨，顔面骨などの扁平骨や長管骨の横径発育が，膜性骨化の代表例として知られている。

2）内軟骨性骨化

血腫を中心として損傷部位の修復反応が行われる際，まず幼若な間葉系組織が損傷部を補填するように形成され，次に線維芽細胞，軟骨芽細胞，軟骨細胞や骨芽細胞などの骨形成細胞が誘導される。これらの細胞群は，しだいに軟骨細胞を中心とした集団に変化する。軟骨細胞は，骨端成長軟骨板で見られる成長軟骨細胞への分化と同じように，しだいに肥大軟骨細胞（hypertrophic chondrocyte）へ分化誘導される。産生された軟骨基質に石灰化が生じ，形成された石灰化軟骨は，血管新生抑制因子の産生を停止して，血管侵入が起こる。この侵入によってもたらされた骨芽細胞が，骨基質を産生して，石灰沈着が進行し骨が再生する。このように軟骨細胞集団を基盤として，骨形成が生ずる機序が内軟骨性骨化である。

近年，内軟骨性骨化の複雑な分子メカニズムが詳細に検討されつつある。これまでに，(1) 軟骨細胞の分化過程は，BMP-2 あるいはヘッジホッグなどのサイトカインにより巧微に制御されていること，さらに，(2) 体節決定因子 Wnt が転写因子 Lef の活性化を通じて，軟骨細胞の最終分化を選択的に促すこと，が明らかにされている。

2. 骨の治癒過程[14]

骨は損傷を受けても，安定した固定を行えば，瘢痕組織を形成することなく骨組織によって修復される特異な組織である。骨の創傷治癒は，炎症期に始まり，骨組織の修復期へと続き，さらに，形成された組織は再造形期を経て，最終的に骨本来の形態と構造をもった組織に再生される。その治癒過程は次の3期に分けられる。

1）炎症期

骨折などにより，骨膜や血管などの骨周囲の組織，

骨皮質，骨髄が損傷されると，骨折間隙は，血腫によって占拠される．骨折部の皮質骨では，骨細胞の死滅やハバース管の空洞化などを生じ，骨は死骨化する．やがて炎症細胞が誘導される．臨床的には腫脹，発赤や熱感などの症状を呈する．

2）修復期

修復期の早期においては，組織球，線維芽細胞，新生血管が血腫内に侵入し，血腫は肉芽組織に置換される．肉芽組織はしだいに器質化し，線維網が豊富な線維性結合組織となる．この肉芽組織には，血中や骨膜より出現した骨形成細胞により軟骨が誘導され未石灰化の軟仮骨（soft callus）を形成する．以上は，一般の創傷治癒過程と同じであり，骨組織に特有なものではない．

修復期の後期では，骨組織独特の修復が始まる．この軟仮骨は，骨塩の沈着により石灰化し，幼若な骨組織（woven bone）が形成される．このように，修復期の過程では，軟仮骨が内軟骨性骨化の機転を経て，しだいに硬仮骨に置き換わっていく．

骨折部への機械的ストレスにより，軟骨性組織の形成は促進され，内軟骨性骨化を経て骨形成は加速することが知られている．臨床的には，疼痛や腫脹は消退し，X線上で硬仮骨は観察できるようになる．

3）再造形

幼若な骨組織から，コラーゲン配列の整った層状骨（lamellar bone）へ転換が進み，骨髄腔が形成される．力学的あるいは機能的な要求により，Wolffの法則に従って，骨吸収と骨形成が繰り返される．このため，変形はしだいに矯正され，損傷された骨は本来の形態に戻っていく．この機転は，骨癒合後も長期にわたって持続し，最終的には皮質骨と海綿骨の構造を有する本来の骨となる．

C 骨損傷に対する治療

一般に，骨の治癒過程を促進させ，治癒期間を短縮することは不可能と考えられている．しかし，治癒過程が遅延している場合，それを促進させることは可能であり，これまで骨の治癒促進を目的とした種々の方法が臨床応用されてきた．

それらの方法は，おもに，(1) 生物学的，(2) 力学的，(3) 生理学的な方法の3つに分類される．生

表1　骨治癒促進方法

1．生物学的方法 　Ⅰ　骨伝導：骨移植，人工骨（HAなど），骨ペースト 　Ⅱ　骨誘導：成長因子，骨髄血注入 　Ⅲ　骨形成：ティッシュエンジニアリング 2．力学的方法 　静水圧理論（PTB装具，機能装具） 　微小移動法（micromotion） 　Ilizarov法 3．生理学的方法 　電気的仮骨（直流，電磁波） 　低出力超音波パルス 　体外衝撃波

物学的方法としては，骨移植（自家，同種，異種），骨髄血注入，ティッシュエンジニアリングなどが挙げられる．また，力学的方法としては，静水圧理論に基づいたPTB装具，tension stress effectによるイリザロフ法などが挙げられる．一方，生理学的方法としては，直流電流や電磁波などの電気刺激，超音波などが挙げられる（表1）．ここでは，生物学的方法による骨再生法[15]について記載する．

生物学的方法による骨再生は，1）骨伝導（osteoconduction），2）骨誘導（osteoinduction），3）骨形成（osteogenesis）に代表される3つの機序を経て行われる．

骨伝導の代表例は，骨移植である．骨移植では，骨補填材料となる移植骨が骨芽細胞の増殖を所定の方向に導くと考えられている．つまり，これらの移植材料を骨欠損部に移植した場合，それと接触する母床骨からの骨芽細胞が，これら骨補填材料の表面に沿って増殖する．これまで骨移植に関する研究は，実験的，臨床的に数多く行われてきた．世界初の骨移植の試みは，1682年van Meerkenがヒト頭蓋骨欠損にイヌ頭蓋骨を骨片として移植したことに始まる[16]．この異種骨移植は，移植床からの血管新生がないため移植床と結合せず，また，抗原性による拒絶反応が問題となった．その後，拒絶反応を減弱させる目的で，コバルト照射を異種骨に加える試みがなされたが，組織不適合のため骨伝導が期待できず臨床応用には否定的な意見が多い[17]．また，同種骨移植においては，凍結乾燥や冷凍により抗原性が減弱するため，拒絶反応はあまり問題にならないと考えられてきた[18]．しかし，供給量や法的整備の遅れから，いまだ広く臨床応用されるには至っていない．現在，

骨移植としては自家骨移植が最も優れているとされている[19]。しかし，自家骨移植は採取部位が限定されるうえ，骨の形態や採取量に制限があり，また，採取部位に疼痛，感染，易骨折性，瘢痕，変形などの副損傷を残し得る欠点が指摘されている。近年，骨伝導能を有するハイドロキシアパタイト（Hydroxyapatite, HA）やリン酸三カルシウム（Tricalciumphosphate, TCP）などの人工骨補填材料が開発され，これらの臨床試用がさかんに行われている[20]。これらの人工骨補填材料は，多孔体の人工骨として移植されるが，骨再生に際して，その内部に形成される骨量にはおのずと限界がある。また，母床骨との親和性が低く，癒合しない欠点が指摘されている。

骨誘導では，骨基質中に存在するさまざまな成長因子を同定し，これらを利用して骨の再生能力を高める実験的試みが行われている。現在，骨形成促進の活性を有するサイトカインとして，BMP, TGF-β, IGF などが注目されている[11][21]（表2）。特に，BMP family（BMP-2, BMP-4, BMP-7）は，未分化間葉系細胞を骨芽細胞や軟骨細胞へと分化誘導する作用があり，さらに骨折周辺において，BMPの遺伝子発現を亢進していることから，骨再生に重要な役割を有していることが認められている[22]。近年，BMPによる偽関節の臨床治療成果が検討されている。

骨形成は，培養した骨形成細胞を直接移植部位に導入する方法であり，発生工学的手法を駆使した最も積極的な骨再生メカニズムである。骨形成では，少ない採取量の細胞を培養技術により増殖させ，それを細胞の足場となる人工材料と複合化して骨再生を行おうとする技術（ティッシュエンジニアリング）が注目されている。

D 新しい研究の展開

生分解性ポリマーと培養細胞の複合体から，組織を再生誘導するという概念は，1988年，Vacantiら[23]によりティッシュエンジニアリングとして提唱された。ティッシュエンジニアリングは，組織再建時にドナーの犠牲なく再建材料を確保できる点で画期的であり，種々の機能不全や組織欠損に対する新しい治療法として，現在，再建外科領域において広く注目されている。

1. 骨のティッシュエンジニアリング

骨に損傷が生じると，巧みにコントロールされた機序により，骨は完全に修復される。ティッシュエンジニアリングによる骨再生の基本は，骨折の正常な骨創傷治癒過程を模倣すること，すなわち，この正常な骨組織のもつ修復機構の鍵となる機能を応用することと考えている。実際には，①骨形成細胞（osteoprogenitor cell）②細胞が増殖・分化するための足場（scaffold）③細胞の増殖・分化をコントロールする成長因子，の3つを基本的な構成要素とし，これらの要素を，単独または組み合わせて生体本来の組織修復能を導きながら，骨再生を計ることが重要となる。

骨再生に用いられる骨形成細胞の供給源は，骨髄と骨膜である。骨形成細胞は，未分化な間葉系細胞から骨原性細胞を経て，成熟した骨芽細胞へ分化する。近年，骨髄中に造血系細胞へ分化する幹細胞とは別に，骨芽細胞，軟骨細胞，脂肪細胞，骨髄間質細胞など多種類の支持組織へ分化する幹細胞が存在することが報告され，骨再生への応用が期待されている[24]。

広範囲かつ三次元的な形状をもつ骨組織を再生誘導するためには，骨形成細胞の増殖と分化の足場となる骨基質が必要となる。そのため，生体の骨基質に近い物理的性質をもち，生体親和性が高く，組織反応を起こしにくいバイオマテリアルの開発は，ティッシュエンジニアリングにおいて極めて重要である[25]。また，バイオマテリアルは，組織再生の早期には細胞の足場として必要であるが，組織の再生に伴って分解・消滅され，最終的に再生された組織が母床組織と融合されて一体化するように設計されることが好ましい。このため，組織の再生速度とバイオマテリアル分解速度は一致することが重要と考えている。

近年，これらの条件を満足する種々の生分解性ポリマーが開発されている。生分解性ポリマーは，生体内で加水分解されて低分子化したのち，最終的に水と炭酸ガスとなって体外に排泄される。現在は，おもに，ポリグリコール系（ポリグリコール酸，PGA），ポリラクチド系（ポリ乳酸，PLLA），ポリカプロラクトン系（ポリカプロラクトン，PCL）の3種類がFDA（米国食品医薬品局）の認可を取得し

表 2 成長因子と生分解性ポリマーの組み合わせによる骨再生

細胞増殖因子	キャリア	動物	組織
BMP	ポリ乳酸	イヌ	長管骨
	多孔質 HA	ウサギ	頭蓋骨
rhBMP-2	ポリ乳酸	イヌ	脊椎骨
	ポリ乳酸	ウサギ	長管骨，頭蓋骨
	コラーゲンスポンジ	ウサギ	頭蓋骨
	ゼラチン	ウサギ，サル	頭蓋骨
	ポリ乳酸コーティングゼラチンスポンジ	イヌ，サル	長管骨，顎骨，頭蓋骨
	多孔質 HA	ウサギ，イヌ	長管骨，頭蓋骨
	チタンインプラント	イヌ	顎骨
rhBMP-7	コラーゲン	イヌ	脊椎骨
	コラーゲン	サル	長管骨
EGF	ゼラチン	ウサギ，イヌ，サル	長管骨，顎骨，頭蓋骨
	フィブリンゲル	ラット	長管骨
	コラーゲンミニペレット	ウサギ	長管骨
	ゼラチンコーティングポリ乳酸	ウサギ	頭蓋骨
TGF-β_1	ゼラチン	ウサギ，イヌ，サル	頭蓋骨
	石膏，乳酸-グリコール酸共重合体	ラット	頭蓋骨
	多孔質 HA	ウサギ	頭蓋骨
	多孔質 HA	イヌ	長管骨
	コラーゲン	ヒヒ	頭蓋骨
PDGF	多孔質 HA	ウサギ	長管骨
bFGF/rhBMP-2	多孔質 HA	ウサギ	頭蓋骨
PDGF/IGF-1	チタンインプラント	イヌ	顎骨

(田畑泰彦：ティッシュエンジニアリングへの DDS 技術の応用．組織工学の基礎と応用，上田　実編，pp 52-67，名古屋大学出版会，名古屋，1999 より引用改変)

て臨床応用されている[26)27)]。PGA は物理学的性状が脆く，分解速度は速い（4～6 週）という特徴を備えている。一方，PLLA は高い強度を有し，分解速度が遅い（1 年以上）点が異なっている。また，PCL は弾力性に富み，それらの中間速度で分解される。体内におけるポリマーの分解・吸収の速度や物理学的性状の調節は，これら複数の分解性ポリマーを組み合わせて，異なる組成を有する共重合体を作成することで可能となる。体内におけるポリマーの分解・吸収の速度は，ポリマー組成を変えることで，数週間から数年間まで調節が可能である。

2．ティッシュエンジニアリングの実験モデル

骨膜を，5% CO_2・37°C の条件下に培養（細胞培養液組成：M 199，10%ウシ胎児血清，アスコルビン酸 50 μg/ml，L-グルタミン酸 292 μg/ml，ペニシリン 100 unit/ml，ストレプトマイシン 100 μg/ml）すると，骨膜細胞が増殖する。これまでの研究から，骨膜細胞は骨形成能を有しており，この骨膜細胞を生分解性ポリマーへ播種し複合体として動物体内に移植すると骨組織の再生誘導が可能となった[28)]。

骨膜細胞・ポリマー複合体を移植する際，移植部位に応じて骨化機転が異なることが判明した。骨膜細胞・ポリマー複合体を皮下移植した場合には，内軟骨性骨化が生じ，一方，頭部に作製した骨欠損部へ移植した場合では，膜性骨化が観察された。このように，ティッシュエンジニアリングによって骨が形成される過程では，一般的に，正常骨の発生・成長過程において認められる所見と類似する現象が数多く観察され興味深い。骨のティッシュエンジニアリングの実験モデルとして，特有な三次元構造をもつ複合組織の再生（指骨および下顎骨関節突起部）[29)]を試みた。

三次元生分解性ポリマーの作製では，PCL と PLLA の共重合体 Poly (CL-LA) 50：50 を用いる。あらかじめ作成したヒト指骨および下顎骨関節突起部の鋳型に，ポリマー溶液[5%(w/w)1, 4-Diaxane および Poly (CL-LA)] 50：50 を，泡立てないよう

208　II．創傷の治療

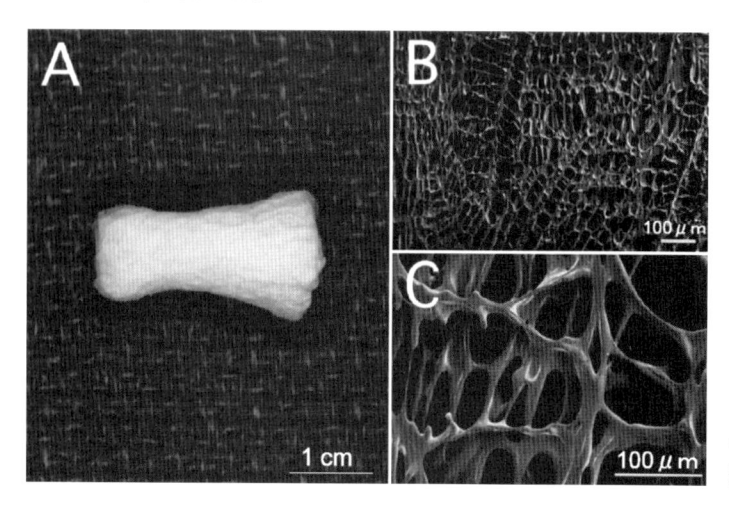

(A) 全体像
(B) 走査電子顕微鏡より観察した共重合体
　　P (CL/LA) 50：50の内部構造
(C) Bの拡大像

図 17・6　指骨形状を有する生分解性ポリマー

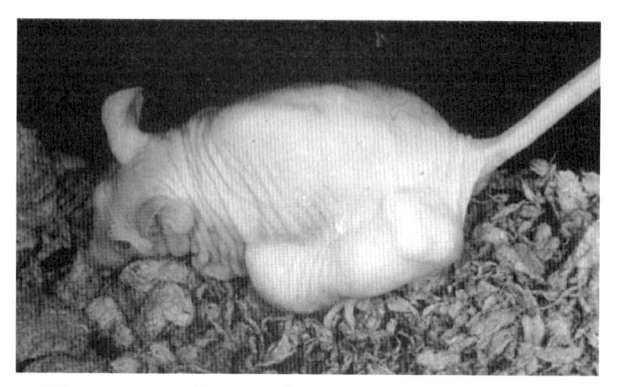

図 17・7　ヌードマウス皮下に移植した骨膜・細胞・ポリマー複合体

骨膜・細胞・ポリマー複合体は，指骨の三次元形態を長期間維持していた。

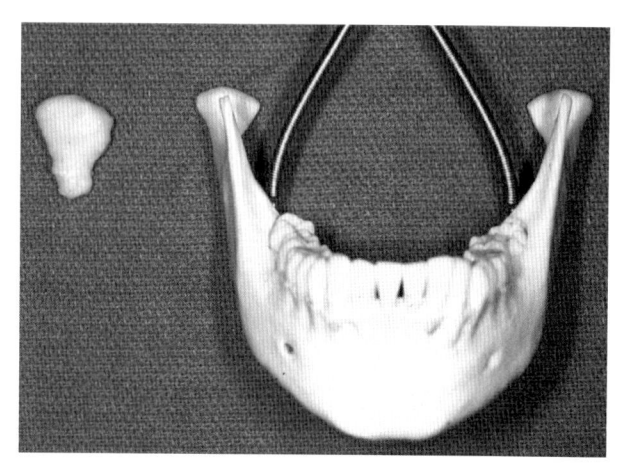

図 17・9　移植後60週の下顎骨関節突起

(A) 全体像　(B) 断面像

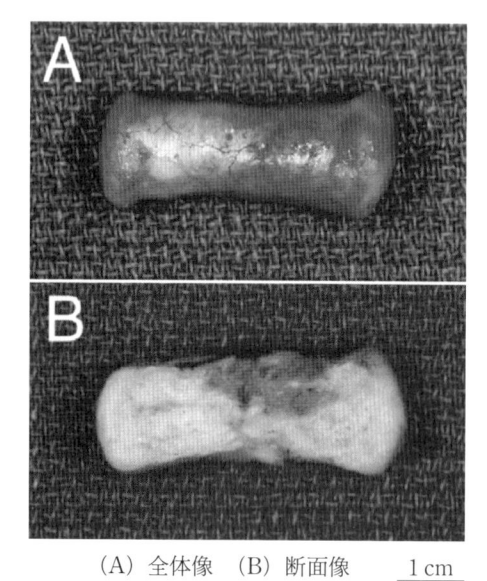

図 17・8　移植後60週の再生指骨

再生指骨は，周囲組織から十分な血行を供給されていた。断面像を観察した結果，良好な関節軟骨と骨幹部の骨形成が認められた。

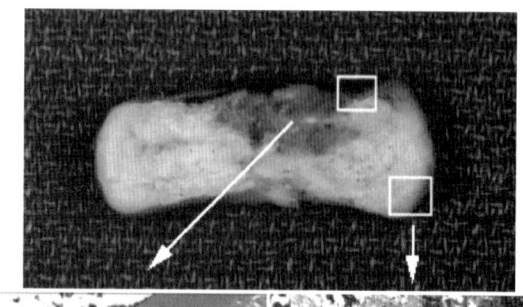

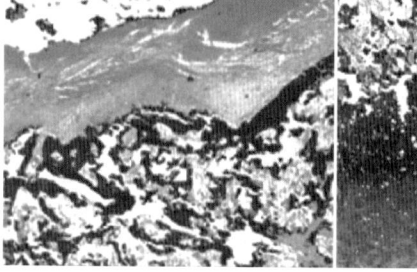

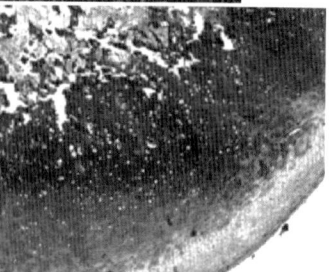

図 17・10　再生指骨の断面観察

再生指骨の断面を病理組織学的に検討した。その結果，関節部では，成熟した再生関節軟骨が観察された。また，骨幹部では，良好な骨皮質および海綿骨の形成が認められた。

(なお図17・7, 17・10は磯貝典孝：耳介軟骨および指骨格の組織再生；ここまで進んだ再生医療の実際．田畑泰彦編，pp 61-69，羊土社，東京，2003より引用)

に駒込ピペットで注入する。ポリマーを注入した鋳型を$-40℃$の冷凍庫へ移し、1時間静置する。次に、ポリマーを鋳型より取り出し、40 Pa、$-40℃$ 12時間、$40℃$ 12時間の条件下に凍結乾燥処理する。最後に、真空乾燥（$60℃$、12時間）でモノマーおよび溶媒の除去を行い、三次元生分解性ポリマー（共重合体）を作製する。走査電顕を用いて共重合体の内部構造を観察すると、共重合体は、播種細胞の栄養拡散を促すために最適な$100 \mu m$前後の小孔を有し、80％の気孔率に調整されていることが確認できる（図17・6）。

仔ウシの肘関節より関節軟骨をメスで採取し、0.3％コラゲナーゼで酵素処理（$37℃$、14時間）する。得られた軟骨細胞は、播種濃度を100×10^6個/mlに調節した後、PGAに播種する。次に、橈骨の骨幹部より新鮮骨膜を採取し、ヒト指骨および下顎骨関節突起部の形状を有するP(CL/LA)50：50共重合体に吸収糸を用いて縫合固定する。この際、骨形成層（cambium layer）から遊離される骨芽細胞の前駆細胞や未分化細胞が共重合体の内部に遊走できるように、骨形成層をポリマー面に直接密着させる。それぞれの複合体を7日間培養（5％ CO_2・$37℃$）する。最後に、特有な三次元構造をもつ複合組織の再生を行うため、PGA（軟骨部）とPCL-PLLA共重合体（骨部）を吸収糸で縫合し、複合化して作製した指骨および下顎骨関節突起部モデルをヌードマウスの背部皮下に移植する（図17・7）。この再生モデルでは、骨膜をPCL-PLLA共重合体（骨部）に複合化させて骨形成している。この操作により、骨膜から骨膜細胞が三次元ポリマーの内部へ供給され、骨膜細胞が増殖し、骨芽細胞への分化が誘導される。

移植後、肉眼的、病理組織学的に正常な骨と軟骨組織構造をもつ指骨（図17・8）および下顎骨関節突起部（図17・9）が形成された。再生指骨は、周囲組織から十分な血行が供給され、大きさと三次元形態は長期間、良好に維持されていた。再生指骨組織の断面構造を観察すると、PGA（軟骨部）では、lacunaをもつ円形の硝子軟骨様細胞と、良好に形成された骨基質が観察された。一方、PCL-PLLA共重合体（骨幹部）では、複合化させた骨膜の骨形成層（cambium layer）下から共重合体の内部全体にわたって、骨組織が再生された（図17・10）。骨芽細胞から産生された骨基質の速度と共重合体の分解速度のバランスが至適に調節された結果、再生組織の三次元形態は長期的に維持された[30]。

この再生指骨の性状をさらに詳細に検討するた

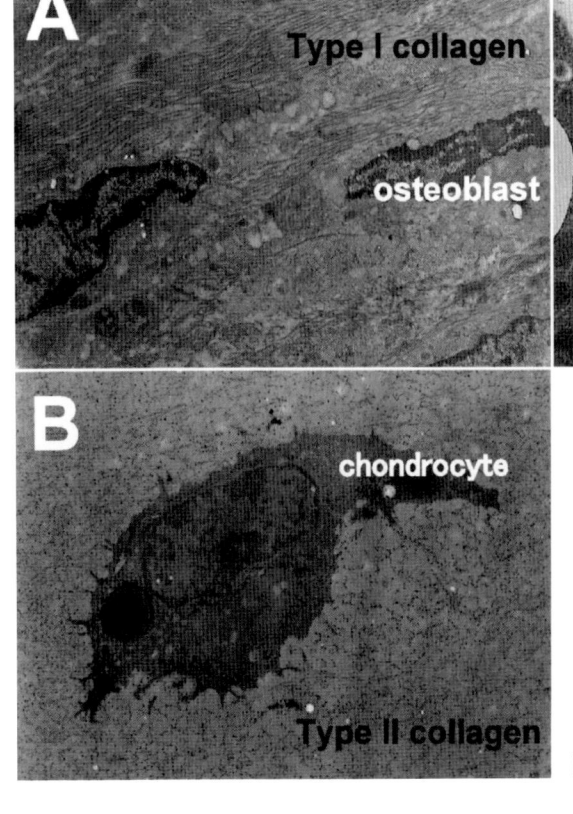

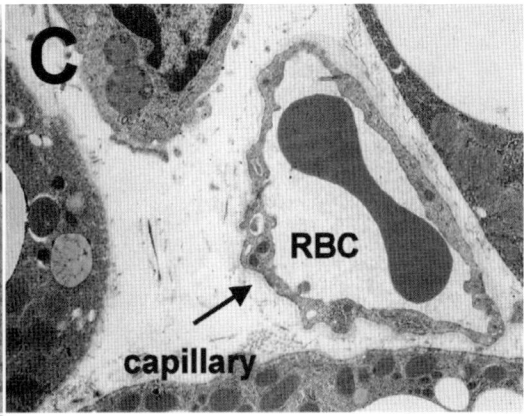

(A) P(CL/LA)50：50および骨膜から再生誘導した骨幹部
　　成熟した骨芽細胞およびI型コラーゲンが観察された。
(B) PGAおよび軟骨細胞から再生誘導した関節軟骨部
　　成熟した軟骨細胞およびII型コラーゲンが観察された。
(C) 骨幹部
　　血管径の異なる数多くの新生血管が侵入していた。

図17・11　再生指骨の透過型電子顕微鏡像

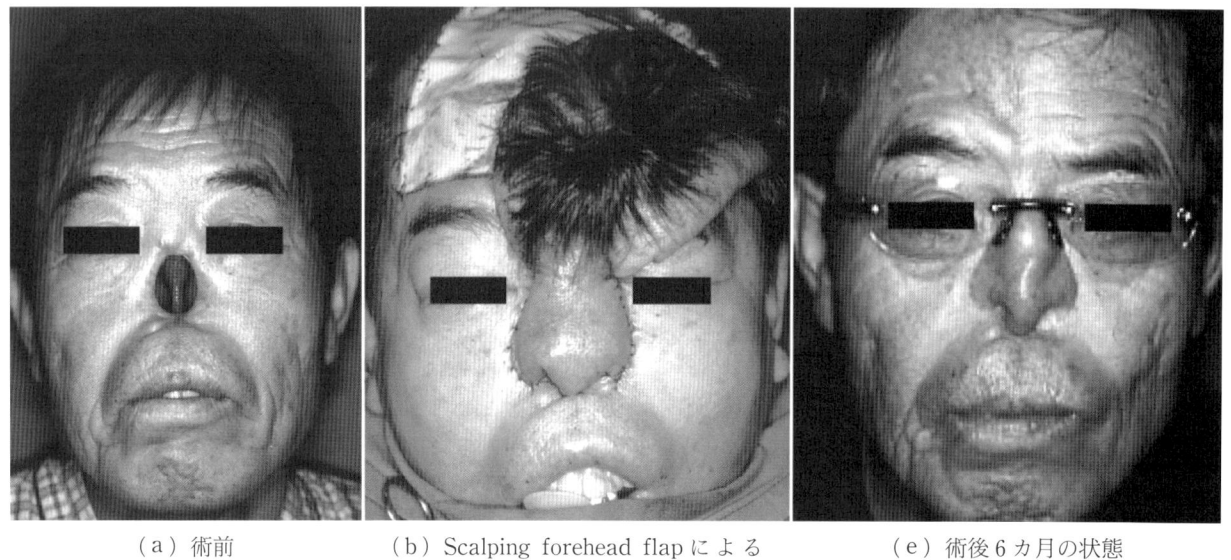

210　II. 創傷の治療

(a) 術前

(b) Scalping forehead flap による
　　外鼻の再建

(e) 術後6カ月の状態

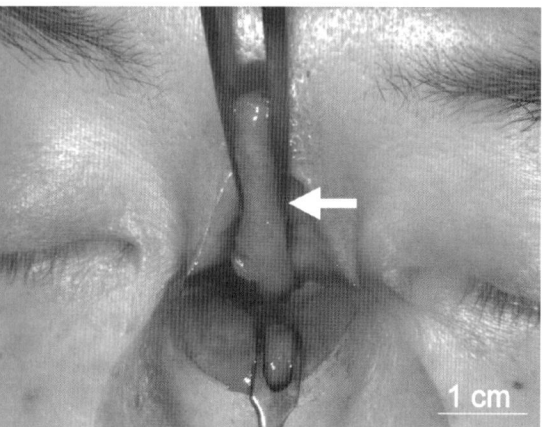

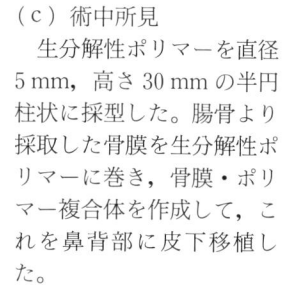

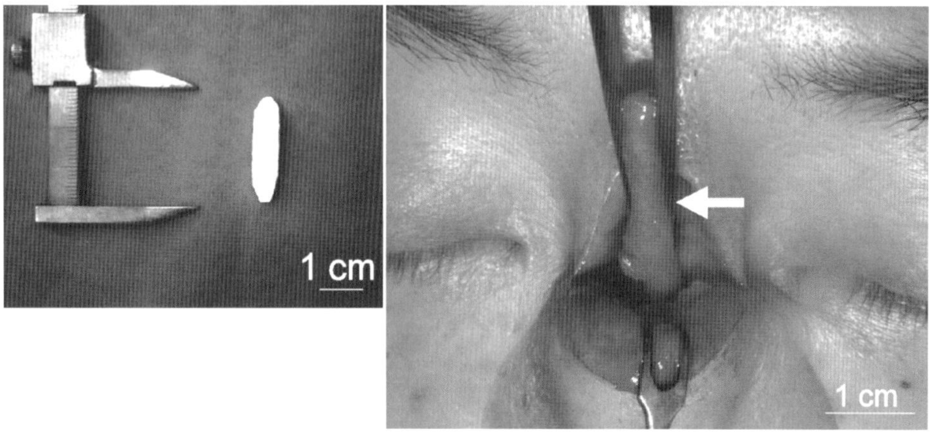

(c) 術中所見
　生分解性ポリマーを直径5 mm, 高さ30 mmの半円柱状に採型した。腸骨より採取した骨膜を生分解性ポリマーに巻き, 骨膜・ポリマー複合体を作成して, これを鼻背部に皮下移植した。

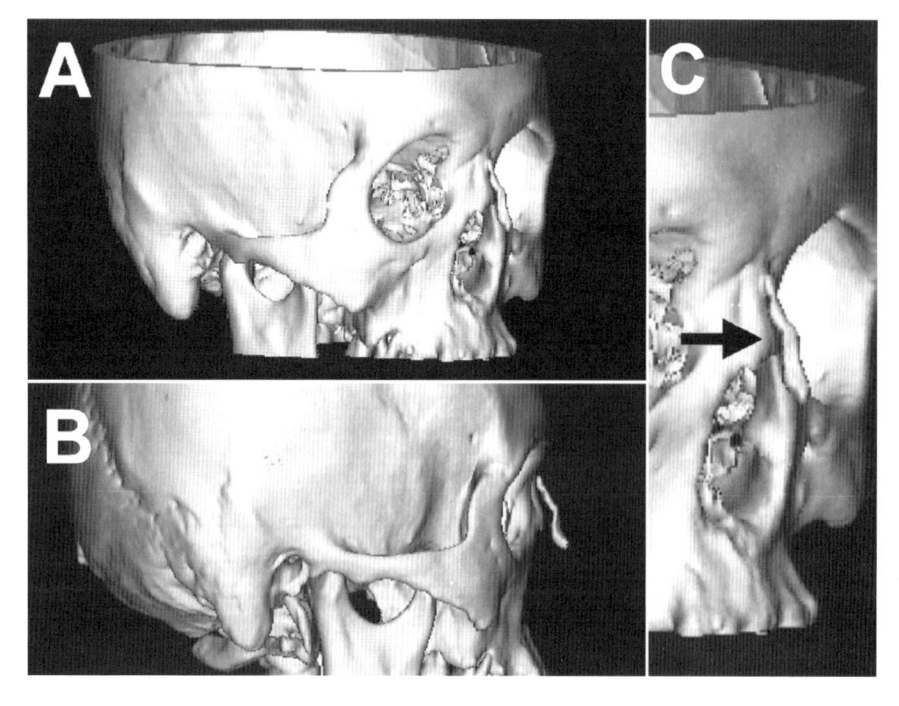

(d) 術後3DCT所見
　移植した骨膜・ポリマー複合体は良好に生着し, 骨形成が認められた。
　A：斜位
　B：側面
　C：Aの拡大

図 17・12　鼻骨の再生への臨床応用例（61歳, 男）

め，微細構造および分子生物学的解析を行った。透過型電子顕微鏡で微細構造を調べると，再生指骨の組織は成熟した軟骨細胞（軟骨部）および骨芽細胞（骨部）から構成されていた（図17・11）。また，RT-PCRおよびin situ hybridization法で遺伝子発現を調べた結果，再生指骨は，ドナー由来（ウシ）の骨膜細胞，軟骨細胞が増殖・再分化して形成されたことが判明し，播種細胞が再生誘導において極めて重要な役割を担っていることが判明した[31]。

このように，ティッシュエンジニアリングの手法を用いて，三次元生分解性ポリマーを足場として特定細胞を培養し，再分化させることで，比較的正確な三次元的構築をもつ複合組織を再生することが可能となった。ヌードマウスの皮下では，再生組織の再現性が極めて高い。これは，ヌードマウスの皮下で供給される組織環境（組織液の量や組成，温度，pHなど）が，播種細胞から骨組織を再生誘導するうえで至適な条件を満たしており，ヌードマウス皮下が，豊富な皮下血管網からの血行を利用した至適なバイオリアクターと考えられるためである。組織の再生過程や速度は，動物や部位により異なる可能性が高いため，ヒトの体内において，同様の組織を再生することができるか否か不明であり，今後の大きな課題となっている。

3．ティッシュエンジニアリングの臨床応用（鼻骨の再生）

[症例] 61歳，男

鼻中隔粘膜由来の悪性黒色腫に対し，外鼻全摘術および両側頸部郭清術が施行された。術後1年が経過し，外鼻再建を目的として紹介された。初回手術として，scalping forehead flapを用いた外鼻再建を施行し，二期的に鼻骨支持組織の再建を行った。鼻の支持組織の再建では，ティッシュエンジニアリングの手技を用いた自家骨膜と生分解性ポリマーの複合体移植を行った。皮膚切開線を鼻根部に設定して皮下剥離を行い，骨膜・ポリマー複合体を移植するためのスペースを確保した。新鮮骨膜は腸骨部より採取した。一方，生分解性ポリマーは，P(CL/LA) 50：50共重合体を選択した。直径5mm・長さ30mmの半円柱状に採型したポリマーに，新鮮骨膜を直接巻きつけたのち，吸収性縫合糸を用いて縫合した。この際，実験例と同様に，骨形成層から遊離される骨形成細胞のポリマー内への遊走を円滑とするため，骨形成層をポリマー面に密着させた。骨膜・ポリマー複合体を鼻根部から挿入し，鼻背部に皮下移植した。移植した骨膜・ポリマー複合体と前頭骨骨膜は縫合固定した。術後，骨膜・ポリマー複合体は，感染なく生着し，鼻骨が再生された。また，鼻根・鼻背部では，良好な形態と支持性が得られ，眼鏡の着脱が可能となった（図17・12）。

（朝村真一，磯貝典孝）

文献

1) Kristic RV：Die Gewebe des Menschen und der Saugetiere. p 221, Springer-Verlag, Berlin, 1978
2) 藤田恒夫：支持組織．標準組織学総論，藤田高男ほか監修，pp 122-178，医学書院，東京，1994
3) 朝村真一：培養骨膜細胞とフィブリン複合体を用いた骨のティッシュエンジニアリング．近大医誌 25：183-198，2000
4) Nakase T, Nomura S, Yoshikawa H, et al：Transient and localized expression of bone morphogenetic protein 4 messenger RNA during fracture healing. J Bone Miner Res 9：651-659, 1994
5) Rundle CH, Miyakoshi N, Kasukawa Y, et al：In vivo bone formation in fracture repair induced by direct retrovial-baced gene therapy with bone morphogenetic protein-4. Bone 32：591-601, 2003
6) Pittenger MF, Mackay AM, Beck SC, et al：Multilineage potential of adult human mesenchymal stem cells. Science 284：143-147, 1999
7) Krause DS, Theise ND, Collector MI, et al：Multi-organ, multi-lineage engraftment by a single bone marrow-derived stem cell. Cell 105：369-377, 2001
8) 須田立雄，小澤英浩，高橋栄明：骨の細胞．骨の科学，pp 41-63，医歯薬出版，東京，1985
9) Aarden EM, Burger EH, Nijweide PJ：Functional of osteocytes in bone. J Cell Biochem 55：287-299, 1994
10) Palumbo C, Palazzing S, Marotti G：Morphological study of intercellular junctions during osteocyte differentiation. Bone 11：401-406, 1990
11) 山口 朗，吉木周作，須田立雄：骨形成と骨誘導因子（BMP）．実験医学 10：2003-2009，1992
12) 山口 朗：骨の構造・形態・特性・変異．骨の辞典，鈴木隆雄，林 泰史編著，pp 212-217，朝倉書店，東京，2003
13) Wolff J：The law of bone remodeling. Springer-Verlag, Berlin Heidelberg, 1986
14) 糸満盛憲：骨の構造と機能．骨折治療学，水野耕作ほか監修，pp 2-6，南江堂，東京，2000
15) Vacanti CA, Langer R, Vacanti JP：Synthetic polymers seeded with chondrocytes provide a template

for new cartilage formation. Plast Reconstr Surg 88：753-759, 1991
16) 杉岡洋一：骨移植の歴史と展望．形成外科 35：119-124, 1992
17) 浜中孝臣：異種骨移植の臨床応用．骨移植　最近の進歩，秦　維郎編，pp 27-34, 克誠堂出版，東京，1995
18) Itoman M, Nakamura S：Experimental study on allogenic bone grafts. Int Orthop 15：161-165, 1991
19) 井上　孝，山村武夫：移植骨の運命と治癒機転．歯科ジャーナル 25：147-157, 1987
20) 高戸　毅，波利井清紀，小室裕造ほか：水酸アパタイト・リン酸三カルシウム複合体の骨親和性および骨誘導能に関する研究．日形会誌 12：660-667, 1992
21) Sah RL, Trippel SB, Grodzinsky AJ：Differential effects of serum, insulin-like growth factor-1, and fibroblast growth factor-2 on the maintenance of cartilage physical properties during long-term culture. J Orthop Res 14：44-52, 1996
22) Onishi T, Ishidou T, Nagamine K, et al：Distinct and overlapping patterns of localization of bone morphogenetic protein (BMP) family members and a BMP type II receptor during fracture healing in rats. Bone 22：605-612, 1998
23) Langer R, Vacanti JP：Tissue engineering. Science 260：920-926, 1993
24) Bab J, Ashton BA, Gazit D, et al：Kinetics and differentiation of marrow stromal cells in diffusion chambers in vivo. J Cell Sci 84：139-151, 1986
25) 田畑泰彦：ティッシュエンジニアリングへの DDS 技術の応用．組織工学の基礎と応用，上田　実編，pp 52-67, 名古屋大学出版会，名古屋，1999
26) Yang S, Leong KF, Chua CK：The design of scaffolds for use in tissue engineering. Tissue Eng 7：679-689, 2001
27) Jen AC, Peter SJ, Mikos AG：Preparation and use of porous poly (alpha-Hydroxyester) scaffolds for bone tissue engineering. Tissue Engineering Methods and Protocols, edited by Morgan JR, et al, pp 133-140, Humana Press, Totowa, 1998
28) Breitbart AS, Grande DA, Kessler R：Tissue engineered bone repair of calvarial defects using cultured periosteal cells. Plast Reconstr Surg 101：567-574, 1998
29) Isogai N, Landis WJ, Vacanti JP：Formation of phalanges and small joints by tissue engineering. J Bone Joint Surg Am 81：306-316, 1999
30) 磯貝典孝，朝村真一：耳介軟骨および指骨格の組織再生．ここまで進んだ再生医療の実際，田畑泰彦編，pp 61-69, 羊土社，東京，2003
31) Chubinskaya S, Jacquet R, Isogai N, et al：Characterization of the cellular origin of a tissue-engineered human phalanx model by in situ hybridization. Tissue Eng 10：1204-1213, 2004

和文索引

あ

アクチン 6
アグリカン 191
アポトーシス 54
アルカリフォスファターゼ染色 79
アルギン酸塩 121
アルドール縮合 27
α-グロブリン 8
アルブミン 4

い

Ⅰ型コラーゲン 27
一次治癒 1
遺伝子治療 71
遺伝的糖尿病マウス 136
異物 11
陰圧閉鎖療法 124
インシュリン 10
インテグリン 8,65

え

栄養 10
液剤 102
壊死組織溶解酵素剤 103
エフェクター細胞 32
エフリン 44
エラスターゼ 4
エラスチン 2
炎症 2
炎症期 204
炎症細胞 4,18
炎症性サイトカイン 63
炎症反応 16

お

黄色髄 202

か

外傷 2
解糖エネルギー 4
開放創 2
海綿骨 202
外毛根鞘細胞 177
外用療法 97
下腿潰瘍 2
活性化リンパ球 5
痂皮 4
関節軟骨細胞移植 196
感染 11,119
乾燥環境 117

き

キニン 4
キニン類 4
キャリアガーゼ 146

急性創傷 2,119
凝固 2
凝集・凝固作用 4
巨大色素性母斑 153
銀含有ドレッシング 124
筋線維芽細胞 6,18,25
近代的ドレッシング材 117

く

グリコサミノグリカン（GAG） 2,8,28
グリシン 26
グルココルチコイド 10
グロブリン 4

け

形質細胞 2
血管形成関連因子 43
血管新生 3,6,70,72
血管新生療法 76
血管内皮細胞 36
血管柄付き神経移植 91
血漿アルブミン 10
血小板 4,18
血小板因子 4
毛の再生 183
毛の密度 176
ケミカルメディエーター 8
ケモカイン 45
ケラタン硫酸 2
ケロイド 1,51
懸濁性基剤 102

こ

抗菌剤徐放型人工真皮 132
抗菌作用 100
合成期 7
抗生物質含有軟膏 102
好中球 4
好中球プロテアーゼ 4
広範囲Ⅲ度熱傷 152
骨芽細胞 203
骨形成 205
骨形成層 202
骨細胞 203
骨髄 202
骨髄間質細胞 203
骨髄間葉系幹細胞 18
骨伝導 205
骨の創傷治癒 200,204
骨膜 202
骨膜移植 194
骨誘導 205
コラーゲン 2,7,17,26,27,191
コラーゲン架橋 8
コラーゲンスポンジ 101,128

コラーゲン代謝 7
コラーゲンの架橋 27
コラーゲンの生合成 26
コラーゲン分子種 7
コラゲナーゼ 4,8,132
コンドロイチン 2
コンドロイチン硫酸 2,28

さ

細菌増殖抑制試験 133
再上皮化遅延 65
再生 1,14,98
再生の key factor 19
サイトカイン 6,39
サイトカインファミリー 40
採皮創 1,2
細胞外マトリックス 2,7,17,26,57
細胞増殖因子 6
細胞毒性試験 133
殺菌作用 4
サルファ剤含有軟膏 103
サルファジアジン銀 132
Ⅲ型コラーゲン 27
滲出液 120
酸性ムコ多糖 2
酸素 10
酸素濃度 119
Ⅲ度熱傷創 110

し

自家骨移植 171,206
自家培養軟骨細胞移植 194
自家培養表皮移植 148
軸索内輸送 86
自己融解デブリードマン 118
シスチン 10
刺青 151
湿潤環境 116,117
ジヒドロキシリジノノルロイシン 8
シャーピー線維 201
重層法 108
修復 1,14,98
修復期 205
種子骨 201
出血 2
出血・凝固期 3
受容体型チロシンキナーゼ 74
硝子軟骨 191
上皮形成 3,8
褥瘡 1,63,112
褥瘡皮膚炎 64
褥瘡モデル 136
植毛術 184
女性型脱毛症 185
初代培養法 52
シリコンチューブ 92

心筋梗塞 72
神経依存性 16
神経栄養因子 90
神経過誤支配 90
神経再建術 90
神経細胞の代謝 86
神経成長因子 90
神経線維束間神経移植 91
神経の創傷治癒 85
人工真皮 127
人工皮膚 127
尋常性白斑 151

す

水溶性基剤 102
スキンバンク 163
スキンバンク制度 158
ストレスファイバー 7,30

せ

成獣創傷治癒 15
成長因子 16
成長ホルモン 10
赤色髄 202
赤血球 4
切創 1
ゼラチナーゼ 4
ゼラチン粒子 134
セリンプロテアーゼ 80
線維芽細胞 2,6,7,18
線維芽細胞の形態 24
線維軟骨 191

そ

走化性(chemotaxis) 4,24
造血細胞 203
創収縮 3,6,25,101
創傷治癒 1
創傷治癒過程 104
創傷治癒に影響を及ぼす因子 9
創傷被覆材 117
増殖曲線 53
創底管理 112
阻血性壊死 88

た

胎仔創傷治癒 14,15
脱顆粒 8,36
短管骨 201
単球 4
単純塗擦法 107
男性型脱毛症 185
弾性軟骨 191

ち

中性ムコ多糖 2
長管骨 201
貼布法 107

て

ディスパーゼ溶液 146
ティッシュエンジニアリング 91,206
テープ材 102
デコリン 46
鉄 10
テネイシン 17
テネイシン-C 46
デルマタン硫酸 2,28
転写因子 80
転写因子 ets-1 80
転写因子 HIF-1 82
転写因子 NF-κB 82

と

銅 10
同種移植 162
同種気管 171
同種血管移植 171
同種骨移植 171
同種四肢移植 171
同種神経移植 171
同種軟骨 171
同種培養真皮 172
同種培養表皮 172
同種培養表皮移植 148
同種複合型培養皮膚 172
同種分層皮膚 163
同種無細胞真皮マトリックス 164
糖尿病 10
トラフェルミン 42,48
貪食作用 4

な

内軟骨性骨化 204
内皮前駆細胞 72
軟仮骨 205
軟骨移植 190,194
軟骨基質 191
軟骨細胞 191
軟骨膜移植 190,194
難治性潰瘍 99

に

II型コラーゲン 191
肉芽形成 3,6
肉芽組織 105
二次治癒 1
II度熱傷創 109
乳剤性基剤 101
ニューロペプチド 34

ね

熱傷 1,2
熱傷創感染菌 112

は

ハイドロキシアパタイト 206
ハイドロコロイド 121
ハイドロコロイド材 117
ハイドロジェル 121
ハイドロファイバー 122
ハイドロポリマー 123
ハイブリッド型人工皮膚 137
培養真皮 141
培養表皮 144
破骨細胞 203
抜去毛包移植 179
ハバース管 202
バルジ 145,177
パルミチン酸 182
瘢痕性脱毛 185

ひ

ヒアルロン酸 2,17,28
肥厚性瘢痕 1,51
肥厚性瘢痕モデル 1
皮質骨 201
ヒスタミン 4
肥大軟骨細胞 204
ビタミン 10
ヒト自家神経移植術 91
ヒドロキシプロリン 26
ヒドロキシリジノノルロイシン 8
肥満細胞 2,8,32
表皮化促進作用 100
表皮幹細胞 144
表皮細胞 2
ピリジノリン 8
非硫酸化ムコ多糖 2

ふ

フィブリノーゲン 3
フィブリン 4
フィブリン分解反応 36
フィブロネクチン 4,8,28,53,57,65
複合型培養皮膚 168
副腎皮質ホルモン外用剤 103
プロスタグランディン 4,77
プロテオーム解析 15
プロテオグリカン 2,28,191
分子内架橋 27
噴霧法 108

へ

平滑筋細胞 2,6
閉塞性動脈硬化症 71
ヘパラン硫酸 2
ヘパリン 2,28
扁平骨 201

ほ

ポリウレタンフィルム 117,120
ポリウレタンフォーム 122
ホルモン 10

ま

マイクロアレイ 15
マイクロフィラメントシステム 26

膜性骨化 204
マクロファージ 4
慢性潰瘍 64
慢性創傷 2,61,119

み

ミオシン 6

む

無血清培養法 156
無細胞化 164

め

メタクロマジー 32
メチオニン 10
メディエーター 33,36
メラニン顆粒 148
メラノサイト 148
免疫応答 5

も

毛器官 175
毛周期 175,184
網内系細胞 2
毛包細胞 177
毛包単位移植 185
毛包の幹細胞 177
モノクローナル抗体染色法 5

ゆ

遊走能 4
遊離神経移植術 91
油脂性基剤 101

ら

ラミニン 46,65

り

立方骨 201
硫酸化ムコ多糖 2
リン酸三カルシウム 206
リンパ球 4,5
リンフォカイン 5,29

れ

レチクリン 2

ろ

ロイコトリエン 36

欧文索引

A
Ang 44

B
basic FGF 29
bFGF 徐放性人工真皮 133
bFGF 製剤 101
biological dressing 106
BMP family 206

C
cadaver skin 152
Class I サイトカイン 41
Class II サイトカイン 42
c-Met 74
cyclic AMP 4

D
Dispase 145
Dupuytren 拘縮 25

E
EGF ファミリー 42
Eph レセプター 44
ES 細胞 73
Euro Skin Bank 163

F
FGF 6, 42

G
GM-CSF 41
Green 法 145

H
HGF 43, 71, 73
HGF 遺伝子治療 76

I
IFN-γ 42
IL-1 30, 36
IL-2 41
IL-4 41
IL-6 41
IL-8 36
IL-10 42

K
KGF 42

L
lymphokine 5

M
Matrikine 46
matrix metalloproteinase 62
MMP 80
modern dressing 117
MRSA 112
MSF 18
myofibroblast 説 25

N
neurotropism 90
Nitric Oxide (NO) 6

O
occipito-parietal flap 186
ODT 108

P
PDGF 4, 24, 43
picture frame theory 25
platelet activating factor 36
pull theory 25

S
scarless wound healing 14
schwann 細胞 88
signal transducer and activator of transcription 178
Smad 44
STAT 3 178
stem cell 194
syndecan-1, 4 17

T
temporo-paieto-occipital flap 186
TGF-α 42
TGF-β 4, 16, 24, 29
TGF-β スーパーファミリー 17
TGF-β ファミリー 44
Tie 44
tissue expander 131
tissue inhibitor of metalloproteinase 62
TNF-α 33
TNF-α ファミリー 45
3 T 3 cell 144, 156

V
VAC 125
vacuum assisted closure 125
VEGF 43, 70, 71
VEGFR 43

W
Waller 変性 89
Wolff の法則 204
wound assay 53
wound bed preparation 112, 120
wound contraction 25

形成外科 ADVANCE シリーズ I-3

創傷の治療：最近の進歩　　〈検印省略〉

1993年 9 月 6 日　第 1 版第 1 刷発行
2002年 5 月 1 日　　〃　　第 2 刷発行
2005年 4 月 1 日　第 2 版第 1 刷発行

定価（本体 18,000 円＋税）

　　　　　　　　　　監修者　波利井清紀
　　　　　　　　　　編集者　森口　隆彦
　　　　　　　　　　発行者　今井　　良
　　　　　　　　　　発行所　克誠堂出版株式会社
　　　　　〒 113-0033　東京都文京区本郷 3-23-5-202
　　　　　電話（03）3811-0995　振替 00180-0-196804
　　　　　URL http://www.kokuseido.co.jp

ISBN 4-7719-0287-9 C 3047 ¥ 18000 E　　印刷　三報社印刷株式会社
Printed in Japan © Takahiko Moriguchi 2005

・本書の複製権・翻訳権・上映権・譲渡権・公衆送信権（送信可能化権を含む）は克誠堂出版株式会社が保有します。

・**JCLS** <㈳日本著作出版権管理システム委託出版物>
本書の無断複写は著作権法上での例外を除き禁じられています．複写される場合は，そのつど事前に㈳日本著作出版権管理システム（電話 03-3817-5670，FAX 03-3815-8199）の許諾を得てください．